U0337256

中华传世医典

黄帝内经

主编 ◎ 闫松

线装书局

厥病第二十四

【要点解析】

一、详细论述了厥头痛与厥心痛的症候与针刺治疗方法。

二、简要说明真头痛与真心痛的症状特征与不良预后。

三、叙述了虫瘕和蛟蛔等肠寄生虫病的症状和针刺方法。

四、简述了耳鸣、耳聋的针刺方法。

五、指出风痹经久不愈的症状和预后。

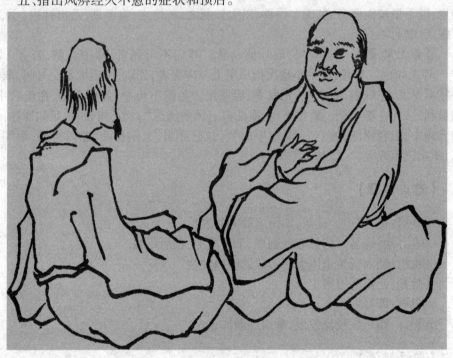

厥气上逆的头痛、胸腹胀满、心口疼痛剧烈，这是胃邪厥逆的心痛，可取大都、太白穴。

【内经原典】

厥头痛，面若肿起而烦心，取之足阳明、太阴。厥头痛，头脉痛，心悲善泣，视头动脉反盛者，刺尽去血，后调足厥阴。厥头痛，贞贞头重而痛，泻头上五行，行五，先取手少阴，后取足少阴。厥头痛，意善忘，按之不得，取头面左右动脉，后取足太阴。厥头痛，项头痛，腰脊为应，先取天柱，后取足太阳。厥头痛，头痛甚，耳前后脉涌有热(一本云有动脉)，泻出其血，后取足少阳。真头痛，头痛甚，脑尽痛，手足寒至节，死不治。头痛不可取于腧者，有所击堕，恶血在于内，若肉伤，痛未已，可则刺，不可远取也。头痛不可刺者，大痹为恶，日作者，可令少愈，不可已。头半寒痛，先取手少阳、阳明，后取足少阳、阳明。

厥心痛，与背相控，善瘈，如从后触其心，伛偻者，肾心痛也，先取京骨、昆仑，发狂不已，取然谷。厥心痛，腹胀胸满，心尤痛甚，胃心痛也，取之大都、太白。厥心痛，痛如以锥针刺其心，心痛甚者，脾心痛也，取之然谷、太溪。厥心痛，色苍苍如死状，终日不得太息，肝心痛也，取之行间、太冲。厥心痛，卧若徒居①，心痛间，动作痛益甚，色不变，肺心痛也，取之鱼际、太渊。真心痛②，手足青至节，心痛甚，且发夕死，夕发旦死。心痛不可刺者，中有盛聚，不可取于腧。肠中有虫瘕③及蛟蛕④，皆不可取以小针。心肠者，作痛肿聚，往来上下行，痛有休止，腹热喜渴涎出者，是蛟蛕也，以手聚按而坚持之，无令得移，以大针刺之，久持之，虫不动，乃出针也。悲腹㤏痛，形中上者。

耳聋无闻，取耳中。耳鸣，取耳前动脉。耳痛不可刺者，耳中有脓，若有干耵聍⑤，耳无闻也。耳聋，取手小指次指爪甲上与肉交者，先取手，后取足。耳鸣，取手中指爪甲上，左取右，右取左，先取手，后取足。足髀不可举，侧而取之，在枢合中，以员利针，大针不可刺。病注下血，取曲泉。风痹淫泺⑥，病不可已者，足如履冰，时如入汤中，股胫淫泺，烦心头痛，时呕时悗，眩已汗出，久则目眩，悲以喜恐，短气不乐，不出三年死也。

【难点注释】

①徒居：徒，闲也。徒居，即闲居静养的意思。
②真心痛：病名。病见心痛剧烈，手足厥冷，预后不良。
③虫瘕：肠内寄生虫团聚所形成的腹内肿物。
④蛟蛕：泛指肠道寄生虫。
⑤耵聍：即耳垢。
⑥淫泺：指疾病浸淫发展，病情逐渐加重。

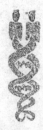

【白话精译】

厥气上逆的头痛，如见面部浮肿和心中烦躁的，可取足阳明与足太阴经的腧穴。

厥气上逆的头痛，如见头部一定的经脉处疼痛，心中悲观，好哭泣，可以诊察其头部动脉，在跳动过盛处刺出血，然后取足厥阴经的腧穴。

厥气上逆的头痛，痛处固定不移，并有沉重感，应用泻法，取头部中行督脉与两旁的足太阳、足少阳经，共计五行，每行五穴，合计二十五穴；先取手少阴经，后取足少阴经的腧穴。

厥气上逆的头痛，健忘，按摸不到痛点所在，可先取在头面部左右的动脉，然后

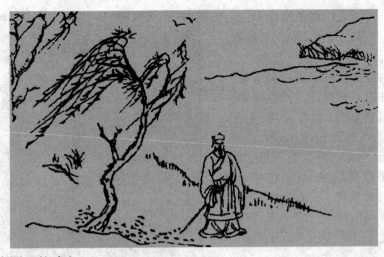

再取足太阴经的腧穴。

厥气上逆的头痛，如从项部先痛，而后腰脊部也相应疼痛的，可先取天柱穴，后取足太阳经的腧穴。

厥气上逆的头痛，痛得很剧烈，耳前耳后的脉络都努张而有热，应先取局部泻出其血，后取足少阳经的腧穴。

邪气在脑的真头痛，痛得很剧烈，如果满脑都疼痛，手足发冷至关节的，这是不治的死症。

有一种不可取固定腧穴施治的头痛，是因为被击伤或从高处跌落后，有瘀血留阻于内或肌肉受伤而痛势不止，可在受伤的局部针刺，不可取用远距离的腧穴。

又有一种头痛不可用针刺的，是由严重的痹症为患，假使每天发作的，用针刺治疗可使痛势减轻一些，但无法根治。

头一侧发冷而痛的偏头痛，应先取手少阳、手阳明经的腧穴，后取足少阳、足阳明经的腧穴。

厥气上逆的心痛，牵引至背部，并有拘急感，似从背后触动心脏一样，以致背屈腰弯，这是肾邪厥逆的心痛，应当先取京骨、昆仑穴，针后可以立即止痛，如痛不止，可再取然谷穴。

厥气上逆的心痛，胸腹胀满，心口疼痛剧烈，这是胃邪厥逆的心痛，可取大都、太白穴。

厥气上逆的心痛，痛如锥针刺其心一样，心口疼痛剧烈，这是脾气厥逆的心痛，可取然谷、太溪穴。

厥气上逆的心痛，面色苍白如死人，整天不能深呼吸，这是肝气厥逆的痛，可取行间、太冲穴。

厥气上逆的心痛，当安卧和休息时，疼痛比较轻，而活动时疼痛就加重，但面色不变，这是肺气厥逆的心痛，可取鱼际、太渊穴。

邪气在心的真心痛。手足冷至肘膝关节，心部痛势剧烈，早上发作的到晚上就会死亡，晚上发作的到次日早上就会死亡。

凡心痛不可用刺法治疗的，是因为内有积聚或瘀血停聚，所以这种病不可以取穴治疗。

肠内有虫积或蛔虫一类的病，都不适宜用小针治疗。脘腹疼痛，发作时痛苦难忍，内有肿块，上下游走不定，时痛时止，腹部热，经常口渴流涎，这是有蛔虫的征象。针刺时用手按紧结块，不让它移动，然后用大针刺之，手仍捏住，等虫不动才可以出针。一般来说，脘腹懊𢙁作痛，并有结块在中而上冲的，就是有虫的征象。

耳聋不能闻声，可取耳中的听宫穴。耳内鸣响，可取耳前动脉处的耳门穴。耳内疼痛，不适宜针刺治疗的是指耳中有脓，或有干耳垢，以致听觉失聪的疾患。治疗耳聋，可先取无名指爪甲上的关冲穴，后取足第四趾的窍阴穴。治疗耳鸣，可取手中指爪甲上端的中冲

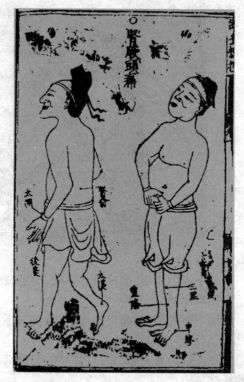

明代何柬《针灸捷径》针灸方图中的肾厥头痛取穴图

穴，左侧耳鸣取右侧穴，右侧耳鸣取左侧穴，先取手上的腧穴，以后再取足部的大敦穴。

足部腿股部不能抬起的，可以侧卧取髀枢中的环跳穴，用员利针，不可用大针。下血如注的病。可取曲泉穴。

风痹症邪气浸淫，身体日渐消瘦，病重不愈，两足忽冷忽热，大小腿部因邪气浸淫而肌肉瘦削，并见心烦不安，头痛，时作呕吐或饱闷，目眩才定就出虚汗，停一会儿又发生目眩，心情悲伤，容易恐惧，呼吸短促，闷闷不乐，出现这些症状三年内可能死亡。

【专家评鉴】

本篇详细讨论了厥头痛与厥心痛的症候及针刺治法，简要说明真头痛与真心痛的症候特点和预后。此外，还叙述了虫瘕、蛟蛕等肠道寄生虫病的症状和针刺方法，简述了耳鸣、耳聋的针刺方法，指出风痹日久不愈的症状和预后。

一、头痛

原文"厥头痛……头半寒痛，先取手少阳、阳明，后取足少阳、阳明。"本段把头痛分为厥头痛、真头痛和其他头痛三种类型，分别指出其临床特点及其针刺治法。

（一）厥头痛

厥，有气逆不顺之意。厥头痛，主要是因脏腑经脉气机逆乱，邪气上犯于头脑而引起的头痛。所以临床虽以头痛为主要表现，但病机却涉及脏腑六经。故临症应根据其主症和伴见症状，来审症求因，分析病机，分经论治。

1.足阳明厥头痛：足阳明为多气多血之经，阳明主面；阳明经气逆乱，循经上冲于头面，因此见头痛面肿；足阳明与足太阴互为表里，太阴支脉注心中，所以足阳明经气逆乱，可致烦心不宁。当取足阳明经、足太阴经的穴位刺之，以表里同治，调和两经的经气。

2.足厥阴厥头痛：肝为血海而主疏泄，厥阴经沿喉咙，经鼻咽联目系，过前额与督脉交于巅顶。厥阴肝经气机逆乱，疏泄失职，七情不畅，故情绪悲伤，易于哭啼；经气上逆，血随气升，所以头部脉络疼痛且自觉有跳动感。治疗当先在脉络跳动明显处刺络放血，以泄邪势而止疼痛，然后再刺足厥阴本经的穴位调理气机。

3.少阴厥头痛：手少阴心属火、足少阴肾属水，只有水火相济、心肾相交，才能维持人体上下的阴阳平衡。少阴经气逆乱，水亏于下，火逆于上，则阴虚火旺，虚火上逆于头，故头目眩晕、沉重而疼痛。治法宜泻实补虚，壮水制火。首先选刺头上五条阳经（督脉、左右太阳、少阳经）各五个穴位，以散越上逆之火邪；然后再刺手少阴经泻有余之火，补足少阴不足之水。使水火既济，阴阳协调，眩晕头痛可愈。

4.足太阴厥头痛：足太阴脾经气逆乱，上犯于头，故头痛部位不定，按之不可得；脾与胃相表里，脾经气逆则胃气不降，浊气上逆，故常伴嗳气；太阴之支脉流注于心中，而心主神志，故脾经气逆于心，则健忘。正如《素问·调经论》所说："气并于上，乱而喜忘。"其治疗宜表里兼顾，泻实补虚。可先针刺头面两侧足阳明经穴，以泄上逆之邪；然后调补足太阴本经。

5.足太阳厥头痛：足太阳经入络脑，回出项后，挟脊抵腰。太阳经气逆乱，逆气犯脑，故头痛，且颈项先痛，腰脊也随之而痛。治宜疏导太阳经气，可先刺头项部的天柱穴（后正中线入发际0.5寸，旁开1.3寸处），然后取本经的其他穴。

6.足少阳厥头痛：少阳经布耳前后，行头之侧；少阳内属于胆，司相火而主枢。少阳经气逆乱，相火循经上窜于头，故头痛剧烈，耳前耳后脉络涌盛且发热，治宜泻火降逆。先局部取穴，针刺耳前耳后涌起之络脉，并出其血，以泄邪热，然后取本经的其他穴位刺之。

（二）真头痛

"真头痛：头痛甚，脑尽痛，手足寒至节，死不治。"指出了真头痛的主症和预后。真头痛，是邪气直入脑户所致，脑为髓海，真气所聚，元阳之府。邪入于脑，可见头痛剧烈难忍，引脑及巅尽痛，手足逆冷至肘膝关节，病情和病势都十分危重，预后不良，故曰"死不治"。

（三）其他头痛

包括击堕外伤头痛、大痹头痛、头半寒痛三种。由于这些头痛都不是脏腑经脉气机逆乱所致，列此讨论的目的，主要是与前述各种厥头痛鉴别：

1.击堕外伤头痛：由于头部有撞击、跌堕外伤，损伤了头中脉络，使"恶血在内"

不除,瘀阻头部脉络,因而致头痛。或瘀血留滞于肌肉,或肌肉损伤等,皆可致局部疼痛。似该类外伤疼痛,一般多在局部取穴,不必取远端的穴位。

2.大痹头痛:"风寒湿三气杂至,合而为痹"(《素问·痹论》)。邪气入脑,闭阻脉络,凝滞气血,而致大痹头痛。由于邪气深痼,此属顽疾,患者经常头痛,反复发作,日久不愈。所以针刺也只能稍微减轻疼痛症状,难以彻底根治。

3.偏头冷痛:"头半寒痛,先取手少阳、阳明,后取足少阳、阳明。"指出偏头冷痛症的针刺治法。感受寒邪,偏客于头部一侧经脉,寒主凝敛收引,"痛者,寒气多也,有寒故痛也"(《素问·痹论》),因此经常感头之一侧寒冷疼痛。治疗当疏通经络,散寒止痛,取行于头侧之少阳、阳明两经的穴位。宜先刺手少阳、手阳明以治标,后刺足少阳、足阳明治其本。这是因为手少阳、手阳明经脉始于手而终于头面,其

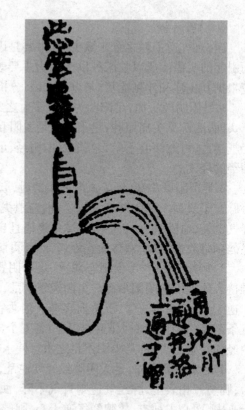

明代吴嘉言《针灸原枢》脏腑图中的心脏形象图

本在手而标在头;足少阳、足阳明经脉始于头面而终于足,其本在头而标在足。所以头痛先针刺手经,后刺足经,就是先治标后治本了。

二、心痛

原文"厥心痛,与背相控……怵腹愦痛,形中上者。"集中讨论心腹疼痛的病机、分类、症候特点和针刺治法。

(一)厥心痛

是因脏腑气机逆乱,影响及心而导致的心痛。如《难经·六十难》说:"其五脏气相干,名厥心痛。"杨玄操解释说:"诸经络皆属于心,若一经有病,其脉逆行,逆则乘心,乘心则心痛,故曰厥心痛。是五脏气冲逆致痛,非心家自痛也。"由于不同脏腑的逆气犯心,故所表现出的症候特点也就不同,因此可以通过脏腑经脉与心的密切联系来分析厥心痛的病机,并按照"治病必求于本"的原则,调治导致气机逆乱之脏腑本经来治疗厥心痛。这里仍根据脏腑经络病机,把厥心痛分为肾心痛、胃心痛、脾心痛、肝心痛、肺心痛五种症候。

1.肾心痛:足少阴肾经贯脊属肾,向上过膈入肺络心脏注于胸中。肾脏经气逆乱,邪气循经上乘于心,故出现心痛,且牵引到背脊;《素问·宣明五气》说:"并于

肾则恐"，邪气并于肾，是以患者自感恐惧害怕；经常自觉有东西从背后触动其心；腰为肾之外府，足少阴肾经失调，则腰痛以致曲背弯腰，如驼背状。上述就是肾心痛的典型表现，治疗以表里经远端取穴为原则，先针刺足太阳膀胱经的京骨穴（位于第五跖骨粗隆后下方）、昆仑穴（位于足外踝与跟腱之间中点），一般针刺后即可止痛；如果心痛不止，可再刺足少阴本经的然谷穴（位于舟骨粗隆下缘凹陷处）。

2.胃心痛：脾与胃相表里，足阳明胃经从缺盆下膈属胃络脾，胃居腹中。阳明胃气逆乱，上逆犯心，则心痛剧烈；胃气不行，气机壅滞，故腹胀胸满。这些症状皆因胃气逆乱所致，故名胃心痛。治宜疏通经络、调理气机，以表里经远端取穴为原则。针刺足太阴脾经的大都穴（位于足蹞趾内侧，第一趾跖关节前下方）、太白穴（位于足蹞趾内侧，第一跖骨小头后下方），此属腑病取于脏俞之例。

3.脾心痛：足太阴脾经入腹属脾络胃，通过横膈流注于心中；脾主运化，赖肾阳之温煦，太阴脾运不健，湿气循经上逆于心，则心痛剧烈，状如锥刺。然脾湿生于肾寒，治病必求于本；治宜补肾阳以暖脾土，取足少阴肾经之然谷（位于舟骨粗隆下缘凹陷处）、太溪穴（位于足内踝与跟腱之间）。

4.肝心痛：心主血脉而肝主藏血，心系通于肝。厥阴肝经气机逆乱，逆气犯心，疏泄失常，故心痛终日不止，难以深呼吸；肝色青，心痛甚而面色青灰。此皆肝气逆乱，气血不利所致。治宜疏调肝气，取本经远端穴位，刺足厥阴经行间（位于足第一、二趾缝间、趾蹼缘上 0.5 寸处）、太冲穴（位于足背第一、二跖骨结合部前的凹陷处）。

5.肺心痛：肺主气、心主血，同居胸中；心脉出心系而上行于肺部。太阴肺脏气机逆乱，影响及心则心痛；"劳则气耗"，是以活动则心痛加剧，安卧休息可使疼痛缓解，病在气而不在血，所以面色无明显改变。此皆肺气逆乱所致，治宜泻肺降气，取本经远端的穴位，可针刺手太阴肺经的鱼际（位于手第一掌骨掌侧的中点）、太渊穴（位于腕横纹上，桡动脉的桡侧）。

（二）真心痛

"真心痛，手足青至节，心痛甚，旦发夕死，夕发旦死。"本段指出真心痛的症候特点和预后。心为君主之官，神明出焉；心主血脉，为五脏六腑之大主。邪气直犯心君，使心中阳气痹阻，心血瘀滞，心脉不通，因此导致真心痛。真心痛发作时卒然感觉心痛十分剧烈，伴足手逆冷至膝肘关节，如心阳暴脱，尚可见面色苍白、冷汗淋漓、昏厥等。真心痛属心主受邪的危重疾患，预后大多不良，故原文指出："旦发夕死，夕发旦死。"

（三）其他心腹痛

1.积聚心痛："心痛不可刺者，中有盛聚，不可取于腧。"说明积聚心痛的病因病机和治疗禁忌。盛聚，谓比较严重的积聚。积聚是指腹内结块，或胀或痛的病症。《金匮要略》说："积者，脏病也，终不移；聚者，腑病也，发作有时，展转痛移"；《张氏医通》谓："积者五脏所生，其始发有常处，其痛不离其部，上下有所终始，左右有所穷处；聚者，六腑所成，其始发无根本，上下无所留止，其痛无常处。"总之，积聚多由七情郁结、气滞血瘀，或饮食内伤、痰滞交阻所致；其病在脏腑，无涉经脉。虽然也

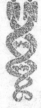

有心腹疼痛的症状,但一般不取经脉穴位针刺,而应当内服汤药行气活血,化瘀消积调治。

2.蛟蛔心腹痛:"心肠痛,憹作痛,肿聚,往来上下行,痛有休止,腹热喜渴,涎出者,是蛟蛔也。"本段指出蛟蛔心腹疼痛的临床特点。蛟蛔,泛指肠道寄生虫。虫寄生于肠中,上下窜扰,使肠腑气机紊乱,故心腹疼痛,憹憹作痛;虫动则痛,虫静则痛止,故痛有休止,呈阵发性发作;虫聚则成块即为虫瘕,故腹内有肿聚,且上下移动,无有定处;虫扰于胃肠,故腹热口渴,口中流涎。正如《灵枢·口问》篇所说:"胃中有热则虫动,虫动则胃缓,胃缓则廉泉开,故涎下。"张仲景《金匮要略》亦说:"蛔虫之为病,令人吐涎,心痛发作有时。"

"肠中有虫瘕及蛟蛔,皆不可取以小针";"以手聚按而坚持之,无令得移,以大针刺之,久持之,虫不动,乃出针也。"详述蛟蛔虫瘕心腹痛的针刺治疗方法。首先选取大针,用手按住虫聚之结块,不要让它移动;然后用大针刺它,并且较长时间用手捏住,待虫块不动后才可出针。

原文在讨论了厥心痛和真心痛的症治之后,又列举积聚心痛、虫瘕蛟蛔心腹疼痛的临床表现与针刺治疗,借以与前述厥心痛、真心痛鉴别。

【临床应用】

一、厥头痛与六经头痛

头痛,是临床最常见的症候之一。头为精明之府,诸阳之会,外感内伤各种因素都可以引起头痛。本篇所讨论的厥头痛,主要因脏腑经脉气机逆乱,邪气上犯于头而致。原文所论厥头痛的病机和治疗原则,悉从六经立论,因此厥头痛实际讨论了六经头痛。六经头痛的症候特点及治疗,《内经》中多个篇章皆有论述,后世也有诸多发展,简述如下:

(一)太阳头痛

临床以头枕部下连项疼痛、腰脊疼痛为特点。多由外感风寒,足太阳膀胱经气郁滞不利所致。《素问·缪刺论》说:"邪客于足太阳之络,令人头项肩痛"。《灵枢·经脉》又说:"膀胱足太阳之脉……是动则病冲头痛,目似脱,项似拔,脊痛,腰似折"。本篇亦说:"厥头痛,项先痛,腰脊为应"。张仲景《伤寒论》则说:"太阳之为病,脉浮,头项强痛而恶寒"。进一步把头项强痛作为辨识太阳病的标志。

太阳头痛的治疗,宜以疏风散邪,通络解表为法。针刺除遵本篇"先取天柱,后取足太阳"外,《素问·缪刺论》还提出刺至阴、金门穴。内服药物可选用麻黄汤、桂枝汤、葛根汤、九味羌活汤等。

(二)阳明头痛

临床以前额、眉棱、面颊等处疼痛为特点,甚则兼见牙齿痛。由于阳明经入上下牙齿,布面颊,上循目内眦;故邪气侵犯阳明经脉,经气逆乱,上冲于头,则见头额面颊痛。阳明为多气多血之腑,邪入阳明多属火热实症。所以阳明头痛的治疗以清热泻火为法。本篇针刺提出取阳明本经穴位和与其表里的太阴经穴;《灵枢·寒热病》提出针刺足阳明经人迎穴，其针刺手法当用泻法无疑。内服药可用《伤寒论》白虎汤加白芷、菊花等。

（三）少阳头痛

由于手足少阳经行头之侧，布耳前后。因此少阳头痛多在头之两侧，连及耳前后，正如本篇所说："耳前后脉涌有热"。少阳头痛之治疗以清泄少阳为法。本篇提出先局部刺络放血，以泄火热；后取足少阳本经有关穴位调理，可资效法。药物内服可选《伤寒论》小柴胡汤化裁。

（四）太阴头痛

临床多见头痛无定处，触摸不到痛点和确切部位，且多伴头晕沉重、恶心呕吐等。盖太阴属脾，主运化而其气升。太阴不运，湿浊中阻，清阳不升，故致头痛晕沉。太阴头痛的治疗应以健脾升清，祛湿化痰为大法。本篇提出表里经取穴法，可资参考。药物内服可用六君子汤加味，痰湿较甚者可用半夏白术天麻汤。

（五）少阴头痛

少阴头痛多为少阴精气虚于下而太阳经气实于上所致。如《素问·五藏生成》篇说："头痛巅疾，下虚上实，过在足少阴、巨阳，甚则入肾。"因为太阳与少阴互为表里，足太阳经脉从巅入络于脑，足少阴肾主藏精生髓而通于脑。故少阴精气内亏，髓海空虚，易致头目眩晕而疼痛，往往伴耳鸣、腰酸痛等。

少阴头痛的治疗，应辨阴虚或阳虚而施治。阴虚火旺者宜以滋阴降火为法，本篇提出选取头上五阳经穴位刺之，以散阳热逆气；再取手少阴心经穴位以泻火；最后取足少阴本经穴以补肾水；药物内服宜用六味地黄汤化裁。若属少阴阳气衰于下，太阳之邪实于上的症候，治宜温肾阳，散寒邪，太少两解；方选《伤寒论》中的麻黄附子细辛汤。

（六）厥阴头痛

足厥阴经属肝络胆，上连目系，与督脉交于巅顶；又肝主疏泄，藏血主风而为将军之官。所以厥阴头痛以巅顶为主，多伴眩晕及情绪异常变化。从病机分析，厥阴头痛皆与气逆有关。如有肝失疏泄，肝气上逆；肝郁化火，肝火上逆；肝肾阴虚，肝阳上亢；肝寒犯胃，浊阴上逆等几个方面。因此在治疗厥阴头痛时，应详辨导致气逆的不同病机而区别处理。本篇提出先在头痛脉络跳动明显处刺络放血，然后再刺足厥阴本经，适用于肝郁而气血逆上者。药物内服治疗，肝郁气逆者，宜用《景岳全书》中的柴胡疏肝散化裁；肝火上炎者，宜用龙胆泻肝汤加减；肝阳上亢者，宜选天麻钩藤饮化裁；肝寒浊阴上逆者，方用《伤寒论》中的吴茱萸汤加减。

二、击堕外伤头痛与瘀血头痛

本文所述"有所击堕、恶血在于内"之外伤头痛、实属外伤瘀血头痛。这种头痛的特点为：头痛经久不愈，痛处固定不移，状如锥刺，舌质紫暗，或有瘀斑瘀点，脉涩，且有头部撞击跌堕外伤史。由于该类头痛瘀在局部，故《内经》中强调应在局部取穴，不必远距离循经取穴。正如张介宾《类经·二十一卷》注曰："头痛因于击堕者，多以恶血在脉络之内，故伤痛未已。若可刺者，但当刺去其痛处之血，不可远取荥腧。"药物内服治疗,宜遵活血化瘀,通络止痛法,可选王清任通窍活血汤化裁。

病本第二十五

【要点解析】

一、文中提出"本而标之""标而本之",以及"间者并行,甚者独行"的原则,是为后世医家在临床上使用"标本"理论的依据。

二、举出多种病例,说明临床上"急则治其标,缓则治其本"的具体运用。一般疾病都应先治其本,唯有中满和大小便不利这一类标急的病症,才应先治其标。

【内经原典】

先病而后逆者,治其本。先逆而后病者,治其本。先寒而后生病者,治其本。先病而后生寒者,治其本。先热而后生病者,治其本。先泄而后生他病者,治其本。必且调之,乃治其他病。先病而后中满者,治其标。先病后泄者,治其本。先中满而后烦心者,治其本。有客气①,有同气。大小便不利,治其标;大小便利,治其本。病发而有余,本而标之,先治其本,后治其标;病发而不足,标而本之,先治其标,后治其本。谨详察间甚②,以意调之,

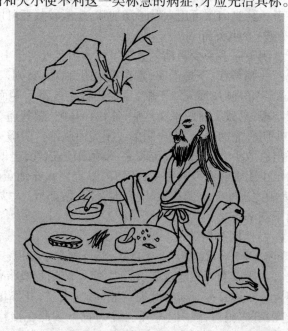

疾病发作而实症有余,说明邪气变本为标,当先治邪气有余的,后治其他的症候。疾病发作而出现正气不足的虚症现象,则说明正气不足变标为本,应当先扶人体的正气,再祛除病邪。

间者并行③,甚为独行。先大小便不利而后生他病者,治其本也。

【难点注释】

①客气:指外感六淫之邪。

②间甚:间,指疾病减轻;甚,指疾病加重。

③间者并行:指其病较浅的,当标本同治。

【白话精译】

病在先而后出现厥逆的,应先治其本病;厥逆在先而后生产变的,应先治其厥逆。先患寒性病,而后发生其他病变的,当治疗其先寒;先有某病,而后出现寒症的,当治疗其先病;先患热症,而后发生其他病变的,当治疗其先热;先有某病而后发生泄泻的,当以治其原病为本;先有泄泻而后发生其他疾病的,应以先治泄泻为本,必须先治好泄泻,然后才可治其他病。先有了某种病后发生腹中满闷的,则应先治中满之标;先有中满,而后导致心烦不舒畅的,则应治中满之本。

病有忌外邪(客气)者,有忌内邪(人体内固有之邪气——译注)者,凡出现大小便不通利的症状时,先治大小便不利之标;大小便通利的,则以治其先病为本。

疾病发作而实症有余,说明邪气变本为标,当先治邪气有余的症候,后治其他的症候。疾病发作而出现正气不足的虚症现象,则说明正气不足变标为本,应当先扶人体的正气,再祛除病邪。总之,必须谨慎地详察病情,根据病症的轻重缓急而精心调治。病情轻缓的可以标本兼治,病情急重的,则分步治疗,或先治标,或先治本。就像对先有大小便不通利而后发生其他疾病的,应分步先治大小便不利的本病那样。

【专家评鉴】

本篇列举多种病症为例,借以说明在临床处理比较复杂的疾病时,应当分清标本,治疗有所先后主次。要做到这一点,就要求医者必须综合分析病因、病机、病位、病势以及发病之先后。找到影响疾病发展的根本原因,才能获得对疾病的正确认识和治疗。只有找到了疾病的病本所在,才能使疾病获得根本的解决。然而,标本的概念是相对的,对标本先后治则的应用也是灵活的,应该在动态的疾病发展变化过程中去灵活的掌握。

一、先病为本,后病为标

先病和后病,就是原发病与后起之继发病的关系。继发病多因原发病的存在而引起的,所以先病之原发病是本,后起之继发病为标,在这种情况下,标本治法又当区分先病与后病之缓急而定:

(一)本重标缓,以治本为主

"先病而后逆者,治其本。"先患了某种疾病,进而出现气血逆乱;先患之疾病是导致气血逆乱的根本原因,只有治好原发病,才能从根本上解决气血逆乱的问题,故以治疗原发的本病为主。

"先逆而后病者,治其本。"首先由于机体气血逆乱,而进一步出现某些症状,气血逆乱是出现这些症状的根本病机,治病必求于本,故应当以调理气血治本为主。

"先大小便不利而后生他病者,治其本也。"病人先有大小便不利,浊阴不得外泄,腑气不得通畅,进而影响其他脏腑而生他病;此时二便不通就是出现其他病症的根本原因,只有通导二便,使腑气得降,浊阴得泄,其他病症才能从根本上得以缓解,故宜通导二便治其本。

(二)标急本缓,治其标

在先病为本,后病为标的前提下,如果后病危重急迫,甚至已危及病人的生命,此时即不必拘泥"治病求本",而应当先治其标,以迅速解除患者的痛苦,救其危急。

"先病后中满者,治其标。"先患其他疾病,逐渐出现腹部胀满,且日益加剧,腹大如鼓者,此时宜先治腹满之标,缓解病人的痛苦,待腹满解除以后,再图其本。

"大小便不利者,治其标。"在患其他疾病的过程中,又出现了二便闭结不通,腹部胀满疼痛拒按。虽然二便不通属继发之标病,但病势危急,亦当先治,急宜通导二便治其标。假如"大小便通利者",则仍当治疗先病之本。

二、病因为本,症状为标

病因是导致疾病发生的根本原因;症状,是在病因作用下,机体生理功能紊乱而产生的病理变化。针对疾病来说,病邪(因)为本,症状为标;因此治病应以祛除病因为主。

"先寒而后生病者,治其本。"先感受寒邪,而后出现了各种病变(症状);寒邪是病因,为本,故治疗应以祛除寒邪治本为主。

"先热而后生病者,治其本。"患者先感受邪热,而后出现了多种病变(症状);热邪是病因,为本,故治疗应以清泄邪热为主。

【临床应用】

一、标本的概念

标本是中医学的一对重要概念。"本",《说文解字》中释:"木下也";木下即树根的意思,含有根本之意。张介宾说:"本者,原也、始也、万事万物之所以然也。""标",树梢之意。《管子·霸言》中释:"大本而小标。"标与本相对而言,本为根本,标为非根本;进一步推论,又有本质与现象,主与次等多种含义。中医学将标本理论用于分析病机、归纳症候,并指导治疗。例如从人体与致病因素来说,人体的正气为本,致病的邪气为标;从疾病的本身来说,病因为本,症状为标;从疾病的新病与旧病、原发与继发来说,旧病、原发病为本,新病、继发病为标(先病为本、后病为标);从疾病的病位来说,病在内、在下为本,病在外、在上为标。此外,还有以经络起止点分标本者,经络的起点为本,终点为标(《灵枢·卫气》);有以医生与患者分标本者,病人为本,医生为标(《素问·汤液醪醴论》)等。临床通过应用标本关系,来分析说明病症的主次先后、缓急轻重,从而决定治疗的先后步骤及侧重点。

二、标本缓急治则的运用

标本缓急是中医学的重要治则之一。标本缓急的理论散见于《内经》的多篇,比较集中者有《素问·标本病传论》和《灵枢·病本》两篇。《内经》极言辨标本的重要意义，如《标本病传论》说："知标本者，万举万当；不知标本，是谓妄行"；"标本之为道也，小而大，言一而知百病之害；少而多，浅而博，可以言一而知百也。以浅而知深，察近而知远；言标与本，易而勿及。"总之，掌握标本理论，有"由博返约，执简驭繁"的作用；正确地运用标本治则，则可获得事半功倍之效。归纳标本缓急治则在临床运用主要有以下三点：

（一）急则治其标

凡标病十分严重，在可能影响整个病变的机转，甚则危及患者生命的情况下，可使用这一原则。例如肝病癥积患者，又出现臌胀，肚大如鼓，青筋暴涨，二便不利，呼吸喘促等危急症候时，治疗应先逐水消胀，解决其标症，等腹水消退后，再化瘀消癥治疗肝脏的本病。再如痰饮喘咳症，在喘咳剧烈发作时，多遵急则治肺，宣肺化痰，降气平喘治其标；缓解期则治病求本，健脾温肾治其本，杜绝生痰之源。

（二）缓则治其本

这里的"缓"，是针对"标"病来说，病势病情不甚急迫，而比较和缓。这是一般疾病的治疗常法，亦即"治病必求于本"之意。多适用于一些慢性病的治疗。其具体应用又分两种情况，一是先治其本，后治其标；一是单纯治本，标病自愈。

（三）标本同治

在标病和本病都不甚急重的情况下，或单纯治本有碍标，单纯治标有碍本的时候，采取治标治本同时兼顾的方法。例如正虚外感病采取扶正解表法；里虚而邪实者采用攻补兼施法；表里同病者采用表里双解（解表温里、解表攻里、解表清里）等等，皆属标本同治。当然，标本同治也并非治标、治本不分主次地平均分配，还应根据具体病情，有所侧重。

总之，在临床辨证论治中，分清疾病的标本缓急，实质是抓主要矛盾，解决主要问题的一个重要思路和方法，应当很好地掌握运用。否则标本不明、主次不分，势必影响疗效，甚或延误病情而危及患者的生命。

此外，疾病的标本关系，是一组相对的概念，并非绝对一成不变的，它们可以在一定条件下相互转化。因此在临症辨认疾病标本的同时，还应注意掌握标本相互转化的规律，以便始终抓住疾病的主要矛盾。

杂病第二十六

【要点解析】

一、指出经气厥逆所致病症的病位不同，应分经取治。

二、论述了喉痹、疟疾、齿痛、耳聋、衄血、腰痛、项痛、心痛等病，因兼症不同，应分经取治。

三、介绍了颠痛、腹满、腹痛、痿、厥、哕等病症的症状和治疗方法。

【内经原典】

厥挟脊而痛至顶，头沉沉然①、目晄晄然②、腰脊强，取足太阴腘中血络。厥胸满面肿，唇漯漯然③，暴言难，甚则不能言，取足阳明。厥气走喉而不能言，手足清④，大便不利，取足少阴。厥而腹向向然⑤，多寒气，腹中榖榖，便溲难，取足太阴。嗌干，口中热如胶，取足少阴。膝中痛，取犊鼻，以员利针，发而间之⑥。针大如牦，刺膝无疑。喉痹不能言，取足阳明；能言，取手阳明。疟不渴，间日而作，取足阳明；渴而日作，取手阳明。齿痛，不恶清饮，取足阳明；恶清饮，取手阳明。聋而不痛者，取足少阳；聋而痛者，取手阳明。衄而不止，衃血流，取足太阴；衃血，取手太阴，不已，刺宛骨下，不已，刺腘中出血。腰痛，痛上寒，取足太阳阳明；痛上热，取足厥阴；不可以俯仰，取足少阳；中热而喘，取足少阴、腘中血络。喜怒而不欲食，言益小，刺足太阴；怒而多言，刺足少阳。颔痛，刺手阳明与颔之盛脉出血。项痛不可俯仰，刺足太阳；不可以顾，刺手太阳也。小腹满大，上走胃，至心，淅淅身时寒热，小便不利，取足厥阴。腹满，大便不利，腹大，亦上走胸嗌，喘息喝喝然⑦，取足少阴。腹满食不化，腹向向然，不能大便，取足太阴。心痛引腰脊，欲呕，取足少阴。心痛，腹胀啬啬然，大便不利，取足太阴。心痛引背不得息，刺足少阴；不已，取手少阳。心痛引小腹满，上下无常处，便溲难，刺足厥阴。心痛，但短气不足以息，刺手太阴。心痛，当九节刺之，按已刺按之，立已；不已，上下求之，得之立已。颠痛，刺足阳明曲周动脉见血，立已；不已，按人迎于经，立已。气逆上，刺膺中陷者与下胸动脉。腹痛，刺脐左右动脉，已刺按之，立已；不已，刺气街，已刺按之，立已。痿厥为四末束悗，乃疾解之，日二，不仁者十日而知，无休，病已止。哕，以草刺鼻，嚏，嚏而已；无息而疾迎引之，立已；大惊之，亦可已。

【难点注释】

①沉沉然：指头昏沉重，不能抬举的样子。
②晄晄（huāng）然：喻视物不清的样子。
③唇漯漯（tà）然：口唇肿胀的样子。
④清：寒冷的意思。
⑤腹向向然：向，趋向。在此引申指腹胀。
⑥发而间之：发，出针。言出针后稍停片刻再刺。
⑦喝喝然：喘息而喉中喝喝有声的样子。

【白话精译】

经气厥逆，在夹脊两旁作痛，上至头顶，头昏沉重，目视物不清，腰脊部强直，可取足太阳经在腘部的委中穴处的络脉刺血。

经气厥逆，胸中满闷，面部浮肿，口唇肿起而流涎，突然讲话困难，甚至不能言语，可足阳明经的腧穴治疗。

经气厥逆,行及喉部以致不能言语,手足发冷,大便不利,可取足少阴经的腧穴治疗。

经气厥逆,腹部膨胀弹之有声,寒气滞留,腹中有水声,大小便不利,可取足太阴经的腧穴治疗。

咽喉干燥,口中热而唾液胶粘,可取足少阴经的腧穴治疗。

膝关节疼痛,可取犊鼻穴,用圆利针刺之,出针后隔些时候还可再刺。这种针身大如牛尾的长毛,用刺膝部无疑是最为适宜的。

喉痹肿痛,不能说话的,取足阳明经的腧穴治疗;能够讲话的,可取手阳明经的腧穴治疗。

疟疾口不渴,隔日发作一次的,可取足阳明经的腧穴治疗;如口渴,每日发作的,可取手阳明经的腧穴治疗。

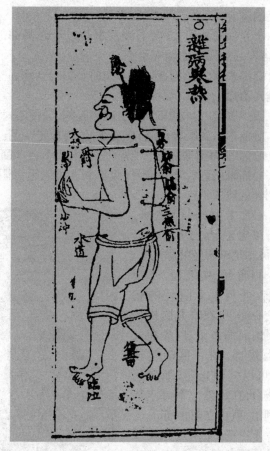

明代吴嘉言《针灸原枢》脏腑图中的杂病寒热取穴图

牙齿疼痛,不怕冷饮的,可取足阳明经的腧穴治疗;如怕冷饮的,可取手阳明经的腧穴治疗。

耳聋并不疼痛的,取足少阳经的腧穴治疗;耳聋兼有疼痛的,取手阳明经的腧穴治疗。

鼻出血不止,如有黑色衃血流出的,可取足太阳经的腧穴治疗;如衃血结滞,可取手太阳经的腧穴治疗。如果没有治愈,可刺腕骨下的腕骨穴治疗;再不愈,可刺䐃中出血。

腰痛,痛处发寒的,可取足太阳、足阳明两经的腧穴治疗;如痛处发热的,可取足厥阴经的腧穴治疗;如腰痛不能俯仰的,可取足少阳经的腧穴治疗;如果内有热而气喘的,可取足少阴经的腧穴与委中处络脉刺血。

容易发怒而不思饮食,少讲话的,可刺足太阴经的腧穴;如果易怒而讲话特别多的,可刺足少阳经的腧穴。

下巴部疼痛,可取手阳明经的腧穴与足阳明经的颊车穴泻血。

项部疼痛,不能俯仰的,可刺足太阳经的腧穴;如果不能左右盼顾的,可刺手太

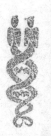

阳经的腧穴。

小腹部胀满膨大，向上波及胃脘以至心胸部，恶寒战栗时，常有寒热，小便不利，可取足厥阴经的腧穴治疗。

腹部胀满，大便不利，腹膨大向上影响到胸部与喉咙，气喘有声，可取足少阴经的腧穴治疗。

腹中胀满，食物积滞不化，腹中鸣响，大便不通，可取足太阴经的腧穴治疗。

心痛牵引到腰脊作痛，恶心欲吐，可取足少阴经的腧穴治疗。

心痛、腹中作胀、肠中涩滞不通、大便不利，可取足太阴经的腧穴治疗。

心痛牵引到背部作痛，呼吸不利。可刺足少阴经的腧穴；如没有治愈，可取手少阴经的腧穴治疗。

心痛牵引到小腹胀满，上下窜痛无定处，大小便不利，可刺足厥阴经的腧穴。

心痛，但见气短，呼吸困难，可刺手太阴经的腧穴。心痛，可在第九胸椎棘突下的筋缩穴刺之，先在穴位上按揉，刺后再继续按揉，可以立即止痛；如痛仍不止，再在该处上下寻求痛点刺治，就可立即止痛。

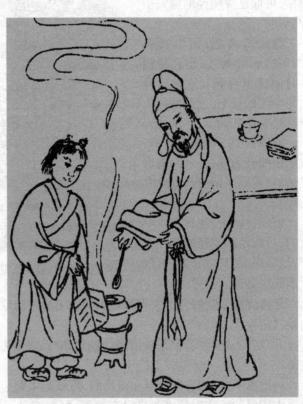

下巴痛，可刺足阳明经在曲周部的颊车穴处出血，可以立即止痛；如果痛仍不止，再按摩人迎部，就可立即止痛。

气逆上冲，可刺胸膺中凹陷处的膺窗穴，以及胸前下方的动脉处。

腹中疼痛，可刺脐左右动脉处的天枢穴，刺后再按摩该处，可以立即止痛；如痛仍未止，可刺气冲穴，刺后再按摩，就可立即止痛。

痿与厥病，可将四肢束缚起来，待病者感觉气闷，就立即解开，每天两次，不知痛痒的，治疗十天就可恢复感觉，但不可中止，需继续至病愈为止。

呃逆症，可用草刺入鼻孔，使喷嚏，打了喷嚏后呃逆即止；又可以闭口停住呼吸，很快的迎其上逆之气引而下行，呃逆即止；或者使呃逆者突然受惊，也可以立愈。

【专家评鉴】

篇中所论杂病35症，名目繁多，内容庞杂，乍看是杂乱无章，然仔细玩味推敲，内容除痿厥和哕病外，余皆围绕十多条经脉的气机逆乱及这些经脉相关内脏功能失常所致病症进行讨论。此处仅据篇中所述杂病的症候、刺治取穴经脉和刺法，联系有关经脉的循行部位和相关脏腑的生理、病理特点进行综合分析。

一、足少阴肾经病症

足少阴肾脉，起于足小趾下，斜走足心，沿下肢内后缘上行，过腘入脊，属肾络膀胱，其直者过肝入肺，沿喉夹舌根。肾为生气之源，寓元阴元阳于一脏，藏精主水，纳气司二阴，故该脏及其经脉失调，可致下列诸证：

（一）肾阳不足

无论何种原因引起肾阳不足，命火衰微，都可能出现经脉失养等症发生。

1.阳虚阴寒之气上逆于喉，肢体也失其温养，大肠失其温化，传导失职，就会有"厥气走喉而不能言，手足清，大便不利"的症状。

2.少阴阳虚，在下则腹中气机不得温煦而逆乱；在上则阴寒凝滞胸中，肺失宣降，故有"腹满，大便不利，腹大，亦上走胸嗌，喘息喝喝然。"

3.心肾之间，水火相济。肾阳虚不能上济心阳，致使胸阳不展，而见"心痛引腰脊，欲呕"，和"心痛引背，不得息"。其中欲呕是火不暖土，胃失和降之故。

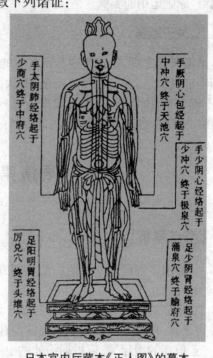

手太阴肺经络起于少商穴终于中府穴

手厥阴心包经起于中冲穴终于天池穴

手少阴心经络起于少冲穴终于极泉穴

足少阴肾经络起于涌泉穴终于腧府穴

足阳明胃经络起于厉兑穴终于头维穴

日本宫内厅藏本《正人图》的摹本

（二）肾阴亏虚

阴虚阴不制阳，阳亢化火生热，而见虚热之症。因肾脉过咽入口抵舌下，故虚火上熏咽喉，可有"嗌干，口中热如胶"，或见"中热而喘"之虚热症状。

无论是肾阳虚或肾阴不足，上述诸症的刺治，均取穴于足少阴经。

二、足太阳膀胱经病症

足太阳膀胱经起于目内眦靠近鼻根处的睛明穴，上额交巅下项，夹脊抵腰，沿下肢后侧过腘中止于足小趾端。属膀胱络肾。当邪气伤犯经脉，经气逆乱，就会出现"挟脊而痛者至顶，头沉沉然，目䀮䀮然，腰脊强"之症；也会发生鼻"衄而不止，衃血流"的症状；若寒伤太阳之脉，可见"腰痛，痛上寒"，或经气不利而引起"项痛不

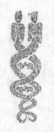

【临床应用】

一、对于杂病的治疗,体现了"同病异治"和"异病同治"的原则

如"齿痛"病,有取足阳明刺治而愈,有取手阳明而止痛的。再如耳聋,可刺足少阳胆经,也可取手阳明穴位刺治。都体现了"同病异治"的原则。同一经脉,循行部位的不同,所患病症有实有虚,有寒有热,但却是同一经脉的气机逆乱所致,故可取同一经脉刺治而愈。如文中提到"不能言,手足清,大便不利";或者见"嗌干,口中热如胶";或见"中热而喘";或见"心痛引腰脊,欲呕"等,都可取足少阴经穴刺治,就是"异病同治"原则运用的实例。

二、关于厥病

本篇所载之厥,是经气逆乱所发生的四种不同类型的病症。有太阳经气厥逆、有阳明经气厥逆、有少阴经气厥逆、有太阴经气厥逆。这与后世所论的,以突然昏倒、不省人事、面色苍白、手足厥冷为主症的厥病有别,与《素问·厥论》中所说的"热厥""寒厥"也有不同之处,因此不可一语同义。

周痹第二十七

【要点解析】

一、提出了周痹与众痹两病的鉴别方法。周痹随脉上下,遍及全身;众痹左右相应,时发时止。

二、痹症的病因,是由于风、寒、湿三邪的侵袭,但因所聚的部位有深浅以及所在经络之异,所以发病后的症状也就各有不同。

三、痹症的治疗,除应根据痛处的上下分先后进行施治外,还要注意六经的虚实,经络的血结、陷下等情况,采用热熨、运动等辅助疗法。

【内经原典】

黄帝问于岐伯曰:周痹之在身也,上下移徙①随脉,其上下左右相应,间不容空,愿闻此痛,在血脉之中耶? 将在分肉之间乎? 何以致是? 其痛之移也,间不及下针,其恫痛之时②,不及定治,而痛已止矣,何道使然? 愿闻其故。岐伯答曰:此众痹也,非周痹也。黄帝曰:愿闻众痹。岐伯对曰:此各在其处,更发更止,更居更起③,以右应左,以左应右,非能周也,更发更休也。黄帝曰:善。刺之奈何? 岐伯对曰:刺此者,痛虽已止,必刺其处,勿令复起。

帝曰:善。愿闻周痹如何? 岐伯对曰:周痹者,在于血脉之中,随脉以上,随脉以下,不能左右,各当其所。黄帝曰:刺之奈何? 岐伯对曰:痛从上下者,先刺其下以过(一作遏下同)之,后刺其上以脱之。痛从下上者,先刺其上以过之,后刺其下以脱之。黄帝曰:善。此痛安生? 何因而有名? 岐伯对曰:风寒湿气,客于外分肉之间,迫切而为沫,沫得寒则聚,聚则排分肉而分裂也,分裂则痛,痛则神归之,神归之则热,热则痛解,痛解则厥,厥则他痹发,发则如是。

帝曰:善。余已得其意矣。此内不在藏,而外未发于皮,独居分肉之间,真气不能周,故命曰周痹。故刺痹者,必先切循其下之六经,视其虚实,及大络之血结而不通,及虚而脉陷空者而调之,熨而通之,其瘕坚,转引则行之。黄帝曰:善。余已得其意矣,亦得其事也。九者,经巽④之理,十二经脉阴阳之病也。

【难点注释】

①徙:迁移,移动的意思。

②惕痛:惕,通蓄,蓄积、聚积。指疼痛聚于一处时。

③更发更止,更居更起:更,易也。发止、居起,指疼痛的特点。意为疼痛时发时止,此起彼伏。

④巽:顺,符合的意思。

【白话精译】

黄帝问岐伯说:人得了周痹,病邪随血脉上下移动,疼痛上下左右相应发作,浑身无处不痛。请说一下像这种情形,是邪在血脉之中? 还是在分肉之间? 其病又从何而来? 疼痛部位移动得这样快,以致来不及在痛处下针,当某处疼痛比较集中的时候,还没有决定如何去治,而疼痛已经游走,这是什么道理? 我很想知道其中的缘由。岐伯回答说:这是众痹,而不是周痹。

黄帝说:就说众痹吧。岐伯回答说:众痹,病邪分布在人体的各处,时发时止,此伏彼起,左侧会影响到右侧,右侧也会影响到左侧,但不能遍及全身,其疼痛容易发作,也容易停止。

黄帝说:怎样针刺治疗呢? 岐伯回答说:这种病,当疼痛已停止时,仍应针刺原处。

黄帝说:讲得好。我希望再听你说说周痹是怎么回事? 岐伯回答说:周痹,就是邪气在血脉之中,随着血脉或上或下,不能左右流动,邪气流窜到哪里,哪里就发生疼痛的病症。

黄帝说:用什么方法来针治呢? 岐伯回答说:疼痛从上部发展到下部的,先刺其下部,以阻遏病邪的进一步发展,后刺其上部以解除痛源;疼痛从下部发展到上部的,先刺其上部,以阻遏病邪的进展,后刺其下部以解除痛源。

黄帝说:对。那么这种疼痛是怎样产生的呢? 为什么称作周痹? 岐伯回答道:风、寒、湿三气侵入肌肉皮肤之间,将分肉间的津液压迫为涎沫,受寒后凝聚不散,进一步就会排挤分肉使它分裂。肉裂就会发生疼痛,则使精神集中在痛的部位,精神集中的地方就会发热,发热则寒散而疼痛缓解。疼痛缓解后,就会引起厥气上逆,厥逆就容易导致其闭阻之处发生疼痛。周痹就是这样上下移行,反复发作的。

黄帝说:我知道这个道理了。此病在内未深入脏腑,在外没有散发到皮肤,而留滞在分肉之间,致使真气不能周流全身,所以叫作周痹。因此,针刺痹症,必须首先按压并沿着足六经的分布部位,观察它的虚实,以及大络的血行有无郁结不通,以及因虚而脉络下陷于内的情况,然后加以调治,并可用熨法温通经络,如有筋脉拘急坚劲的现象,可用按摩导引之法,以行其气血。

黄帝接着说:是啊,明白了这种病的机理,也就懂得了治疗的方法。九针可使经气顺达,从而治疗十二经脉虚实阴阳的各种病症。

【专家评鉴】

本篇以周痹与众痹的临床鉴别为起论,分析了两者症状特点,病位病机以及治疗方法。

一、众痹

众痹是指痹痛患发部位广泛,左右对称,呈阵发性疼痛的一种痹病。张介宾在注解此论开篇的黄帝发问辞时说:"不能周遍上下,但或左或右,更发更休,患无定所,故曰众痹。"本篇原文说:"风寒湿气,客于外分肉之间,迫切而为沫,沫得寒则聚……真气不能周,故命曰众痹(原本为周痹,此处据改)。"就明确了众痹的症状特点。黄帝将众痹的症状特征误为周痹,认为痹痛"上下移徙随脉,其上下左右相应,间不容空……其痛之移也,间不及下针,其憯痛之时,不及定治,而痛已止矣。"就道出了众痹的症状特点。

(一)症状特点

众痹的症状特点有三:一是疼痛部位变换不定;二是痹痛呈阵发性发作,每次发作时间短暂,即原文所说:"其痛之移也,间不及下针","不及定治,而痛已止矣"。三是疼痛呈对称性,或左或右,更发更休,患处不定。正因为此种痹痛部位广泛,故曰众痹。

(二)病变部位

上述援引的原文就明确指出众痹是风寒湿邪伤犯于肌肉之间,外不在皮肤,内不在脏腑,也不在血脉之中。这正是其疼痛不游走的原因所在。

(三)病因病机

本篇原来的文字是在论述周痹的有关问题之后补叙了众痹的病因病机。明楼英在《医学纲目》痹症门中做了文字移动并做了移动说明。原文详细地阐述了众痹的病因病机,认为是风寒湿邪伤犯肌肉,致使津液内停,化为痰湿之邪凝聚,痰湿之邪排挤压迫了肌肉和经脉,破坏了经脉气血的正常协调关系,致使真气不能周流而闭塞不通,故而疼痛。时痛时止则是在疼痛时,心神专注于痛处,机体的阳气在神的驱使下聚于痛处,于是原来的痛处因得阳气温煦而有温热感觉,"血气者,喜温而恶寒,寒则泣不能流,温则消而去之"(《素问·调经论》)。所以心神专注之处的疼痛就会缓解。由于病根未除,疼痛缓解后别处邪气又发生逆乱,于是疼痛就在别处发作。总之是痹邪犯于肌肉,阻滞真气在体内的周流环行,哪里发生了阻闭不通,就会在哪里出现疼痛。

（四）治疗

原文说:"刺此者,痛虽已止,必刺其处,勿令复起。"马莳对此解释说:"刺之者,痛虽已止,亦当刺其原痛之处,勿令复起可也。"就指出刺治众痹,只要发生过疼痛的部位,局部都可针刺,即或某一局部痛已暂时停止也要刺之,以防其复发。

二、周痹

周痹是指病发于血脉之中,呈游走性疼痛的一种痹病。明张介宾说:"能上能下,但随血脉而周遍于身,故曰周痹,非若众痹之左右移易也。"原文指出:"周痹者,在于血脉之中,随脉以上,随脉以下,不能左右,各当其所。"就对周痹的病位、症状特点作了概括。

（一）症状特点

岐伯在回答中阐述了周痹的症状特点。一是游走性疼痛。这是由于痹邪犯于血脉之中,"随脉以上,随脉以下",走窜作痛,全身无处不到。二是疼痛不对称。原文明确地指出:"周痹之痛,不能左右,各当其所",即邪气随血脉游走到哪里,疼痛也就在哪里出现。其中"不能左右"一句,显然是针对众痹之痛"以右应左,以左应右,左右对称相应"的特点进行鉴别的。

（二）病变部位

原文说:"周痹者,在于血脉之中",就是肯定地指出周痹不同于众痹,其病变部位是在血脉中。由于血脉是运行不止,环周不休的,因此周痹的疼痛就呈游走性。

（三）治疗

原文对周痹的治疗叙述详细。如果痹痛是从身体上部向下部游走,就要"先刺其下以过（遏）之",截断痹邪随脉下移的去路。"后刺其上以脱之",使正在上部游走之邪得以祛除。倘若痹痛从身体下部向上部走窜,就要"先刺其上以过（遏）之",截断痹邪向上移动的去路。"后刺其下以脱之",然后在下部疼痛正发作的部位刺治,以驱逐痹邪。这种在邪气传变游移前方和正在作痛的部位双管齐下,同时刺治的前堵后截的治疗方法,体现了《内经》中灵活多变的用针方法。

至于"故刺痹者,先必切循其下之六经,视其虚实"至篇末的原文,是针对众痹、周痹两病讲的。不论是何种痹病,大凡针刺治疗之前,必须要先观察经脉的虚实盛衰,然后选择相应的针具和治疗方法。上述众痹的"必刺其处",用痹的截断刺法,以及篇末提出用熨法治疗关节强直痉挛变形（"瘛坚"）,以及导引之法的运用,都是在先诊察辨证的前提下所采用的相应治法。

【临床应用】

一、关于周痹

本篇所说的周痹，类似后世所说的历节病。《丹溪心法·痛风》："四肢百节走痛是也，他方谓之白虎历节风症。"四肢百节走痛，是周痹主症。徐灵胎《洄溪医案》载道："王姓患周痹症，遍身疼痛，四肢瘫痪，日夕叫号，饮食大减……此历节也"，并认为治周痹"非煎丸所能愈，须用外治，乃遵古法敷之、薄之、蒸之、熏之，旬日而痛减'手足可动，乃遣归，月余而病愈。大凡营卫脏腑之病，服药可至病所，经络筋节，俱属有形，煎丸之力，如太轻则不能败邪，太重则恐伤其正，必用气厚力重之药，敷拓蒸熏之法，深入病所，提邪外出。古之所以独重针灸之法。"可见，本篇论述的周痹及对痹病的热熨外治法，对后世痹病的治疗有一定的影响。《灵枢·寿夭刚柔》篇中所用的寒痹熨法，其立法之理深刻，徐氏病案中的方法盖源于此。

二、循经按压，辅助诊断方法的运用

原文说："故刺痹者，必先切循其下之六经，视其虚实，及大络之血结而不通，及虚而脉陷空者而调之。"就指出在治疗痹病时，首先要切循经脉，通过对体表经脉的病理反应的切按，判断病症的虚实，然后采取相应的治疗方法。现代研究证明，脏腑有病，可在相应的体表经络出现病理性的反应，如压痛、结节，或条索状物。因此，按压穴位和相关经脉，可以作为脏腑病变的辅助诊断。天津南开医院所著的《中西医结合治疗急腹症》中介绍：临床应用郄穴触诊作为急腹症辅助诊断，如发现压痛或痠、麻、胀等异常感觉，可提示有急腹症的可能。如在地机穴（脾经）发现压痛，即为阳性反应，可提示有胰腺炎。胃肠系统的急腹症，一般在足三里穴的下 3~5 厘米处可有阳性反应。肝胆系统的病变，在阳陵泉下 3~5 厘米可有反应，并以右侧为多。胃溃疡穿孔、胃扩张在梁丘穴（胃经），肠梗阻在温溜穴（大肠经），肠穿孔、阑尾炎在养老穴（小肠经）也常有阳性反应物发现。这都说明《内经》借助经脉腧穴的切循按压，作为内脏病症的辅助诊断，不但有临床实践基础，而且在诊断学中有重要意义。

口问第二十八

【要点解析】

一、概述疾病的原因，包括外感六淫、内伤七情和生活规律失常等三方面。

二、叙述了欠、哕、唏、振寒、噫、嚏、𮩝泣涕、太息、涎下、耳鸣、啮舌十二种病症的病因病机和治疗方法。

【内经原典】

　　黄帝闲居，辟①左右而问于岐伯曰：余已闻九针之经，论阴阳逆顺六经已毕，愿得口问。岐伯避度再拜曰：善乎哉问也，此先师之所口传也。黄帝曰：愿闻口传。岐伯答曰：无百病之始生也，皆生于风雨寒暑，阴阳喜怒②，饮食居处，大惊卒恐。则血气分离，阴阳破败，经络厥绝，脉道不能，阴阳相逆，卫气稽留，经脉虚空，血气不次，乃失其常。论不在经者，请道其方。

　　黄帝曰：人之欠者，何气使然？岐伯答曰：卫气昼日行于阳，夜半则行于阴。阴者主夜，夜主卧。阳者主上，阴者主下。故阴气积于下，阳气未尽，阳引而上，阴引而下，阴阳相引，故数欠。阳气尽，阴气盛，则目瞑；阴气尽而阳气盛，则寤矣。泻足少阴，补足太阳。黄帝曰：人之哕者，何气使然？岐伯曰：谷入于胃，胃气上注于肺。今有故寒气与新谷气，俱还入于胃，新故③相乱，真邪相攻，气并相逆，复出于胃，故为哕。补手太阴，泻足少阴。黄帝曰：人之唏④者，何气使然？岐伯曰：此阴气盛而阳气虚，阴气疾而阳气徐，阴气盛而阳气绝，故为唏。补足太阳，泻足少阴。黄帝曰：人之振寒者，何气使

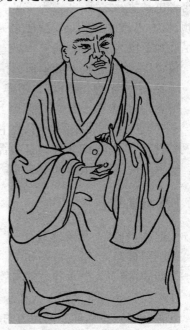

人由于阴气盛而阳气虚，阴气运行快速，阳气运行缓慢，甚至阴气过盛，阳气衰微，所以造成哀叹。治疗时，应补足太阳经，泻足少阴经。

然？岐伯曰：寒气客于皮肤，阴气盛，阳气虚，故为振寒寒栗。补诸阳。黄帝曰：人之噫者，何气使然？岐伯曰：寒气客于胃，厥逆从下上散，复出于胃，故为噫。补足太阴、阳明。一曰补眉本也。黄帝曰：人之嚏者，何气使然？岐伯曰：阳气和利，满于心，出于鼻，故为嚏。补足太阳荣眉本，一曰眉上也。黄帝曰：人之亸⑤者，何气使然？岐伯曰：胃不实则诸脉虚，诸脉虚则筋脉懈惰，筋脉懈惰则行阴用力，气不能复，故为亸。因其所在，补分肉间。黄帝曰：人之衰而泣涕出者，何气使然？岐伯曰：心者，五藏六府之主也；目者，宗脉之所聚也，上液之道也；口鼻者，气之门户也。故悲哀悉忧则心动，心动则五藏六府皆摇，摇则守脉感⑥，宗脉感则液道开，液道开故泣涕出焉。液者，所以灌精濡空窍者也，故上液之道开则泣，泣不止则液竭，液竭则精不灌，精不灌则目无所见矣，故命曰夺精。补天柱经侠颈。黄帝曰：人之太息者何气使然？岐伯曰：忧思则心系急，心系急则气道约，约则不利，故太息以伸出之。补手少阴心主，足少阳留之也。黄帝曰：人之涎下者，何气使然？岐伯曰：饮食者皆入于胃，胃中有热则虫动，虫动则胃缓，胃缓则廉泉开，故涎下。补足少阴。黄帝曰：人之耳中鸣者，何气使然？岐伯曰：耳者宗脉之所聚也，故胃中空则宗脉虚，

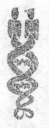

虚则下溜,脉有所竭者,故耳鸣。补客主人,手大指爪甲上与肉交者也。黄帝曰:人之自啮舌者,何气使然?岐伯曰:此厥逆走上,脉气辈⑦至也。少阴气至则啮舌,少阳气至则啮颊,阳明气至则啮唇矣。视主病者则补之。凡此十二邪者,皆奇邪之走空窍者也。故邪之所在,皆为不足。故上气不足,脑为之不满,耳为之苦鸣,头为之苦倾,目为之眩;中气不足,溲便之为变,肠为之苦鸣;下气不足,则乃为痿厥心悗。补足外踝下留之。

黄帝曰:治之奈何?岐伯曰:肾主为欠,取足少阴。肺主为哕,取手太阴、足少阴。唏者,阴和阳绝,故补足太阳,泻足太阴。振寒者,补诸阳。噫者,补足太阴、阳明。嚏者,补足太阳、眉本。弹,因其所在,补分肉间。泣出,补天柱经侠颈,侠颈者,头中分也。太息,补手少阴、心主、足少阳留之。涎下,补足少阴。耳鸣,补客主人、手大指爪甲上与肉交者。自啮舌,视主病者则补之。目眩头倾,补足外踝下留之。痿厥心悗,刺足大指间上二寸留之,一曰足外踝下留之。

【难点注释】

①辟:通"避"。摒除之意。
②阴阳喜怒:泛指七情不和。
③新故:指新入的水谷之气与故有的寒气。
④唏:唏(xī),同"欷"。人在悲伤时的哀叹声。
⑤弹(duǒ):指人体怠惰无力的一种病态。
⑥感:通"撼"。动摇的意思。
⑦辈:群、伙的意思,比喻数量之多。

【白话精译】

黄帝闲居,屏退左右的人,对岐伯说:我已经知道关于九针在医经上的记载,对论述阴阳经的逆顺走向,手足六经都已经讲完了,我还希望从您的问答中得到医学知识。岐伯离开座位,再行礼以后说:您问得好啊!这些知识都是先师口传给我的。黄帝说:我希望听听这些口传的医学知识。岐伯答道:大凡疾病的发生,都由于风雨寒暑,房劳过度,喜怒不节,饮食不调,居处不适,大惊猝恐等原因。从而导致了血气分离、阴阳衰竭、经络闭塞、脉道不通、阴阳逆乱、卫气滞留、经脉空虚、气血循行紊乱,于是人体就失去正常状态。古代医经上没有记载的,请让我来说明这些方术。

黄帝说:人打呵欠,是什么原因所致?岐伯答道:卫气白天行于阳分,夜间行于阴分。阴气主夜主静,入夜则多睡眠;阳气主升发而向上,阴气主沉降而向下。故阴气聚集于下,阳气开始入于阴分,阳引阴气向上,阴引阳气向下,阴阳上下相引,于是连连呵欠。等到阳气都入于阴分,阴气盛时,就能闭目安眠;若阴气尽而阳气盛,人就醒了。对于这样的病,应该泻足少阴肾经,补足太阳膀胱经。

黄帝问道:人患呃逆症,是什么原因所致?岐伯说:正常情况下,饮食物入胃,

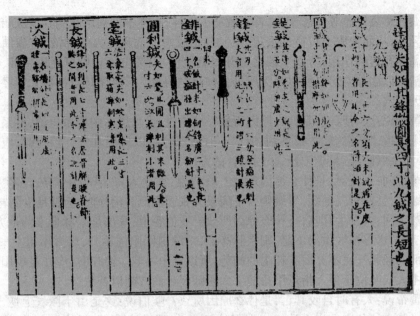

明代杨继洲《针灸大成》中的九针图

经过胃的腐熟、脾的运化,将精微上注到肺。现在患者原已感受寒邪,又新进饮食,寒邪与食滞都留于胃中,新进的饮食与原有的寒邪两相扰乱,邪正相争,邪气与胃气搏结而同时上逆,再从胃中出,所以发生呃逆。治疗时,应补手太阴肺经,泻足少阴肾经。

　　黄帝问:人有哀叹,这是什么原因所致? 岐伯说:人是由于阴气盛而阳气虚,阴气运行快速,阳气运行缓慢,甚至阴气过盛,阳气衰微,所以造成哀叹。治疗时,应补足太阳经,泻足少阴经。

　　黄帝问:人发冷颤抖,是什么原因所致? 岐伯说:由于寒邪侵入皮肤,阴寒之邪偏盛,体表阳气偏虚,所以出现发冷、颤抖的症状。治疗时,当采用温补各阳经的方法。

　　黄帝问:人发生嗳气,是什么原因所致? 岐伯回答说:寒邪侵入胃申,厥逆之气从下向上扩散,再从胃中出,所以出现嗳气。治疗时,应该补足太阴脾经和足阳明胃经。

　　黄帝说:人有喷嚏,是什么原因所致? 岐伯说:阳气和利,布满于心胸而上出于鼻,成为喷嚏。治疗时,应补足太阳荥穴通谷,以及眉根部的攒竹穴。

　　黄帝问:人发生全身无力、疲困懈惰,是什么原因所致? 岐伯说:胃气虚,以致各经脉皆虚;各经脉的虚衰就导致筋脉懈惰无力;筋脉懈惰,若再强力入房,则元气不能恢复,于是出现懈惰无力的辨证。治疗时,应根据病变发生的重点部位,在分肉间施以补法。

　　黄帝问:人因哀伤而涕泪俱出,这是什么原因? 岐伯答道:心是五脏六腑的主宰;眼睛是许多经脉聚会的地方,也是津液由上而外泄的道路;口鼻是气出入的门户。大凡悲哀忧愁等情志变化,首先激动了心神,心神不安则影响到其他脏腑和波及各经脉,从而使眼及口鼻的液道开窍,涕泪就由此而出。人体的液,有渗灌精微物质濡养孔窍的作用,所以上液之道开张就流泪,而哭泣不止则可耗竭精液,不能渗灌精微以濡养空窍。所以目无所见,这叫作"夺精"。治疗时应补足太阳经在项部的天柱穴。

黄帝说:人有叹气,是什么原因所致? 岐伯说:忧愁思虑则心系急迫,心系急迫就约束气道,气道约就呼吸不利,所以不时做深呼吸以伸展其气。治疗时,应补手少阴经、手厥阴经、足少阳经,采用留针的方法,

黄帝问:人流涎,是什么原因所致? 岐伯说:饮食入胃,若胃中有热,寄生虫因热而蠕动,会使胃气弛缓,胃缓则舌下廉泉开张而流涎。治疗时,应补足少阴肾经。

黄帝问:人发生耳鸣,是什么原因所致? 岐伯答道:耳部是宗脉聚集的地方,若胃中空虚,水谷精气供给不足,则宗脉必虚,宗脉虚则阳气不升,精微不得上奉,.上入耳部的经脉气血不充而有耗竭的趋势,所以耳中鸣响。治疗时,应在足少阳胆经的客主人穴及位于手大指爪甲角的手太阴肺经少商穴施以补法。

黄帝说:人有时自咬其舌,是什么原因所致? 岐伯说:这是由于厥气上逆,影响到各经脉之气分别上逆而致。如少阴脉气上逆,就会咬舌;少阳脉气上逆,就会咬颊部;阳明脉气上逆,就会咬唇。治疗时,应诊视发病部位,确定属于何经,而施以补法。

上述十二种病邪,都是奇邪侵入孔窍造成的。故邪气侵害的部位,都由于正气的不足。凡上气不足,则脑髓不充,症见耳鸣、头倾、目眩;中气不足,症见二便失常、肠中鸣响;下气不足,两足痿弱无力、厥冷、心胸窒闷。治疗时,补足太阳经位于足外踝后部的昆仑穴,并用留外法。

黄帝说:上述各病,怎样治疗? 岐伯说:肾主呵欠,故呵欠应取足少阴肾经。肺主呃逆,故呃逆应取手太阴肺经以及足少阴肾经。哀叹是由于阴盛阳衰,所以要补足太阳膀胱经、泻足少阴肾经。发冷战抖,要补各阳经。嗳气,应补足太阴脾经和足阳明胃经。喷嚏,当补足太阳膀胱经的攒竹穴。肢体懈惰无力,根据发病部位,补分肉间。哭泣涕泪俱出,当补位于项后中行两旁的足太阳经天柱穴。叹气,当补手少阴心经、手厥阴心包经和足少阳胆经,用留针法。流涎,补足少阴肾经。耳鸣,补足少阳胆经的客主人穴,以及位于手大指爪甲角部的手太阴肺经的少商穴。自咬舌颊等部位,应据发病部位的所属经脉分别施用补法。目眩、头倾,补足外踝后的昆仑穴,用留针法。肢痿无力而厥冷、心胸窒闷的,刺足大趾本节后二寸处,用留针法,一说可针刺足外踝后的昆仑穴,并用留针法。

【专家评鉴】

一、十二种病症的病因病机与治疗

(一)欠

欠又称"呵欠""欠怯"。自觉困乏而伸腰张口,故称呵欠。张介宾说:"欠者,

张口呼吸,或伸臂展腰,以阴阳相引而然也。"欠的形成,与卫气的运行密切相关,原文曰:"卫气昼日行于阳,夜半则行于阴。阴者主夜,夜者卧。"卫气行于阴分时,阴主静,阴气盛则寐,卫气行于阳分时,阳主静,阳气盛则寤。当人将入睡之前,正是卫气渐入阴分,阴气积盛于下,阳气尚未尽,阳欲引而上,阴欲引而下,阴阳上下相引,所以呵欠频作。此本属于正常的生理现象。如果不是由于生理变化而出现的呵欠甚多,则为卫阳损伤,阳不胜阴而致阴盛阳衰的病理现象。张介宾注曰:"夫阳主昼,阴主夜。阳主升阴主降,凡人之寤寐,由于卫气。卫气者昼行于阳则动而为寤,夜行于阴则静而为寐,故人于欲卧未卧之际,欠必先之者。正以阳气将入

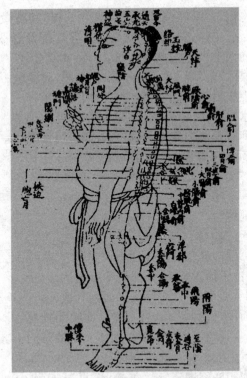

《十四经发挥》图中的足太阳膀胱经之图

阴分,阴积于下,阳犹未静,故阳欲引而升,阴欲引而降,上下相引而欠出生也。今人有神疲劳倦而为欠者,即阳不胜阴之候。"张仲景在《金匮要略》中所云:"夫中寒家喜欠"即是。宋代高胜说:"呵欠连绵,知病之欲作",所以有时"数欠"是疾病的先兆症候。因为卫气行于阳自足太阳开始,行于阴自足少阴开始,且呵欠是阴盛阳衰,阳不胜阴之故,且本篇原文在最后还指出:"肾主为欠",因此治疗应"泻足少阴,补足太阳"。具体可在足少阴肾经的照海穴施行泻法,在足太阳膀胱经的申脉穴施行补法,张介宾云:"卫气之行于阳者自足太阳始,行于阴者自足少阴始,阴盛阳衰,所以为欠。故当泻少阴之照海,阴跷所出也。补太阳之申脉,阳跷所出也。"此处提及阴跷阳跷,因跷脉有濡养眼目、司眼睑开合的作用,且古人还有阴阳跷脉"分主一身左右阴阳"之说。

（二）哕

哕即呃逆,属现代医学之膈肌痉挛。哕的病机为胃气上逆。本篇认为其发生为胃中本有"寒气(邪)",与新入于胃的"谷气"相遇,二者混乱,相互攻击,致使胃失和降,气逆上冲,又从胃中排出,冲击喉间产生一种不能控制的调高而短的声音,就是哕。张志聪注云:"胃为水谷之海,肺属天而外主皮毛,谷入于胃,乃传之肺,肺朝百脉,输精于皮毛,毛脉合精,行气于腑,五脏六腑,皆从受气,是入胃之水谷,借肺气转输于皮毛,行气于腑。如肺有故寒气而不能输布,寒气与新谷气,俱还入于胃,新故相乱,真邪相攻。气并相逆于胃,而胃腑不受,复出于胃,故呃逆也。"张介

宾也说："哕，呃逆也。人之水谷入胃，其精微之气，必上注于肺，而后行于脏腑营卫。若中焦先有寒气，则新入之谷气凝聚而不行，气不行则新故真邪还留于胃，留则逆而上出，故为哕也。"其治疗，本篇指出："肺主为哕，补手太阴，泻足少阴。"张介宾注曰："手太阴，肺经也；足少阴，肾经也。寒气自下而升，逆则为哕。故当补肺于上以壮其气，泻肾于下以引其寒，盖寒从水化，哕之标在胃，哕之本在肾也。"但哕症有虚实之分和寒热之别，病机可涉及肺、心、脾等脏，严重者可致肾逆。汪昂说："呃逆有实有虚、有寒有热、病源病候，种种不同，此特言其一端耳。"故临症时要辨证施治。

（三）唏

唏即悲泣时哽咽抽息之声。人悲泣时，由于情志所伤，气郁而不得疏达，以致"阴气盛而阳气虚，阴气疾而阳气徐，阴气盛而阳气绝"，所以当人哭泣而哽咽抽息时，吸气较快，呼气较慢，因而发出抽咽的声音。故张介宾说："悲忧之气生于阴惨，故为阴盛阳虚之候。"治疗时"补足太阳，泻足少阴"。《太素》之中指出："以膀胱太阳气绝，故须补之；肾脏少阴气盛，故须泻之"。补太阳可宣发阳气，泻少阴可抑制阴气，取穴"当亦是阳跷申脉，阴跷照海也"，机理同欠证。

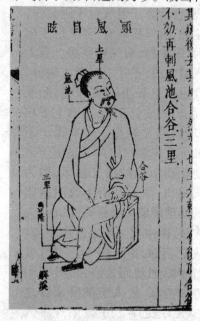

明代傅仁宇《审视瑶函》眼科针方图中的头风目眩取穴图

（四）振寒

振寒又谓"寒栗"，即寒冷发抖。张介宾云："振寒者，身怯寒而振慄也。"其病因为"寒气客于皮肤"，病机为"阴气盛，阳气虚"。寒性收引凝滞，寒邪侵入皮肤，则皮肤收引，阳气郁遏而不得宣发，寒邪独在体表，以致阴盛阳虚，人之体表不得阳之温煦而产生"振寒寒慄"的症状。所以治疗时"补诸阳"。张介宾云："补诸阳者，凡手足三阳之原合及阳跷等穴，皆可酌而用之"，即取手足三阳经的原穴和合穴，用补法刺治，从而发越阳气而疏散阴寒之邪。

（五）噫

张介宾云："噫，嗳气也。"嗳气俗称"打饱嗝儿"，是指胃中气体上出于咽喉，由口排出，同时发出声音的现象，其声低沉且长，正常人食后嗳气，是所常见。病理上也是胃气上逆的一种表现，本篇言其产生的病因病机为寒气犯胃，胃失和降，厥逆之气从下向上疏散，冲击喉间从口排出。张介宾云："按此节与上文之哕。皆以寒气在胃而然。但彼云故寒气者，以久寒在胃，言其深也；此云寒客于胃者，如客之寄，言其浅也。故厥逆之气，从下上散，则复出于胃而为噫。""噫"的治疗，原文指出："补足太阴、阳明，一曰补眉本也。"《太素》之中认为："脾胃腑脏皆溢，故补斯二脉。"张介宾云："使脾胃气温，则客寒自散而噫可除。"其又云："眉本，即足太阳经攒竹穴，是亦补阳气也。"即可在胃经、脾经施行补刺法，使中焦得温而寒消噫止，也可刺补攒竹穴以补阳气。嗳气有虚实之分，属实者，多由食滞、肝郁所致，属虚者，多由脾胃虚弱所致，《素问·宣明五气》还言"心为噫"，《素问·脉解》："所谓上走心为噫者，阴盛而上走于阳明，阳明络属于心，故曰上走心为噫"《灵枢·经脉》还云："足阳明之正，上至髀，入于腹里，属胃，散之脾，上通于心"，故寒气犯于心胃皆可致噫。临症时应注意辨治。

【临床应用】

一、耳目为宗脉之所聚

本篇在论述耳目病症"哀而泣涕出""耳鸣"时说到"目者，宗脉之所聚也"，"耳者，宗脉之所聚也"，"宗者，众也，总也，言耳目为诸经脉汇总集聚之处。"张介宾注曰："凡五脏六腑之精气，皆上注于目而为之精，故目为宗脉之所聚"，"手足三阳三阴之脉皆入耳中，故耳亦宗脉之所聚也。"《灵枢·大惑论》也云："五藏六府之精气，皆上注于目而为之精"，《灵枢·邪气藏府病形》中还说："十二经脉，三百六十五络，其血气皆上于面而走空窍。"均说明了耳目与全身的关系，认为耳目作为局部器官，通过经络的联系贯通，和人体内脏存在着生理上相互依赖，病理上相互影响的不可分割的整体关系。人身十二经脉均直接或间接地上络于耳目，在经脉循行中，心、肝、膀胱、胃、胆、小肠、三焦、任、督、冲、阴阳跷脉等均系于目，心肝脾肺之络、心包、胃、大肠别脉、小肠、膀胱、三焦、胆均系于耳中或行于耳的前后部，因此脏腑的生理变化可循经反映于耳目。反之，耳目病变亦可循经而影响内脏。耳闻五音，目主视物，外与周围环境直接接触，内则由脏腑精气所注，所以凡外感内伤诸因，皆可引起耳目病变。

故诊断时，眼科通过望目以了解脏腑精气之盛衰，认为目睛有神，视物精明，五脏精气不衰，如果生病，预后亦佳，若目睛无神，视物不精，则是脏腑精气衰败的表现，预后亦差。正如《素问·脉要精微论》所言："精明者，所以视万物、别白黑、审短长，以长为短，以白为黑，如是则精衰矣。"《灵枢·大惑论》还进一步对目做了五脏分属，认为"骨之精为瞳子、筋之精为黑眼、血之精为络，其窠气之精为白眼、肌肉之精为约束"，即瞳子属肾、黑眼属肝、血络属心、白眼属肺、上下眼睑属脾，后世分别称其为水轮、风轮、血轮、气轮、肉轮，分别与五脏相联系，用以诊断和治疗眼科疾患。耳科则通过观察耳壳色泽、形态以及分泌物的变化，了解相应内脏的病理变化，耳部色泽形态及分泌物的改变，可见于内、外、妇、儿、心血管、肿瘤等多种病变之患者，如刘少安在《浙江中医杂志》2000年第10期提出小儿耳轮耳廓色淡黄者多脾胃虚弱。孟宪恩在《辽宁中医杂志》2005年第1期报道用日光照射耳廓，据耳廓不同部位出现的不同颜色与亮度可诊断疾病。如见到肾区色暗红略黄、耳轮皮肤皱纹粗糙，可诊为脊椎骨质增生，且耳轮上1/3改变多为腰骶部病变、中1/3为胸椎病变、下 1/3 为颈椎病变。黄丽春在《北京中医》2004 年第 4 期报道通过对 53 例胃与十二指肠溃疡患者进行耳廓望诊，发现 48 例患者耳廓相应部位出现充血，色素沉着或局部隆起、凹陷、有皱褶等，与胃镜检查符合率达 90.47%；窦国祥等在《铁道医学》2004 年第 5 期报道对肝胆病人进行耳廓肝胆区望诊，发现在相应部位出现软骨状隆起，丘疹样小疣，皮肤苍白斑等现象的患者达 77.28%。

因此对耳目病变的治疗，临床注重通过对耳目部脏腑身形相关部位的异常现象的观察和分析，采用调节内脏功能的方法来治疗。如目赤病，由内伤引起者，多见心肝火盛或肝肾阴虚、虚火上炎，治疗时投以清肝泻火、清心泻火或滋阴降火之剂；耳鸣耳聋者，属肝胆气逆、火壅于耳、清窍失灵者，宜清肝泻胆、开郁通窍；脾胃虚弱、耳窍失养者，宜健脾益气、升阳通窍等等。同样，全身疾病也可通过在耳目上施治进行调理，如眼针疗法（即针刺眼球周围、眼眶边缘的穴位）；耳针疗法（即用针或其他方法刺激耳廓上的穴位）等都是通过刺激耳目局部治疗全身疾病的方法。

二、哕、噫辨治

（一）哕

即为俗称之呃逆，张介宾云："哕，呃逆也。"既可见于正常人，又可见于多种疾病中。其病因有寒邪、热邪之不同，病位主要在胃，病机为胃气上逆，临床表现为喉间呃呃连声，声短而频，不能自主，呈连续或间歇发作。症有寒热虚实，临症可据呃声的高低、强弱和间歇情况进行分辨。新病呃逆，呃声响亮，连声有力属实症，多因寒邪、胃火、气郁、食滞所致；呃声低弱，断续无力属虚症，多因脾阳虚，或病久及肾、脾肾阳虚、或胃阴不足所致；呃声沉缓，兼见面青、肢冷、便溏等寒象者，属寒症呃逆；呃声高亢而短，伴有面赤、身热、烦渴、便结等热象者，属热症呃逆。《内经》对哕的辨证分寒、热、虚三大类。

1. 寒哕。即本篇所言因寒邪入胃，传与肺，肺胃气逆而哕。治宜温胃降逆，以《金匮要略》之橘皮竹茹汤或丁香柿蒂散可已。《内经类证》载："曾治一顽固呃逆男性患者，呃声虽低微而连续不断，艰于诉。察其形体较为羸瘦，面少华色。病期已近一月，询得病之由，在发病前曾食凉菜数盘，初觉脘腹微痞不适，继即呃逆连声不止。大便微溏，舌质淡苔薄，脉象虚迟，诊为寒滞所致。予丁香散加减（丁香、柿蒂、党参、云苓、陈皮、炙甘草、蔻仁、良姜），竞投剂而愈"。

2. 热哕。如《素问·至真要大论》："阳明之复……呕苦、咳、哕、烦心"。因热邪犯胃而致。治宜清热泻火。《湖南省老中医医案选（二）·石清泉》载："夏患，女，36 岁。素性急躁，复因情志不遂，发生呃逆，昼夜连续不止，虽经医治而日渐加重，因来就诊。其症发作频繁、隔墙闻声、上腹痞闷、两胁作痛、脉沉弦细、舌红苔白。脉症合参，系肝气郁结，胃失和降所致，法当平肝开郁、和胃降逆。方拟：赭石 30 克，刀豆子 9 粒，法半夏 10 克，郁金 6 克，茯苓 12 克，柿蒂 10 克，竹茹 5 克。五剂，日服一剂。复诊：服药后，呃逆已停，两胁痛止……按：本例由于情绪波动而肝气郁结，气郁化火，肝火犯胃，胃失和降发为呃逆，自当平肝开郁、和胃降逆为治。"

3. 虚哕。呃逆若见于大病后期，以及年老、虚人、产后等，皆为病深病重，胃气衰败之兆。所以《素问·宝命全形论》有"病深者,其声哕"之说;《灵枢·热病》也曰:"热病汗不出,大颧发赤,哕者死"。《素问·三部九候论》云:"若有七诊之病,其脉候亦败者死矣,必发哕噫"。虚哕属危象,当补中益气回阳。对呃逆的治疗,还可用刺鼻、温灸等法,如《灵枢·杂病》云:"哕,以草刺鼻,嚏,嚏而已;无息而疾迎引之,亦已;大惊之,亦可已"。即用"以草刺鼻""无息而疾迎引之""大惊之"的方法治疗。《症治汇补》谓:"若夫虚寒呃逆,或用乳香、硫黄、艾叶各三钱为末,好酒一盏,煎数沸,乘热使病人鼻嗅其气,甚者灸期门穴于乳下动处,男左女右三七壮;再不止者,灸脐下丹田二三十壮,间有活者"。临症可参。

（二）噫

《说文》解为"饱食息也",俗称"打饱嗝儿",张介宾云:"噫,嗳气也。"病机也为胃气上逆,临床表现为气从胃中向上,咽喉发出低沉且长的声音。饮食之后,偶有嗳气,并非病态,若见于疾病中,当仔细辨证。噫也有虚实寒热之分,属实者,嗳声响亮,频频而作,多由食滞,肝郁所致。食滞胃脘者,嗳气每于食后频作,气味酸腐而臭、脘腹胀满,嗳后脘腹稍舒,治宜消食和胃导滞,可投以保和丸。肝郁者,嗳气频频,无食臭味,得嗳或矢气则脘腹宽舒,常随情志变化而诱发、减轻或加剧,治宜疏肝解郁、和胃降逆,方用逍遥散加减。嗳气属虚者,嗳声低弱、时作时止,多由脾胃虚弱所致,治宜调补脾胃。嗳气的寒热,依其兼见之征象而定。《内经》将嗳气责之于心胃。本篇指出:"寒气客于胃,厥逆从下上散,复出于胃,故为噫。"《素问·宣明五气》谓:"心为噫。"盖因足阳明胃经络于心,在心功能低下的前提下,胃气稍有不和,便会出现气逆而噫,此时所发之嗳气,绝非饱食之后胃脘胀满所致,乃心气失和影响于胃而致。王洪图《黄帝内经医术临症切要》载:"陆某,男,62岁,1989年12月14日诊。嗳气频作已2月余,兼有胸脘痞闷、短气,偶有胸痛,睡眠不实、多梦、大便调。曾在某医院诊治,服用和胃降逆类药物无效。舌质暗、苔薄微黄略腻,脉象左弦滑、右弦细,节律欠调,呈'中有微曲'之象。血压21.33/10.67kPa（160/80mmHg）。鉴于其脉有其中'微曲'及症状以噫气不除为主,故予作心电图检查,结果:①电轴左偏30度;②房内传导阻滞。症属痰湿阻滞、心脉不畅。治以通心脉、化痰浊。方用茯苓杏仁甘草汤合旋复花汤加减。云茯苓15克、杏仁10克、生苡仁15克、炙甘草6克、红花10克、广郁金10克、炒枳壳10克、茜草10克、浙贝母10克、旋复花10克（布包）、沉香粉1克（冲服）、炒栀子10克、荷梗8克。五剂,水益服,每日一剂。忌食生冷、油腻、酸辛食物。12月18日二诊:嗳气已除,胸痛未做,脘痞明显减轻。舌暗红、苔薄黄、脉弦缓。上方去沉香、加三七粉3克冲服,五剂,煎服法及忌口如前,噫气全除,余症悉减。"

哕、噫两症均可因"胃中有寒"而致,病位均在胃,同属胃气上逆,且同为喉间所发出的声响,都是既可见于正常人,也可见于多种疾病,但二者是有区别的。一般而言,哕声短少,噫声沉长,哕症较重,噫症轻浅,哕症有时可见于危重病人。正如张介宾所云二者"皆以寒气在胃而然,但彼（哕）云故寒气者,以久寒在胃,言其深也。此（噫）云寒气客于胃者,如客之寄,言其浅也。"

灵枢卷之六

师传第二十九

【要点解析】

一、首先引用"入国问俗、入家问讳、上堂问礼"的一般道理,突出"临病人问所便"的重要性。说明在问诊过程中要特别注意病人的"喜爱",从而有助于诊断。

二、其次用举例的方法,说明在临床上遇到"胃欲寒饮,肠欲热饮"的复杂病候,加之"王公大人,血食之君,骄恣从欲轻人,而无能禁之"的情况,医者必须加强说明教育,以取得病者与医生的合作,从而提高疗效。

三、最后叙述了"从外知内"的诊断机理,即根据肢体、五官的形态及功能改变,来测候内脏的大小、强弱和预后吉凶等,以说明望诊的重要性。

【内经原典】

黄帝曰:余闻先师,有所心藏,弗著于方。余愿闻而藏之,则而行之,上以治民,下以治身,使百姓无病,上下和亲,德泽下流,子孙无忧,传于后世,无有终时,可得闻乎?岐伯曰:远乎哉问也。夫治民与自治,治彼与治此,治大与治小,治国与治家,未有逆而能治之也,夫惟顺而已矣。顺者,非独阴阳脉论气之逆顺也,百姓人民皆欲顺其志也。黄帝曰:顺之奈何?岐伯曰:入国问俗,入家问讳,上堂问礼,临病人问所便。黄帝曰:便病人奈何?岐伯曰:夫中热消瘅①则便寒,寒中之属则便热。胃中热,则消谷,令人悬心善饥,脐以上皮热。肠中热,则出黄如糜,脐以下皮寒。胃中寒,则腹胀;肠中寒,则肠鸣飧泄;胃中寒,肠中热,则胀而且泄。胃中热,

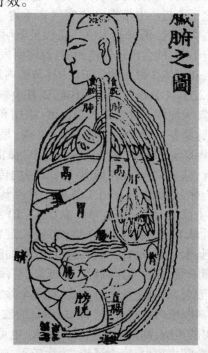

明代杨继洲《针灸大成》中的侧人脏腑之图

肠中寒,则疾饥,小腹痛胀。黄帝曰:胃欲寒饮,肠欲热饮,两者相逆,便之奈何?且夫王公大人血食之君,骄恣从欲^②,轻人,而无能禁之,禁之则逆其志,顺之则加其病,便之奈何?治之何先?岐伯曰:人之情,莫不恶死而乐生,告之以其败,语之以其善,导之以其所便,开之以其所苦,虽有无道之人,恶有不听者乎?黄帝曰:治之奈何?岐伯曰:春夏先治其标,后治其本,秋冬先治其本,后治其标。黄帝曰:便其相逆者奈何?岐伯曰:便此者,食饮衣服,亦欲适寒温,寒无凄怆,暑无出汗。食饮者,热无灼灼,寒无沧沧。寒温中适,故气将持。乃不致邪僻也。

黄帝曰:本藏以身形支节䐃肉^③,候五藏六府之小大焉。今夫王公大人、临朝即位之君而问焉,谁可扪循之而后答乎?岐伯曰:身形支节者,藏府之盖也,非面部之阅也。黄帝曰:五藏之气,阅于面者,余已知之矣,以支节知而阅之奈何?岐伯曰:五藏六府者,肺为之盖,巨肩陷咽,候见其外。黄帝曰:善。岐伯曰:五藏六府,心为之主,缺盆为之道,骺骨有余,以候𩩲骬^④。黄帝曰:善。岐伯曰:肝者主为将,使之候外,欲知坚固,视目小大。黄帝曰:善。岐伯曰:脾者主为卫,使之迎粮,视唇舌好恶,以知吉凶。黄帝曰:善。岐伯曰:肾者主为外,使之远听,视耳好恶,以知其性。黄帝曰:善。愿闻六府之候。岐伯曰:六府者,胃为之海,广骸、大颈、张胸,五谷乃容;鼻隧以长,以候大肠;唇厚、人中长,以候小肠;目下果大,其胆乃横;鼻孔在外,膀胱漏泄;鼻柱中央起,三焦乃约^⑤。此所以候六府者也。上下三等,藏安且良矣。

【难点注释】

①消瘅:病名。又名消中,即今天的消渴病。症见身热消瘦、消谷善饥,多饥、多食、多尿。病因是五脏柔弱,阴虚消损所致。

②从欲:从通"纵"。纵欲,任情放纵。

③䐃肉:隆起的较大块的肌肉。

④𩩲骬:骨名,即胸骨剑突。又名鸠骨。

⑤约:好,正常的意思。

【白话精译】

黄帝说:听说先师有许多心得,但没有在著作中记载下来,我希望听听并牢牢记住,以作为准则执行,在大的方面用以治疗民众的疾病,从小的方面可以保养自己的身体,使百姓不为疾病所困,上下亲善,造福后人,让子子孙孙不为疾病所忧虑,并让这些经验世代流传,朝夕常鉴。你可以告诉我吗?岐伯说:你的思想真深邃啊!不论治民、治身、治彼、治此,治小还是治大,治国还是理家,从来没有用逆行倒施的方法能治理好的,只有顺应客观规律,才行得通。所谓顺,不仅仅是指医学上阴阳、经脉、气血的逆顺,就是对待人民都要顺应民心。

黄帝说:怎样才能做到顺呢?岐伯说:到达一个国家后,要先问清楚当地的风俗习惯;进入人家时,要先问清楚他家的忌讳;登堂时更要先问清楚人家的礼节;医生临证时也要先询问病人怎样才觉得适宜。

黄帝问:使病人觉得适宜该怎样做呢? 岐伯说:由热而致多食易饥的消渴病人,适宜于寒的治法;属于寒邪内侵一类的病症,就适宜于热的治法。胃里有热,就会很快地消化谷物,叫人心似悬挂,总有饥饿感。脐以上的皮肤有热感,说明肠中有热,就会排出像糜粥一样的粪便。觉得脐以下的皮肤寒冷,就表明肠中有寒,会产生肠鸣飧泄的症状。如胃中有寒,肠中有热,就会导致胀满泄泻;胃中有热,肠中有寒,就会引起易于饥饿、而小腹胀痛。

黄帝说:胃热宜食寒物,肠寒宜食热物,寒热两者性质相反,应该怎样治疗呢?尤其那些王公大人,肉食之君,都是性情骄傲恣意妄行轻视别人的,无法劝阻他们,且劝阻就算违背他们的意志,但如顺着他们的意志,就会加重病情。在这种情况下,如何顺适其宜? 治疗时又应先从哪里着手呢? 岐伯说:人没有不怕死的,谁不喜欢活着? 如果医生告诉他哪些对身体有害、哪些对人身体有益,并指导他怎样做,那么虽有不太懂情理的人,哪里还有不听劝告的呢?

黄帝问:怎样治疗呢? 岐伯说:春夏时节,应先治在外的标病,后治在内的本病;秋冬之季,应先治在内的本病,后治在外的标病。

黄帝问:对那种习惯与病情相矛盾的又如何使其适宜呢? 岐伯说:顺应这样的病人,但在日常生活中,应注意使他寒温适中。天冷时,要加厚衣服,不要使他冻得发抖;天热时,要减少衣服,不要使他热得出汗。在饮食方面,也不要吃过热过凉的食物。这样寒温适中,真气就能内守,邪气也就无法侵入人体而致病了。

黄帝说:《本脏》篇认为:根据人的形体、四肢、关节、肌肉等情况,可以测知五脏六腑的形态大小。但对于王公大人,他们想知道自己的身体状况,而医生又不能随便检查,该怎么回答呢? 岐伯说:人的身形肢节,覆盖在五脏六腑的外部,观察它们也能了解内脏情况,但它不像望面色那样简单。

黄帝说:五脏精气的情况,可以由人的面部观察得知,我已经懂得了这些道理。但从肢节而察知内脏的情况,该怎样观察呢? 岐伯说:五脏六腑中,肺所处的部位最高,如伞盖一样。根据肩的上下动态和咽喉的高突或凹陷情况,就能测知肺脏是怎样的。五脏六腑,心是主宰。以缺盆作为血脉的通道,观察两肩端骨距离的远近,再结合胸骨剑突的长短等,就可测知缺盆骨的部位,从而了解心脏的大小脆坚。肝在五脏中,像位将军,开窍于目,要从外面测知肝是否坚固,就应观察眼睛的大小。脾脏捍卫全身,接受水谷的精微,并输送到身体各部。所以了解唇舌味口的好坏,就可知道脾病的吉凶。肾脏主水液,观察耳的听力的强弱,可以测知肾脏的虚实。

黄帝说:讲得好,请再讲讲测候六腑的方法。岐伯说:六腑之中,胃为水谷之海,凡颊部肌肉丰满,颈部粗壮,胸部开阔的,说明胃容纳水谷的量很大。如鼻道深长,就可测知大肠的状况;如口唇厚而人中沟长,就可测候小肠的情况。下眼胞宽大的可知其胆气刚强;鼻孔掀露于外的,可知其膀胱易于漏泄。鼻柱中央高起的,可知其三焦固密。这就是用来测候六腑的一般方法。人体和面部的上中下三部匀称,这样脏腑就很安好。

【专家评鉴】

本篇首论授业的目的,继论为治之道贵乎顺。为此,并述及相应的诊断及治疗护理方法。

一、授业之目的

原文首先指出,医学教育和学习的目的,一是在于救死扶伤,保障民众的身体健康;二是使祖国医学理论,发扬光大,永传后世,造福子孙,"无有终时"。

二、问诊方法

治病以"顺"为贵,然要做到"顺",首先须明察病情,问诊为了解病情的重要方法之一。

(一)了解患者的生活习俗

生活习俗的不同,可造成个体体质的差异,导致所患病症有所区别,从而直接影响着临床治疗。如《素问·异法方宜论》即指出:东、西、北、南、中不同地域之人,由于生活习俗不同,其病有"痈疡""生于内""脏寒生满病""挛痹"及"痿厥寒热"之差异,治疗有用"砭石""毒药""灸焫""微针""导引按跷"之区别,所以原文指出"入国问俗",以了解患者的饮食起居习惯。避讳、礼节,为人们约定俗成之法,了解此可避免造成不必要的不愉快,以免影响患者的情绪及治疗效果。也如张介宾所言:"人情有好恶之偏,词色有嫌疑之避,犯之者取憎,取憎则不相合,故入家当问讳,上堂宜问礼。"

(二)临病人问所便

所谓"便",主要是指病人的喜恶和对病人相宜之事。内脏病变表现于外,除特有的症状外,尚表现在饮食起居方面喜恶的变化,不同病人有不同的喜恶和相宜,故通过询问病者的症状及喜恶可以了解其病变的性质及病位等,这对临床辨证很有意义。如喜寒多为热病,喜热多为寒病,消谷悬心善饥为胃热,"出黄如糜"则为肠热,腹胀为胃寒,肠鸣飧泄为肠寒,"胀而且泄"为胃寒肠热,善饥小腹痛胀则为胃热肠寒。病人的这些饮食起居之喜热喜冷,五味之偏嗜喜食,腹痛之拒按喜按等,只有通过问诊方能了解。当然,临症所遇到的情况更复杂一些,如篇中所举出的"胃欲寒饮,肠欲热饮,两者相逆"等情况。另外,人是生活在复杂社会环境中的,因此病人的所便,还包括疾病的外部条件和社会因素,特别是情志方面的喜恶,只有详细了解这些内容,才能掌握病情,正如喻嘉言所说:"不问病人所便,不得其病情。"可见问所便是问诊的关键之一,是取顺之道。

【临床应用】

一、治国与治病

本文认为治民与自治,治彼与治此,治小与治大,治国与治家,虽有大小,彼此之别,但其理亦有相通之处,即"惟顺而已"。故古之医家,常采用类比方法,以治国之道推论治病之法,借以拓展思路。《吕氏春秋·审分》早就指出:"夫治身与治国,一理之术也。"人身之病不外先天与后天,先天之病在禀赋虚弱,如同国家积弱贫穷,唯有通过药物治疗,并善于摄生,以增强体魄。后天之病,有外感六淫,内伤七情等不同,外感六淫之病,贵在祛邪,犹如寇敌入侵,须选将帅以驱之;若不知御敌,兀自饮酒食甘,必致敌入国内。诚如徐大椿说:"治外患者以攻胜,故邪气未尽而轻用补者,使邪气内入而亡。"对于七情内伤之病,则重在调理,不可动辄用攻。比如国之法纪不全,民风不淳,要健全法制,加以道德教育,不宜动则诛伐。故徐氏又言:"治内伤者以养胜,故正气不足而轻用攻者,使正气消亡而尽。"然国治虽正,亦难免有少数不法之徒,必须绳之以法,故刑罚尚不可废。在治病则补中有攻,若是小寇之乱,大动干戈,则必扰民,所以补中之攻又不可太过。战争年代,固然以抗敌为重,然亦不可废止生产,不修内政,则国力必衰,无力御敌,故攻中之补亦不可少。如丁凤《医方集宜·王士彦跋》所说:"治民者,骩法不得,泥法亦不得也;犹之乎治病者,离方不得,执方亦不得也,要其中有宜焉。"即要先后有序,大小有方,轻重有度,法合病情。对此,尤怡《医学读书记·跋》论之甚评:"治国者,必审往古理乱之事迹,与政治之得失,而后斟之以时,酌之以势,而后从而因革之;治病者,必知前哲察病之机宜,与治疗之方法,而后合之气体,辨之方士,而后从而损益之。"

二、顺情从欲与疗疾

本文指出:"未有逆而能治也,夫惟顺而已矣……百姓人民,皆欲顺其志也。"《素问·移精变气论》亦指出:"闭户塞牖,导之病者,数问其情,以从其意。"认为顺从病人的某些意愿,满足其一定的心身需求,可释却其致病心因而达治疗目的。朱丹溪说:"男女之欲,所关甚大;饮食之欲,于身尤也。"认为衣、食、住、行、性等是人类生存的基本需要。人的情志变化即取决于其需要的满足与否,若客观事物能满足人的需要,则产生肯定的积极的情绪体验;否则,会产生否定的、消极的情绪体验,而否定的情绪体验往往通过对人体神经、内分泌、免疫系统的影响而导致发病。所以,对欲求得不到满足而导致的疾病,往往需要从其愿,顺其情,使患者怡然喜悦,心情舒畅,才能解除病情。如张介宾说:"心情病者,非情不解,其在女子,必得愿遂而后可释。"陈士铎在《石室秘录·意治法》中具体指出:"因病人之意而用之奈何? 如病人喜食寒,即以寒物投之;病人喜食热,即以热物投之也。随病人之性而加以顺性之方,则不违而得大益。倘一违其性,未必听信吾言,而肯服吾药也。所以古人有问可食蜻蜓、蝴蝶否,而即对曰可食者,正顺其意耳。"

顺情从欲疗病首先应全面掌握患者的发病经过、生活经历、境遇变故,以及嗜欲、情趣、爱好等情况,准确地分析和把握其致病心因与疾病的因果关系。其次,要区别对待病人的意念欲望,对合情合理、客观条件又能允许者,应尽量顺从或满足其心愿意念;若病人的意愿有碍于病情,或囿于客观现实而无法随从顺意,但拂逆其意则可能加重病情或无从释却致病心因,则当根据具体情况权宜处置;倘若其意愿完全脱离现实,或为人类社会公德所不允,则须善意引导,晓之以理,不可随意迁

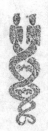

就放纵。

决气第三十

【要点解析】

一、说明精、气、津、液、血、脉六者的生成,其功用在滋养人体各脏器组织,从而产生正常的生理功能。

二、指出此六者病变的主要症状。这些症状都是由于过分耗损而引起的虚症的特征。

三、六气都依赖于脾胃健运和饮食物的精微化生而成。

【内经原典】

黄帝曰:余闻人有精、气、津、液、血、脉,余意以为一气耳,今乃辨①为六名,余不知其所以然。岐伯曰:两神相搏,合而成形,常先身生,是谓精。何谓气? 岐伯曰:上焦开发,宣五谷味,熏肤,充身泽毛,若雾露之溉,是谓气。何谓津? 岐伯曰:腠理发泄,汗出溱溱②,是谓津。何谓液? 岐伯曰:谷入气满,淖泽注于骨,骨属屈伸,泄泽,补益脑髓,皮肤润泽,是谓液。何谓血? 岐伯曰:中焦受气取汁,变化而赤,是谓血。何谓脉? 岐伯曰:壅遏③营气,令无所避,是谓脉。

黄帝曰:六气者,有余不足,气之多少,脑髓之虚实,血脉之清浊,何以知之? 岐伯曰:精脱者,耳聋;气脱者,目不明;津脱者,腠理开,汗大泄;液脱者,骨属屈伸不利,色夭④,脑髓消,胫酸,耳数鸣;血脱者,色白,夭然不泽,其脉空虚,此其候也。

黄帝曰:六气者,贵贱何如? 岐伯曰:六气者,各有部主也,其贵贱⑤善恶,可为常主,然五谷与胃为大海也。

【难点注释】

①辨:分也。
②溱溱:汗出滋润的样子。
③壅遏:壅塞、遏制。此指脉约束限制营气的作用。
④色夭:肤色枯槁。
⑤贵贱:重要、次要的意思。

【白话精译】

黄帝说:听说人身有精、气、津、液、血、脉,而我本来认为这是"一气",现在分为六种不同的名称,我不知道是什么道理? 岐伯说:男女交媾,和合而成新的形体,在新的形体产生之前的物质叫作"精"。什么叫"气"? 岐伯说:五谷所化生的精微物质,从上焦散布,熏蒸于皮肤,充养周身,滋润毛发,好像雾露一样溉养万物,这就叫做"气"。什么叫"津"?岐伯说:肌腠疏泄,像汗液一样溱溱地流出来的,叫作"津"。什么叫"液"?岐伯说:水谷精气充满到周身,外溢部分注于骨,使关节的屈伸滑利,渗出的部分,能补益脑髓;散布到皮肤,使皮肤润泽,这叫作"液"。什么叫"血"?岐伯说:饮食物经中焦所吸收的精气,取其精微部分再经气化而变化成的液体,这叫作"血"。什么叫"脉"?岐伯说:像隧道一样约束着营气的运行,不使它泛滥妄行,这叫作"脉"。

黄帝说:六气在人体的有余不足,如气的多少、脑髓的虚实,血脉的清浊,怎样才能知道呢?岐伯说:精的大量耗损,则使人耳聋。气的大量耗损,则使人视觉不明。津脱的,腠理开,汗大泄。液的大量耗损,使人关节屈伸不利,面色憔悴,脑髓消减,小腿酸软,常常耳鸣。血的大量耗损,可见面色㿠白,枯槁无华,最后脉象也空虚无神。这就是六气不足的主要症候。

黄帝说:上述六气,在人体有没有主要与次要的区分呢?岐伯说:六气在人体是各有其分布部位,并且由各别脏器所主。其在人体的主要次要区别,只是从它们经常发挥的专门作用而分,但其来源,都依赖于脾胃的功能和饮食物的不断供给。

【专家评鉴】

一、六气的生理

本篇名为"决气",一开始就提出了六气,即精、气、津、液、血、脉,并分述了它们的生成及作用,并以此作为六气的基本概念,从而从生理的角度分析了六者的关系及区别。提示六气虽性状、作用不同,但均以水谷精气为其生理基础。充分反映了《内经》以脾胃为后天之本的理论特点。

（一）精

原文说:"两神相搏,合而成形,常先身生,是谓精"。两神在此指男女两性;搏,交合,聚合之意。两神相搏,指男女两性相交合,也即男女之精的结合。《太素》曰:"雌雄二灵之别,故曰两神,阴阳二神相得,故谓之搏。"本句所言之精,显然是指源于父母的先天生殖之精,因此"常先身生","合而成形"则言其有构成生命并发育成新形体的生理效应,故这里的精就是构成人体生命的原始物质,又叫"先天之精""生殖之精""狭义之精",其与生俱来,具有遗传的特性,需靠后天水谷之精的不断培育和充养。

（二）气

"上焦开发,宣五谷味,熏肤,充身,泽毛,若雾露之溉,是谓'气'。"此处所言之气,来源于水谷之气(宣五谷味)和自然清气(上焦开发隐含了肺纳清气),为二者相合而成,《灵枢·刺节真邪》云:"真气者所受于天,与谷气并而充身者也。"此气在上焦肺的宣发作用下,以雾露状态输布于全身的皮肤分肉之间,发挥"熏肤、充身、泽毛"的生理效应,即可温养皮肤,充养肌肉脏腑,滋润形体皮毛,这显然是指卫气,概括了卫气的部分功能。根据《灵枢·本藏》:"卫气者,所以温分肉,充皮肤,肥腠理,司开合者也","卫气和则分肉解利,皮肤润柔,腠理致密矣"的论述。卫气的功能可归纳为三个方面:一是温养脏腑、肌肉、皮毛;二是调节控制腠理的开合、汗液的排泄,以维持体温的相对恒定等;三是护卫肌表,防御外邪入侵。此三个功能,第一个为最基本的功能,后两者均是在前者基础上和前提下实现的。

(三)津

"腠理发泄,汗出溱溱,是谓津。"此以汗液论津液,因汗液是体内津液化生而成,是津液在阳气的蒸腾汽化作用下,从汗孔排出于体表的部分。如《素问·阴阳别论》说:"阳加于阴谓之汗。"当津液运行至皮肤腠理之时,在适当的条件下(阳气的蒸腾),腠理开泄,津液就会从腠理溱溱而出,变为了汗液。因津液运行于体内不易观察,故本文以汗引出了津的概念。津来源于水谷精气,《素问·经脉别论》说:"饮入于胃,游溢精气,上输于脾,脾气散精,上归于肺,通调水道,下输膀胱,水精四布,五经并行。"津的作用一是布散周身、充养组织,如《灵枢·五癃津液别》曰:"温肌肉、充皮肤,为其津。"二是补充血液,如《灵枢·痈疽》说:"津液和调,变化而赤,是谓血。"《灵枢·邪客》也云:"营气者,泌其津液,注之于脉,化以为血。"即津进入脉中就变为了血液。三是生成汗液。综上,津的概念可归纳为是人体中能变为汗液的具有滋润和营养作用的那部分质地清稀的体液。

(四)液

"谷入气满,淖泽注于骨,骨属屈伸,泄泽,补溢脑髓,皮肤润泽,是谓液。"可见液也是源于水谷的液态物质,其作用一是补充骨髓、脑髓;二是滋润骨骼关节;三是润泽皮肤。因其质地浓稠,故言"淖泽""泄泽"。所以,液是人体内质地浓稠,主要分布于骨腔、颅腔等深在部位的那部分体液。

(五)血

"中焦受气取汁,变化而赤,是谓血。"明确提出了血液也来源于中焦脾胃摄取的水谷精微,通过体内复杂的生理变化气化而成。《灵枢·营卫生会》说:"此所受气者,泌糟粕,蒸津液,化其精微,上注于肺脉,乃化而为血。以奉生身,莫贵于此,故独得行于经隧。"血液具有营养、滋润、维持生命活动的作用,血液在脉道中运行,循环往复,如环无端,营周不休,使各脏腑组织器官不断得到营养和滋润,从而发挥其各自的生理功能,如《素问·五藏生成》曰:"肝受血而能视,足受血而能步,掌受血而能握,指受血而能摄。"《灵枢·本神》也说:"血和则经脉流行,营复阴阳,筋骨强劲,关节清利矣。"可见,血液是来源于水谷精微的能够构成和维持人体生命活动的、在脉中流动的红色液态物质。

(六)脉

"壅遏营气,令无所避,是谓脉。"本段明确指出了脉是血液运行的道路,具有运行、约束血液,使其沿着一定的通道、朝着一定的方向运行,而不致外溢的功能。脉形成于先天,但必须靠后天水谷精气的充养才能致密、富有弹性,从而发挥其运行、约束营血的作用。

【临床应用】

一、关于对"六气者各有部主也，其贵贱善恶，可为常主"的理解

对于六气"各有部主"，医家理解不尽一致。张介宾云："部主，谓各部所主也。如肾主精，肺主气，脾主津液，肝主血，心主脉也。"张志聪对此做了补充："精之藏于肾，血之主于心，气之主于皮肤，津之发于腠理，液之淖于骨，资于脑，脉之循于脏腑形身。"马莳则认为身体各部皆有六气，如阳明有气亦有血。但六气在身体各部的分布主次不同，而各部所有六气多少以及各部对六气的需求各不相同，对各部来说，重要性也不同，"各部皆有六气……如阳明多气多血，太阳多血少气，五精、五液、五津、五脉之类，各部皆有之也。"

对"贵贱善恶，可为常主"，注家分歧较大。张介宾认为"贵"是当令的意思，"贱"为失时；贵善为正常，贱恶为反常。原文说道："贵贱善恶，以衰旺邪正言，如春夏则木火为贵，秋冬则金水为贵，而失时者为贱也；六气之得正者为善，而太过不及者为恶也。贵贱善恶，主各有时，故皆可为常主。"此段谓六气各有所主的脏器和时令，因此根据六气的生理病理，可以测知其所主脏器。如从精的情况可测知肾，从血可测知肝等。而张志聪、马莳则认为贵贱善恶均为正常。如张志聪云："居上者为尊贵，居下者为卑贱"；"各有所主之部，然以心肾为常主……夫心为君主之官而居上，水性润下而居下，火之精为血，水之精为精。水性柔善，火性猛恶，其贵贱善恶，可为六气之常主也。"马莳云："本部所重者为贵为善，别部所有者为贱为恶，其本部各为常主。"

然而细续经文，以上对"各有部主"及"贵贱善恶，可为常主"的各种解释，均与原文有不合之处。在本篇原文中，以上文字放在最后，是对前两段经文的总结，也即本篇的结语，进一步强调了六气的生理功能和主病所在，强调五谷与胃的重要性，明确六气与一气的关系。如前所述，精、气、津、液、血、脉六气，每一气都有其所主的生理和常见病症，每一气虽与五脏都有关系，但又与某一脏关系相对密切。如"精"所主功能为"合而成形，常先身生"，而此精为藏于肾中的"生殖之精""先天之精"，肾开窍于耳，故"精脱者，耳聋"；气所主功能为"宣五谷味，熏肤、充身、泽毛，若雾露之溉"，此气与肺主宣发的生理效应一致，主充于皮肤，精微不能布于上部目窍则"目不明"；津所主功能为"腠理发泄，汗出溱溱"，病则"腠理开，汗大泄"，可见其主要分布于肌肉腠理，因其来源于水谷精微，故与脾关系密切；液所主功能为"淖泽注于骨，骨属屈伸，泄泽补益脑髓，皮肤润泽"，可见其主要分布于骨腔、颅腔等深在部位，可填精补髓，与肾关系密切，但其来源于水谷，故与脾也密切相关，所以病则"骨属屈伸不利，色夭，脑髓消，胫痠，耳数鸣"；血所主功能为"变化而赤"，维持生命活动，运行脉中，由心所主，荣养于面，故病则"色白，夭然不泽"；脉所主功能为"壅遏营气，令无所避"，脉与心相通，循行全身上下，故病则"其脉空虚"。以上即所谓"六气者，各有部主也"。综上可见，"各有部主"，是言每气各有其所主的生理功能、相关内脏与病症。"部者"统率也，"主"谓主持，"部主"即统属主持。临床上

出现的病候,诊断时要结合各气的生理、病理特点及相关内脏确定其为哪一气的病变,治疗时便责之于何气。如精脱者,从精论治,以治肾为主;液脱者,从液与精入手,以治脾肾为主;血脱者,从血论治,治宜补血;气脱者,从气入手,治宜补益脾肺之气。同时还考虑到六气之间及六气与一气的关系,全面分析,多途径治疗。

至此,"贵贱善恶,可为常主"的意思就清楚了。此"贵贱"并非主次之意,也无居位高下和当令不当令之别,而与善恶是同义语。"六气"的正常生理功能,对人体来说为贵为善,六气不足,产生相应病变,对人体来说则为贱为恶。常者,恒也;"主"与"各有部主"的主均为主持之意。因此"贵贱善恶,可为常主"与"各有部主"讲的是同一个问题,即每一气都有其所主的生理功能和病候病症,即每一气对人体来说都有贵善、贱恶两个方面的变化规律。临床上根据这一规律,便可正确辨证,恰当施治。

肠胃第三十一

【要点解析】

本篇记述了从口唇至直肠的整个消化道的大体解剖。内容包括唇、齿、口、舌、会厌、咽门、胃、小肠、大肠、直肠等,分别对长度、宽度、周长、直径、重量、容量等方面做了说明。

【内经原典】

黄帝问于伯高曰:余愿闻六府传谷者,肠胃之小大长短,受谷之多少奈何? 伯高曰:请尽言之,谷所从出入浅深远近长短之度:唇至齿长九分,口广①二寸半。齿以后至会厌,深三寸半,大容五合。舌重十两,长七寸,广二寸半。咽门重十两,广一寸半,至胃长一尺六寸。胃纤②曲屈,伸之,长二尺六寸,大③一尺五寸,径五寸,大容④三斗五升。小肠后附脊,左环回周迭积,其注于回肠者,外附于脐上,回运环十六曲,大二寸半,径八分分之少半,长三丈二尺。回肠当脐,左环回周叶积而下,回运环反十六曲,大四寸,径一寸寸之少半,长二丈一尺。广肠傅脊⑤,以受回肠,左环叶脊,上下辟⑥,大八寸,径二寸寸之大半,长二尺八寸。肠胃所入至所出,长六丈四寸四分,回曲环反,三十二曲也。

【难点注释】

①广:横长,即宽度。
②纤:屈曲。
③大:指周长。
④大容:最大容量。

⑤傅:通"附"。

⑥辟:通"襞",衣服上的绉褶,在此引申为叠积。指广肠内壁皱纹积如裙褶。

【白话精译】

黄帝问伯高道:我想知道六腑传化水谷的情况,以及肠胃的大小、长短和受纳水谷的容量。

伯高说:请允许我详细地说明饮食从其入口到变成废物而排出所经过的有关的消化器官的深浅、远近、长短情况。唇与牙齿间长九分,口的宽度为二寸半。从牙齿后到会厌,深三寸半,能容纳食物;舌的重量为十两,长七寸,宽二寸半;咽门重十两,宽一寸半;自咽门到胃长一尺六寸;胃呈弯曲状,伸直了长二尺六寸,周长一尺五寸,直径五寸,能容食物二斗五升;小肠的后部附于脊部,从左向右环绕,层层折叠接回肠,与回肠相接部分的外侧附着于脐的上方,再回运环绕十六曲,周长二寸半,直径不到八分半,长三丈二尺;回肠在脐部向左回屈环绕,像树叶一样重叠而下,回行环绕,也有十六个弯曲,周长四寸,直径接近一寸半,长二丈一尺;广肠附着于脊部,接受来自回肠的内容物,并向左环绕盘叠脊部上下,周长八寸,直径二寸半有余,长二尺八寸。胃肠共长六丈零四寸四分,有三十二个弯曲。

【专家评鉴】

一、胃肠的大小、长短、容量及承接部位

表31-1　消化道各段的长短、容量及承接部位

名　称	长　度	容　量	形　状　位　置	承接部位
唇至齿	0.9寸	五　合		
齿至会厌	3.5寸			
咽至胃	16寸			接　胃
胃	26寸	三斗五升	胃纡曲屈	注于小肠
小　肠	320寸		后附脊，外附于脐上，左环回周叠积，回运环十六曲	注于回肠
回　肠	210寸		左环回周，叶积而下，回运环反十六曲	注于广肠
广　肠	28寸		附脊左环叶脊	
总 长 度	604.4寸		三十二曲，回曲环反	

二、对消化器官的认识

本篇以古代解剖学为基础,较详细地记述了各消化器官的名称和解剖学特点。消化器官包括唇、齿、会厌、口腔、舌、咽门、胃、小肠、回肠和广肠。以胃肠为主将其

组成一个有机的整体,各消化器官依次相接构成了整个消化系统。这个系统中各个器官的功能密切配合,协调统一,共同完成水谷的消化、精微的吸收、糟粕的排泄。饮食物从上而下,以降为顺、以通为用、接纳排空、虚实更作,不断传导输化。

【临床应用】

一、古代解剖学成就举例

古代解剖学知识为中医藏象学说的确立和形成奠定了形态学基础,促进了中医理论的发展。本篇以消化系统中各器官的长度为例,试分析古代解剖学的光辉成就。"咽门……至胃长一尺六寸"这显然指食管的长度;小肠长度"长三丈二尺;"回肠:"长二丈一尺";广肠:"长二尺八寸";共计五丈五尺八寸,合五百五十八寸。食管的长度与大小肠之比为十六比五百五十八,大约比例为1:35,这与近代斯巴德向辞所著《人体解剖图谱》所记载的食管长25厘米,小肠长750厘米,大肠长175厘米,共计大肠小肠长度为925厘米,食管与大肠小肠长度比值为1:37非常相近,说明古代解剖学已取得了世界上领先的成就。由于古今度量单位长短不同,解剖部位的名称差异和受历史条件的限制,其中自然会有不准确之处。应该指出的是,本篇中所记载咽门至胃的长度,显然是指食管的长度。但所述小肠的长度与其部位对照,并与今之小肠相同,当是今之十二指肠和空肠。从所述的回肠的长度来看,亦非与今之大肠等同,当是今之回肠与结肠的合并。而所述的广肠,又当是今之乙状结肠和直肠。

二、消化系统的雏形

自本篇把唇、口腔、牙齿、会厌、咽门、食道、胃、小肠、回肠、广肠从解剖学上衔接起来,已构成了消化系统的雏形,因消化系统以胃肠为主,故篇名曰"肠胃"。这对后世有一定的影响,汉代张仲景将胃肠等消化道称为"胃家"。消化系统各个器官之间有重要的关隘相连通,《内经》中称为"门户"。《难经·四十四难》中说:"七冲门何在?唇为飞门、齿为户门、会厌为吸门、胃为贲门、太仓下口为幽门、大肠小肠会为阑门、下极为魄门。"飞通扉,口唇像门扇一样自由开合,故为"飞门";"户"有把持之意,饮食物进入口中,须经牙齿的咀嚼,才能下咽,故为户门;会厌位于食管与气管相合处,既是食物下达食管的必经之处,又是呼吸之气出入之门,故称"吸门";贲者奔也,谓饮食水谷经食管直流下奔于胃,故将胃上口称贲门;"幽"即幽长叠积之意,小肠幽长弯曲,故称胃下口为幽门;"阑"有遮拦之意,饮食水谷中的精华在此得到遮拦,糟粕进入大肠,故称小肠大肠相会处为阑门,"下极"即消化道的末端,魄,通"粕",即糟粕排出之门户。饮食水谷在消化道各个器官中,经过各自的不同作用,共同完成饮食水谷的消化。

平人绝谷第三十二

【要点解析】

一、介绍肠胃的大小、长度和生理功能。

二、指出平人绝食而死亡的日期,其死亡机理在于"水谷精气津液皆尽"。

【内经原典】

黄帝曰:愿闻人之不食,七日而死何也?伯高曰:臣请言其故。胃大一尺五寸,径五寸,长二尺六寸,横屈受水谷三斗五升。其中之谷常留二斗,水一斗五升而满。上焦泄气①,出其精微,慓悍滑疾,下焦下溉诸肠。小肠大二寸半,径八分分之少半,长三丈二尺,受谷二斗四升,水六升三合合之大半;回肠大四寸,径一寸寸之少半,长二丈一尺。受谷一斗,水七升半;广肠大八寸,径二寸寸之大半,长二尺八寸,受谷九升三合八分合之一。肠胃之长,凡五丈八尺四寸,受水谷九斗二升一合合之大半,此肠胃所受水谷之数也。平人则不然,胃满则肠虚,肠满则胃虚,更虚更满②,故气得上下,五藏安定,血脉和利,精神乃居,故神者,水谷之精气也。故肠胃之中,当留谷二斗,水一斗五升。故平人日再后③,后二升半,一日中五升,七日五七三斗五升,而留水谷尽矣。故平人不食饮七日而死者,水谷精气、津液皆尽故也。

【难点注释】

①上焦泄气:指上焦宣发布散水谷精微的作用。

②更虚更满:肠胃交替空虚与充满。

③日再后:指每日大便两次。

【白话精译】

黄帝说:请问一般人不进饮食,七天就会死亡,这是什么道理呢?伯高说:让我讲讲其中的道理吧。胃圆周长一尺五寸,直径五寸,长二尺六寸,其形弯曲,横于上腹,能受纳水谷三斗五升,其中经常容纳二斗谷物,一斗五升水液就满了。上焦主布散精气,将中焦化生的精微布散出去,其运行快速滑利;其余的向下焦传入大肠。小肠圆周长二寸半,直径八分又三分之一分,长三丈二尺,能容纳谷物二斗四升,水六升三合又三分之二合。回肠圆周长四寸,直径一寸又三分之一寸,长二丈一尺,能容纳谷物一斗,水七升半。直肠圆周长八寸,直径二寸又三分之二寸,长二尺八寸,能容纳谷物九升三合又八分之一合。肠胃的总长度,共计五丈八尺四寸,能容纳水谷九斗二升一合又三分之二合,这就是肠胃能够受纳水与谷物的总数。可是人在日常的生活中并不如此,因为当胃中纳满水谷时,肠内是空虚的,等到水谷注满肠中,则胃内又空虚了。肠胃交替地虚和满,所以气机才能上下畅行,五脏功能正常,血脉通利,精神内守。因此,神就是水谷精微之气所化。由于肠胃之内,经常容留谷物二斗,水一斗五升,所以一般健康人,每天都要解大便两次,每次排出二升半,一天共排出五升,七天内总计为三斗五升。将肠胃所留的水谷完全排尽。因此说健康人如果七天不饮不食,就会死亡,这是由于水谷精气津液都已竭尽的缘故。

【专家评鉴】

一、水谷在生命中的重要性

本篇以"人之不食七日而死何也"发问,阐述了水谷在生命活动中的重要性。水谷泛指所有的饮食物,它是精、气、血、津液的生化之源,是生命活动的动力之源。人得水谷,则"五脏安定,血脉和利,精神乃居"。"食气入胃,散精于肝,淫气于筋;食气入胃,浊气归心,淫精于脉;脉气流经,经气归于肺,肺朝百脉,输精于皮毛;毛脉合精,行气于六腑;腑精神明,留于四脏,气归于权衡。"概括了饮食物在体内的代谢过程以及它滋润荣养脏腑组织的作用。只有饮食有源,生命才能生生不息。一旦断绝了水谷,生化泛源,生命就要消失。故经言:"人以水谷为本,故人绝水谷则死。"至于"平人不食饮七日而死者",是古人根据肠胃的容积及人正常代谢的速率估算出来的,有它的科学性,但也不必拘泥于7日之数。

二、肠胃的结构和容积

本文阐述了胃肠的大小、长短、容积等早期数据。根据汉代度量衡与现代的折算,大体汉的一尺约合现在的6寸,一斗合现在2000毫升。据此将本文关于肠胃结构的内容分析如下:

(一)肠胃的结构

胃:大一尺五寸(9寸),径五寸(3寸),长二尺六寸(15寸)

小肠:大二寸半(1.5寸),径八分分之少半(0.5寸),长三丈二尺(约二丈,合6.6米)

回肠:大四寸(2.5寸),径一寸寸之少半(0.8寸),长二丈一尺(约一丈三尺,合4米)

广肠:大八寸(5寸),径二寸寸之大半(1.5寸),长二尺八寸(约1.7尺,合0.5米)

由于古人观测条件所限,所掌握数据与现代解剖学大体上是符合的,也有一少部分不尽符合,这也是科学发展史上的常见现象。

(二)肠胃的容积

胃:横屈受水谷三斗五升(约合7000毫升),其中之谷常留二斗(约4000毫升),水一斗五升而满(约3000毫升)

小肠:受谷二斗四升(4800毫升),水六升三合合之大半(约1400毫升)

回肠:受谷一斗(2000毫升),水七升半(1500毫升)

广肠:九升三合八分合之一(1860毫升)

肠胃总容积:受水谷九斗二升一合合之大半(约18420毫升)

这个容积是算出来的,并不是人体真正的进食进水量。经言:"此肠胃所受水谷之数也,平人则不然,胃满则肠虚,肠满则胃虚,更虚更满,故气得上下。"说明正常健康人的肠胃容量约为总量的一半左右(9000毫升左右),这样虚实更替,才能完成人体消化吸收的需要。所以对本篇所列数字不能死看,一方面要考虑到古今度量衡的折算比率不是绝对可靠的,另一方面也要考虑人个体差异以及代谢中盛虚更替的特点,才能准确地理解经文原意。

【临床应用】

一、平人绝谷篇的理论意义

本篇提供了肠胃各部分的长度、大小、容量等解剖学数据,与《灵枢·肠胃》所载大体一致,是研究古代解剖学的重要资料。这些数据由于年代久远,度量衡的变迁以及当时观察水平的限制,当然不可能和现代解剖学相提并论,但它是人类早期认识自身的客观材料,有着很宝贵的学术价值。

(一)三焦研究的早期观点

三焦是中医理论上争议最多的六腑之一。本文:"上焦泄气,出其精微,慓悍滑疾,下焦下溉诸肠"一段,是研究三焦的重要资料。文中没有提到"中焦",但联系上下文,如果没有中焦转输运化、泌糟粕、蒸津液的功能,上焦何以泄气?下焦何以溉诸肠?可见"中焦如沤"的功能已寓含其中。这段文字其实是对《灵枢·营卫生会》三焦功能的具体补充。上焦泄气,即指心肺将"精""气""谷"三气合成的"真气"宣发运送到全身的生理过程。

关于"下焦下溉诸肠",是对下焦决渎功能、传送糟粕功能的概括。"下焦如渎"既包括小便的排泄,也包括对肠道水分的重吸收而使大便成形的过程。《难经·三十一难》云:"下焦者……主分清浊,主出而不纳,以传导也"。也说明二便的排泄是由下焦完成的,对"下焦下溉诸肠"这句经文的理解,各家有不同解释,隋杨上善云:"下焦别回肠,注膀胱,譬之沟渎,下溉诸肠,膀胱为黑肠,及广肠等也。"说明下焦下溉的诸肠是指膀胱和广肠等,并不包括小肠。有认为下焦恐为中焦之误者,联系上下文意,结合《内经》对三焦的有关论述,其理由有二:其一,三焦的划分,《灵枢·营卫生会》有:"上焦出于胃上口,并咽以上";"中焦亦并胃中,出上焦之后"之说。文中明确指出上中二焦均出于胃,而下焦则是"别回肠,注入膀胱而注焉。"本篇原文在论述了胃的大小容量之后,提出了"上焦泄气,出其精微,慓悍滑疾",这显然是在言中焦的功能;紧接"下焦下溉诸肠"之后又论述了小肠、回肠、广肠等大小容量,可见"诸肠"包括小肠。但根据《灵枢·营卫生会》的观点:上中二焦出于胃而下焦别回肠,下焦显然不能下溉之于小肠,故疑"下焦"恐为"中焦"之误;其二,小肠的功能,《素问·灵兰秘典论》曰:"小肠者,受盛之官,化物出焉。"主要是消化与吸收,分消泌浊。联系中焦的功能"此所受气者,泌糟粕、蒸津液、化其精微。"由此可见小肠从功能上属中焦范围。既如此,下焦何能溉之?《甲乙经》此句作"下焦下溉泄诸小肠。"古汉语"诸"有兼词"之于"的意思,那么此句就可以成为:"下焦下溉泄之于小肠。"根据《营卫生会》对"中焦"的解释和"下焦者别回肠"的观点,显然只有中焦能下溉,才能泄之于小肠。

(二)广肠无水的意义

本篇在论述广肠容量时,只谈受谷数量而没有谈到受纳水液的多少。其义如徐灵胎云:"广肠上云受谷而不及水,义最精细,盖水谷入于大肠之时,已别泌津液,入于膀胱,惟糟粕传入广肠,使从大便出,故不云受水多少也。"本段说明当时已认识到水液在肠道中被重吸收而使大便成形的生理过程。

(三)"平人绝谷"的意义

从断绝营养来源会导致死亡这一角度上看,突出表明了饮食在维持生命活动中的重要作用。但从文中推算的方法来分析,未免失之于粗浅。食入三斗五升不会排出三斗五升。饮食物经过消化吸收后相当一部分变成能量被人体所消耗或转化成蛋白质、脂肪、糖原等形式贮存于体内,以供人体生长发育和各种生命活动需要,而最后由大便排出的只是摄入量的很少一部分。同时从汗、尿、呼吸排出的量亦被忽略。所以,如果是断绝饮食后,每天排泄量应递减,而不会仍是"日再后,后二升半"。文中只分析了饮食的摄入和排泄,而忽视了绝谷后人体动用体内贮存能量的其他方面。所以,"平人绝谷7日死"的推断只具有参考价值。

二、"神者,水谷之精气也"的临床意义

"人以水谷为本","饮入于胃,游溢精气,上输于脾,脾气散精,上归于肺,通调水道,下输膀胱,水精四布,五经并行。"《医学正传》中云:"水谷入胃,其浊者为渣滓,下出幽门,达大小肠而为粪,出于谷道;其清者化而为气,上升于肺;其至清而至精者,由肺灌溉乎四体,而为汗液津唾,助血脉益气力,为生生不息之运用也;其清中之浊者,下入膀胱而为尿,出入小便;其未入而在膀胱之外者,尚为浊气,既入而在膀胱之内者,即化为水也。"基本说明了中医对消化、代谢过程的认识。在这个过程中,水谷所化的"清中之清"——"精微物质"则充精髓、生气血、营养五脏六腑、化生津液、汗、唾、涕、泪、涎等五液。只有水谷精微通过脾胃源源不断地输送至全身,五脏六腑才能各司其职,四肢百骸、五官九窍才能各尽其用,表现出精神旺盛、精力充沛、反应灵敏、语言动作敏捷、声音气息有力、面色红润光泽等"神"气旺盛的征象。这些征象虽然与脏腑功能、"精""气""血""津液"的盈亏有关,但其物质基础却源于水谷,源于脾胃功能的正常。

在临床实践中,医患双方均将病人饮食是否正常作为判断病情顺逆的标志之一。在胃痛、呕吐、泄泻、痢疾、噎膈、腹痛等消化系统病症中,观察饮食状况是判断病情的重要依据。即使在胸痹、心悸、喘症、肺胀、水肿、虚劳等其他系统疾病中,如果病人饮食知味,食量如常,二便自如,则说明生化有源、升降有序,病不为害。相反,如果食欲不振、口淡乏味、大便溏薄,就提示病情复杂,加重在即。如果不及时

审证求因,解除影响食欲食量的原因,病情就可能逐步加重,甚至危及生命。所以在社会生活中,一人患病,他周围的亲属、同事、朋友,常常要注意从饮食的质量上尽量改善,以保证患病治疗期间的营养来源。这些都说明饮食物在生命活动中有着至关重要的作用,无论从生理方面,病理方面或临床治疗方面,生活调理方面,理应受到足够的重视。

海论第三十三

【要点解析】

一、说明十二经脉应十二经水合为"四海",它们各有汇聚与输注之处。

二、文中列举了四海有余和不足的症状,并提出"调其虚实"的治疗原则。

【内经原典】

黄帝问于岐伯曰:余闻刺法于夫子,夫子之所言,不离于营卫血气。夫十二经脉者,内属于府藏,外络于支节,夫子乃合之于四海乎?岐伯答曰:人亦有四海,十二经水,经水者,皆注于海,海有东南西北,命曰四海。黄帝曰:以人应之奈何?岐伯曰:人有髓海,有血海,有气海,有水谷之海,凡此四者,以应四海也。黄帝曰:远乎哉。夫子之合人天地四海也,愿闻应之奈何?岐伯答曰:必先明知阴阳表里荣输所在,四海定矣。

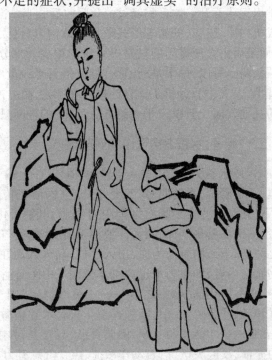

如人的气海邪气有余,就会出现胸中满闷,呼吸急促,面色红赤的症状;如气海正气不足,就会出现气少而说话无力

黄帝曰:定之奈何?岐伯曰:胃者水谷之海,其输上在气街,下至三里。冲脉者,为十二经之海,其输上在于大抒,下出于巨虚之上下廉。膻中者,为气之海,其输上在柱骨之上下,前在于人迎。脑为髓之海,其输上在于其盖①,下在风府。黄帝曰:凡此四海者,何利何害,何生何败?岐伯曰:得顺者生,得逆者败;知调者利,不知调者害。

黄帝曰:四海之逆顺奈何?岐伯曰:气海有余者,气满胸中,悗息面赤;气海不足,则气少不足以言。血海有余,则常想其身大,怫然②不知其所病;血海不足,亦常想其身小,狭然③不知其所病。水谷之海有余,则腹满;水谷之海不足,则饥不受谷食。髓海有余,则轻劲多力,自过其度④;髓海不足,则脑转耳鸣,胫酸眩冒,目无所见,懈怠安卧。黄帝曰:余已闻逆顺,调之奈何?岐伯曰:审守其输,而调其虚实,无犯其害,顺者得复,逆者必败。黄帝曰:善。

【难点注释】

①其盖:指脑盖,即头顶的"百会"穴。
②怫然:郁闷不舒的样子。
③狭然:瘦小的样子。
④自过其度:"度"指常度。

【白话精译】

黄帝问岐伯道:你讲刺法时,总是离不开营卫气血。人体中运行营卫气血的十二经脉,在内联属于五脏六腑、在外联络于肢体关节,你能把它们与四海联系起来吗?岐伯回答说:人体也有四海和与十二经脉相应的十二经水,经水都留注于海中,自然界有东、南、西、北四个海,因此将此称为四海。

黄帝说:人体是怎样与四海相应的呢?岐伯说:人体有髓海、血海、气海、水谷之海。这四海与自然界的四海相应。

黄帝说:这实在是一个很精深的问题,你把人身的四海与自然界的四海联系在一起,它们是怎样相应的呢?岐伯回答说:必须先明确人身的阴阳、表里及经脉荥、腧穴等的分布情况,才可以确定人身的四海。

黄帝说:怎样确定四海及经脉重要穴位的位置呢?岐伯说:胃受纳水谷,故为水谷之海。胃的气血所输注的重要穴位,在上为气冲穴,在下为足三里穴;冲脉与十二经联系密切,故为十二经之海。冲脉的气血所输注的重要穴位,在上为大杼穴,在下为上巨虚和下巨虚;膻中是宗气汇聚的地方,所以称为气海。膻中的气血所输注的重要穴位,在上部为天柱骨上的哑门穴和天柱骨下的大椎穴,在前面的有人迎穴;脑中充满髓液,所以脑为髓海。脑的气血所输注的重要穴位,在上部脑盖中央的百会穴、在下为风府穴。

黄帝说:这四海,怎样滋助和损害人体呢?又是怎样促进和耗败生命活动的呢?岐伯说:如人身四海功能正常,生命力就旺盛;若四海功能失常,人的生命活动就会减弱。调养四海,就有利于身体健康,不善于调养四海,身体就会遭受损害。

黄帝说:四海的正常和反常情况是怎样的呢?岐伯说:如人的气海邪气有余,就会出现胸中满闷、呼吸急促、面色红赤的症状;如气海正气不足,就会出现气少而说话无力;如人的血海邪气有余,就会常常感到自己身体庞大、郁闷不舒,但又不知道有什么病。若人的水谷之海邪气有余,就会得腹满的病;如水谷之海正气不足,就会出现饥饿但却不欲进食的症状。如髓海邪气有余，动作就会表现为过于轻快有力，行动无度；髓海正气不足，就会出现头眩晕、耳鸣、目眩、腿酸软无力、目盲，周身懈怠懒动，常欲安卧等症状。

黄帝说：又怎样治疗四海的疾病呢？岐伯说：应诊察四海输注的各个要穴，并调节它们的虚实，但不要违反虚补、实泻的治疗原则，以免造成严重的后果。按照这条原则去治疗，就能使身体康复，否则，就会有死亡的危险。

黄帝说：讲得真好！

【专家评鉴】

一、人之四海应地之四海

本文以比拟的手法，展开了对四海问题的讨论，体现了人与自然界相应的整体思想。文中说："夫十二经脉者……以应四海也"，说明了人的十二经脉应自然界的十二经水，结合《灵枢·经水》有关内容分析，十二经脉不但在人体中内属脏腑、外络肢节，将人体联结成为一个有机的整体，而且它们还与自然界的十二经水相应。人之四海应自然界的四海的意义在于说明，人体也像自然界的经水与海一样，密切相关，即表里上下相通，五脏六腑、十二经脉紧密相连，各种重要的营养物质都有渠道，使"营""卫""气""血"输布全身。不仅说明了人是一个有机的整体，而且人与自然界亦密切相关。本文开始以比拟手法，以天人相应的整体思想说明自然界百川汇聚于海，而人体的经脉"内属于府藏，外络于肢节"，汇聚人体四海，从而引出人体四海的概念及经络在人体整体性方面的重要性。

二、人体的四海

（一）划分"四海"及判断"顺逆"的原则

文中"人有髓海、有血海、有气海、有水谷之海，凡此四者，以应四海"，说明人体四海的名称。此四海都与经脉、脏腑有密切关系，所以无论划分四海、还是判断四海的功能正常与否，都不能脱离脏腑和体表腧穴的情况。因此，原文在阐述四海具体划分之前，首先明确指出："必先明知'阴阳表里'，'荥输'所在，四海定矣。"即是说明经脉、脏腑的阴阳属性及其表里配合关系，要明确各经脉在体表的腧穴分布情况，即"荥输所在"，以整体观念为指导来理解四海的划分。后文"得顺者生，得逆者败"即指四海功能正常和反常，怎样才能知道"四海"的功能状态如何呢？也要从整体分析，即从经脉、脏腑和肌表腧穴的情况及其相互关系方面来认识，才能做出"四海"顺逆的正确判断。总之强调了不要孤立地看待"四海"，而要从整体上认识"四海"。

（二）"四海"的划分

1.胃为水谷之海

因胃主受纳腐熟水谷，为人体气血等营养物质化生之源。人体的五脏六腑，四肢百骸，筋骨肌肉均靠胃化生的营养而维持其正常的功能，胃对人体生命活动的正常进行有至关重要的意义,故喻胃为"水谷之海。"《灵枢·胀论》中说:"胃者,太仓也。";《索问·痿论》中说:"阳明者,五藏六府之海也。";张介宾认为:"人受气于谷,水谷人口,藏于胃,以养五脏气,故五脏六腑之气味,皆出于胃,而胃为水谷之海也。"

输转的部位:其上输为本经的气街穴,其下输为本经的足三里穴。

2.冲脉为"血海"

"冲者"为要冲的意思。冲脉上至于头、下至于足,贯串全身,成为气血的要冲。冲脉在循行过程中与诸经有广泛的联系与交会,并蓄足少阴肾经、足阳明胃经的经气,能调节十二经之气血,因冲脉为十二经精血所汇聚之处,它有总领诸经气血之功,并蓄藏先天肾经与后天脾胃的经气,调节全身经络之气血以供应五脏六腑的生理活动之需要,故喻之为血海,亦称"十二经之海"。《灵枢·动输》中指出:"冲脉者,十二经脉之海。";张介宾认为:"血海者,言受纳诸经之灌注,精血于此而蓄藏也。"

输转的部位:其上输为大杼,下输为上巨虚和下巨虚。

3.膻中为"气海"

肺位于胸中,肺主呼吸和一身之气。宗气是肺所吸入的天然之气与脾胃化生的水谷精气在胸中密切结合所形成的"后天大宗之气",其生成于胸中又通过胸中之肺宣发布达全身,上走息道,以司呼吸,下贯血脉,以行气血。张介宾说:"膻中,胸中也。"故喻膻中为"气海"。《灵枢·五味》中说:"其大气之抟而不行者,名曰'气海'。"

输转的部位:前输为人迎,后输为哑门和大椎。

4.脑为髓海

肾主藏精,精为髓,髓充于骨腔之中,通过脊髓汇聚于头脑,脑髓是精神活动的物质基础,脑髓来源于先天,培站于后天,故脑髓的盈亏与肢体的活动、耳目聪明、脑与精神、思维、意识活动相关,故喻脑为髓海。如《灵枢·经脉》:"人始生,先成精,精成而脑髓生。"《灵枢·决气》:"谷入气满,淖泽注于骨,骨属屈伸,泄泽,补益脑髓。"脑在人体是一个极为重要的器官,关系生命至大。如《索问·刺禁论》:"刺头,中脑户,入脑,立死。"《类经·针刺类》注释说:"脑户,督脉穴,在枕骨上,通于脑中。脑为髓海,乃元阳精气之所聚。针入脑则其气泄,故立死。"足见脑在人体的重要性。

输转的部位:其输上在于其盖(百会),下在风府。

【临床应用】

一、关于"四海"病的治疗

四海的病症,有虚有实。有余者,为邪扰脏腑所致;不足者为脏腑"气血""阴精"等营养物质虚少所致。所以确定治则和分析病情时,一定要结合脏腑经脉营卫气血阴精等综合分析,绝不能孤立看待四海病症。四海病的治疗原则,除"审守其输"外,文中并无什么特殊治法。其腧穴仅有"气街""三里""大杼""上下巨虚""哑门""大椎"等处,单用这些穴位来治疗四海多种虚实病症,能取得一定的效果。如:胃为"水谷之海",有余则腹胀,可刺足三里、气街等穴位。脑为髓海,"髓海不足"脑转耳鸣可刺百会、风府或灸百会等,都可获效,但限于本文中所指的"腧穴",显然是不够的。因此,临床上,仍必须辨证论治,再结合后世医家的经验来医疗。本文中"四海"的治则,虽专指针刺治疗而言,但基本原则也同样可以指导应用药物治疗"四海病"。譬如:食滞胃脘,可见腹胀、腹痛、拒按、吞酸嗳腐、不思饮食、大便不通或滞下不爽等症,治宜消食化积导滞;其气虚时,症见纳差、饥不欲食、食后腹胀等,治疗当"补中益气",用补中益气汤之类;冲脉为"血海",为气血之要冲,有调节月经的作用,若冲脉空虚,血海不足,会使月经量减少。但阴血化生于脾,而藏于肝,所以血海不足,多责之于肝脾,临床上常从"健脾益气""养肝补血"入手治疗;若寒邪侵入冲脉,经脉不通,经气因此攻冲上逆,则可见腹痛、痛处筑动等症。治疗当以"祛寒降逆"为法;脑为"髓海",若髓海空虚,则见脑转耳鸣、头昏眩晕,临床上常用补肾的方法治疗。膻中为"气海",肺又主气而司呼吸,肺位于胸中,故临床上,"气海有余"之症多波及于肺,如外邪束肺,肺卫失宣,常见胸中痞满、烦闷、喘息等症,治疗当从"祛邪宣肺"为主;若肺气不足,可见精神倦怠、气短不足以息、懒言、语言低微等症,治疗当以补肺气为主。综上所述,四海的病症,大多由肺脾肝肾等脏的病变所导致。所以,对其病机的认识不能脱离脏腑,治疗宜从有关脏腑着手调理,对指导临床有重要的意义。

二、病案举例

《灵枢·海论》中说:"冲脉为'十二经之海',又称'血海',并谓'血海有余,则常想其身大,怫然不知其所病'。言邪实壅滞冲脉,而出现'感知障碍'自觉身体胀大等精神症状。"临症应用举例:张某,男,34岁,河南省人,2000年9月8日诊,患者于一年前因自觉形体消瘦而练习气功,欲使身体肥壮。但练功日久,即自觉全身胀大,进而恐惧,头晕失眠,继则走路不稳,需人扶持而行。恰值此时体查"B超"发现"肝脏表面不光滑。"便自以为患了癌症,后虽经复查,肝脏正常,但患者精神压力仍不能解脱……乃来中医门诊治疗。舌红,苔薄、黄腻,脉弦。此属气功"走火"致气机逆乱,化生痰浊,郁阻冲脉之症。治宜清化痰热,调畅经脉。并处方中药调治,日服中药一剂及气功治疗,经一周治疗后无任何不适,而返回故里。(摘自王洪图等著《黄帝医术临症切要》)。

五乱第三十四

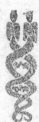

【要点解析】

一、说明十二经脉之气和四时、五行的变化相应,次序分明,经气和顺,营卫相随。

二、经脉营卫之气受到病邪的干扰，发生逆乱，从而产生疾病。由于扰乱的部位不同，反映的病症亦有所区别。

三、文中分述了"五乱"的发病症状和刺治方法。

【内经原典】

黄帝曰：经脉十二者，别为五行，分为四时①，何失而乱？何得而治②？岐伯曰：五行有序，四时有分，相顺则治，相逆则乱。黄帝曰：何谓相顺？岐伯曰：经脉十二者，以应十二月。十二月者，分为四时。四时者，春秋冬夏，其气各异，营卫相随，阴阳已和，清浊不相干，如是则顺之而治。黄帝曰：何谓逆而乱？岐伯曰：清气在阴，浊气在阳，营气顺脉，卫气逆行，清浊相干，乱于胸中，是谓大悗。故气乱于心，则烦心密嘿③，俯首静伏；乱于肺，则俯仰喘喝，接手以呼；乱于肠胃，则为霍乱；乱于臂胫，则为四厥；乱于关，则为厥逆，头重眩仆。

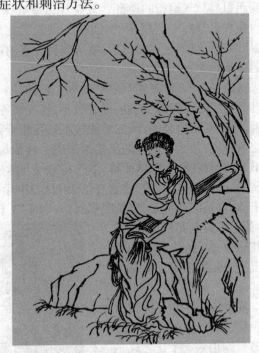

如果清浊之气受邪干犯乱于心，可见心中烦扰，沉默不言，低头静伏而不欲动；乱于肺，可见俯仰不安，喘息喝喝有声，两手按于胸前而呼吸；乱于头，就会见厥气上逆，头重眩晕，甚至仆倒。

黄帝曰：五乱者，刺之有道乎？岐伯曰：有道以来，有道以去，审知其道，是谓身宝。黄帝曰：善。愿闻其道。岐伯曰：气在于心者，取之手少阴、心主之输；气在于肺者，取之手太阴荥、足少阴输；气在于肠胃者，取之足太阳、阳明；不下者，取之三里。气在于头者，取之天柱、大杼，不知，取足太阳荥输；气在于臂足，取之先去血脉，后取其阳明、少阳之荥输。黄帝曰：补泻奈何？岐伯曰：徐入徐出，谓之导气；补泻无形，谓之同④精。是非有余不足也，乱气之相逆也。黄帝曰：允乎哉道，明乎哉论，请著之玉版，命曰治乱也。

【难点注释】

①别为五行，分为四时：指十经脉分别与五行、四时相通、相配。

②治：正常。

③密嘿："嘿"同"然"，即沉默少言。

④同：积聚之意。

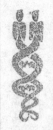

黄帝内经

【白话精译】

黄帝说：人身的十二经脉，其属性分别与五行相合，又与四时相应，但不知因何失调而引起脉气运行的逆乱？又是什么缘故保证了它的正常运行？岐伯说：五行的内在联系是有一定顺序的，四时气候的变化是有季节之分别的，大凡经脉的运行，与四时五行的规律相适应，就可保持正常的活动，违反了这个规律，就会引起运行的逆乱。

黄帝说：什么才是相互顺应的呢？岐伯说：十二经脉，与十二个月相应。十二个月分为四时，四时就是春、夏、秋、冬，其气候各不相同。人体营气与卫气，是内外相随，阴阳互相协调的，清气与浊气不致互相干犯，这样就能顺应四时而保持健康。

黄帝说：什么是逆乱的反常情况呢？岐伯说：清之营气本在阴分，浊之卫气本在阳分，营气在脉内顺脉而行，卫气在脉外与脉逆行。如果清浊之气受邪干犯而乱于胸中的，就叫作"大悗"。乱于心，可见心中烦扰，沉默不言，低头静伏而不欲动；乱于肺，可见俯仰不安，喘息喝喝有声，两手按于胸前而呼吸；乱于肠胃，则发为霍乱；乱于手臂与足胫，就会见四肢厥冷；乱于头，就会见厥气上逆，头重眩晕，甚至仆倒。

黄帝说：上述五种逆乱的病症，刺治时有一定的原则吗？岐伯说：营卫之气的往来运行，都有一定的规律，能掌握这种规律，实是养生的要点。

黄帝道：对。请你讲讲治疗的原则。岐伯说：气乱于心，取治手少阴心经与手厥阴心包络经的"输"穴神门、大陵；气乱于肺，取手太阴经的"荥"穴鱼际和足少阴经的"输"穴太溪；气乱于肠胃，取足太阴、足阳明的经穴太白、陷谷，如果不能见效的，可以取用足三里穴；气乱于头，取天柱、大杼二穴，如果病仍不减，再取足太阳经的"荥"穴通谷与"输"穴束骨；气乱于手臂与足胫，应先刺瘀

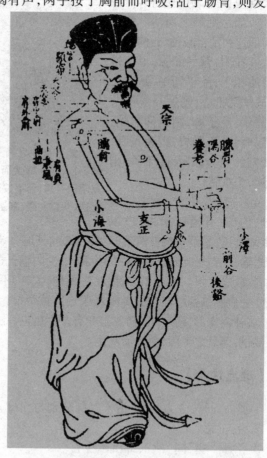

《十四经发挥》图中的手太阴小肠经之图

结不通的血脉,然后再取阳明、少阳两经的"荥"穴与"输"穴;凡是气乱在臂,取手少阳、阳明的液门、中渚、二间、三间;气乱在足,取足少阳、阳明的侠溪、临泣、内庭、陷谷。

黄帝说:补泻的手法怎样呢? 岐伯说:慢进针,慢出针,以导引逆乱的经气,使其恢复正常,这叫作"导气"。这种补和泻,手法轻巧无形,其总的目的都在调和精气。因为这些病症,并不属于有余的实症和不足的虚症,而仅是气机一时的混乱而致违逆。黄帝说:这是很恰当的道理! 论证也很明白! 让我把它著在珍贵的版上,命名为"治乱"。

【专家评鉴】

一、生理状态,相顺而治

本篇以十二经脉与四时五行的关系发问:"何失而乱? 何得而治?"岐伯的回答概括性极强:"五行有序,四时有分,相顺则治,相逆则乱。"下面接着谈了何谓相顺的情况:"经脉十二者,以应十二月。十二月者,分为四时。四时者,春秋冬夏,其气各异,营卫相随,阴阳已和,清浊不相干,如是则顺之而治。"根据原文旨意,所谓顺:一是指人体经脉之气的运行,顺应着一年之中四时五行的变化规律。如《灵枢·阴阳系日月》篇云:"足之十二经脉,以应十二月……正月……主左足之少阳……六月,主右足之少阳……二月,主左足之太阳……五月,主右足之太阳……三月,主左足之阳明……四月,主右足之阳明……七月……主右足之少阴;十二月,主左足之少阴……八月,主右足之太阴;十一月,主左足之太阴……九月,主右足之厥阴……十月,主左足之厥阴。"这是十二经与十二月的对应情况。又如《素问·脉要精微论》又讲了脉与四时的对应情况:"四变之动,脉与之上下,以春应中规,夏应中矩,秋应中衡,冬应中权"。这些论述说明,十二经与十二月相应,经脉流行,环周不休是相顺。脉与四时相合呈现出不同形态亦是相顺,这就是所谓"相顺则治"。

二是人机体内部的各个方面保持着相对的平衡。文中论及的有三点:其一,营卫相随:营行脉中,卫行脉外,昼行于阳,夜行于阴,阴阳相贯,如环无端。这样才能保证营卫运行方面达到"相顺"的状态;其二,阴阳已和:阴阳平衡是保持健康的前提,各个脏腑的阴阳平衡是完成其生理功能的必备条件,只有各个局部阴阳平衡,才能保证全身整体的阴阳平衡,故经言:"阴平阳秘,精神乃治。"其三,清浊不相干:清气上升,浊气下降,升降有序,是物质代谢的正常形式。这样,清者滋养全身,"润肤、充身、泽毛、若雾露之溉",浊者归六腑。经过进一步的生化,又分出一层又一层的清与浊,其清者总是要被肌体利用,浊者总是要排出体外,这样才能升降相宜,是谓"相顺"。

这两个方面的"相顺",是保证人与自然相统一,人体内部各部分相协调的正常运转形式,它是中医整体观念的核心内容,也是中医理论上认识生理状态的早期方式。

二、病理状态，相逆则乱

原文："清气在阴，浊气在阳，营气顺脉，卫气逆行，清浊相干，乱于胸中，是谓大悗"一段，论述了气机逆乱、失去上述"常态"而导致疾病发生的病理状态。重点谈了两个方面的逆乱：其一，清浊相干，升降逆乱。正常情况下清浊是不相干的，"清者归五脏，浊者归六腑"。如上文所述，如果清者属阳应当上升而反下降，浊者属阴应当下降而反上升的，就会发生气机升降逆乱的情况。《灵枢·阴阳清浊》云："受谷者浊，受气者清。清者注阴，浊者注阳，浊而清者，上出于咽；清而浊者则下行；清浊相干，命曰乱气。"清浊相干、升降逆乱是物质代谢紊乱的一个总概念，包括范围是很广的。此处主要指清浊相干、气乱于胸中引起的"大悗"，表现有胸中烦闷、心烦急躁、呼吸困难等；其二，营卫运行逆乱。张介宾谓："营气阴性精专，行常顺脉；卫气阳性慓悍，昼当行阳，夜当行阴。若卫气逆行，则阴阳相犯、表里相干，乱于胸中而为悗闷，总由卫气之为乱耳。"就是说卫气应当昼行于阳，夜行于阴。如果逆此常规而行，应在阳而反入于阴、应在阴而反出于阳，便是逆行。逆行就会引起疾病。由营卫失调起的病症较多，常见的有感冒、汗症、不寐、内热、风疹、麻木等。

【临床应用】

一、气机逆乱在中医病理学中的地位

人体气机的升降出入是脏腑活动、气血运行、气化功能的基本形式之一。各个脏腑经络的功能活动、脏腑经络以及气血阴阳的相互联系，无不依赖于气机的升降出入。肺的宣发与肃降，脾的升清与胃的降浊，心胃水火相济等，都是气机升降运动的具体体现。由于气机的升降关系到脏腑经络、气血阴阳各个方面的功能活动，所以升降失常可波及五脏六腑、表里内外、四肢九窍而发生种种病理变化。如肺失宣降的胸闷咳喘；胃失和降的嗳气呕恶；脾不升清的便溏头晕；阴阳气血逆乱的中风眩晕头痛厥症；以及肾不纳气，孤阳上越；清阳不升，气虚下陷；心肾不交，水气凌心。无不关乎气机升降失调方面的问题。

在全身气机升降出入的整合运动中，脾胃的升降起着至关重要的作用。这是因为，脾胃乃后天之本，居于中焦，通联上下，是升降运动的枢纽。脾胃的升降正常，出入有序，就可以维持"清阳出上窍，浊阴出下窍；清阳发腠理，浊阴走五藏；清阳实四肢，浊阴归六府"的正常生理功能。而肝之升发，肺之肃降；心火下降，肾水上升；肺主呼气，肾主纳气等，也无不配合脾胃以完成其升降运动。若脾胃升降逆乱，则清阳之气不能敷布，后天之精不能归藏，饮食清气无法进入，废浊之物不能排出，就会产生诸多病症。

气机逆乱作为中医病理研究的重要内容之一，可以引起内外妇儿各科的很多病症。就内科系统而言，肺失宣肃，气机逆乱可以导致咳嗽、哮病、喘病、肺胀等病症；肝气、肝火上逆，损伤脉络就可以导致吐血、衄血、咳血等；气机逆乱，上扰于心就会导致心悸、胸痹、不寐、郁病、癫狂、厥病等病症；脾胃气机逆乱、胃失和降就会

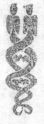

导致胃痛、噎膈、呃逆、呕吐、霍乱、鼓胀、耳鸣、瘿气等病症;肝气肝阳暴涨、化风化火,上扰清空就会导致头痛、眩晕、中风等病症;膀胱气化不利就会导致癃闭、淋证等。

由此可见,气机逆乱在中医病理中是一个极重要、很常见的表现形式。研究气机逆乱的理论与临床对发展中医学术有着很重要的意义。

二、五乱与现代临床的联系

本文所述的"五乱",根据其临床表现涉及中医许多病症。

（一）气乱于心

根据其心神不宁、心烦意乱、沉默寡言、俯首静伏的表现,类似于现在临床上的郁病。郁病多因情志因素导致肝气郁结、疏泄情志的功能失常,所以表现为心情和情绪的改变。治疗以疏肝解郁,畅达情志为主。方用逍遥散、柴胡疏肝散加减。常用药如柴胡、白芍、香附、川芎、郁金、枳壳、合欢皮、菖蒲、远志、茯苓、白术等。

（二）气乱于肺

根据其呼吸困难、张口抬肩、胸高气粗、按手以呼等表现,类似于现在临床的喘病。喘病首先要辨虚喘、实喘,本症显然属于实喘,而实喘又有外邪袭肺、痰浊壅肺、痰热郁肺、肺气郁闭几种证型。根据本篇表现以及气乱于肺的病机,应属肺气郁闭。治疗宜疏肝宣肺、降气平喘。方用五磨饮子加减。常用药如沉香、乌药、枳实、木香、槟榔、瓜蒌、半夏、降香、苏子、厚朴、杏仁等。

（三）气乱于肠胃

根据其卒然起病,恶心呕吐、腹痛腹泻的特点,类似于现在临床上的类霍乱。其病机由清浊相干、乱于肠胃所成。治疗宜和中化浊、行气利湿,方用藿香正气散加减。常用药如藿香、紫苏、陈皮、茯苓、半夏、白术、厚朴、竹茹、生姜、砂仁、六曲、枳壳等。

（四）气乱于臂胫

根据其表现为四肢逆冷的特点,类似于现在临床上的"厥病",但厥病临床上有气、血、痰、食之别,"气厥""血厥"又有虚实之分。而且气机逆乱,导致阳气不达四末,比较符合气厥实症。治疗宜"顺气降逆","开郁通阳"。方用四逆散合木香顺气散加减。常用药如柴胡、白芍、枳壳、甘草、木香、香附、陈皮、桂枝、沉香、台乌等。

胀论第三十五

【要点解析】

一、胀的病因与病机,大多是由于寒气逆上,正邪相攻,营卫之气不能正常运行,便形成胀病。

二、胀病的分类,是根据被累及的脏腑所出现的兼症,来划分为各种不同类型。

三、胀病的治疗,首宜用泻法祛除病邪,然后根据病变所在和证候的虚实进行调治。

【内经原典】

黄帝曰:脉之应于寸口,如何而胀?岐伯曰:其脉大坚以涩者,胀也。黄帝曰:何以知藏府之胀也?岐伯曰:阴为藏,阳为府。黄帝曰:夫气之令人胀也,在于血脉之中耶,藏府之内乎?岐伯曰:三(一云二字)者皆存焉,然非胀之舍也。黄帝曰:愿闻胀之舍。岐伯曰:夫胀者,皆在于藏府之外,排藏府而郭胸胁,胀皮肤,故命曰胀。黄帝曰:藏府之在胸胁腹里之内也,若匣匮之藏禁器也,各有次舍,异名而同处,一域之中,其气各异,愿闻其故。黄帝曰:未解其意,再问。岐伯曰:夫胸腹,藏府之郭也。膻中者,心主之宫城也;胃者,太仓也;咽喉小肠者,传送也;胃之五窍者,闾里①门户也;廉泉玉英者,津液之道也。故五藏六府者,各有畔界,其病各有形状。营气循脉,卫气逆为脉胀,卫气并脉,循分为肤胀。三里而泻,近者一下,远者三下,无问虚实,工在疾泻。

黄帝曰:愿闻胀形。岐伯曰:夫心胀者,烦心短气,卧不安;肺胀者,虚满而喘咳;肝胀者,胁下满而痛引小腹;脾胀者,善哕,四肢烦悗,体重不能胜衣,卧不安;肾胀者,腹满引背央央然,腰髀痛。六府胀:胃胀者,腹满、胃脘痛、鼻闻焦臭、妨于食、大便难;大肠胀者,肠鸣而痛濯濯②,冬日重感于寒,则飧泄不化;小肠胀者,少腹䐜胀,引腰而痛;膀胱胀者,少腹满而气癃③;三焦胀者,气满于皮肤中轻轻然而不坚;胆胀者,胁下痛胀,口中苦,善太息。凡此诸胀者,其道在一,明知逆顺,针数不失。泻虚补实,神去其室,致邪失正,真不可定,粗之所败,谓之夭命。补虚泻实,神归其室,久塞其空,谓之良工。黄帝曰:胀者焉生?何因而有?岐伯曰:卫气之在身也,常然并脉循分肉,行有逆顺,阴阳相随,乃得天和,五藏更始,四时有序,五谷乃化。然后厥气在下,营卫留止,寒气逆上,真邪相攻,两气相搏,乃合为胀也。黄帝曰:善。何以解惑?岐伯曰:合之于真,三合而得。帝曰:善。

黄帝问于岐伯曰:胀论言④无问虚实,工在疾泻,近者一下,远者三下⑤。今有其三而不下者,其过焉在?岐伯对曰:此言陷于肉肓⑥而中气穴者也。不中气穴,则气内闭;针不陷肓,则气不行;上越中肉,则卫气相乱,阴阳相逐。其于胀也,当泻不泻,气故不下,三而不下,必更其道,气下乃止,不下复始,可以万全,乌有殆者乎。其于胀也,必审其脉⑦,当泻则泻,当补则补,如鼓应桴,恶有不下者乎。

【难点注释】

①闾里:古时人家聚集处。即乡里,泛指民间。这里指胃为水谷聚集之处。

②濯濯(zhuó):形容水在肠间流动的声音,即肠鸣声。

③气癃:病名,指小便癃闭不通。癃,闭也。

④胀论言:一曰"胀论"二字误,当作"夫"字。

⑤近者一下,远者三下:近,指新病。远,指久病。下:次。全句释为新病针刺

一次,久病针刺三次。

　　⑥肉肓:指肌肉之间的空隙处。

　　⑦脉:张景岳注"必脉字之误。"可从。另有一说胗同"胗";胗同"诊",即证。

【白话精译】

　　黄帝说:寸口脉出现什么样的脉象就表明为胀病呢? 岐伯说:脉洪盛坚实而滞涩的,就说明患有胀病。

　　黄帝说:五脏六腑胀病的区别在哪里? 岐伯说:阴脉胀在脏,阳脉胀在腑。

　　黄帝说:气机异常可使人患胀病,那么胀病是在血脉之中呢? 还是在脏腑之内呢? 岐伯说:血脉、脏、腑三者都有不正常的气,但并不是胀病产生的部位。

　　黄帝说:我想了解胀病产生的部位。岐伯说:胀病都在脏腑的外面产生,向内压迫脏腑,向外扩张胸胁,使皮肤发胀,所以叫作胀病。

　　黄帝说:五脏六腑深居在胸腔、腹腔之内,并各自按照一定的次序居守。虽然名字不同。但共同居守于一定的领域。我想知道它们的功能不相同的原因。

　　岐伯说:胸廓、腹廓是脏腑的外卫;膻中是心脏的宫城;胃是容纳水谷的仓库;咽喉和小肠,是传送饮食的道路;消化道的咽门、贲门、幽门、阑门、魄门五个窍门,就像闾巷邻里的门户一样,廉泉、玉英,是津液运行的通路。所以说五脏六腑都有固定的位置界限,并且它们所表现出的症状也各不相同。如营气在脉中正常循行,而卫气运行紊乱,就会引起脉胀;如卫气并入脉中,循行于分肉之间,就会引起肤胀。用针刺治疗时就应取足阳明胃经的足三里穴,且用泻法。若胀的部位离足三里穴较近,针泻一次

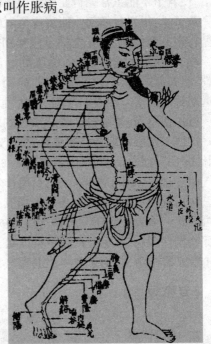

《十四经发挥》图中的足阳明胃经之图

就可以了;若胀的部位离足三里穴较远,就应针泻三次。不论虚实,胀病初起时都应赶快施行泻法,以治其标。

　　黄帝说:我想听你讲一下胀病所表现的症状。

　　岐伯说:五脏中心患胀病的表现为:心烦短气,睡卧不安;肺患胀病表现为:胸中虚满,喘息咳嗽;肝患胀病表现为胁下胀满疼痛牵引小腹;脾患胀病表现为:呃逆呕吐,四肢闷胀不舒,肢体沉重,不能胜衣,而且睡卧不安;肾患胀病表现为:腹胀满,牵引背部闭闷不畅,腰髀部疼痛。六腑中胃患胀病表现为:腹部胀满,胃脘疼痛,鼻中常常闻到焦臭的气味,不思饮食,大便困难;大肠患胀病表现为肠中濯濯鸣响而作痛,若冬季再受寒邪

侵犯,就会导致完谷不化的飧泄;小肠患胀病表现为:小腹胀满,牵引腰部疼痛;膀胱患胀病表现为:小腹胀满,小便不通;三焦患胀病,表现为:气充塞皮肤,轻浮空虚,松弛;胆患胀病,表现为:胁下疼痛胀满,口中发苦,经常叹息。以上这些脏腑的胀病,在产生和治疗原则上都有相同的规律,只有明确"营""卫""气""血"运行逆顺的情况,从而运用恰当的针刺方法,才能治愈疾病。如果患虚症用泻法,患实症用补法,就会使神气不能内守,正气不能安定,真气动摇,易至人夭折。如果患虚症用补法,患实症用泻法,就能使神气内守,经脉、肌腠充实,这样做的人才可以被称为高明的医生。

黄帝说:胀病的产生和根源是什么? 岐伯说:人体内的卫气,在正常情况下,常常伴随着血脉循行于分肉之间,其循行有逆顺的不同,且昼行于阳,夜行于阴,与脉中的营气相随而行,与自然界的规律相适应。营气行于脏腑的经脉,周而复始,也顺应自然界四季的次第变化,使水谷得以正常地化生精微。如果阴阳不相随,气厥于下,使营卫不能正常循行而凝滞,寒气上逆,邪气与正气相搏结,就会形成胀病。

黄帝说:很好! 如何才能将这个问题讲得更清楚浅显呢? 岐伯说;邪气趁营卫循行紊乱时侵入,与真气相合便互相搏结,以致有的存在于血脉,有的存在于五脏,有的存在于六腑,从而形成胀病。黄帝说:讲得真好! 黄帝问岐伯道:前面讲过,胀病初起之时,不论虚实,一律应用泻法针刺,离病位较近的针刺一次,离病位较远的针刺三次。而有的针刺三次后胀病仍不见减轻,是什么原因呢?

岐伯回答说:这是指针刺时深入到肌肉的空隙,刺中了气血输注的穴位,故针刺一次或三次胀病即愈。如果针刺时没有深入到肌肉的空隙并刺中穴位,就会使经脉之气不能畅行。邪气闭留在内。如果妄中皮肉,则使卫气更加逆乱,阴阳营卫之气相互排斥。对于胀病而言,当用针刺泻法而不用,所以上逆之气不能下行。针刺三次后气仍不下行的,就必须调换其他的穴位,使上逆之气得以下行,这样胀病就可消除。如果胀痛还没消除,可再换穴位针刺,直至治愈疾病,不再有什么危险。对那些慢性胀病,一定要认真审察证状,当泻的就用泻法,当补的就用补法,如同以槌击鼓必有响声,胀病怎能不消退呢?

【专家评鉴】

一、胀的概念

"夫胀者,皆在藏府之外,排藏府而郭胸胁,胀皮肤,故命曰胀","夫气之令人胀也"。内胀:"排藏府而郭胸胁",在脏腑之外,空廓之中;外胀:"胀皮肤",在皮肤分肉间。因此,本文所论胀病,是指卫气运行失常,气机不利,气水不行,聚于无形之气分,内排脏腑而外扩胸胁,自觉支撑、胀满的一类疾病。

二、胀病的病因病机

(一)病因

本文只提到"寒气逆上"的外因与人体本身机能紊乱"厥气在下"的内因两个方面,但通观《内经》各篇,胀病的原因很多,大致可归纳为三个方面:

1.风、寒、湿、热:如胃风"鬲塞不通,腹善满,失衣则膜胀"(《素问·风论》),"胃中寒则胀满"(《灵枢·经脉》),"藏寒生满病"(《素问·异法方宜论》),"诸湿肿满","诸胀腹大,皆属于热"(《素问·至真要大论》)等。

2.饮食起居失节:"食饮不节,起居不时者阴受之……阴受之则入五藏……入五藏则膜满闭塞……"(《素问·太阴阳明论》)

3.脏腑失调:"胃病则大腹水肿"(《灵枢·经脉》)。"肾气实则胀","脾气实则腹胀泾溲不利"(《灵枢·本神》)。

(二)病机

"卫气之在身也,常然并脉循分肉,行有逆顺,阴阳相随,乃得天和……厥气在下,营卫留止,寒气逆上,真邪相攻,两气相搏,乃合为胀也。""厥气在下","寒气逆上",真气与寒邪相攻,两气相搏,气机运行不畅,就形成了胀病。故明张介宾云:"是以凡病胀者,皆发于卫气也。"张氏之说,阐明了胀病病机的关键。

【临床应用】

一、胀的概念

据原文"胀者,皆在于藏府之外,排藏府而郭胸胁,胀皮肤,故命曰胀"的论述,可知胀为自觉支撑胀满,属气分病;因卫气循脉外而行,走于腠理分肉之间,胸胁空廓之中,胀的产生为卫气逆乱、壅滞不行所致。因"气"和"津液"的关系极为密切,气行津液,津液寓气,气化学说认为津液在体内以气态布敷,气参与津液代谢的全过程;若气逆、气滞,气不行津,津液停留,气滞水停、内排脏腑而外廓胸胁,故产生胀。本篇之胀是由气逆而生,故指气胀。气滞水停,水湿外渍于形,故有肿胀。因此,胀既指支撑胀满的自觉症状,又包括皮肤肿胀在内。本篇将胀分为脉胀、肤胀、脏腑胀,但现在临床多不采用此分类方法,而多以部位结合病因分类,如水胀、气胀、臌胀(虫臌、血臌、食臌等)。但胀的脏腑分证,为后世胀的临床辨证奠定了基础。本篇的胀为气胀,其症状特点为自觉胀满、疼痛。胀为气滞所形成,所以治疗上"工在疾泻"。现临床常用的理气、行气、破气等方法,都是本着这一原则所采取的具体治疗方法。胀有气胀、水胀之分,气胀以气滞、气虚为主;水胀以水聚为主。文中所论之胀为气滞所形成,但气滞可致水停,水停又可致气阻,因此,二者又互为因果。文中在论述三焦胀时提出的"轻轻然不坚",正是气胀与水胀的区别所在。

二、胀的治法

从胀的脏腑分证表现及脉象特点可知,胀多实症。所以提出"无问虚实,正在疾泻"。但在篇末亦强调了要全面审察病情,"当泻则泻,当补则补"。由此可看出:胀病实症居多,胀的病因包括气滞、血瘀、痰、食、水湿等多种因素。虚症少而较单纯,一般多为气虚、阳虚作胀。因此,本篇重点讨论了实症。

气虚、阳虚作胀,若无因虚所致滞的一面,一般不表现出胀证。即虚胀必有气滞、水湿停留等病理性产物,属本虚标实症,可见本文侧重点在病邪方面。

对于虚胀,治疗时宜补气温阳,然针对病邪的药物如行气、利水等不可少,即寓攻于补之义。从以上几点分析,更进一步阐明了胀以实症居多,既就是虚症也多为本虚标实,故多用泻法治疗。"工在疾泻"其义即在此。胀虽实症多,但如邪气过盛或不及时治疗,邪必伤正,可因病致虚,故须早治(疾泻);胀病的诊治,也应遵循辨证施治的原则,不可拘泥成法,当补则补,当泻则泻,以防虚虚实实之弊。

五癃津液别第三十六

【要点解析】

一、津液来源于水谷,生成于脾胃。在生理上别为五道,随着外界刺激因素的不同而发生适应性的变化。

二、简述了津液的病理变化,由于所在部位的不同,其表现的症状和名称也各别。

三、略论五脏和耳、目的功能。

【内经原典】

黄帝问于岐伯曰:水谷入于口,输于肠胃,其液别为五,天寒衣薄则为溺与气,天热衣厚则为汗,悲哀气并①则为泣,中热胃缓则为唾。邪气内逆,则气为之闭塞而不行,不行则为水胀,余知其然也,不知其所由生,愿闻其道。岐伯曰:水谷皆入于口,其味有五,各注其海,津液各走其道。故三焦出气②,以温肌肉,充皮肤,为其津;其流③而不行者,为液。天暑衣厚则腠理开,故汗出;寒留于分肉之间,聚沫则为痛。天寒则腠理闭,气湿不行,水下流于膀胱,则为溺与气。五藏六府,心为之主,耳为之听,目为之候④,肺为之相,肝为之将,脾为之卫,肾为之主外。故五藏六府之津液,尽上渗于目,心悲气并则心系⑤急,心系急则肺举,肺举则液上溢,夫心系与肺,不能尽举,乍上乍下,故咳而泣出矣。中热则胃中消谷,消谷则虫上下作,肠胃充郭⑥故胃缓,胃缓则气逆,故唾出。五谷之津液和合而为膏者,内渗入于骨空,补益脑髓,而下流于阴股。阴阳不和,则使液溢而下流于阴,髓液皆减而下,下过度则虚,虚故腰背痛而胫酸。阴阳气道不通,四海闭塞,三焦不泻,津液不化,水谷并于肠胃之中,别于回肠,留于下焦,不得渗膀胱,则下焦胀,水溢则为水胀,此津液五别之逆顺也。

【难点注释】

①并:在此为聚集之意。

②三焦出气:指三焦能输布水谷精微之气。

③流:《甲乙经》作"留"。

④候：观看。指目的视觉功能。

⑤心系：心及其他脏器相联系的脉络。

⑥郭：同廓，扩大的意思。

【白话精译】

黄帝问岐伯道：水谷自口纳入，输送到肠胃，它化生的津液分别为五：当天气寒冷时，或穿衣过薄时，就变为小便与气；当天气炎热时，或穿衣过厚时，就成为汗液；遇悲感哀痛时，气机并合，则为眼泪；当中焦有热，胃功能弛缓时，就上泛而为唾液；当邪气内犯，气机闭塞而不行，则水气滞留而为水胀。这许多现象，我虽已能了解，但还不知五液是怎样生成的，请教其中的道理。

岐伯说：水谷都从口入，它有五种味道，各归其所喜的五脏，津液亦随其所喜而各走其道，故由三焦输出其气，来温养肌肉，充实皮肤，这就叫作"津"；其留而不行的叫作"液"。

炎暑之时，穿的衣服过厚，则腠理开张，故而汗出，如果寒邪稽留于分肉之间，将津液凝聚为沫汁而发生疼痛；天寒时腠理闭密，气湿不能从汗窍排泄，向下流于膀胱，就为小便与气。

五脏六腑以心为主宰，耳主听觉，眼主视觉，肺像宰相，肝像将军，脾像护卫，肾脏主骨而成形体。所以五脏六腑的津液，向上渗灌于眼睛，当心有悲哀气并时，心系就会引急，心系引急则肺叶上举，肺叶上举使津液向上泛溢。但心系急，肺叶不能经常上举，而是忽上忽下，故发生咳嗽与泪出。

中焦有热，胃中消化谷物过快，肠中寄生虫上下蠕动。若水谷使肠胃充廓，则胃的活动弛缓，胃弛缓则气上逆，而为唾液出。

五谷的津液，和合而成为脂膏，向内渗灌于骨孔，上行补益脑髓，向下流于生殖器。

如果阴阳不能调和，则使液下溢于阴窍，髓液也同时减少，流泄过度使真阴虚，虚则发生腰背疼痛、胫部酸软。

如果阴阳气道不通，则四海闭塞，三焦不能输泻，津液不能化生，所受的水谷并聚于肠胃之中，最后别出于大肠，停留在下焦，不能将水分渗入膀胱，则下焦作胀，水液泛溢于外则为水胀。以上所说就是津液分别为五而后运行的正常与反常情况。

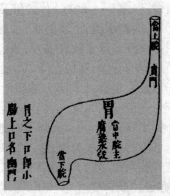

明代张介宾《类经图翼》脏腑图中的胃脏图

【专家评鉴】

本篇从多个方面论述了津液的生成、代谢、运行、转化、分类等问题。说明津液与脏腑经络、气血精有着密切的联系,津液的代谢过程与情志、环境等影响因素有关,津液的病理变化与五脏功能有关。下面依次剖析其观点。

一、津液的含义

津液的含义应当包括三个方面的内容。一是饮食精微通过肺胃脾肾三焦等脏腑的作用所化生的营养物质,具有"和调于五脏,洒陈于六腑"的作用。本篇亦云:"五谷皆入于口,其味有五,各注其海,津液各走其道。故三焦出气,所以温肌肉,充皮肤,为其津……五谷之津液和合而为膏者,内渗于骨空,补益脑髓"。这其中也说明了津液含义的这个内容。

其二泛指人体中的各种体液。如胃液,肠液,胰液,组织间液,血浆,关节腔液。这层所包括的内容和第一条有些是重复的,但作用不同。第一条突出滋润和营养作用,第二条是维持各器官功能,具有特定作用的液体。

其三是某些器官分泌并排泄于外的液体和某些代谢产物。如汗、泪、涕、涎、唾、尿等。这类液体既有润泽本器官的作用,又有宣泄情志活动的效果,还有一定的排泄作用。本文即言:"其液别为五,天寒衣薄则为溺与气,天热衣厚则为汗"。《灵枢·决气》:"汗出臻臻是谓津。"《灵枢·本输》:"膀胱者,津液之府。"其文皆述此意。

二、津液的生成及代谢

本篇开始即曰:"水谷入于口,输于肠胃,其液别为五。"这就阐明津液来源于水谷精微。《素问·经脉别论》亦言:"饮入于胃,游溢精气,上输于脾,脾气散精,上归于肺,通调水道,下输膀胱,水精四布,五经并行。"这是对津液生成与输布的简要说明。津液来源于饮食水谷,通过胃的"游溢"、脾的"散精"而成。津液的输布,主要通过脾的转输、肺的宣降以及通调水道、肾的气化以及升清降浊作用。尤其以肾的作用最为重要,《素问·逆调论》说:"肾者水脏,主津液。"津液的循行输布是以三焦为通道的,《素问·灵兰秘典论》曰:"三焦者,决渎之官,水道出焉。"津液由胃下降到小肠,在小肠和大肠不断地被吸收,经脾肺三焦而发于皮毛而成为汗;通过三焦下输膀胱而成为尿;通过肺脾肝肾的作用分别生成涕、涎、泪、唾而滋润五官;内荣五脏六腑,外润四肢百骸。这就是所谓:"水精四布,五经并行。"《灵枢·痈疽》亦云:"肠胃受谷,上焦出气,以温分肉而养骨节,通腠理。中焦出气如露,上注溪谷而渗孙络,津液和调,变化而赤为血,血和则孙络先满溢,乃注于络脉,皆盈,乃注于经脉。"说明了津液在体内循环过程中渗入孙络,由孙络而归于经脉之中,乃成血液的组成部分。这一认识同现代体液循环的看法大体上是一致的。

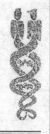

【临床应用】

一、气温与津液代谢的关系

外界环境温度的高低对人体津液代谢的影响很大。本文"天暑衣厚则腠理开,故汗出……天寒则腠理闭,气湿不行,水下留于膀胱,则为溺与气。"可以说是最早提出这种关系的论点之一。现代生理学证明,出汗是调节体温、润泽皮肤、排泄代谢产物的重要途径。汗腺主要受交感神经交配,当周围环境温度超过体温时,主要通过汗腺蒸发散热。每蒸发 1.7 毫升汗液可以从体内散热 1 千卡,当高温、高湿同时存在时,出汗的散热作用严重受挫,导致体内热能蓄积。出汗散热的功能是受丘脑下部体温调节中枢控制的。当人体的产热和散热处于动态平衡时,体温就保持在正常范围。外界气温升高及穿衣过厚时,就通过出汗排除体内蓄热。当外界气温降低或辐射、对流散热增加时,出汗减少或仅分泌极少量保持皮肤润滑的水分,人体代谢的残余水分及代谢产物就会通过小便排出体外。这种根据环境温度调整代谢的功能是在长期进化过程中形成并不断完善的。除环境因素外,进食情况、劳动强度、疾病影响也与尿量多少有关,这些都体现了人体完整的调节能力。

二、关于"唾"的问题

本篇提出"中热胃缓则为唾"。但《灵枢·宣明五气》则云:"五脏化液:心为汗,肺为涕,肝为泪,脾为涎,肾为唾,是谓五液。"两种说法似有出入,究竟以何为准?从脾胃相表里,其生理病理相互影响的角度来看,中热胃缓气逆,津液随气上溢,可以流涎,比较合乎病理改变。况且唾和涎都是唾液,属人体津液的一部分。只是涎溢于口,自口角流出;而唾生舌下,从口中吐出,二者略有区别。所以,本篇的唾似应以病理的流涎为主。

五阅五使第三十七

【要点解析】

一、说明五脏之气与外在五官在生理上是密切联系的,因此从五官的形态可以了解人体的健康状况。凡五官端正而丰满,体质多强壮而少病,能尽终其天年。

二、详细叙述了五官与五脏之间的联系规律,在五脏发生病变时,外在五官可相应地发生变态,因此可以作为诊断的依据之一。

【内经原典】

黄帝问于岐伯曰:余闻刺有五官五阅①,以观五气。五气者,五藏之使也,五时之副也。愿闻其五使当安出？岐伯曰：五官者，五藏之阅也。黄帝曰：愿闻其所出，令可为常。岐伯曰：脉出于气口，色见于明堂[2]，五色更出，以应五时，各如其藏，经气入藏，必当治里。帝曰：善。五色独决于明堂乎？岐伯曰：五官已辨，阙庭[3]必张，乃立明堂。明堂广大，蕃蔽[4]见外，方壁高基，引垂居外，五色乃治，平博广大，寿中百岁。见此者，刺之必已，如是之人者，血气有余，肌肉坚致，故可苦以针[5]。

黄帝曰：愿闻五官。岐伯目：鼻者，肺之官也；目者，肝之官也；口唇者，脾之官也；舌者，心之官也；耳者，肾之官也。黄帝曰：以官何候？岐伯曰：以候五藏。故肺病者，喘息鼻胀；肝病者，眦青；脾病者，唇黄；心病者，舌卷短，颧赤；肾病者，

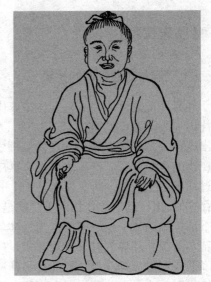

若明堂宽阔，颊部和耳门部显露于外，肌肉高厚隆满，耳垂向下向外，明显开豁，五色正常，五官位置平阔，就可享得百年高寿

颧与颜黑。黄帝曰：五脉安出，五色安见，其常色殆者如何？岐伯曰：五官不辨，阙庭不张，小其明堂，蕃蔽不见，又埤其墙，墙下无基，垂角去外，如是者，虽平常殆，况加疾哉。黄帝曰：五色之见于明堂，以观五藏之气，左右高下，各有形乎？岐伯曰：五藏之在中也，各以次舍，左右上下，各如其度也。

【难点注释】

①阅：表现，外候。

②明堂：即鼻部。

③阙庭：阙，指两眉之间；庭，即额部。

④蕃蔽：蕃通潘，指两颊外侧的部位；蔽，指耳郭。

⑤苦以针：当作"取以针"。即用针刺治疗。

【白话精译】

黄帝问岐伯说：我听说针刺法有五官五阅（五官，即眼、耳、鼻、舌、唇。阅，是显现于外面而可以看到的意思。五官五阅，就是五脏的内在变化在五官方面的表象。——译注）法，可用来观察五种气色。五种气色，是五脏的外在表现，并与五时气候相配合。我想知道五脏是怎样表现在外的。岐伯回答说：五官是五脏的外部表现。

黄帝说：我想了解五脏所表现出的征象，并将它作为诊病的常理。岐伯回答说：脉象反应在气口，气色表现在鼻部，五色的交替显现，与五时相对应，且各有一

定的规律。由经脉传入内脏的，必当调治于里。

黄帝说：好。那么五色的表现仅反映在鼻吗？岐伯回答说：五官之色，已经分明，天庭部位必须开阔饱满，才可由明堂（鼻）测五色。若明堂宽阔，颊部和耳门部显露于外，肌肉高厚隆满，耳垂向下向外，明显开豁，五色正常，五官位置平阔，就可享得百年高寿。这样的人患有疾病时，使用针刺一定能治愈，因为其气血充足，肌肉坚实，腠理致密。

黄帝说：五官与五脏的关系怎样？岐伯说：鼻是肺脏的官窍；眼睛是肝脏的官窍；口唇为脾脏的官窍；舌为心脏的官窍；耳为肾脏的官窍。

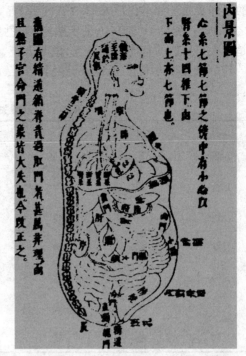

明代张介宾《类经图翼》中的侧人内景图

黄帝说：由五官可以测知什么症候呢？岐伯回答说：可以测候五脏的病变。肺脏有病时喘息急促，鼻翼翕动；肝脏有病时，眼角发青；脾脏有病时，口唇发黄；心脏有病时，则舌卷而短缩，两颧红赤；肾脏有病时，两颧及额部发黑。

黄帝说：五脏的脉象正常时，五色的表现也就正常，有的人气色和正常人一样，但一旦有病则会较严重，这是为什么？岐伯回答说：五官功能失常，天庭不开阔，明堂狭小，颊部和耳门部狭窄不显，肌肉瘦削，耳垂和耳上角向外反出。即使平时色脉正常，也是很衰弱的，何况患有疾病呢！

黄帝说：五色显现于明堂，通过观察可推知五脏之气的变化，那么在明堂的左右上下各有一定的显象吗？岐伯说：脏腑在胸腹的里面，且各有一定的位置，所以反映在明堂的五色，也有左右上下一定的常度。

【专家评鉴】

本篇主要论述五脏与官窍的关系及观察五官五色以测候五脏常变的方法，是典型的测外以知内的诊断手段，在现今临床上仍有其价值。

一、五脏色脉以应五时

人体五脏六腑，四肢百骸，五官九窍，皮肉筋脉等，都是有机联系、密切相关共同组成一个完整的有机体。这个有机体又生存在大自然这个环境之中，所以自然界的寒暑更替、日月星辰、风雨雷电均对人体有一定影响。这就是中医理论整体观

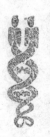

念的精神实质。如本篇原文曰:"五气者,五藏之使也,五时之副也。""五官者,五藏之阅也。""脉出于气口,色见于明堂,五色更出以应五时,各如其藏。"这些条文都是从人与自然的整体观念出发,说明五脏、五色、五官、五脉、五时之间的相应联系。其中以五脏为中心,五色五脉随其五脏,以应天之五时,维持着和谐统一的关系。

表 37-1　五脏关系简表

五脏	肝	心	脾	肺	肾
五腑	胆	小肠	胃	大肠	膀胱
五官	目	舌	口唇	鼻	耳
五色	青	赤	黄	白	黑
五脉	弦	钩	代	毛	石
五体	筋	脉	肉	皮	骨
五行	木	火	土	金	水
五时	春	夏	长夏	秋	冬

这种相应关系,与古代哲学阴阳五行学说有很大关系。它是人类在长期生活实践和医疗实践中总结出来的带有规律性的经验。这种经验有其符合实际的一面,但未免带有机械唯物论的成分,不可把它绝对化。

二、五脏病之外候

根据五脏与五官五色的关系,从测外以候内的观点出发,提出了五脏病的外在表现:"故肺病者,喘息鼻胀;肝病者,眦青;脾病者,唇黄;心病者,舌卷短,颧赤;肾病者,颧与颜黑。"临床就是根据这些表现来推断疾病属于何脏。如果用现代语言描述这段内容并与临床相对应,就可看出其临床价值。

肺病:呼吸困难、鼻翼扇动。类似于现在的喘息性支气管炎、肺炎、支气管哮喘等。

肝病:眼圈发青。类似于现在的慢性肝炎、肝硬化之类。

脾病:唇黄面黄。类似于现在的缺铁性贫血、营养不良等。

心病:舌体短缩,伸不抵齿,语言謇涩,双颧发红。类似于现在的脑梗塞、脑溢血、脑栓塞等。

肾病:颧部及颜面发黑。类似于现在的垂体机能减退症和皮质机能减退症等。

察其外候以揣其内部病变,这是中西医都使用的方法。正如莫仲超说:"阅其五官之色证,则知五脏之病也。"然而又不可拘泥于此。张介宾就说:"此虽以五脏之色见于五脏之官为言,然各部有互见者,又当因其理而变通之。"

【临床应用】

一、观面色以审病情

从《内经》各篇提出察面色以候内脏的观点之后,面色在诊断辨证中的地位不断提高。

（一）面色与脏腑的关系

望面色应望其各部之浮沉,察病之浅深;察其光泽润夭,以观其成败;察其散抟,以知其远近;视其上下,以知其病处。色泽已浮,知病易愈,色夭者为病甚。五脏热病,先见面赤;肝热病,左颊先赤;心热病,颜先赤;脾热病,鼻先赤;肺热病,右颊先赤;肾热病,颐先赤。

面色部分,内应五脏:面上之两眉心候肺;两眼之中为明堂,乃心之部位;明堂之下,在鼻之中,乃肝之部位;肝位之两旁以候胆也;鼻之尖上以候脾;鼻尖两旁以候胃;两颧之上以候肾;肾位之上以候大肠;肝胆位之下鼻之两旁,以候小肠。肺位之上为额,以候咽喉;额之上以候头面;心位之旁以候膻中;鼻之下人中为承浆,以候膀胱。

表 37-2　面部候脏腑简表

脏腑	部位（《内经》）	部位（《石室秘录》）
咽喉	阙上	肺位之上（额）
肺	阙中	两眉心
心	下极	两眼之中（明堂）
肝	心之直下	明堂之下鼻之中
胆	肝左	肝之两旁
脾	胆之下	鼻之尖上
胃	脾之上	鼻尖两旁
大肠	中央	肾位之上
肾	挟大肠	两颧之上
小肠	面王以上	肝胆之下鼻之两旁
膀胱	面王以下	鼻之下人中

（二）观五色以知病性

一般认为色赤者为火,或阳热,或心火上炎,或肝火上炎;黄赤者为风热。色白者,为寒,为阳虚或气虚,或血虚。黄为脾虚,或血虚,或湿停。色黑者为阴寒,或肾水衰。色青者为风、为痛,或怒气伤肝;青黑者,为风、为寒、为痛;青白者,为虚、为风、为痛。在临床上,如见面赤者可知其为热病,实症居多;如见面白者,多属寒症、虚症。

（三）观五色以测转归

色粗以明,其沉夭者为病重;其行者,病益重;其色下行,如云撒散者,是病将愈。其色从外走内者,示病亦从外走内;其色从内走外者,示病亦从内走外。赤色出于两颧,如拇指大者,其病虽小愈,亦可猝死。黑色出于庭者,为久病。脉与五色俱夺者,为久病。脉与五色俱不夺者,为新病。

表37-3　五色外荣以决生死简表

五脏	五色	五脏外荣	生状	死状
肝	青	如缟裹绀	如翠羽	如草兹
心	赤	如缟裹朱	如鸡冠	如衃血
脾	黄	如缟裹括蒌	如蟹腹	如枳实
肺	白	如缟裹红	如豕膏	如枯骨
肾	黑	如缟裹紫	如鸟羽	如炲

二、察五官以候内脏

本文提出了察五官之变以候内脏之病的方法,后世对此多有发展。根据《内经》其他篇章以及后世诸家之论,将察五官以候内脏的内容归纳如下。

（一）目

五脏六腑之精气皆上注于目,而为之精。《灵枢·大惑论》所载:骨之精为瞳子,因肾主骨,故瞳子亦可谓肾之精;筋之精为黑眼,因肝主筋,故黑眼亦可谓肝之精;血之精为络,因心主血脉,故眼之络亦可谓心之精;气之精为白眼,因肺主气,故白眼亦可谓肺之精;肌肉之精为约束（眼睑）,而脾主肌肉,故约束亦可谓脾之精。这套理论在诊治眼疾方面仍有很重要的实践意义,是中医眼科五轮学说的理论基础,也是从调理脏腑以治眼病的理论基础。

目赤者,其病在心,色淡红者,心经虚热;色鲜红者,为心火上炎。白在肺,青在肝,黄在脾,黑在肾。黄而难名,病在胸中。白睛淡黄,肺伤泄痢。黄疸,黄如橘鲜明,则属阳黄多热;黄而晦暗,属阴黄多寒。黄兼青紫,脉来必芤,血瘀胸中。眼黑颊赤,乃系痰热。眼胞上下,有如烟煤,亦为痰病。目睛晕黄,衄则未止。目睛老黄,酒疸已成。面目俱黄,眼胞上下皆觉肿者,谷疸已成。目黄无光,精神劳伤,嗜睡神疲,多为女劳疸。

观目之法,凡开目欲见人者为阳证,闭目不欲见人者为阴证。目瞑者,鼻将衄,目暗者,肾将枯。目白发赤者为血热,目白发黄者为湿热。目眵多结者肝火上盛,目睛不和者热蒸脑系,目窠肿者则为水。

（二）鼻

鼻为肺窍,故观鼻者多用以测肺疾。又因五气入鼻,藏于心肺,心肺有病而鼻不利。白色为气虚,赤色为肺热,鲜明者有留饮也。鼻孔干燥者属阳明之热,必将衄血也。鼻息鼾睡者,风温也。

测外感热毒,鼻者,肺之合也,肿者邪盛,陷下者正衰。鼻流浊涕者外受风热,鼻流清涕者外感风寒。鼻流黄稠涕者为鼻渊脑漏,鼻流黄绿涕者为热毒入脑。伤寒鼻孔干燥者,乃邪热入阳明,久之必将衄血。鼻孔干燥,黑如烟煤者,阳毒热深也。鼻孔出冷气者,滑而黑者,阴毒冷极也。鼻流清涕量多不禁者,伤于风也。

鼻扇有虚实新旧之分,不可概为肺绝也。若初病鼻扇,多为邪热风火,壅塞鼻窍使然,实热居多。若久病鼻扇,喘汗不止,是肺绝也。

(三)口唇

口为脾之窍,其华在唇,是故观口唇以知脾胃病变。大体口唇色赤者为热,非胃热即肺热,鲜红为阴虚火旺,紫红者为心经瘀血。口唇色白为虚,淡白为血虚,惨白而呕吐为胃虚,青白而黑者为寒凝,青黑为阴寒或冷极之症。口噤难言者为风痉之症,口噤兼舌卷、唇黑或口张气直、唇颤为病重之象。口内有糜烂溃疡者为小肠热也,或为胃阴虚,或为肾阴虚。亦有虚寒口糜,但较少见。

(四)耳

耳者,肾之窍也。察耳之好恶,知肾之强弱。肾为性命之根,肾绝未有不死者也。故耳轮红润者生,或黄、或白、或赤、或青、或黑、或枯者死。薄而白、薄而黑、或焦如炭色者,皆为肾败,必死。现代的耳针疗法、耳穴探测诊病法,将察耳诊病的方法向前推进了一步,很值得研究发展。

(五)舌

心开窍于舌,根据舌形舌态以测知心经病变。舌卷不能言,属厥阴经气绝。舌硬、肿而不软,乃心经受热或上焦热壅,或心脾有热。重舌,乃舌下生小舌,此由舌下肿胀,系热结于舌所致。舌短缩乃中风所致,或肝风上扰,或脾热内蓄,或肝肾已绝。如舌色紫红势急者为肝风发痉,势缓者为中风偏枯。舌有裂纹出血为血热炽盛或心火上炎。舌尖出血为少阴心经邪热壅盛。舌红赤苔厚腻者为脏腑实热;舌红无苔者为阴虚火旺;舌红极者为燥热入肝,舌绛光燥者为津液大伤。

至于察舌苔、舌形、舌下、舌色的许多内容,中医诊断学近几年有大量发挥,在临床上发挥着重大作用。

逆顺肥瘦第三十八

【要点解析】

一、论述针刺疗法必须根据人体肤色的黑白、胖瘦、高矮等,来决定刺针的深浅,以及是否留针和用针次数。

二、概括说明十二经脉走向与气血运行的逆顺规律。

三、介绍了奇经八脉中冲脉循行于上下前后的情况。

【内经原典】

黄帝问于岐伯曰:余闻针道于夫子,众多毕悉矣,夫子之道应若失,而据未有坚然者也,夫子之问学熟乎,将审察于物而心生之乎? 岐伯曰:圣人之为道者,上合于

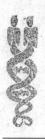

天,下合于地,中合于人事,必有明法,以起度数,法式检押①,乃后可传焉。故匠人不能释尺寸而意短长,废绳墨而起平木也,工人不能置规而为圆,去短而为方。知用此者,固自然之物,易用之教,逆顺之常也。黄帝曰:愿闻自然奈何? 岐伯曰:临深决水,不用工力,而水可竭也。循掘决冲②,而经可通也。此言气之滑涩,血之清浊,行之逆顺也。

黄帝曰:愿闻人之白黑肥瘦小长,各有数乎? 岐伯曰:年质壮大,血气充盈,肤革坚固,因加以邪,刺此者,深而留之,此肥人也。广肩腋,项肉薄,皮厚而黑色,唇临临然③,其血黑以浊,其气涩以迟,其为人也,贪于取与,刺此者深而留之,多益其数也。黄帝曰:刺瘦人奈何? 岐伯曰:瘦人者,皮薄色少,肉廉廉然④,薄唇轻言,其血清气滑,易脱于气,易损于血,刺此者,浅而疾之。黄帝曰:刺常人奈何? 岐伯曰:视其白黑,各为调之,其端正敦厚者,其血气和调,刺此者,无失常数也。黄帝曰:刺壮士真骨者奈何? 岐伯曰:刺壮士真骨,坚肉缓节监监然⑤,此人重则气涩血浊,刺此者,深而留之,多益其数;劲则气滑血清,刺此者,浅而疾之。黄帝曰:刺婴儿奈何? 岐伯曰:婴儿者,其肉脆血少气弱,刺此者,以毫针,浅刺而疾发针,日再可也。黄帝曰:临深决水奈何? 岐伯曰:血清气浊⑥,疾泻之,则气竭焉。黄帝曰:循掘决冲奈何? 岐伯曰:血浊气涩,疾泻之,则经可通也。

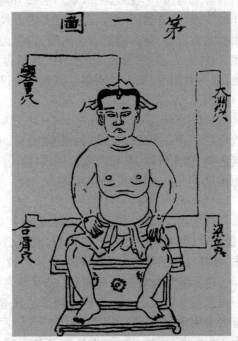

《神农皇帝针经图》人形穴图中的第一图

黄帝曰:脉行之逆顺奈何? 岐伯曰:手之三阴,从藏走手;手之三阳,从手走头。足之三阳,从头走足;足之三阴,从足走腹。黄帝曰:少阴之脉独下行何也? 岐伯曰:不然。夫冲脉者,五藏六府之海也,五藏六府皆禀焉。其上者,出于颃颡,渗诸阳,灌诸精;其下者,注少阴之大络,出于气街,循阴股内廉,入腘中,伏行骭骨内,下至内踝之后属而别;其下者,并于少阴之经,渗三阴;其前者,伏行出跗属,下循跗入大指间,渗诸络而温肌肉。故别络结则跗上不动,不动则厥,厥则寒矣。黄帝曰:何以明? 岐伯曰:以言导之,切而验之,其非必动,然后乃可明逆顺之行也。黄帝曰:窘乎哉! 圣人之为道也。明于日月,微于毫厘,其非夫子,孰能道之也。

【难点注释】

①法式检押:法式,即法则;检押,即规矩。

②循掘决冲:掘,当作"堀",土穴。决冲,开挖道。指循着孔穴深掘,就能使地面的水冲决而出。

③唇临临然:指口唇肥厚而大的样子。

④肉廉廉然:肌肉异常消瘦的样子。

⑤节监监然:骨节清晰可见的样子。

⑥浊:《太素》卷二十二作"滑"。可从。

【白话精译】

黄帝问岐伯道:我听先生所谈针刺的道理,很多内容已经理解了。根据先生所谈的针刺理论,在运用到临床时,常常手到病除,从来没有坚牢不除的病症。先生的学术究竟是由勤学好问而熟能生巧呢? 还是由于缜密地观察而后思考得来的呢? 岐伯说:圣人所行的针道,符合于天地自然与社会人事的变化规律,所以必定有明确的法则,作为推理研究的标准,订立各种方式、方法与规则,然后才可流传于后世。犹如匠人不能离开尺寸而猜测长短,废除绳墨而求得平直;工人不能放弃圆规而画出圆形,丢开矩尺而画出方形。懂得了运用这些法则,便可根据客观事物,教导人们用简易的方法,来掌握经脉逆顺的常规。

黄帝道:希望听你讲讲怎样适应自然? 岐伯说:譬如从深处决堤放水,不要用多大的功夫和劳力,就可以将水放尽;沿着窟洞来决开要塞,则直行的大道,就很容易通行了。用这些例子,就可以说明人体气机的滑涩,血液的清浊,经气运行的逆顺了。

黄帝道:希望听你讲讲人的皮肤黑白、形体肥瘦、年龄长幼,在针刺时的深浅和次数上有一定的标准吗? 岐伯说:壮年而体格魁梧的人,气血充盛,皮肤坚固,因感受邪气而发病,可以深刺而留针,这是肥壮人的刺法。病者肩腋部宽阔,项部的肌肉瘦薄,皮肤粗厚而色黑,口唇肥厚下垂;他的血色深而浓厚,气行涩而迟滞,性格好胜而勇于进取。对这种患者可深刺留针,并且可以增加针刺的次数。

黄帝道:刺瘦人是怎样的? 岐伯说:瘦人的皮肤薄,颜色淡,肌肉消瘦,口唇薄,言语声音轻,他的血清稀,气滑利,既容易脱气,也容易损血,对这种患者应该浅刺而出针要快。

黄帝道:刺一般的人是怎样的? 岐伯说:这要辨别他肤色的黑白,用不同的方法调治。对于端正敦厚的人,他的血气也是调和的,对这种患者不要违反常规针法。

黄帝道:针刺壮年骨骼坚固的人是怎样的? 岐伯说:针刺壮年骨骼坚固的人,肌肉结实,关节舒缓,坚强有力。这种患者,如果是稳重不好动的人,多属气涩血浊,针刺时应当深刺而留针,并且要增加针刺的次数;如果是活泼好动的人,多属气滑血清,针刺时应当用浅刺法,出针要快。

黄帝道:针刺婴儿是怎样的?岐伯说:婴儿的肌肉柔脆,血少气弱,针刺时应当用毫针,浅刺而快出针,一天可以针刺两次。

黄帝道:"临深决水"在针刺上是怎样的?岐伯说:血清而气浊的,应迅速用泻法,则邪气就可去尽了。黄帝道:"循掘决冲"又是什么意思呢?岐伯说:血浊而气涩的,迅速用泻法,则经敢血就可畅通了。

黄帝道:经脉循行的逆顺情况怎样?岐伯说:手三阴经脉,是从内脏走向手部;手三阳经脉,是从手部走向头部;足三阴经脉,是从头部走向足部;足三明经脉,是从足部走向腹部。

黄帝道:唯独足少阴经脉下行,是什么缘故?岐伯说:不是这样的。大凡冲脉,是五脏六腑气血汇聚的地方,而五脏六腑都禀受它的气血的濡养。它上行的部分,出于咽后壁上的后鼻道,能渗入阳经,灌注精气;下行的部分,输注于足少阴经的大络,由气街部出行,沿大腿内侧,下入膝腘窝中,伏行于胫骨之内,再下至内踝后跟骨上缘而别行;下行的又一支,与足少阴经相并而行,渗入三阴经;行于前面的,从内踝后的深部出于跟骨结节上缘,下沿足背走入足大趾内,渗人该部的诸络脉而温养肌肉。所以该脉的别络瘀结时,在足背上的脉就不跳动,以致经气厥逆而足胫寒冷。黄帝道:用什么方法查明经气的逆顺呢?岐伯说:开导病人问明症状,用手切足背动脉验其是否跳动,如果它不是厥逆,该处必定有脉跳动,然后就可辨明经脉循行的逆顺情况。

黄帝道:这个问题真难解答啊!圣人所行的针道,比日月还光明,比毫厘还细微,若不是先生,有谁能讲得出来呢!

【专家评鉴】

一、针刺应守法度

针刺治疗疾病有一定的规范要求,为了提高针刺疗效,就必须首先熟悉针刺疗法理论,并能融会贯通,达到熟能生巧的地步,若能正确运用针刺治疗法则,遵循针刺疗法具体操作的法度去治疗疾病,就一定会达到如鼓之应桴,手到病除之极佳效果,即使是疑难顽疾,也同样是会治愈的。如果违背这些法则法度,其结果必然适得其反,难以取得良好的治疗效果。如原文所说:"知用此者,固自然之物,易用之教,逆顺之常也。"

二、针刺应因势利导

因势利导,顺势治疗是中医治疗疾病一大突出特色。原文说:"气之滑涩,血之清浊,行之逆顺也。"即气有滑涩之不同,血有清浊之区分,然则运行各有其逆顺,皆应顺乎其自然。犹如"临深决水,不用功力,而水可竭也。循掘决冲,而经可通也。"意即应像顺着水道疏通水流一样,针刺治疗应循着经络穴道的顺逆施治,方能收到事半功倍之治疗效果。如张介宾所说:"水有通塞,气有滑涩,血有清浊,行有顺逆,

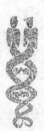

决水通经,皆因其势而利导之耳。宜通宜塞,必顺其宜,是得自然之道也。"又说:"血清气滑者,犹临深决水,泄之最易,宜从缓治可也;若疾泻之,必致真气竭矣。血浊气涩者,犹循掘决冲,必借人力,但疾泻之,其经可通也。"再如马莳说:"血清气浊者,疾泻之而邪气遂竭,犹之临深渊以决放其水,不用功力而水可竭也。血浊气涩者,疾泻之而经脉可通,犹之循其所掘之处,仍用力以并掘之,而水可通也。"

【临床应用】

一、指导意义

本篇论述了作为一个医家必须熟悉针刺理论,按照针刺的一定法度治疗疾病的原则,有着重要的实践中意义。依据患者体质的强弱因人而刺,掌握气血之顺逆,了解病情的趋势,用针时因势利导,特别是因病人、病情的不同,选用相应的针刺用具,如:"婴儿者……以毫针"等,都是针刺临床辨证论治重要思想的组成部分。原文对于十二经脉走向规律及冲脉循行路线、渗灌诸阴诸阳脉功能的论述,在丰富和发展中医经络学说方面有着极为重要的意义。这些原则与理论,至今在中医临床,特别是针灸治疗实践仍有着一定的指导意义。

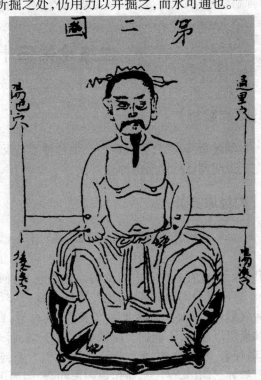

《神农皇帝针经图》人形穴图中的第二图

二、关于冲脉并少阴上行的论述

有关冲脉的循行路线,其记载多有出入,历代医家对此多有发挥,其论点仍难归一,现归纳整理大体有以下三种:一是"并"作合并解释。如王冰:"冲脉循腹侠脐旁,各同身寸之五分而上。"此距离与少阴经距离等同。二是作"并"足阳明经而上。如《难经》:"冲脉者,起于气冲,并足阳明之经,夹脐上行,至胸中而散。"持此说的还有《黄帝内经太素》《针灸甲乙经》等。三是"并"行于少阴、阳明两经之间循行。如李时珍《奇经八脉考·冲脉》:冲脉"其浮而外者,起于气冲,并足阳明、少阴二经之间,循腹上行至横骨,挟脐左右各五分。"宋虞庶认为冲脉"在阳明少阴二经之内,夹脐上行"。综合各家见解,结合临症实践分析,冲脉"并少阴之经,夹脐而上"的"并"字似应作并行而解,较为符合临床实际。再说冲脉、阳明、少阴三脉在腹部的循行均是夹脐而行,只是与脐的距离以及深浅上下层次不同而已,故作并行

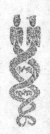

理解,更为清楚明白。至于冲脉行于少阴、阳明二经之间一说,若作并行解,也并没有什么突出的矛盾。只有作合并解,那么就当然是二者为一,似不大好理解。对于冲脉与少阴脉,部分医家认为脐旁同身寸五分,不做合并为一讲,而作深浅上下解,以并行去解释,同样也是可以说得通的。对于以上这些问题,只有作更多的探讨,加深理解,方有助于推进医学事业的发展。

血络论第三十九

【要点解析】

一、阐述奇邪在络,因放血而产生各种不良反应及其原理。

二、说明刺针后肉著的原理。

【内经原典】

黄帝曰:愿闻其奇邪而不在经者。岐伯曰:血络①是也。黄帝曰:刺血络而仆者,何也？血出而射者,何也？血少黑而浊者,何也？血出清而半为汁者,何也？发针而肿者,何也？血出若多若少而面色苍苍者,何也？发针而面色不变而烦悗者,何也？多出血而不动摇者,何也？愿闻其故。岐伯曰:脉气盛而血虚者,刺之则脱气,脱气则仆②。血气俱盛而阴气多者,其血滑,刺之则射;阳气畜积,久留而不泻者,其血黑以浊,故不能射。新饮而液渗于络,而未合和于血也,故血出而汁别焉;其不新饮者,身中有水,久则为肿。阴气积于阳,其气因于络③,故刺之血未出而气先行,故肿。阴阳之气,其新相得而未和合,因而泻之,则阴阳俱脱,表里相离,故脱色而苍苍然。刺之血出多,色不变而烦悗者,刺络而虚经。虚经之属于阴者阴脱,故烦悗。阴阳相得而合为痹者,此为内溢于经,外注于络,如是者,阴阳俱有余,虽多出血而弗能虚也。黄帝曰:相之奈何？岐伯曰:血脉者,盛坚横以赤,上下无常处,小者如针,大者如筋,则而泻之万全也,故无失数矣,失数④而反,各如其度。黄帝曰:针入而肉著者,何也？岐伯曰:热气因于针则针热,热则肉著⑤于针,故坚焉。

【难点注释】

①血络:指四时不正的邪气。

②仆:昏倒的意思。

③其气因于络:因,由也。意为积聚于皮肤间的阴气从络脉而出。

④数:理也。即道理、原则的意思。

⑤肉著:著,着的意思。意为针刺之后,被肌肉紧紧地吸着,即滞针。

【白话精译】

黄帝说:请你讲解一下由奇邪所导致的,又不在经脉中的病变情况。岐伯回答说:这是病邪滞于络脉导致的病变。

黄帝说:刺血络放血时病人昏倒,是什么原因? 针刺后血液喷射而出,是什么原因? 放出的血色黑浓厚,又是什么原因? 放出的血清稀,有一半像水汁,是什么原因? 出针后局部皮肤肿起,是什么原因? 放出的血或多或少,面色苍白,是什么原因? 面色无变化,但心胸烦闷,是什么原因? 出血虽多,但无痛苦,是什么原因?

岐伯回答说:脉气盛但血虚的人,针刺时就会脱气,气脱人就会昏倒;血气虽然俱盛但经脉中阴气较多,所以它的血行滑利,刺络放血时就会血出如喷;阳气蓄积于血络之中,长时间不能外泄,所以血色黑浓厚,不能喷射而出;刚刚喝过水,水液渗入络脉,尚未与血混合时,针刺出的血便清稀;如果不是刚饮过水,那就说明病人体内积有水气,日久便会形成水肿;阴气积蓄于阳分,困滞在络脉,故针刺时血未出而气先行,阴气闭于肉腠则使皮肤发肿;阴阳二气刚刚相合而尚未协调,此时用泻法针刺,就会使阴阳耗散,表里相离,出现面色苍白的现象;刺络时血出较多,但面色不变而心胸烦闷的,是由于刺络使经脉变虚,而虚的经脉连属于五脏之阴,脏虚则阴虚,所以心胸烦闷;阴邪阳邪相合而形成痹症,使邪气内溢于经,外注于络,这样阴分阳分的邪气都有余,所以针刺时虽出血较多,经脉也不会变虚。

黄帝说:怎样观察血络呢? 岐伯回答说:血脉盛的,络脉坚硬胀满而发赤,或上或下,无固定的部位,小的像针,大的像筷子。在这种情况下,用刺络放血的方法会万无一失。但施治时,切不可违反针刺的原则,否则,就会导致上述不良后果。

黄帝说:针刺入肌体后,被肌肉裹住针身,是什么原因? 岐伯回答说:这是因为机体的热气使针发热,针身发热,就会使肌肉和针裹在一起了,所以坚实不易转动。

【专家评鉴】

一、刺血络的依据与反应

治疗疾病之所以要针刺血络,是因为病邪入络脉而不在经脉,原文首先提出奇邪入血络是问题的根本所在。明张介宾以《素问·缪刺论》"邪客于皮毛,入舍于孙络,留而不去,闭塞不通,不得入于经,流溢于大络,而生奇病"为依据,认为"奇邪,即《缪刺论》所谓奇病也。在络不在经,行无常处,故曰奇邪"。

依原文内容分析刺血络的不良表现主要有以下几种:一是刺血络使患者突然昏倒;二是有出血现象,如出血而射(向外喷射),血少黑而浊,血清稀薄且有部分似澄澈的液汁等;三为针刺后伴随的其他不良变化,如"发针而肿"即针后皮下血肿,或出针后"出血若多若少而面色苍苍"即面色苍白无华,或"发针而面色不变而烦悗者"即胸中烦闷。针刺血络的反应还有"出血多而不动摇者",是讲刺血络虽则出血较多,而病人则毫无不良反应的一种情况,可视作正常反应。

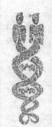

原文对针刺血络泻血治疗疾病所引起的不良反应做了较为全面的概括,对一般常见具有代表性的八种反应描述细致,为后世医家认识此类问题,提供了重要的参考依据。对这些反应的描述,同时也说明早在《黄帝内经》时代,中医学家已经熟练地掌握了针刺血络泻血这一重要的治疗方法。如《素问·三部九候论》云:"孙络病者,治其孙络血……刺出其血,以见通之。"

二、刺血络反应的原因

（一）刺血络反应与病人的体质关系密切

病人的体质有阴阳气血之盛衰,形体强弱以及精神状态等方面的差异。如《灵枢·寿夭刚柔》篇说:"人之生也,有柔有刚;有弱有强;有短有长;有阴有阳。"因人的体质不同,刺血络的反应就会有差别。如原文"刺血络而仆者",就是因刺血络而患者突然昏倒,其发病机理是"脉气盛而血虚者,刺之则气脱,气脱则仆。"马莳说:"正以脉有气盛而血虚者,必泻其气以补其血,故刺之则脱气,脱气则仆也。"从此可以看出患者素有气血不足,血虚而气无所依,就可能出现"脉气盛"的表现,如见芤脉浮大中空。这里所说的"气盛"仅是相对概念,其实质仍属虚而不足。若气血虚亏,针刺血络使之虚其虚,血失于外,气必随之而脱,阴阳气血俱脱,故"刺络而仆"。此证与临床所见晕针反应较为相似,但晕针病人则多发生在体质虚弱,

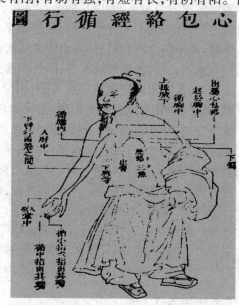

《刺灸心法要诀》中的心包络经循行图

或饥饿、疲劳、精神紧张等情况下,应注意区分。再如"血出而射者",是因患者气血俱盛,血行急而流利,故而刺血络泻血则见血喷射于外。

（二）刺血络反应与饮食有关

原文中提出刺血络"出血清而半为汁者",是由于"新饮而液渗于络,而未合于血"所致。人体摄入的营养物质,经中焦气化后,将其精微部分转注于脉,方能化赤而为血液。未能入脉化赤的水谷津液渗于络而未与血结合,若针刺血络泻血,就会见到出血最清,内有半为清汁状。明张介宾说:"新饮入胃未及变化而渗于络,故血汁相伴也。"

【临床应用】

一、刺络法是治疗疾病的重要方法

刺络法也称刺血络法，或刺络放血法。血络是指分布于体表的络脉。刺络，就是利用针具刺破人体浅表某些部位的血络，放出一定量血液以达到治疗疾病的一种方法。《灵枢·经脉》说："故诸刺络脉者，必刺其结上甚血者"，指明刺络脉时以刺络上之结为宜。明张介宾也说："凡刺络脉者，必刺其结上，此以血之所聚。"但又说："若血聚已甚，虽无结络，亦必急取之以去其邪血"。这就说明只要患处瘀血明显，就是不见浅表络脉，也可用刺络法放出瘀血去治疗。马莳《素问注证发微·针解》说："言络脉之中，血积而久者，去其血脉以出恶血也"。指明运用刺络法的目的在于放出体内之恶血，活血祛瘀，散热消肿，以治疗瘀血及血热病症。

刺络法使用工具，历来有砭石、锋针、铍针、毫针等，后世则在锋针的基础上改进为三棱针，丰富了刺络方法，扩大其临床应用。现时多用三棱针，依据具体病情采用点刺、散刺、泻血等不同方法进行治病。

二、防止刺络不良反应

用针刺法治疗疾病，出现不良反应的情况时有发生，刺血络放血也同样。本篇原文着力讨论刺络后出现的诸多不良反应，并对其出现的原因机理做了较为全面的论述。虽则对其不良反应如何处理未有提及，但提高医家对此类问题的认识，减少或避免不良反应的出现，以及采取适当的措施，及时处理刺络引起不良反应的目的是不言而喻的。这些内容在针灸临床工作中是极其重要的，作为医家对此必须有深刻的认识，并一定要掌握处理各类不良反应的应急本领，才能保证医疗工作的正常进行。

针灸临床常见的意外不良反应有晕针、出血、血肿、折针、滞针等，本篇文中介绍的内容有一定的代表意义。对于意外情况的处理应包括分析产生的原因，针对病人具体情况采取适当的方法。如发现晕针应立即停针，让患者躺下，稳定情绪，轻者给饮一些热开水或白糖水，重者须用指掐或针刺人中，或灸百会、足三里等，促使及早苏醒。若出现血肿应采取按压、轻揉或热敷等方法，使其尽快消散。对于滞针的处理，如果因局部紧张者，应稍留针片刻或在邻近部位再刺一针，使局部紧张消失，就可捻转退针。若是肌纤维组织缠绕，则应左右前后轻轻捻转，再试以轻度提插，待觉松动后出针。

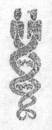

阴阳清浊第四十

【要点解析】

一、说明人体的精气由于来源不同,故有清浊之分。而清浊之气与经脉的阴阳属性有特殊关系,阴经中的精气多清,阳经中的精气多浊。清者气滑,浊者气涩。

二、叙述了由于清浊之气混乱后所发生的病变,以及在刺法上有深浅疾徐的不同。

【内经原典】

黄帝曰:余闻十二经脉,以应十二经水者,其五色各异,清浊不同,人之血气若一,应之奈何?岐伯曰:人之血气,苟能若一,则天下为一矣,恶有乱者乎。黄帝曰:余问一人,非问天下之众。岐伯曰:夫一人者,亦有乱气①,天下之众,亦有乱人②,其合为一耳。黄帝曰:愿闻人气之清浊。岐伯曰:受谷者浊③,受气者清④。清者注阴,浊者注阳。浊而清者,上出于咽;清而浊者,则下行。清浊相干。命曰乱气。黄帝曰:夫阴清而阳浊,浊者有清,清者有浊,清浊别之奈何?岐伯曰:气之大别,清者上注于肺,浊者下走于胃。胃之清气,上出于口;肺之浊气,下注于经,内积于海。黄帝曰:诸阳皆浊,何阳浊甚乎?岐伯曰:手太阳独受阳之浊,手太阴独受阴之清,其清者上走空⑤窍,其浊者下行诸经。诸阴皆清,足太阴独受其浊。诸阳皆浊,而手太阳独受其浊之甚。黄帝曰:治之奈何?岐伯曰:清者其气滑,浊者其气涩,此气之常也。故刺阴者,深而留之;刺阳者,浅而疾之;清浊相干者,以数调之也。

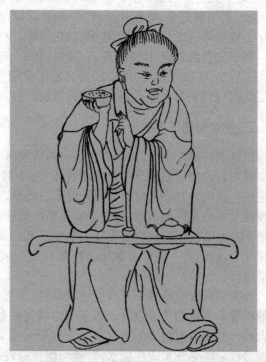

人所受谷物化生之气是浊的,所受饮料与空气化生之气是清的。如果清气与浊气互相混淆,不能分别而行,升降失却其常,这就叫作"乱气"

【难点注释】

①乱气:指人体中逆乱的气血。

②亦有乱人:《太素》作"亦有乱气"。

③受谷者浊:谷气为浊气。

④受气者清:天气为清气。

⑤空:同"孔"。

【白话精译】

黄帝道:我听说人体的十二经脉与自然界的十二经水相应,水色的青黄赤白黑不一样,清浊也各不相同,而人身的血气都是一样的,其相应的状况怎样呢? 岐伯说:人体内的血气,假使能够一样的话,那么推及天下的人也就相合为一了,哪里还会有变乱的情况发生呢?

黄帝道:我所问的是一个人的情况,并不同问天下众多的人啊! 岐伯说:一个人的体内也是有气乱情况的,而在天下众多人之内,也有变乱的人,总的看来其道理都是一样的。

黄帝道:请你讲一讲人身之气的清浊情况。岐伯说:人所受谷物化生之气是浊的,所受饮料与空气化生之气是清的。清气注入于阴分,浊气输布于阳分。但水谷浊气之中的清气可上升于咽喉,清气之中的浊气可以下行。如果清气与浊气互相混淆,不能分别而行,升降失却其常,这就叫作"乱气"。

黄帝道:所谓阴清而阳浊,浊气之中有清气,清气之中有浊气,究竟清气与浊气怎样来分别呢? 岐伯说:气的大致区别:清气是先上注于肺脏的,浊气是先下行而走入于胃腑的。胃腑的浊气所化生的清气,又能上升于口。肺脏的清气所化生的浊气,又能下注于经脉,内积于气海。

黄帝道:所有阳经都是浊的,哪一经的浊气为最甚呢? 岐伯说:所有阳经中以手太阳经的浊气为最甚,因其独受诸阳经的浊气;所有阴经中以手太阴经的清气为最甚,因其独受诸阴经的清气。大体上说:清气上走于空窍,浊气下行于诸经。而在诸阴经中都是清气,只有足太阴经独受阴经的浊气,是为清中之浊。

黄帝道:对清浊之气的刺法怎样呢? 岐伯说:凡是受清气的都比较滑利,受浊气的都比较滞涩,这是一般情况。所以刺阴经时要深刺而留针;刺阳经时要浅刺而快出针;如果清浊互相干扰紊乱,就要根据具体情况,按常规分别调治。

【专家评鉴】

一、十二经脉气血之清浊不同

本篇原文明确强调人体十二经脉之气血,与自然界十二条经水相类似,其气血之清浊有一定的区别,是本篇讨论的主要问题。同时原文中还指出人体的个体差异,其气血之清浊各有不同。如清张志聪云:"人之十二经脉,外合十二经水,内合五脏六腑,其五色各异,清浊不同。"

二、清浊之气分布运行规律

据原文内容人体清浊之气的区别为,人体受纳的五谷有形之物谓之浊气,即人体精微物质中比较浓厚的部分;而吸收天阳之气即清气,实指人体精微物质中比较轻清的部分。进而还指出清浊之气又可分清浊,浊中有清,清中有浊这一辨证关系。其分布是天阳之气注于阴经,水谷之浊气注入阳经。清浊之气运行规律是水谷浊气所化生的清阳之气,上升出于咽;天阳之气中的浊气则下降。若就脏腑而言,则清气上注于肺,浊气下走于胃;胃中之清气,复上出于口,而肺中之浊气,则向下输注经脉之中,并内积于胸中之气海,基本上体现了人体气血清升浊降,阳升阴降的总体规律。如果清浊之气的分布运行规律失常,就是所谓的乱气。

对于清浊之气的运行,《素问·阴阳应象大论》则概括为:"清阳出上窍,浊阴出下窍,清阳发腠理,浊阴走五藏,清阳实四肢,浊阴归六府。"清张志聪注云:"六腑为阳,五脏为阴,六腑受谷者浊,五脏受气者清,故清者注阴,浊者注阳。浊而清者,谓水谷所生之清气,上出于咽喉,以行呼吸;清而浊者,肺之浊气,下注于经,内注于海,此人气之清浊相干,命曰乱气。"

【临床应用】

一、指导意义

本篇提出人体阴阳经脉所受之气,有清浊之不同,分布之不一,基本规律是阴清阳浊,清中有浊,浊中有清。清浊之气在人体运行各异,总体为清升而浊降。对于清浊之气分布不同的阴阳经脉的某些病症,进行针刺治疗时应采用不同的手法。这些学术论点,对于后世医家认识人体生理活动、病因病机、气血津液输布以及经络学说、针刺治疗方法等,都有着十分重要的指导意义。

二、阴阳清浊输布规律及运用

本篇对阴阳清浊之气进行了充分的讨论,就其分布的范围、生理功能、输布规律及其运行机理等方面的内容予以重点讨论。综合分析本篇原文内容,对于阴阳清浊之气所讨论的意义应从以下几个方面去理解。

其一,维持人体生命活动的基本物质。原文反复指出人体的气血有清浊之分,这里所论述的清浊,皆是指人体的精微物质。所谓清者是指其中比较轻清的部分,所谓浊者是指其中比较浓厚的部分。由于有阴阳清浊的不同属性,所以也就有了不同的分布部位。如本篇原文:"清者注阴,浊者注阳"及《素问·阴阳应象大论》所说:"清阳发腠理,浊阴走五藏,清阳实四肢,浊阴归六府。"说的就是这个意思,一般来说,在体内循环的物质,相对说来基本属于精华,而排出体外的当属糟粕。精华物质"清"而属阳,排出的糟粕"浊"而属阴。在体内的精微物质中,有分布肌腠,

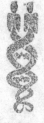
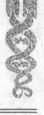

四肢的,其质地轻清,属阳;归于内脏者,质地相对重浊,故为"阴"。由于"浊者有清,清者有浊",清浊可再分,并互有交叉,所以对清浊之理解,应以文意仔细斟酌,不得贸然。如《灵枢·营卫生会》说:"清者为营,浊者为卫。"清与浊在此分别指营气、卫气的性能而言。所谓"清"则含有柔和的意思;"浊"含有刚悍的意思。唐容川说:"清浊以刚柔言,阴气柔和为清,阳气刚悍为浊。"营卫之气,皆来源于饮食水谷之精华部分,人之五脏六腑皆受其气。营气清,为水谷中之精气,属阳,有柔润脏腑之功能;卫气浊,为水谷之悍气,属阳,有刚悍卫表的功能。所以张介宾说:"清者属阴其性精专,故化生血脉而同行于经隧之中,是为营气。浊者属阳,其性膘滑利,故不循经络而直达肌表,充实于皮毛分肉之间是为卫气。"营卫之气在性能上相互关联,在功能上联系密切。营卫之气在循行上"阴阳相贯,如环无端";在生理功能上,营主营养,卫主卫外,两者也是相互作用的。

其二,清升浊降是机体正常生理状态的基本规律。清者主升,浊者主降,这是自然界中阴阳升降的基本规律,依据"人与天地相参"的整体思维模式,人体血气中清升浊降的分布规律,也正如本篇原文说的:"清者上注于肺,浊者下走于胃";"清者上走空窍,浊者下行诸经"。这与《素问·阴阳应象大论》指出的"清阳出上窍,浊阴出下窍"实属一理。人体气血中无论是清中之清,还是浊中之清,凡属清者皆向濡养空窍,如耳、目、口、鼻,同样不论是浊中之浊,还是清中之浊,凡属浊者皆向下灌注于经脉之中。阴阳清浊自身物质特性的不同,决定了其升、降、出、入运动方式的不同。有的以升为主,有的以降为主。如质地轻清的就充实于四肢腠理,向肌表运行,故谓"出";而质地重浊,需要贮存或进一步"加工"消化则要"归""走"于五脏六腑,谓"入"。在排出体外的糟粕中,质轻的从上窍走者,则以"升"为主;而重浊的部分,不"降"则不足以从"下窍"排出。所以这里的阴阳,是针对升和出(属阳)、降和入(属阴)四种运动方式的阴阳属性而言的,也是对人体所有物质代谢的概括,物质的升降出入运动是机体各部分综合作用的结果,对此应多角度全面理解。清气为阳当外,以升为顺;浊气为阴下行,保持平衡,机体才能维持在"阴平阳秘,精神乃治"正常生理状态。古人对人体正常生理活动的气血清浊与升降规律的认识,对后世升降学说及其气机学说的形成有着很大的影响,在中医治疗清浊升降失常所导致的病症中,有其积极的指导作用。

其三,疾病是清升浊降运动规律失常的结果。阴阳属性不同的清浊物质,若受致病因素的影响,其升降出入障碍,就会发生阳气不得敷布,阴精不能归藏;食物也不能进入胃肠中进行消化,废弃的浊物也不能排出,致使机体平衡失调,清升浊降的正常运动被破坏,就会发生多种病症。如本篇原文说:"清浊相干,命曰乱气。"又如《素问·阴阳应象大论》所说:"清气在下,则生飧泄;浊气在上,则生䐜胀。""飧泄"多因素体气虚,清阳不升,久陷于下之病。而"䐜胀"则是指阴浊之气不能下降而停滞于胸膈胃脘发生的病症。故张介宾说:"清阳主升,阳衰于下而不能升,故为飧泄;浊阴主降,阴滞于上而不能降,故为䐜胀。"

其四,清升浊降说是对阴阳学说的体现。首先,阴阳是中医辨证论治的总纲,升降失司同属阴阳失调总病机范畴,是阴阳失调病机中的一种类型。临床工作中所遇到的气血失调、营卫失调、脏腑功能失调、肌体各部分之间配合失调等,均与升降出入失调一样,同属于阴阳失调总病机的一个方面。正如《素问·阴阳应象大论》把清浊之气逆乱而致病症的机理,称之为"此阴阳反作,病之逆从也"。其次,气之清浊充分体现了阴阳学说的可分性。这与《内经》中:"阳中有阴,阴中有阳","阴中有阴,阳中有阳"的道理是一致的。如本篇原文所说的:"浊而清者,上出于咽;清而浊者,则下行"及"浊者有清,清者有浊"等。总之,物质精华部分为阳,但又有"实四肢","发腠理","走五脏","归六腑"之区别;肌表、四肢在外为阳,故质地更清轻的精华则输布于此,这部分物质就是"阳中之阳";而归走于者内脏处于相对静藏状态,是为"阴中有阴"。排出体外的糟粕属阴,其中从上窍走者为"阴中之阳",从下窍走者称为"阴中之阴"。再就是体现了阴阳学说的相对性。虽则各种物质都以"清阳"和"浊阴"表示,但实际所指有别。上窍指头面部的五官七窍。出于上窍的清阳,一是指排出的泪、涕及滋养面部孔窍的营养物质。如《灵枢·邪气藏府病形》说的"十二经脉,三百六十五络,其血气皆上注于面而走空窍,其清阳气上走于目为睛,其别走于耳而为听,其宗气上出于鼻而为臭,其浊气出于胃,走唇舌而为味。"下窍指前后二阴,同样走于下窍的浊阴,一是指排泄物,也当包括营养二阴的精微物质。同是精微物质归五脏的谓之阴,走于四肢的称为阳。由此说明,清阳与浊阴只是表示物质属性的相对性。

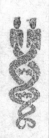

灵枢卷之七

阴阳系日月第四十一

【要点解析】

一、说明自然界天地、日月的阴阳变化,和人身阴阳经脉经气的运行流注有其一致性。

二、叙述了一年十二月中人身经脉气血的运行情况,并指出针刺的禁忌。

【内经原典】

黄帝曰:余闻天为阳,地为阴,日为阳,月为阴,其合之于人,奈何? 岐伯曰:腰以上为天,腰以下为地,故天为阳,地为阴。故足之十二经脉以应十二月,月生于水,故在下者为阴。手之十指,以应十日,日主火,故在上者为阳。黄帝曰:合之于脉,奈何? 岐伯曰:寅者,正月之生阳也,主左足之少阳。未者,六月,主右足之少阳。卯者,二月,主左足之太阳。午者,五月,主右足之太阳。辰者,三月,主左足之阳明。巳者,四月,主右足之阳明,此两阳合于前,故曰阳明。申者,七月之生阴也,主右足之少阴。丑者,十二月,主左足之少阴。酉者,八月,主右足之太阴。子者,十一月,主左足之太阳。戌者,九月,主右足之厥阴。亥者,十月,主左足之厥阴,此两阴交尽①,故曰厥阴。甲主左手之少阳,己主右手之少阳,乙主左手之太阳,戊主右手之太阳,丙主左手之阳明,丁主右手之阳明,此两火并合,故为阳明。庚主右手之少阴,癸主左手之少阴,辛主右手之太阴,壬主左手之太阴。故足之阳者,阴中之少阳也。足之阴者,阴中之太阴也。手之阳者,阳中之太阳也。手之阴者,阳中之少阴也。腰以上者为阳,腰以下者为阴。其于五藏也,心为阳中之太阳,肺为阳中之少阴,肝为阴中之少阳,脾为阴中之至阴,肾为阴中之太阴。黄帝曰:以治奈何?岐伯曰:正月二月三月,人气②在左,无刺左足之阴。四月五月六月,人气在右,无刺右足之阳。七月八月九月,人气在右,无刺右足之阴。十月十一月十二月,人气在左,无刺左足之阴。黄帝曰:五行以东方甲乙木主春,春者,苍色,主肝,肝者,足厥阴也。今乃以甲为左手之少阳,不合于数,何也? 岐伯曰:此天地之阴阳也,非四时五行之以次行也。且夫阴阳者,有名而无形,故数之可十,推之可百,数之可千,推之可万,此之谓也。

【难点注释】

①两阴交尽：指少阴、少阳之后的厥阴，厥阴之阴气为最盛。
②人气：指人体的正气。冬春二季人气在左，夏秋二季人气在右。

【白话精译】

　　黄帝说：听说天为阳，地为阴，日为阳，月为阴，它们与人是怎样相对应的呢？
岐伯说：将人体腰以上的部位，称为天；腰以下的部位，称为地。故天为阳，地为阴。
足的十二经脉，分别与一年中的十二个月相应，月生于水，属阴，所以在下的属阴；
手的十指，分别与十日相应，日生于火，属阳，所以在上的为阳。

　　黄帝说：十二月和十日，如何与经脉相应合？

　　岐伯回答说：正月建寅，是阳气生发的月份，应合于左足的少阳经；六月建未，
应合于右足的少阳经；二月建卯，应合于左足的太阳经；五月建午，应合于右足的太
阳经；三月建辰，应合于左足的阳明经；四月建巳，应合于右足的阳明经。因三、四
月所应合的经脉夹在太阳、少阳经之间，而为两阳合明，所以叫阳明。七月建申，是
阴气生发的月份，应合于右足的少阴经；十二月建丑，应合于左足的少阴经；八月建
酉，应合于右足的太阴经；十一月建子，应合于左足的太阴经；九月建戌，应合于右
足的厥阴经；十月建亥，应合于左足的厥阴经。因为九、十两月所应合的经脉夹在
两阴的中间，两阴交会，所以称为厥阴。

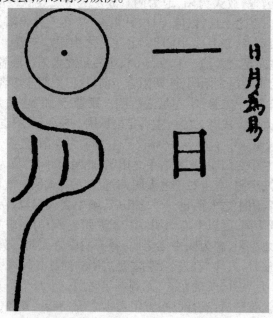

日月为易图，选自宋代佚名辑《周易图》

　　甲日与左手的少阳经相应，己日与右手的少阳经相应，乙日与左手的太阳经相

应,戊日与右手的太阳经相应,丙日与左手的阳明经相应,丁日与右手的阳明经相应。丙丁都属火,丙、丁日两火合并,所以称为阳明。庚日与右手的少阴经相应,癸日与左手的少阴经相应,辛日与右手的太阴经相应,壬日与左手的太阴经相应。

足在下属阴,所以足的阳经,为阴中的少阳;足的阴经,为阴中的太阴。手在上属阳,手的阳经,为阳中的太阳;手的阴经,为阳中的少阴。腰部以上属阳位,腰部以下属阴位。

以五脏来说,心脏为阳中的太阳,肺脏为阳中的少阴,肝脏为阴中的少阳,脾为阴中的至阴,肾脏为阴中的太阴。

黄帝说:如何将这些应用在治疗上呢? 岐伯说:在正月、二月、三月,人的阳气偏重在左,不要针刺左足的三阳经;四月、五月、六月,人的阳气偏重在右,不要针刺右足的三阳经;七月、八月、九月,人的阴气偏重在右,不要针刺右足的三阴经;十月、十一月、十二月,人的阴气偏左,不要针刺左足的三阴经。

黄帝说:五行中东方甲乙木与春季相应,春季的颜色为青色,在内与肝脏相应,肝的经脉是足厥阴经,现在以甲日作为左手的少阳经,不就与五行配天干的规律不符了吗? 岐伯说:这是根据天地阴阳的变化规律来说明手足经脉的阴阳属性的,不是按照四时五行的次序来划分阴阳的。并且阴阳是抽象的概念,有名无形,所以用阴阳对立统一的观点来说明事物,可以由一到十,也可以由百到千,推演至万。

【专家评鉴】

本篇从天人相应的整体观出发,论述了自然界天地时间的阴阳变化,合于人体的具体部位和气血经脉,说明了阴阳学说在四时五脏和人体方面的具体应用。

一、人体经脉与日月干支的配属

人生活于自然环境之中,不仅受空间诸因素的影响,同时亦受时间变化的影响,随着时间的推移变迁,人体经脉气血亦有盛衰之不同。本文即根据人与自然界相关的理论,论述了人体经脉与日月的关系。

（一）人体上下部位的阴阳配属

由于自然界之月和人体足经均属阴,故以足之十二经以应十二月;自然界之日和人体手经均属阳,故"手之十指,以应十日"。从而将手足阴阳经脉与日月的推移联系起来,说明人体阴阳和自然界阴阳的变化是密切相关的。（见表41-1）

表41-1　人体及自然界阴阳配属表

阴阳属性	自然界	人体
阳	天、日	腰以上,手经
阴	地、月	腰以下,足经

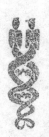

（二）足经与月份的配属关系

原文"寅者,正月之生阳也……此两阴交尽,故曰厥阴"一段,从月属阴,腰以下也属阴的道理出发,将逐月的阴阳盛衰变化与人体足经三阴三阳的盛衰联系起来,推出足之十二脉以应十二月的道理,由于一岁之中上半年为阳,所以前六个月分主阳经,下半年为阴,所以后六个月分主阴经。上半年的正、二、三月阳气渐盛,为阳中之阳,而左为阳,右为阴,所以这三个月分主左足的阳经,四、五、六月阳气由盛而渐衰,为阳中之阴,所以这三个月分主右足的阳经。七、八、九月,阴气渐盛,为阴中之阴,故这三个月分主右足的阴经。十、十一、十二月,阴气渐退,阳气渐生,为阴中之阳,所以这三个月主左足之阴经。"然则一岁之阳,会于上半年之辰巳两月,是为两阳合于前,故曰阳明,阳明者,言阳之盛也……然则一岁之阴,会于下半年之戌亥两月,是谓两阴交尽,故曰厥阴。厥者,尽也,阴极于是也"（明张介宾）。

表41-2　足之十二经应十二月表

	前　半　年　属　阳					后　半　年　属　阴						
地支	寅	卯	辰	巳	午	未	申	酉	戌	亥	子	丑
月建	正	二	三	四	五	六	七	八	九	十	十一	十二
经脉	左足少阳	左足太阳	左足阳明	右足阳明	右足太阳	右足少阳	右足少阴	右足太阴	右足厥阴	左足厥阴	左足太阴	左足少阴
次第	三阳	四阳	五阳	六阳	夏至一阴	二阴	三阴	四阴	五阴	六阴	冬至一阳	二阳
极点			两阳合明						两阴交尽			

（三）手经与十月太阳历的配属关系

原文"甲主左手之少阳……壬主左手之太阴"一段从日属阳,腰以上也属阳的道理出发,将十月太阳历中逐月的阴阳盛衰变化与人体手经阴阳经脉的盛衰联系起来,推出手经应十干的道理（见表41-3）。但明张介宾认为此十干为一旬之十日:"此言十干为阳,手亦为阳,故手经以应十日也。十日之中,居前者木火土为阳。居后者金水为阴,阳以应阳经,阴以应阴经,亦如足之与月也。故甲主左手之少阳,乙主左手之太阳,丙主左手之阳明,己主右手之少阳,戊主右手之太阳,丁主右手之阳明。十干之火在于丙丁,此两火并合,故为阳明也。自己以后,则庚辛壬癸,俱金水为阴,故庚主右手之少阴,辛主右手之太阴,癸主左手之少阴,壬主左手之太阴。"

表 41-3　手之十经应十干表

前六干（为木、火、土）属阳						后四干（为金、水）属阴			
天干	甲	乙	丙	丁	戊	己	庚	辛	壬	癸
日次	一	二	三	四	五	六	七	八	九	十
经脉	左手少阳	左手太阳	左手阳明	右手阳明	右手太阳	右手少阳	右手少阴	右手太阴	左手太阴	左手少阴
极点			两火并合							

二、阴阳系日月的临床应用

人体经脉之气与日月相应,各经脉气血盛衰随日月时季的变化而有所不同,因此治疗疾病,亦当结合人体经脉气血衰旺的自然变化而因时制宜,正如文中所指出,随各月人体正气所在,针刺时应忌刺正气所在的经脉,以免损伤正气。(见表41-4)

表 41-4　逐月刺禁

四时季节	正、二、三月	四、五、六月	七、八、九月	十、十一、十二月
人气所在	在左	在右	在右	在左
禁刺之经脉	左足之阳经	右足之阳经	右足之阴经	左足之阴经

至于人气在手之刺禁,明张介宾云:"本篇但言人气在足之刺忌而不言手者,盖言足之十二支,则手之十干可类推矣。故甲乙丙在左手之少阳、太阳、阳明,己戊丁在右手之少阳、太阳、阳明,庚辛在右手之少阴、太阴,癸壬在左手之少阴、太阴,皆不可以刺也。"

【临床应用】

一、十天干配手经探讨

自本篇提出十天干以配手之十经,古今医家如张介宾、马莳、张志聪、张珍玉、郭霭春等大都认为此十天乃一旬之十日,明张介宾即指出:"日为阳,阳数五,五者中数之奇也,二五为十,故旬有十日,而纪日者所以作十干也。"惟隋杨上善《太素·卷五》言:"甲己为少阳者,春气浮于正月,故曰少阳;己为夏阳将衰,故曰少阳。甲在东方,故为左也;己在中宫,故为右也。""乙戊为手太阳者,乙为二月,阳气已大,故曰太阳;戊夏阳盛,故为太阳。乙在东方,戊在中宫,故有左右也。""丙丁为阳明者,丙为五月,丁为六月,皆是南方火也,二火合明,故曰阳明也。""庚癸为少阳者……庚为七月申,阴气未大,故曰少阴;癸为十二月丑,阴气将终,故曰少阴。""辛壬为太阴者,辛为八月酉,阴气已大,故曰太阴;壬为十一月子,阴气盛大,故为太阴。

心主厥阴之脉,非正心脉,于十干外,无所主也。"如此,则产生了十干主日与主月之争议。

何新在《诸神的起源》一书中指出,十干最早并不是用于纪日,而是一种纪月方法。考十干之本义,段玉裁《说文解字注》言之甚详,引录如下:

甲,《说文》:"东方之孟,阳气萌动。从木戴孚甲之象。"段注:"《史记·历书》曰:'甲者,言万物剖符甲而出也。'《汉书·律历志》曰:'出甲于甲。'《月令》注曰:'日之行,春东从青道发生,月为之佐,时万物皆解孚甲。'《月令》曰:'孟春之月,天气下降,地气上腾,天地和同,草木萌动。'"

乙,《说文》:"象春草木冤曲而出,阴气尚强,其出乙乙也。"段注:"冤之言郁,曲之言诎也。乙乙,难出之貌。《史记》曰:'乙者,言万物生轧轧也。'《汉书》曰:'奋轧于乙。'《文赋》曰:'思轧轧若抽。'轧轧皆乙乙之假借,轧从乙声,故同音相假。《月令》郑注云:'乙之言轧也。时万物皆抽轧而出,物之出土艰屯,如车之辗地涩滞。'"

丙,《说文》:"位南方,万物成炳然,阴气初起,阳气将亏。"段注:"郑注《月令》曰:'丙之言炳也,万物皆炳然著见。'《律书》曰:'丙者,言阳道著明。'《律历志》曰:'明炳于丙。'"

丁,《说文》:"夏时万物皆丁实。"段注:"丁实,小徐本作丁壮成实。《律书》曰:'丁者,言万物之丁壮也。'《律历志》曰:'大盛于丁。'郑注《月令》曰:'时万物皆强大。'"

戊,《说文》:"中宫也。"段注:"郑注《月令》曰:'戊之言茂也,万物皆枝叶茂盛,'《律历志》曰:'丰楙于戊。'"

己,《说文》:"中宫也。"段注:"戊己皆中宫,故中央土,其日戊己。注曰:己之言起也。《律历志》曰:'理纪于己。'《释名》曰:'己皆有定形可纪识也。'引申之义为人己,言己以别于人者,己在中,人在外,可纪识也。"段注:"象万物辟藏诎形也。"

庚,《说文》:"位西方。象秋时万物庚庚有实也。"段注:"《律书》曰:'庚者,言阴气更万物。'《律历志》:'敛更于庚。'《月令》注曰:'庚之言更也,万物皆肃然更改,秀实新成。'"

辛,《说文》:"秋时万物成而熟。"段注:"《律书》曰:'辛者,言万物之新生,故曰辛。'《律历志》曰:'悉新于辛。'《释名》:'辛,新也,物初新者,皆收成也。'"

壬,《说文》:"位北方也,阴极阳生。"段注:"《月令》郑注:'壬之言任也,时万物怀任于下。'《律书》曰:'壬之为言任也,言阳气任养万物于下也。'《律历志》曰:'怀任于壬。'《释名》曰:'壬,妊也。阴阳交,物怀妊,至子而萌也。'"

癸,《说文》:"冬时水土平,可揆度也。"段注:"揆、癸叠韵。《律书》曰:'癸之为言揆也,言万物可揆度。'"

《史记·律书》又指出:十月(亥)、十一月(子),"其于十母为壬癸";十二月(丑)、正月(寅)、二月(卯),"其于十母为甲乙";三月(辰)、四月(巳)、五月(午),"其于十母为丙丁";七月(申)、八月(酉)、九月(戌),"其于十母为庚辛"。《汉志》

指出六月（未），其于十母为戊己。由上所述可见，十干与十二支含义相近，当指一回归年中的十个部分，甲为植物破甲之月，乙为屈曲生长之月，丙乃天气明亮之月，丁为丁壮之月，戊为丰茂之月，己为纪识之月，庚为成熟之月，辛即更新之月，壬为怀妊之月，癸乃揆度之月，是十月太阳历的十个时节。十月太阳历以一个月三十六天，一年十个月，另加五至六天为过年日，其创始年代大约在从伏羲时代至夏这段时期内。由于十二支以月亮的圆缺为依据，也有人考证认为十二支是描绘十二朔望月有关的星象，即十二个朔望月中新月始见时其附近的星座，而十干仅与太阳的运行方位有关，诚如隋杨上善注本篇所言："月为太阴之精生水，日为太阳之精生火。"十干与十二支及二十八宿的关系如图41-1：

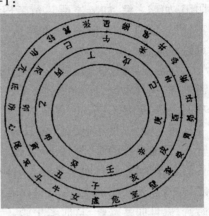

图41-1　十干十二支二十八宿对应图

后世注家之所以释十干为一旬之十日，疑源出原文"手之十指，以应十日"之言。但在先秦文献中多将十干称为十日。如《左传·昭公五年》："日之数十。"《昭公七年》："天日有十。"《淮南子·天文训》："日之数十。""凡日，甲刚，乙柔，丙刚，丁柔，以至于癸。"指出十日即十干，十干分刚柔，则与彝族十月历的木公、木母、火公、火母、土公、土母、铜公、铜母、水公、水母之意相同。《山海经·海外东经》："汤谷上有扶桑，十日所浴，在黑齿北。居水中，有大木，九日居下枝，一日居上枝。"此虽属神话，但亦反映了远古人们对大自然的实际认识和想象。十日即十个太阳，此十个太阳轮流"值日"，正反映了一年十月太阳历与太阳运行的关系。以此推之，本篇中之"十日"，亦当指十干，代表十个月。根据日为阳，月为阴，上为阳，下为阴的观念，则手在上为阳，与反映太阳运行的十个月对应，足在下，则与反映月亮运行的十二个月相对应。

病传第四十二

【要点解析】

一、说明病邪侵袭人体至五脏的传变情况。

二、运用五行相克的次序，以及脏腑表里关系，说明五脏病候的传变情况。

三、指出疾病传变在一定时间无有终止，其预后必然不良。

四、指出有些疾病运用针刺治疗，有可刺、有不可刺的区别。

【内经原典】

黄帝曰：余受九针于夫子，而私览于诸方，或有导引行气、乔摩①、灸、熨、刺、炳②、饮药之一者，可独守耶，将尽行之乎？岐伯曰：诸方者，众人之方也，非一人之所尽行也。黄帝曰：此乃所谓守一勿失，万物毕者也。今余闻阴阳之要，虚实之理，倾移之过，可治之属，愿闻病之变化，淫传绝败而不可治者，可得闻乎？岐伯曰：要乎哉问。道，昭乎其如日醒③，窘乎其如夜瞑，能被而服之，神与俱成，毕将服之，神自得之，生神之理，可著于竹帛，不可传于子孙。黄帝曰：何谓日醒？岐伯曰：明于阴阳，如惑之解，如醉之醒。黄帝曰：何谓夜瞑④？岐伯曰：暗乎其无声，漠乎其无形，折毛发理，正气横倾，淫邪泮衍⑤，血脉传溜，大气入藏，腹痛下淫，可以致死，不可以致生。

黄帝曰：大气入藏奈何？岐伯曰：病先发下心，一日而之肺，三日而之肝，五日而之脾，三日不已，死，冬夜半，夏日中。病先发于肺，三日而之肝，一日而之脾，五日而之胃，十日不已，死，冬日入，夏日出。病先发于肝，三日而之脾，五日而之胃，三日而之肾，三日不已，死，冬日入，夏早食。病先发于脾，一日而之胃，二日而之肾，三日而之膂膀胱，十日不已，死，冬人定，夏晏食。病先发于胃，五日而之肾，三日而之膂膀胱，五日而上之心，二日不已，死，冬夜半，夏日昳。病先发于肾，三日而之膂膀胱，三日而上之心，三日而之小肠，三日不已，死，冬大晨，夏早晡。病先发于膀胱，五日而之肾，一日而之小肠，一日而之心，二日不已，死，冬鸡鸣，夏下晡。诸病以次相传，如是者，皆有死期，不可刺也；间一藏⑥及二三四藏者，乃可刺也。

【难点注释】

①乔摩：乔，通跻，即按跻。摩，即按摩。乔摩，指按摩疗法。
②炳（ruò）：炳，焚烧。指火烧一类的治疗方法。
③日醒：天明，人即清醒。
④夜瞑：黑夜，人即入睡，在此指夜间看不见东西。
⑤泮（pān）衍：蔓延扩散。
⑥间一藏：在此指传其所生之脏。

【白话精译】

黄帝说：我从先生这里学习了九针的知识，自己又阅读了一些方书，其中有导引行气、按摩、灸、熨、针刺、火针及服药等疗法，在应用时，是只采取其中的一种疗法呢？还是同时采用多种疗法呢？岐伯说：方书上所谈到的各种疗法，是为适应治疗许多人的不同疾病的，并不是对一个病人将多种疗法都使用上的。

黄帝说：这就是掌握了一个总的原则而不遗忘，就能解决各种事物复杂的问题。现在我已经懂得了阴阳的要点，虚实的理论，因失于调护而造成的疾病，以及治愈痰病的各种方法，我希望了解疾病变化的情况，以及病邪传变致使脏气败绝而不易救治的道理，你能告诉我吗？岐伯说：这个问题至关重要。这些医学道理，明白了它就像白天一样头脑清醒，如不明白就像在黑夜中闭上眼睛，什么都难以察觉，所以不但要接受和掌握这些道理，还要按照它去实际运用，聚精会神地体验和探索，就能达到全部理解的境地，而在实际应用的过程中，也就会抓住要领，出神入化，得心应手，对这些理论，应当写在竹帛上传于后世，不应据为私有而只传给自己的子孙。

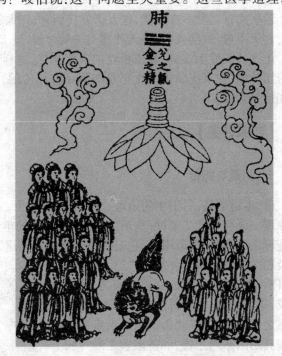

唐代胡愔《黄庭内经五脏六腑图》之肺图

黄帝说：什么是日醒？岐伯说：明白了阴阳的道理，就好像迷惑的难题得到明确的解答，又像在酒醉后清醒过来一样。黄帝说：什么是夜瞑？岐伯说：病邪侵入人体后所引起的内部变化，既没有声音，也没有形象，看不见、摸不着，就像在黑夜闭上眼睛一样，什么都看不见，常在不知不觉之中出现了毛发毁折、腠理开泄多汗，若正气大伤，而邪气弥漫，可经过血脉传到内脏，就会引起腹痛，脏腑功能逆乱，到了邪盛正虚的严重阶段，就不易救治了。

黄帝说：大气侵入内脏后，会发生什么样的病变？岐伯说：邪气入脏，若疾病先发生在心，过一天就传到肺，三天就传到肝，五天就传到脾，如再过三天不愈，就会死亡，冬天死于半夜，夏天死于中午。

若疾病先发生在肺，过三天就传到肝，一天就传到脾，五天就传到胃，如再过十天不愈，就会死亡，冬天死在日落的时候，夏天死在日出的时候。

若疾病先发生在肝，过三天就传到脾，五天就传到胃，三天就传到肾，如再过三天不愈，就会死亡，冬天死在日落的时候，夏天死在吃早餐的时候。

若疾病先发生在脾，过一天就传到胃，两天就传到肾，三天就传到脊背和膀胱，如再过十天不愈，就会死亡，冬天死在夜晚，人们刚入睡的时候，夏天死在吃晚饭的时候。

若疾病首先发生在胃，过五天就传到肝，三天就传到脊背和膀胱，五天就上传到心，如再过两天不愈，就会死亡，冬天死在半夜，夏天死在午后。

若疾病首先发生在肾，过三天就传到脊背和膀胱，三天就上传到心，三天就传

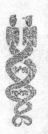

到小肠，如再三天不愈，就会死亡，冬天死在天亮的时候，夏天死在黄昏的时候。

若疾病首先发生在膀胱，过五天就传到肾，一天就传到小肠，一天就传到心，如再过两天不愈，就会死亡，冬天死在鸡鸣的时候，夏天死在午后。

上述各脏发生疾病，都依相克的次序相传，这样就都有一定的死亡时间，所以不可用针刺；如果疾病传变次序是间隔一脏相传的，或传至第二、三、四脏的，就可以用针刺治疗。

【专家评鉴】

一、明道与病传

道，本指道路，后引申为道理、准则。在哲学上，它是指世界的本原、本体、规律或原理。道有气律二象性：从道体看，它是宇宙的本原，天地之始，万物之母，后世演变称之为精气；从道用看，它是规律，也称为"常道"。本篇言道，当指疾病病机演变及相关治疗规律，原文说："道，昭乎其如日醒，窘乎其如夜瞑，能被而服之，神与俱成，毕将服之，神自得之……明于阴阳，如惑之解，如醉之醒。"即认为诊治疾病要掌握其阴阳寒热之要，邪正虚实之理等病机规律，如此方能与道合一，达到神妙之境界，强调了把握阴阳虚实倾移之道的重要性。治疗疾病，则要充分了解各种治法的特点，针对具体病情，选用最优治法，"此乃所谓守一勿失，万物毕者也"。否则，不了解病变规律及治疗法规，治疗无的放矢，则可导致"正气横倾，淫邪泮衍，血脉传留，大气入脏"，疾病因传变而进一步复杂加重。

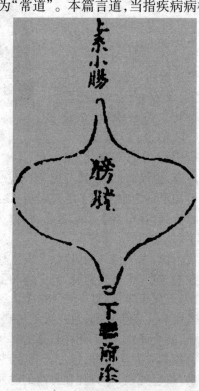

明代高武《针灸聚英》脏腑图之膀胱图

二、疾病传变及其预后转归

（一）脏腑病传及预后

病先发于心 $\xrightarrow{\text{一日}}$ 肺 $\xrightarrow{\text{三日}}$ 肝 $\xrightarrow{\text{三日}}$ 脾 $\xrightarrow{\text{三日}}$ 不已死，冬夜半，夏日中。

病先发于肺 $\xrightarrow{\text{三日}}$ 肝 $\xrightarrow{\text{一日}}$ 脾 $\xrightarrow{\text{五日}}$ 胃 $\xrightarrow{\text{十日}}$ 不已死，冬日入，夏日出。

病先发于肝 $\xrightarrow{\text{三日}}$ 脾 $\xrightarrow{\text{五日}}$ 胃 $\xrightarrow{\text{三日}}$ 肾 $\xrightarrow{\text{三日}}$ 不已死，冬日入，夏早食。

病先发于脾$\xrightarrow{-日}$胃$\xrightarrow{三日}$肾$\xrightarrow{三日}$膀胱$\xrightarrow{十日}$不已死,冬入定,夏晏食。

病先发于胃$\xrightarrow{五日}$肾$\xrightarrow{三日}$膀胱$\xrightarrow{五日}$心$\xrightarrow{二日}$不已死,冬夜半,夏日昳。

病先发于肾$\xrightarrow{三日}$膀胱$\xrightarrow{三日}$心$\xrightarrow{三日}$小肠$\xrightarrow{三日}$不已死,冬大晨,夏晏晡。

(二)脏腑病传规律

本文所论病传规律有二:其一,按五行相克关系传变,即从心→肺→肝→脾→肾→心,此与《素问·玉机真藏论》所言"五藏相通,移皆有次,五藏有病,则各传其所胜"的规律一致。其二,按脏腑表里相合关系传变,如脾→胃,肾→膀胱,心→小肠等。

【临床应用】

一、病传的概念

病传,即疾病的传变。对其具体的界定,各家说法亦不完全一致,吴敦序主编《中医基础理论》六版教材认为:"传变,是指疾病在机体脏腑经络等组织中的传移和变化。从本质上讲,即是疾病在其发展过程中的不同时间和不同层次上人体阴阳、气血和津液代谢失调等病理矛盾的复杂联系和变化。所谓疾病过程,概括起来不外乎下述两方面:一是精、气、血、津液等各类物质不同程度的虚实盈亏变化;二是人体脏腑经络等机能的异常改变","疾病的传变也就是在疾病过程中各种病理变化的衔接、重叠与转化"。这里,即强调了病位在体内的移动,又指出了疾病性质的阶段性转换。杨力则认为:"疾病传变的本质也就是由于邪正消长导致体内整体阴阳失调而产生的病理过程","脏腑经络及其相互关系,是疾病传变的病理基础"。成肇智则认为:病传"是指疾病过程中病理状态的明显改变,它涉及诸病理要素中一个要素的单独改变或多个要素的复合改变",并根据导致病传的诸病理要素改变的重点不同,将之划分四种形式:其一,是病位的移动或扩大;其二,病邪种类或病性寒热虚实等的改变;其三,病势的明显改变,包含病情轻重的显著变化及病变方向(正邪在体内升降出入的动态)的改变;其四,上述形式的合并出现。由于疾病病理变化的基本要素为病因、病位、病性、病势,而病因常通过损伤正气或产生邪气而发病,所以,病传当指疾病过程中病邪、病位、病性、病势等基本病理要素的显著改变。

二、疾病传变的一般规律

《内经》对病传规律的认识,大致可分为表里传及生克传两大形式。

(一)表里传

包括由表入里和由里出表。

1.由表入里:由表入里,由浅入深,是《内经》所论病传最多见的形式,其中又可分为四种不同情况:其一,由皮毛内传脏腑。如《素问·皮部论》说:"百病之始生也,必先于皮毛,邪中之则腠理开,开则入客于络脉,留而不去,传入于经,留而不去,传入于府,廪于肠胃。"《灵枢·百病始生》亦有类似的论述。其二,按脏腑之间表里关系传变。如《素问·咳论》说:"五藏之久咳,乃移于六府,脾咳不已,则胃受之……肾咳不已,则膀胱受之。"其三,依五脏与五体相合关系传。人体五脏外合皮、肉、筋、骨、脉,故五体疾病常可传其所合之脏,如《素问·咳论》论肺咳之发病说:"皮毛者,肺之合也,皮毛先受邪气,邪气以从其合也。"《素问·痹论》论五脏痹之发病亦指出:"五藏皆有合,病久而不去者,内舍于其合。故骨痹不已,复感于邪,内舍于肾……皮痹不已,复感于邪,内舍于肺。"其四,依三阳三阴六经传变。此首见于《素问·热论》具体指出:"伤寒一日,巨阳受之","二日阳明受之","三日少阳受之","四日太阴受之","五日少阴受之","六日厥阴受之",其所言时序,代表了六经传变的顺序。

2.由里出表:由里出表,由深出浅,是指病邪原本在脏腑经络等在里的层次,而后由于正邪斗争,病邪由里透达于外的病传过程,如《灵枢·邪气藏府病形》说:"邪入于阴经,则其藏气实,邪气入而不能客,故还之于府。"对此种传变方式,《伤寒论》和温病学中论之甚多。

(二)生克传

《内经》对五脏病变之间的传变,多依据五行之生克关系论述,有相克与相生传变两种形式。

1.相克关系传变:对相克关系的传变,《内经》甚为重视,《素问·玉机真藏论》即指出:"五藏相通,移皆有次,五藏有病,则各传其所胜。"《灵枢·病传》《素问·标本病传论》所论病传规律,大多也为相克传变。相克关系的传变,《内经》又称为"不间藏"传,预后多不好,如《素问·平人气象论》说:"不间藏,曰难已。"

2.相生关系的传变:相生关系的传变,亦称之为"间脏"传,认为此种传变病势较轻,预后较好,如《素问·藏气法时论》说:"夫邪气之客于身也,以胜相加,至其所生而愈。"《难经·五十三难》也说:"间脏者生……假令心病传脾,脾传肺,肺传肾,肾传肝,肝传心,是母子相传……故曰生也。"

此外,《内经》尚认识到有些疾病的传变可具有其特殊之形式,《素问·玉机真藏论》即明确指出:"或其传化有不以次,不以次入者,忧恐悲喜怒,令不得以其次。"又如《素问·气厥论》论六腑之间病传则多与部位相邻有关,所谓"胞移热于膀胱,则癃溺血","小肠移热于大肠,为伏瘕、为沉";而其论五脏间之寒热相移,并无一定的传变规律。

淫邪发梦第四十三

【要点解析】

一、叙述阴阳、上下、饥饱及五脏等偏盛的情况下所引起的各种梦境,治疗时应用泻法。

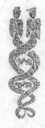

二、运用脏腑及五行学说,叙述了脏腑以及阴器、项、胫、股肱、胞幹等正虚邪逆所引起的各种梦境,治疗时应用补法。

【内经原典】

黄帝曰:愿闻淫邪泮衍奈何?岐伯曰:正邪①从外袭内,而未有定舍,反淫于藏,不得定处,与营卫俱行,而与魂魄飞扬,使人卧不得安而喜梦。气淫于府,则有余于外,不足于内;气淫于藏,则有余于内,不足于外。黄帝曰:有余不足有形乎?岐伯曰:阴气盛则梦涉大水而恐惧,阳气盛则梦大火而燔焫②,阴阳俱盛则梦相杀。上盛则梦飞,下盛则梦堕,甚饥则梦取,甚饱则梦予。肝气盛则梦怒,肺气盛则梦恐惧、哭泣、飞扬,心气盛则梦善笑恐畏,脾气盛则梦歌乐、身体重不举,肾气盛则梦腰脊两解不属。凡此十二盛者,至而泻之立已。

厥气客于心,则梦见丘山烟火。客于肺,则梦飞扬,见金铁之奇物。客于肝,则梦山林树木。客于脾,则梦见丘陵大泽,坏屋风雨。客于肾,则梦临渊,没居水中。客于膀胱,则梦游行。客于胃,则梦饮食。客于大肠,则梦田野。客于小肠,则梦聚邑冲衢③。客于胆,则梦斗讼自刳④。客于阴器,则梦接内。客于项,则梦斩首。客于胫,则梦行走而不能前,及居深地窌苑⑤中。客于股肱,则梦礼节拜起。客于胞脏,则梦溲便。凡此十五不足者,至而补之立已也。

【难点注释】

①正邪:张景岳注:"凡阴阳劳逸之感于外,声色嗜欲之动于内,但有气于身心者,皆谓正邪。"
②燔焫:即烧灼的意思。
③聚邑冲衢:冲衢,指交通要道。句意为人口聚集的城市街道。
④自刳(kū):即剖腹自杀。
⑤窌苑:窌(jiào),同"窖",即地洞;苑(yuàn),养禽兽、植树木的地方。

【白话精译】

黄帝说:我想听听邪气弥漫体内的变化情况是怎样的?岐伯说:正邪(指能够刺激身心正常活动的各种因素,如情志活动、饥饱、劳逸等——译者注)从外侵袭人体,并无固定的部位,流窜于内脏,也不固定处所,当它与营卫之气并行时,就会导致魂魄游荡,使人坐卧不安而多梦。如果它侵扰到腑,则使在外的阳气有余,在内的阴气不足;如果它侵淫到脏,则使在内的阴气有余,在外的阳气不足。

黄帝说:有余与不足,其表现怎样?岐伯说:如阴气盛,就会梦见趟渡大水而害怕;如阳气盛,就会梦见大火而感到灼热;如阴阳二气俱盛,就会梦见相互格斗残杀。如上体的邪盛,就会梦见自己飞腾向上;如下体的邪盛,就会梦见自己向下坠堕。过度饥饿时,会梦见索取食物;过饱时,会梦见予他人食物。肝气盛的人,会梦见发怒;肺气盛的人,会梦见恐惧、哭泣;心气盛的人,会梦见喜笑或恐怖畏惧;脾气盛的人,会梦见歌唱、欢乐或身体沉重不能举动;肾气盛的人,会梦见腰和脊背分离不相连属。这十二种因气盛引起的病,治疗时可分别根据梦境察知邪的所在而用针刺泻之。

如邪气侵犯到心脏,就会梦见山丘烟火;如侵犯到肺脏,就会梦见飞扬腾越,或见到金铁制成的奇怪的东西;如邪气侵犯到肝脏,就会梦见山林树木;如邪气侵犯到脾脏,就会梦见丘陵大泽和被风雨损坏的房屋;如邪气侵犯到肾脏,就会梦见自己身临深渊,或浸没在水中;如邪气侵犯到膀胱,就会梦见自己到处游荡;如邪气侵犯到胃,就会梦见饮食;如邪气侵犯到大肠,就会梦见广阔的田野;如邪气侵犯到小肠,就会梦见拥挤的交通要道;如邪气侵犯到胆,就会梦见与人争斗诉讼,破腹自杀;如邪气侵犯到生殖器,就会梦中性交;如邪气侵犯到项部,就会梦见自己被斩首;如邪气侵犯到足胫,就会梦见自己行而不前,以及被困于窖苑之中;如邪气侵犯到大腿和肘臂,就会梦见行跪拜的礼节;如邪气侵犯到膀胱和直肠,就会梦见自己小便和大便。根据上述十五种因气虚而导致的梦境,治疗时可分别察知气虚的所在而用针刺补之。

【专家评鉴】

本篇比较全面地论述了有关邪气浸淫弥漫脏腑,以致魂魄不守而飞扬,卧睡不安而发梦的机理。特别应该提出的是对发梦的缘由作了唯物的解释;并指出了脏腑十二盛和十五不足所致的不同梦境,根据这些梦境可判断脏腑的虚实变化,从而为治疗提供依据。说明各种梦境的发生与脏腑盛衰及精神情志的变化有密切的联系。

一、发梦原因与机理

(一)发梦原因——病邪侵袭

原文指出,发梦的原因是"正邪从外袭内"。张介宾认为,正邪即"阴阳劳逸之感于外,声色嗜欲之动于内"。这些原因影响到心神作用的正常发挥,就会发生梦境。

(二)发梦机理——营卫不和、阴阳失调

淫邪侵袭,造成机体营卫失和,脏腑阴阳失调,致使心神不守而魂魄飞扬,发生"卧不得安而喜梦"。

1.营卫不和:正邪浸淫,与营卫俱行,引起魂魄不守舍而飞扬,致使人睡眠失常而多梦。

2.阴阳失调:淫邪浸袭,浸淫脏腑,引起阴阳偏盛偏虚而发梦。气淫于腑——阳盛阴亏。腑为阳而主外,因而邪气浸淫于腑则在外的阳气有余,在里的阴气不足。气淫于脏——阴盛阳虚。脏为阴而主内,故邪气浸淫于脏则在内的阴气盛而有余,在外的阳气虚而不足。

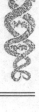

二、阴阳盛衰发梦的表现及治法

脏腑阴阳偏盛偏衰,可出现不同的梦境。这些梦境与脏腑的阴阳属性、五行所属及其联系有密切的关系。

(一)十二盛的梦境及治法

1.十二盛梦境

阴气盛——梦涉大水而恐惧。水属阴,故阴盛而梦涉大水;水大浩瀚,波涛汹涌,故涉而有恐惧之感。

阳气盛——梦大火而烧灼。火属阳,故阳盛而梦大火;火性炎上而烤灼,故有烧灼之感。

阴阳俱盛——梦相杀。阴盛于内,阳盛于外,内外有余,阴阳相争,故梦相残杀。

上盛——梦飞。上属阳,手臂在上而属阳,阳主动主升,故上盛而梦飞扬。

下盛——梦堕。下属阴,腿足在下而属阴,阴主静主沉降,故下盛则梦堕坠。

甚饥——梦取。胃主受纳,饥为纳入不足,故梦取得食物。

甚饱——梦予。饱则胃无处而纳,故梦把食物给予他人。

肝气盛——梦怒。怒为肝之志,气盛有余,疏泄失常,故梦多怒。

肺气盛——梦恐惧、哭泣、飞扬。肺金为肾水之母,母病影响子脏,故梦恐惧;哭为肺之声,故肺气盛则梦哭;肺位居上而主气,气为阳主升主动,故梦飞扬。

心气盛——梦善笑恐畏。笑为心之声;心气盛而水火不济,故梦多喜笑或恐畏。

脾气盛——梦歌乐、身体重不举。脾主肌肉,其声为歌,故气盛则梦唱歌欢乐或觉身体沉重不能举动。

肾气盛——梦腰脊两解不属。腰乃肾之府。故肾气盛则梦腰与脊如散解,不相连属。

2.十二盛的治法:盛指盛实,盛则泻之,即观其邪实之所在,用泻法以祛其盛实之邪气。

(二)十五不足的梦境及治法

1.十五不足梦境

客于心——梦丘山烟火。心属火,心气不足,故梦丘山烟火;烟火者,火不旺也。

客于肺——梦飞扬,见金铁之奇物。肺主气而属金,气不足而涣散,故梦飘浮飞扬,或梦金属铁器。

客于肝——梦山林树木。肝属木,肝气不足故梦山林树木。

客于脾——梦丘陵大泽、坏屋风雨。脾属土主运化水湿,脾气虚,水湿不运,故梦见丘陵大泽和风雨摧毁房屋。

客于肾——梦临渊没居水中。肾属水而主水,肾气不足,主水失常,故梦身临深渊,沉没于水中。

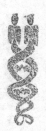

　　客于膀胱——梦游行。足太阳膀胱经行头项腰背腿足,故膀胱气不足而梦游行。

　　客于胃——梦饮食。胃主纳食,胃气不足则纳食减少,胃中空虚,故梦中进饮食。

　　客于大肠——梦田野。大肠者,传道之官,其状回环曲折而广大,类似田野,故气不足多梦田野。

　　客于小肠——梦聚邑冲衢。小肠为受盛之官,化物出焉,饮食物要经小肠聚集而吸收精微,其余下传大肠;故气不足则梦居于都市或大道之中。

　　客于胆——梦斗讼自刳。胆为中正之官,主决断,属木,其性刚强;故胆气不足则梦争辩是非、斗殴对打或自剖其肉。

　　客于阴器——梦接内。阴器者,男女交媾之器也,故客于阴器则梦交。

　　客于项——梦斩首。头为诸阳之会,三阳之气循项而上头,今项被邪伤,故梦斩首。

　　客于胫——行走而不能前,及居深地窌苑中。足胫为行走之用,胫气虚,故梦欲行走而不能前进,或梦居住在深窖中。

　　客于股肱——梦礼节拜起。股肱主跪拜,故股肱受邪则梦行施跪拜之礼节。

　　客于胞䐈——梦溲便。膀胱与大肠主尿与大便,故此二者受邪则梦尿或大便。

　　2.十五不足的治法。不足者正气虚也,因此十五不足的治法为补法;即观其虚在何脏腑经络,用补益法以补其不足之正气。

【临床应用】

　　本篇是《内经》论述发梦的专篇,论述面广,对梦产生的机理阐述得较全面,为中医学进一步研究梦境的发生奠定了基础。在学习时,为了全面了解《内经》对梦认识的基本观点,可参阅《素问·方盛衰论》"五脏气虚"所致梦境和《素问·脉要精微论》蛔虫所致梦境等内容。就本篇而言,提出如下看法:

　　其一,本篇讨论发梦的原因和机理,是古人经过长期的实践观察和运用中医学理论推理研究而总结出来的,反映了《内经》时代对发梦成因的基本看法。至今,还具有一定的指导意义。

　　其二,本篇在论述发生梦境的成因时明确指出,其主要原因是"淫邪"所致;这就说明发梦是有一定的物质基础的,给梦的发生以唯物的解释。

　　其三,关于发梦的机理,本篇认为是邪气浸淫脏腑,引起营卫不和、阴阳失调,神不守舍而魂魄飞扬。这说明梦与脏腑气血、阴阳及所藏的神、魂、魄、意、志等精神情志有密切的关系,所以通过对不同梦境的了解,可测知脏腑的精神活动状态、气血阴阳的盛衰,为治疗提供依据。

　　其四,关于"十二盛"和"十五不足"的梦境。"十二盛"与"十五不足"梦境的发生,多与机体气血、阴阳的盛衰,脏腑各自的生理功能、特性和邪气所侵部位有关。也就是说有一定的规律可循。如"客于胃,则梦饮食"。在临床上常见到一些消化不良或饥而入睡者,梦中进食等。

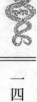

其五,作梦虽与整个机体的气血阴阳盛衰及脏腑经络的功能失调有关,但梦不尽全是病理现象,一般人在睡眠过程中都可能有梦境出现,只要不影响睡眠、精神状态、工作等,都属于正常的生理范畴。所以据梦诊病只提示了问题的一个方面,在疾病状态时梦可作为诊病的参考。

顺气一日分为四时第四十四

【要点解析】

一、以一日分为四时,说明人体阳气活动的情况,可以影响邪正斗争的势力,故病情在一日之中,有旦慧、昼安、夕加、夜甚的不同表现

二、说明有些疾病,因不应四时之气,脏独主其病,故其轻重变化,决定于各脏气与邪气的盛衰,凡脏气不胜邪气则病甚,脏气胜邪气则病轻。

三、强调在治疗上必须适应时令,不可违逆。

四、具体叙述了五脏、五变、五输的内容,以及五脏与色、时、音、味的配合关系。

【内经原典】

黄帝曰:夫百病之所始生者,必起于燥湿、寒暑、风雨、阴阳、喜怒、饮食、居处,气合而有形①,得藏而有名②,余知其然也。夫百病者,多以旦慧昼安,夕加夜甚,何也? 岐伯曰:四时之气使然。黄帝曰:愿闻四时之气。岐伯曰:春生夏长,秋收冬藏,是气之常也,人亦应之,以一日分为四时,朝则为春,日中为夏,日入为秋,夜半为冬。朝则人气始生,病气衰,故旦慧;日中人气长,长则胜邪,故安;夕则人气始衰,邪气始生,故加;夜半人气入藏,邪气独居于身,故甚也。黄帝曰:其时有反者何也? 岐伯曰:是不应四时之气,藏独主其病者,是必以藏气之所不胜时者甚,以其所胜时者起也。黄帝曰:治之奈何? 岐伯曰:顺天之时,而病可与期。顺者为工,逆者为粗。

黄帝曰:善。余闻刺有五变,以主五输,愿闻其数。岐伯曰:人有五藏,五藏有五变,五变有五输,故五五二十五输,以应五时。黄帝曰:愿闻五变。岐伯曰:肝为牡藏③,其色青,其时春,其音角,其味酸,其日甲乙。心为牡藏,其色赤,其时夏,其日丙丁,其音徵,其味苦。脾为牝藏,其色黄,其时长夏,其日戊己,其音宫,其味甘。肺为牝藏,其色白,其音商,其时秋,其日庚辛,其味辛。肾为牝藏,其色黑,其时冬,其日壬癸,其音羽,其味咸。是为五变。黄帝曰:以主五输奈何? 岐伯曰:藏主冬,冬刺井;色主春,春刺荥;时主夏,夏刺输;音主长夏,长夏刺经;味主秋,秋刺合。是谓五变,以主五输。黄帝曰:诸原安合以致六输? 岐伯曰:原独不应五时,以经合之,以应其数,故六六三十六输。黄帝曰:何谓藏主冬,时主夏,音主长夏,味主秋,色主春? 愿闻其故。岐伯曰:病在藏者,取之井;病变于色者,取之荥;病时间时甚

者,取之输;病变于音者,取之经,经满而血者;病在胃及以饮食不节得病者,取之于合。故命曰味主合。是谓五变也。

【难点注释】

①气合而有形:邪气入侵人体后所表现出来的症状和脉象。
②得藏而有名:邪气侵袭脏腑,就形成一定的名称。
③牡藏:牡指雄性,属阳。牡藏,即阳藏。

【白话精译】

黄帝说:各种疾病在发生时,都由于燥湿寒暑风雨等外邪侵犯,房劳过度、喜怒不节等情志刺激、以及饮食起居失常所致。邪气侵犯之后,与正气相搏就会出现各种病态,邪气入脏都有一定的病名,这些情况我已经知道了。许多病人多在早晨病情减轻而神志清爽,白昼较安静,傍晚病势渐渐增重,夜间病势最甚,这是什么道理呢? 岐伯说:这是由于四时气候的不同变化而造成的。

黄帝说:想听你讲讲关于四时之气的问题。岐伯说:春天阳气生发,夏天阳气隆盛,秋天阳气收敛,冬天阳气闭藏,这是一年中四时之气变化的一般规律,人体的阳气变化也与此相应。以一昼夜来分四时,早晨就像春天,中午就

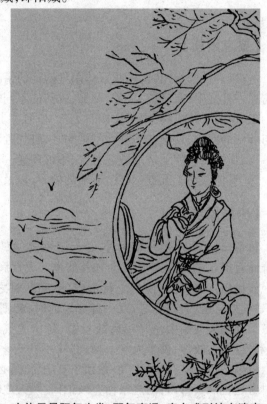

人体早晨阳气生发,邪气衰退,病人感到神志清爽;中午阳气逐渐隆盛,病人较安静。傍晚阳气开始收敛,邪气就会逐渐嚣张,病人病情加重,半夜人的阳气闭藏于内,只有邪气处于身形,所以疾病就会甚重

像夏天,傍晚就像秋天,半夜就像冬天。人体早晨阳气生发,邪气衰退,所以病人感到神志清爽;中午人的阳气逐渐隆盛,正气能胜邪气,所以病人较安静;傍晚人的阳气开始收敛,邪气就会逐渐嚣张,所以病情加重;半夜人的阳气闭藏于内,只有邪气处于身形,所以疾病就甚重。

黄帝说:疾病在一天中的轻重变化,有时没有旦慧、昼安、夕加、夜甚的情况,这是为什么呢? 岐伯说:这是疾病变化不和四时之气相应,而由内脏单独对疾病发生

决定性的影响,这样的疾病,必定在受病内脏被时日所克的时候就加重,若受病内脏能克制时日的时候病就轻减。黄帝说:怎样进行治疗呢?岐伯说:治疗时,根据时日与受病脏气的五行关系施以补泻,使病脏不被时日克伐太过,疾病就可以预期治愈。能这样做,就是高明的医生,相反,就是粗率的医生。

黄帝说:好。我听说刺法中有根据五变以决定井、荥、输、经、合五输穴的,请讲一讲其中的规律。岐伯说:人有五脏,五脏各有相应的色、时、日、音、味的五种变化,每种变化都有井、荥、输、经、合五种腧穴分别与之相应,五五相乘,所以就有二十五个腧穴,又分别与五季相应。黄帝说:想听

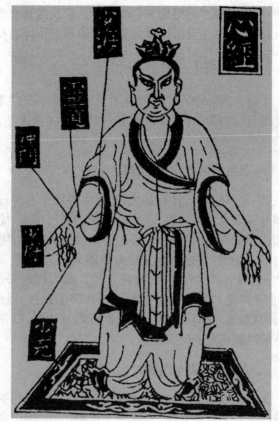

《铜人图经》五腧穴图中的心经图

你讲讲什么叫五变?岐伯说:肝属木,为阴中之少阳,所以称为牝脏,在色为青,在时为春,在日为甲乙,在音为角,在味为酸;心属火,为阳中之太阳,所以称为牝脏,在色为赤,在时为夏,在日为丙丁,在音为徵,在味为苦;脾属土,为阴中之至阴,所以称为牝脏,在色为黄,在时为长夏,在日为戊己,在音为宫,在味为甘;肺属金,为阳中之少阴,所以称为牝脏,在色为白,在时为秋,在日为庚辛,在音为商,在味为辛;肾属水,为阴中之太阴,所以称为牝脏,在色为黑,在时为冬,在日为壬癸,在音为羽,在味为咸。这就是五变。

以五变分主五腧穴是什么情况?岐伯说:五脏主冬,冬季刺井穴;五色主春,春刺荥穴;五时主夏,夏季刺腧穴;五音主长夏,长夏刺经穴;五味主秋,秋季刺合穴。这是五变分主五输的情况。

黄帝说:六腑的原穴是怎样配合成六输的呢?岐伯说:只有原穴不与五时相配合,而把它归在经穴之中,以应五时六输之数,所以六六三十六个腧穴。

黄帝问:什么叫作脏主冬,时主夏,音主长夏,味主秋,色主春?我想知道其中的道理。岐伯说:病在脏的邪气深,治疗时应刺井穴;疾病变化显现于面色的,治疗时应刺荥穴;病情时轻时重的,治疗时应刺腧穴;疾病影响到声音发生变化的,应刺

经穴;经脉盛满而有瘀血,病在阳明胃,以及因饮食不节引起的疾病,治疗时都应刺合穴,所以说味主合。这就是五变所表现的不同特征以及与五输相应的针治方法。

【专家评鉴】

本篇从"天人合一"的整体观思想出发,认为人体的生理病理活动与自然界的变化是息息相关的,并且表现出一定的时间节律性,故治疗疾病,亦当同时选穴以刺治。

一、气合而有形,得脏而有名

《内经》认为,人体疾病之发生,大多缘于各种致病因素对人体的伤害,或得自风寒暑湿燥火六淫外感,或发自饮食、劳役、房室、忧思喜怒哀乐不节之内伤,正如本篇说:"夫百之所始生者,必起于燥湿寒暑风雨,阴阳喜怒,饮食居处。"故对病症的命名,《内经》常以病邪侵犯人体的部位为依据,即"得脏而有名",《灵枢·百病始生》也指出:"气有定舍,因处为名。"此为《内经》病症命名的基本规律之一。如《素问·痹论》对痹症的分类及命名,即循此法,根据风寒湿邪侵犯人体部位之不同,而有筋痹、脉痹、皮痹、肌痹、骨痹等五体痹,以及肺痹、心痹、脾痹、肝痹、肾痹、肠痹等脏腑痹之不同名称。

二、人气一日四时节律

人体阳气随自然界阳气的盛衰而发生相应的变化。自然界的阳气,一天之中有昼夜消长盛衰的节律,人体为了维护生存,防止病邪的侵袭,就必须随着自然界阴阳气的消长运动,及时进行适应性的调整。具体表现为:平旦阳气始生,以应春(生);日中阳气盛,以应夏(长);日入阳气始衰,阴气始盛,以应秋(收);夜半阴气盛,阳气内敛,以应冬(藏)。

疾病是邪正斗争的过程。由于人体阳气在一日中有消长盛衰之变化,因此,有些疾病的病情亦随着阳气的盛衰而表现出规律性变化。早上则正气始盛,邪气始衰,所以病情轻爽。白天正气旺盛,正气盛则能胜邪气,故病情安静。傍晚则正气渐衰,正气衰则邪气渐盛,所以病情加重。夜半则阳气潜伏于内,邪气独盛于身,所以病情严重。

三、昼夜五脏主时节律

《内经》以阴阳五行学说作为其说理工具,根据阴阳学说,则有人气一日四时节律;而以五行学说言之,则有"不应四时之气,藏独主其病"的情况。其具体规律为:

(一)脏气之所不胜时者甚

肝病在金所主的申酉时病情加重。心病在水所主的亥子时病情加重。肺病在火所主的巳午时病情加重。脾病在木所主的寅卯时病情加重。肾病在土所主的辰戌丑未时病情加重。

(二)以其所胜时者轻

肝病在土所主的辰戌丑未时病情减轻。心病在金所主的申酉时病情减轻。脾病在水所主的亥子时病情减轻。肺病在木所主的寅卯时病情减轻。肾病在火所主的巳午时病情减轻。

对此，《素问·脏气法时论》论之甚详，具体描述了每脏在昼夜之中"慧、静、甚"的时间变化，指出："肝病者，平旦慧，下晡甚，夜半静"；"心病者，日中慧，夜半甚，平旦静"；"脾病者，日昳慧，日出甚，下晡静"；"肺病者，下晡慧，日中甚，夜半静"；"肾病者，夜半慧，四季甚，下晡静。"即五脏病的基本节律，表现为脏气自旺之时辰病情轻浅爽慧，脏气受克之时辰病情转重，得相生之气病情平稳。因为根据五行学说论症，五脏气血、脏气在四时，自然界的阴阳变化有助于脏气的升降，脏气盛则病邪却，表现为"慧"；在受克的时辰，脏气与时辰相克，自然界之气不利于脏气，病邪挟自然界之克气肆虐，因而病情转重，表现为"甚"；脏气在非旺之时辰，若受相生之气的影响，不论是生我之母气，还是我生之子气，都有助于受病之脏，因而病情较为平稳，表现为"静"。

四、五脏阴阳属性及其与五行事物配属

本文所论五脏与色、时、音、味的保留配属关系，可归纳总结如下：

表 44-1　五脏阴阳属性及其与五行事物配属表

脏	属性	五色	五时	五音	五味	日
肝	牡（阳）	青	春	角	酸	甲乙
心	牡（阳）	赤	夏	徵	苦	丙丁
脾	牝（阴）	黄	长夏	宫	甘	戊己
肺	牝（阴）	白	秋	商	辛	庚辛
肾	牝（阴）	黑	冬	羽	咸	壬癸

【临床应用】

一、人气一日四时节律研究进展及应用

对人气一日四时节律，现代亦有不少研究。有人在对 69 例正常人昼夜脉图变化的研究中看到，一般白天脉率较晚上要快，从脉图上还可见到，平旦到日中主波幅度升高，主波宽 W/t 变小，脉象出现平滑有力的特点；而日西至夜半，脉图主波高度逐渐降低，主波宽逐渐变大，证明正常人脉搏存在近日节律的变化。杨氏对 20 名住校大学生的体温、呼吸、脉搏、血压、心电图、能量代谢、甲皱末梢微循环、甲皱皮肤温度等几项生理指标，每隔 4 小时测 1 次，所得数据显示各项指标在昼夜不同时间里都有波动，各自具有自己的变化节律。并认为这些变化符合《内经》白天"阳气主昼"的理论，尤其是能量代谢完全符合昼夜的阴阳变化节律（杨如哲，上海中医药，8：47，1981）。血中皮质激素浓度的昼夜变化，基本与人气一日四时节律相符，从清晨 4 时开始上升，6~8 时达到峰值，白天逐渐下降，22 时到深夜 1 时最低。

有人对 1964~1979 年间自然分娩的 14 058 例新生儿出生时间与昼夜阴阳节律的关系进行了研究,一种方法是将昼夜分为平旦(4~8 时),旦中(10~14 时),日西(15~19 时)等三个时间段,每阶段 4 小时,结果:平旦出生数为 2725 人,占 39.43%,日中出生人数 2285 人,占 32.82%,日西出生人数为 1932 人,占 27.75%。经统计分析,三个时间段出生数之间有显著差异,平旦组>日中组>日西组。另一种方法是将昼夜分为阳中之阳,阳中之阴、阴中之阴、阴中之阳四个时期,每期 6 小时,比较出生数,结果:四个时期的人数是阴中之阳与阳中之阳时(下半夜与上午)多于阴中之阴时(上半夜),后者又多于阳中之阴时(下午),从其结果可见,新生儿出生数在阳气开始生发和阳气隆盛的时候,明显高于阳气最弱,阴气最盛的时候,而阳气生发的平旦最多,阳气隆盛的日中次之,阳气已虚的日西最少。说明人体阳气的盛衰和自然界阳气消长影响分娩过程,反映出分娩具有节律特性。

对疾病"旦慧、昼安、夕加、夜甚"的规律,有人从发热患者的热势变化角度加以研究,发现 121 位发热患者昼夜热势变化趋势与此相符,其中体温高峰出现时间以午后 14~22 时为多,共 357 例次,占 89%,次晨 2~10 时较少,共 44 例,占 11%,经统计学处理,下午的 2、6、10 时与上午的 2、6、10 时的体温高峰出现例次,均有非常显著性差异($P<0.01$),即体温最低所出现的时间,以上午 6、10 时为多,共 276 例次,占 69%,经统计学处理,与其他各时间例次有非常显著差异($P<0.01$)。王氏对 182 例死亡病例的分析,发现死亡时间与昼夜时辰有关,基本上符合"旦慧、昼安、夕加、夜甚"的病变规律。

人气一日四时节律在辨证方面主要用于在一日内有时间特性的疾病,在辨证方法上,首先应判断是否为日四时段的时间疾病;然后,若疾病在某时段内出现或加重,则为该时段相对应的脏腑病变,一般为实症;如疾病在某时段内消失或减轻,一般是该时段机对应的脏腑虚症,或是本脏腑所胜脏腑的实症。另外,在人体昼夜阴阳变化中,子、午、卯、酉是区分昼夜四阶段的关键时刻,是阳阳转换的重要时机,由于病变机体自我调节功能低下,阴阳失调病人就有好发于昼夜之中子午卯酉的时间特性,因此,注意观察此四时辰的病情波动,有助于诊断阴阳失调病变。一般认为,子午卯酉时病多属少阳病,用小柴胡汤调和阴阳施治效果较佳,如岳美中曾治一季姓 10 岁女孩,每届子时与午时左右即出现合眼痴迷,四时软瘫无力,呼之不应,但过一小时即自醒如常人,曾经他医诊视,未详何证。岳老以病发子午二时为阴阳交替之际为根据,诊断病属阴阳不和所为,属少阳证,逐拟小柴胡汤二帖而病瘥。但仅在午时发病的不宜视为病在少阳的阴阳不和证郭氏认为对午时发病的病人用小柴胡汤治之无效。

二、昼夜五脏主时节律研究进展及应用

李氏提出测量能反映五脏病本质的若干生理变量的峰值相应位 95%可信限的变化,可用于分析昼夜五脏主时节律的本质。血浆中蛋白质、糖脂的节律变化,从某种意义上说其峰值相位应是肝脏代谢旺盛、生理功能反应最敏感的时间,肝脏有病,三者的代谢显然不能达到正常的峰值相位,正常生理功能不能维持,因而疾病

处在这样的时刻就容易加重。血浆蛋白质、糖、脂及的峰值相位及其95%可信限分别在17~18时，17~19时，14.5~18时，而这一时限与肝病甚的"下晡"时相吻合。脾主运化，若以基础胃液的分泌作为脾主运化的客观指标，胃液分泌在清晨5~11时最低，则与脾病平旦甚的时限相合。肺主气司呼吸，职司卫外，与体温、脉搏、血压、氧气的摄取有关，四者的峰值相位及95%可信限分别为16~18时、14.5~17.5时、16~18时、12~19时。肺病者，下晡慧，似又说明肺病在其峰值相位期间表现轻浅等。可见五脏机能的多种生理指标，都存在着明显的节律，这些节律的相位在五脏的病理变化过程中得以反映，从而表现出五脏的病理节律。

对"脏独主其病"的昼夜变化规律，临床做了大量研究工作。对变异型心绞痛病人的观察发现，休息时，尤其以夜间和凌晨容易发作，并伴有心电图S-T段的升高。钱氏等报道心肌梗死病人夜间发作死亡多，与心病夜半甚的规律相符。田氏对80例肝癌病人的腹痛、腹胀、发热、出血等四种主要症状与时间变化关系进行观察，结果表现为：上午5时左右，诸证基本消失，中午以后逐渐出现，并在夜半前达高峰，夜半后诸证又渐平稳而消失。其中腹痛、腹胀、发热的昼夜变化，基本符合"肝病者，平旦慧，下晡甚，夜半静"的规律，出血则主要发生在早晨卯时和下午酉时。原发性高血压病人多见肝阳上亢，对100例患者收缩压、舒张压昼夜变动节律观察了解到16~20时血压最高，头晕、项强、手足紧胀或麻木等高血压症状此时也明显，亦与肝病下晡甚说有联系。其他如与脾有关的四肢关节病变，低血钾性周期性麻痹、震颤麻痹等，其发作起始时常在平旦，与脾病者平旦甚之论基本符合。肾病多在日昳时加甚，而肺病变化规律与其日中甚之论多有不符。

昼夜五脏主时节律常客观地反映五脏病于不同时区的缓剧状态，故不仅可指导临症对病变的预测，而且有助于判断疾病的脏腑病位、病性，从而指导治疗。如《症治准绳·幼科》载薛立斋论小儿发热的治疗，提出五脏有邪，各有身热，察热发时辰，可推知病起于何脏。若寅卯时发热，乃肝热之外发，治宜泻青丸；若巳午时发热，乃心火之外发，治宜泻心汤，导赤散；申酉时发热，属肺经之热，治宜泻白散、凉膈散；夜半亥子时发热，属肾经之火，治宜滋肾丸。薛氏之论，指出了辨论时论病，据脏用药，临床运用此节律的基本原则。具体操作可考虑以下几方面：首先，根据病变发作的时间规律诊断病变，如低血钾性周期性麻痹患者病在四肢为甚，以晨间发生多见，脾主四肢，其病平旦甚，故可诊断为脾虚不主四肢的结果。其次，根据五脏间生克关系解释临床某些症状的定时发作，制定治疗补泻法则。如疾病在某时辰内出现或加重，说明是与该时辰相对应的脏腑为实，或是本脏腑所不胜脏腑之虚症，治宜泻本脏腑或补所不胜脏腑；疾病在某时辰消失或减轻，说明是与该时辰相对应脏腑为虚，或是本脏腑所胜脏腑之实症，治当补益本脏腑或泻所胜脏腑之实。最后，根据此节律择时用药，可趁五脏病慧精气旺盛之时用药，乘其旺势，以收事半功倍之功。

外揣第四十五

【要点解析】

一、说明使用针刺治病,其疗效如以桴(鼓槌)击鼓而有声,日月照物而生影,水镜鉴人而现形,也即内外相应的道理。

二、对表现于外的声、色进行揣测,可以了解内脏的病变,并作为诊断和治疗的依据。

【内经原典】

黄帝曰:余闻九针九篇,余亲授其调①,颇得其意。夫九针者,始于一而终于九,然未得其要道也。夫九针者,小之则无内,大之则无外,深不可为下,高不可为盖,恍惚无穷,流溢无极,余知其合于天道人事四时之变也,然余愿杂之毫毛,浑束为一②,可乎?岐伯曰:明乎哉问也,非独针道焉,夫治国亦然。黄帝曰:余愿闻针道,非国事也。岐伯曰:夫治国者,夫惟道焉,非道,何可小大深浅,杂合而为一乎?黄帝曰:愿卒闻之。岐伯曰:日与月焉,水与镜焉,鼓与响焉。夫日月之明,不失其影,水镜之

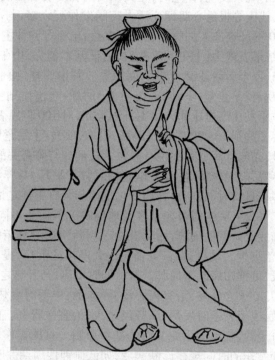

若人的五音不响亮,五色不鲜明,就说明五脏的功能有了异常变化,这就是内外相互影响的道理

察,不失其形,鼓响之应,不事其声,动摇则应和,尽得其情。黄帝曰:窘乎哉?昭昭之明不可蔽③。其不可蔽,不失阴阳也。合而察之,切而验之,见而得之,若清水明镜之不失其形也。五音不彰,五色不明,五藏波荡,若是则内外相袭④,若鼓之应桴,响之应声,影之似形。故远者司外揣内,近者司内揣外,是谓阴阳之极,天地之盖,请藏之灵兰之室,弗敢使泄也。

【难点注释】

①亲授其调:调,才略,智慧。即亲自体察领略事物的规律。

②浑束为一:浑,合也。束,约束。即将许多复杂之事物,归纳总结为一。

③蔽:障也,隐也。见《广雅·释诂二、四》。

④内外相袭:指人体内里与体表相互影响。

【白话精译】

黄帝说:我读过关于九针的九篇文章,并亲自验证了它的规律,也大致领会了其中的道理。九针从第一针开始,到第九针终止,都隐藏了许多深刻的道理,我还没能真正掌握它的要领。九针的道理,精微宏大,高深玄妙,应用无穷。我知道它符合天道、人事以及四时的变化,想把这复杂如牛毛的论述归纳成一个纲要,不知是否可以?岐伯说:你问得真高明啊!不但针刺的道理如此,就是治理国家,也应如此。

黄帝说:我想听的是针刺的道理,不是谈论国事。岐伯说:治理国家,应该有个总的纲领,如果没有总的纲领,怎么能将大、小、深、浅各种复杂的事物统一在一起呢?

黄帝说:希望您详尽地讲一下。岐伯说:这可用日和月、水和镜、鼓和响来做比喻。日月照耀物体,必定会有物体的影子出现;水和镜可以清楚地反映物体的形态;击鼓时会发出响声,声音和击鼓的动作几乎是同时发生的。凡形影、声响是相应和的,懂得了这些,也就能完全理解针刺的道理了。

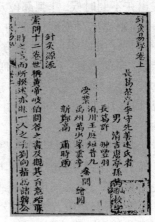

黄帝说:这是个使我发窘的问题。日月的光明不可遮蔽,它之所以不可遮蔽,是因为不失阴阳的道理。临床上要把各种情况结合起来观察,

清代李守先《针灸易学》书影

并通过切脉来验证,以望诊来获知外部的病象,就像清水、明镜不失真一样。若人的五音不响亮,五色不鲜明,就说明五脏的功能有了异常变动,这就是内外相互影响的道理,就如同以桴击鼓,响声随之而发生,也像影子跟随形体而又与形体相似一样。所以通过观察病人体表的变化,就可测知内脏的变化;检查出内脏的变化,也可以推测显现于外表的症候。这就是阴阳理论的重点。天地之大,无不包括在阴阳的范围之内。请让我把它珍藏在灵兰之室,不要让它流失。

【专家评鉴】

本篇主要内容是探讨用针之道和疾病诊断治疗的理论,说明了中医基础理论

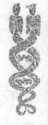

原则对医疗实践的高度概括性和指导作用,并明确地指出了这个理论原则就是阴阳学说,就是整体思想。运用内外相应的整体思想从人体表现于外的五音、五色变化之中,推测内脏的疾病,从而体现了《内经》时代诊察疾病是用表象推求本质的"司外揣内"的思辨方法。

一、理论对实践的高度概括性

本篇从探讨九针理论和用针之道开篇,论证了医学理论对医疗实践的指导作用,明确指出了这个理论就是阴阳学说。天地虽大,万事万物无不包罗其中,但都是在阴阳学说这一哲理范畴之中,因此《素问·阴阳应象大论》说:"阴阳者,天地之道也,万物之纲纪",也讲的是这个道理。

(一)九针理论与天、地、人是相应的

原文首先说,"夫九针者,始于一而终于九",九针理论"合于天地人事四时之变",这就明白地指出针道与天文、地理、人事、社会以及四时气候的变化无不关联,从而体现了针道内容的广泛性。如《灵枢·四时气》《素问·四时刺逆从论》等篇就提出在不同时候,针刺部位及方法都有区别。《灵枢》的《寿夭刚柔》《论勇》《通天》等篇则提出对不同体质的人,针刺的深浅,刺激的强度都有区别,至于不同性质、不同部位的病症,其针治方法之别的内容就更为广泛和丰富。因此《素问·针解》说:"余闻九针,上应天地四时阴阳,愿闻其方,令可传于后世以为常也。岐伯曰:夫一天,二地,三人,四时,五音,六律,七星,八风,九野,身形亦应之。针各有所宜,故曰九针。"由此可见,九针在医疗上的作用是广泛的,针道的内容是丰富而深刻的。

(二)阴阳学说对针道实践的概括

如上所述,针道是广泛而丰富的,但为了使其条分缕析,从实践上升为理论,便于使用和推广,就必须用基本理论加以归纳和概括。原文说九针的内容精细至极,博广至极,深奥至极,高超至极,但又"恍惚无穷,流溢无极",只有寻找一种理论将其加以总结和升华,才能"杂之毫毛,浑束为一",否则"何可小大深浅,杂合而为一乎"?原文以针道为例,指出需要理论来概括实践、升华实践,从而突出了理论的重要作用。无论是治病或者治国,都要有正确的理论为指导,因此说:"非独针道焉,夫治国亦然。"

中医基本理论的内容广泛,此处所讲的理论是什么呢?后文提道:"昭昭之明不可蔽,其不可蔽,不失阴阳也。"又说:"是谓阴阳之极,天地之盖。"张介宾在注释中说:"道者一也,一生二,阴阳而已,不失阴阳,则昭昭之明不可蔽也。"明确地指出这个归纳实践的核心理论是阴阳学说。《内经》从朴素的唯物主义观点出发,将天地间的万事万物都分为阴阳这样两个相互对立,又相互依存的两个方面,并由此作为认识事物和分析事物规律的纲领和出发点。所以《素问·阴阳应象大论》说:"阴阳者,天地之道也,万物之纲纪,变化之父母,生杀之本始,神明之府也,治病必求于本。"本篇虽没有深入讨论阴阳问题,但从针道实践内容的归纳,突出了阴阳学说对针道内容的指导性和概括性。

二、"司外揣内",内外相应的整体观

原文以"日与月焉,水与镜焉,鼓与响焉"的实例为喻,指出人体是一个内外相应的统一体。五脏六腑在人身之内虽不可见,但其一切生理活动,病理变化,"若鼓之应桴,响之应声,影之似形",必然有其相应的现象反映于体表,诸如原文列举的五音、五色现象等。正如张介宾所注释的那样:"五音五色见于外,因藏气而彰明也。五藏之气藏于内,因形色而发露也。外之不彰明者,知内之波荡也。即如鼓非桴也,得桴而后鸣;响非声也,得声而后应;影非形也,得形而后见,是皆内外相袭而然。"因此,了解了这一现象与本质间的辩证关系,才能做到"合而察之,切而验之,见而得之";临症时,对于深藏于内的五脏病症,就会做到"若清水明镜之不失其形"一样的明析清楚。认证准确无误,论治也就会正确无谬。这就是所谓"司外揣内,司内揣外"的基本内容,也是《内经》诊断疾病时的基本思维方法。

本篇提出"司外揣内""司内揣外"的思维方法,是中医诊断学发展的基础。人是一个有机整体,有诸内必形诸外。内在的病变,必然会通过经络气血的作用,从五官四肢等体表组织表现于外。某一局部的体表组织器官,与人体内脏器官又有着密切的相关关系,而且不同部位、不同性质的病症,一定会有不同的症状特征。《内经》作者通过长期反复的医疗实践活动,掌握了疾病本质与表现于外的病理现象之间密切相关的联系,于是总结出"司外揣内"的思维方法,并据此建立了中医学独特的诊断手段。篇中虽未详述诊法内容,但所奠定的思维方法、理论原则和学术观点,则成为诊断学发展的基础,为后世所遵循。

【临床应用】

本篇提出的"司外揣内"的著名观点,是中医学诊断疾病的重要原理,也是中医诊法的最基本原则之一。中医学认为,人是一个有机的整体,构成人体的各个脏腑组织之间通过经络出表达里,联系为一个不可分割的有机整体,在功能上相互协调、互相为用,共同完成整体的生命活动;在病理方面,又是互相影响的。本篇所说的"内""外",其哲学上的含义是指现象和本质。本质深在于事物的内部,人们无法用感觉察知,此所谓"内";现象以多种方式表达于事物的外部,人们可以通过感官直接察知。就医学意义而言,此处的"内",指人体躯体之内的五脏六腑、指气血津液,指机体内在的生理病理基础;而"外",则指表现于体表的神色、形态的变化,指病人的种种自我感觉,指舌脉异常表现等等。"内"还指病变的整体反应,而"外"还指局部的表现特征。疾病的本质虽然藏之于"内",但必定有一定的症状、体征反映于局部,反映于"外",医生通过审察其反映于外的各种病理现象,在医学理论指导下进行分析思考,便可求得对疾病在"内"本质的认识。进而得出合理准确的疾病诊断。这也就是《素问·阴阳应象大论》所说的"以我知彼,以表知里,以观过与不及之理,见微得过,用之不殆。"

《灵枢·论疾诊尺》将之归纳为"从外知内"。《灵枢·本藏》也说:"视其外应,以知其内藏,则知所病矣。"其原理正如本篇所说:"日与月焉,水与镜焉,鼓与响焉。

夫日月之明,不失其影;水镜之察,不失其形;鼓响之应,不后其声。动摇则应和,尽得其情……昭昭之明不可蔽,其不可蔽,不失阴阳也。合而察之,切而验之,见而得之,若清水明镜之不失其形也。五音不彰,五色不明,五藏波荡,若是则内外相袭,若鼓之应桴,响之应声,影之似形。故远者,司外揣内,近者,司内揣外。"这里非常形象生动地比喻说明医生诊断疾病是通过表面现象的观察分析,进而推测内部的变化本质的,如同日月的投影、水镜之照形、击鼓之有声一样,是必然的道理。如果病人有了声音(如咳、喘、语音等)、肤色的变化,就提示其内脏发生了病变,这是内外相互关联的缘故。因而观察外表的病理变化的各种现象,就可推测内脏的变化本质;以内在疾病的寒热虚实,便可解释显现于外部症状产生的机理。所以《丹溪心法》说:"欲知其内者,当以观乎外;诊于外者,斯以知其内。盖有诸内必形诸外。"这种"司外揣内,司内揣外"的认识方法,实际就是现代控制论中的黑箱理论在中医诊断中的应用。

五变第四十六

【要点解析】

一、论述不同体质和发病的关系。由于人的皮肤、肌肉、腠理、骨骼、五脏等坚固和脆弱的差异,易发疾病则各有不同。

二、以风、痹、消瘅、寒热、积聚五种疾病为例,说明其各别的发病机理和诊候方法。

【内经原典】

黄帝问于少俞曰:余闻百疾之始期①也,必生于风雨寒暑,循毫毛而入腠理,或复还②,或留止,或为风肿汗出,或为消瘅,或为寒热,或为留痹,或为积聚,奇邪③淫溢,不可胜数,愿闻其故。夫同时得病,或病此,或病彼,意④者天之为人生风乎,何其异也? 少俞曰:夫天之生风者,非以私百姓也,其行公平正直,犯者得之,避者得无殆,非求人而人自犯之。黄帝曰:一时遇风,同时得病,其病各异,愿闻其故。少俞曰:善乎哉问! 请论以比匠人。匠人磨斧斤砺刀,削斫材木。木之阴阳,尚有坚脆,坚者不入,脆者皮弛,至其交节而缺斤斧焉。夫一木之中,坚脆不同,坚者则刚,脆者易伤,况其材木之不同,皮之厚薄,汁之多少,而各异耶。夫木之蚤花⑤先生叶者,遇春霜烈风,则花落而叶萎。久曝大旱,则脆木薄皮者,枝条汁少而叶萎。久阴淫雨,则薄皮多汁者,皮溃而漉⑥。卒风暴起,则刚脆之木,枝折杌伤。秋霜疾风,则刚脆之木,根摇而叶落。凡此五者,各有所伤,况于人乎。黄帝曰:以人应木奈何? 少俞答曰:木之所伤也,皆伤其枝,枝之刚脆而坚,未成伤也。人之有常病也,亦因其骨节皮肤腠理之不坚固者,邪之所舍也,故常为病也。

黄帝曰:人之善病风厥漉汗者,何以候之?少俞答曰:肉不坚,腠理疏,则善病风。黄帝曰:何以候肉之不坚也?少俞答曰:腘肉不坚而无分理,理者粗理,粗理而皮不致者,腠理疏。此言其浑然者。黄帝曰:人之善病消瘅者,何以候?少俞答曰:五藏皆柔弱者,善病消瘅。黄帝曰:何以知五藏之柔弱也?少俞答曰:夫柔弱者,必有刚强,刚强多怒,柔者易伤也。黄帝曰:何以候柔弱之与刚强?少俞答曰:此人皮肤薄而目坚固以深者,长冲直扬,其心刚,刚则多怒,怒则气上逆,胸中畜积,血气逆留,臗皮充肌,血脉不行,转而为热,热则消肌肤,故为消瘅,此言其人暴刚而肌肉弱者也。黄帝曰:人之善病寒热者,何以候之?少俞答曰:小骨弱肉者,善病寒热。黄帝曰:何以候骨之小大,肉之坚脆,色之不一也。少俞答曰:颧骨者,骨之本也。颧大则骨大,颧小则骨小。皮肤薄而其肉无䐃,其臂懦懦然⑦,其地⑧色殆然,不与其天同色,污然独异,此其候也。然后臂薄者,其髓不满,故善病寒热也。黄帝曰:何以候人之善病痹者?少俞答曰:粗理而肉不坚者,善病痹。黄帝曰:痹之高下有处乎?少俞答曰:欲知其高下者,各视其部。黄帝曰:人之善病肠中积聚者,何以候之?少俞答曰:皮肤薄而不泽,肉不坚而淖泽,如此则肠胃恶,恶则邪气留止,积聚乃伤。脾胃之间,寒温不次,邪气稍至;稸积留止,大聚乃起。黄帝曰:余闻病形,已知之矣,愿闻其时。少俞答曰:先立其年,以知其时,时高则起,时下则殆,虽不陷下,当年有冲通,其病必起,是谓因形而生病,五变之纪也。

【难点注释】

①百疾之始期:各种疾病刚发生的时候。

②复还:指邪气消退。

③奇邪:在此是不正常的气候。

④意:有猜测、猜想的意思。

⑤蚤花:蚤,通早。蚤花,即开花早。

⑥漉:水液渗出的样子。

⑦懦懦然:柔弱无力的样子。

⑧地:地阁,指下巴。

【白话精译】

黄帝问少俞道:我听说许多疾病开始的时候,必定由于风、雨、寒、暑而引起,邪气沿着毫毛而侵入到腠理,有的能够由表复出,有的停留在体内,或发为风肿汗出,或发为消瘅,或发为寒热,或留而为痹,或成为积聚,因时令反常而浸淫泛溢于人体的病邪,其引起的病症甚至数不尽,希望听你讲讲其中的缘故。至于有些人同时得病,有的患这种病,有的患另一种病,我以为自然气候对人的影响是不同的,否则,何以病变有种种区别呢?少俞说:大凡自然界的邪气,并不偏私于哪一种人,凡是冒犯了它的就会得病,避开了它的就不会发生危险,这不是邪气来伤人,而是人们自己去触犯了邪气而发病的。

黄帝道:有些人在同一时候遭遇到邪气,又同样地患了病,可是他们的病症各不相同,希望听你讲讲其中的缘故。少俞说:这个问题提得很好! 请让我借匠人伐木做个比喻吧。匠人磨砺刀斧用来砍削木材,因为木的阴阳面有坚脆的不同,坚实处刀斧就不容易砍入,脆弱处因外皮松弛而容易砍入,遇到有节的地方,甚至会把刀斧都砍缺了锋口。在同一种木材中,有坚脆的不同,坚硬处就难砍,脆弱处就易砍,何况不同的木材,它们皮有厚薄,汁有多少,性质坚脆各异。大凡树木花开得早而先生叶子的,遇到春霜或大风,就会使花落而叶萎;假使长期的烈日干旱,就会使性脆皮薄的树木,枝条少汁而叶萎;假使长期的天阴下雨,就会使皮薄汁多的树木,外皮溃烂而渗水;假使突然起了暴风,就会使性质刚脆的树木,干枝折伤;假使秋天下霜而又有剧烈的风,就会使性质刚脆的树木,根部摇动而叶子坠落。上述五种不同的情况,各有其损伤的原因及程度的不同,何况人呢?

黄帝说:以人与树木的变化相应来比喻,是怎样的呢? 少俞答道:树木受伤,都是伤其树枝,凡树枝刚而坚实的,就不会受伤了。人体容易患病,也是因为骨节、皮肤、腠理的不坚固,容易为邪气所侵犯而稽留,所以容易发病。

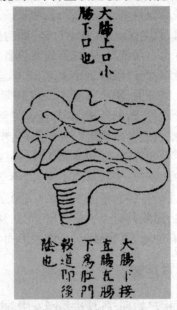

明代高武《针灸聚英》脏腑图之大肠上口、小肠下口图

黄帝说:有些人容易患消瘅病,应该怎样候察呢? 少俞答道:五脏都很柔弱的人,就容易发生消瘅病。黄帝说:怎样知道五脏是柔弱的呢? 少俞答道:大凡五脏柔弱的人,必定心性刚强,心性刚强则多怒,故五脏柔弱的人就容易受到损伤。黄帝说:怎样候察五脏柔弱与心性刚强呢? 少俞答道:这种人皮肤脆薄,但是眼睛生得很坚固深入,眉毛竖起,心性刚暴,心性刚暴就容易发怒,怒则使气上逆,而积蓄在胸中,血与气交阻而停留,充扩于肌肉皮肤之间,使血脉不得畅流而生郁热,热则消烁肌肉皮肤,而成为消瘅。这就是指性情刚暴而肌肉脆弱的人而言。

黄帝说:有些人容易患寒热病,应该怎样候察呢? 少俞答道:凡是骨骼细小,肌肉脆弱的人,就容易患寒热病。黄帝说:应该怎样候察骨骼的大小、肌肉的坚脆、气色的不同呢? 少俞答道:面部颧骨是骨骼的基本标志。颧骨大则周身的骨骼也大,颧骨小则周身的骨骼也小。皮肤薄弱肌肉也不能隆起,薄弱而无力,面部下巴的气色晦浊无神,与天庭的气色不一致,像蒙有一层污垢为其特点。同时,臂部肌肉薄弱,其骨髓必不充实,所以容易患寒热病。

黄帝说:有些人容易患肠中积聚,应该怎样候察呢?少俞答道:皮肤薄弱缺乏润泽,肌肉不结实而缺乏滑泽,这样,就可知他的肠胃功能不健,故邪气容易停留而成积聚,致伤及脾胃的正常功能。如果在脾胃之间因寒温不调,即使邪气轻微,也会蕴蓄停留,而形成积聚病。

黄帝说:关于病形的情况,我已经知道了,再想听听疾病与时令的关系。少俞答道:首先要确定整个一年的气候概况,然后再掌握各个时令的气候。凡在气候对疾病有利之时,其病就会好转,气候对疾病不利之时,病就会恶化,有时虽然某一时令的气候变化并不剧烈,但因该年气候对其人体不适应,也可以引起发病。这就是由于形体素质不同而发生各种疾病的,是为五变的纲要。

【专家评鉴】

一、防病与体质

本篇是《内经》讨论体质与发病的专篇,以五变论体质,因此一开始就说:"余闻百病之始期也,必生于风雨寒暑,循毫毛而入腠理,或复还,或留止,或为风肿汗出,或为消瘅,或为寒热,或为留痹,或为积聚……夫同时得病,或病此,或病彼。"提出了外邪侵犯人体后病变的多样化问题,这就为下面论述体质在发病中的作用埋下了伏笔。由于外感病的发生有外因与内因两个条件,而本篇主要讨论其内因即体质问题,因此本文先就与内因相作用而引发病变的外因做了简要论述,提出了避邪问题。原文说:"夫天之生风者,非以私百姓也,其行公平正直,犯者得之,避者得无殆,非但求人而人自犯之。"说明了预防与发病的关系。关于避邪问题,《内经》中有多篇论及,如《素问·上古天真论》云:"虚邪贼风,避之有时",《灵枢·九宫八风》说:"故圣人曰:避虚邪之道,如避矢石然,邪弗能害,此之谓也。"等均突出地反映了《内经》的预防摄生思想。但《内经》并非主张单纯、消极地躲避外邪,而是提倡通过养生,增强体质,提高抗病能力,从而达到真正地避邪。"非但求人而人自犯之"一句就体现了这种观点。《灵枢·百病始生》说:"必因虚邪之风,与其身形,两虚枯得,乃客其形。两实相逢,众人肉坚。"《灵枢·贼风》说:"夫子言贼风邪气之伤人也,令人病焉,今有其不离屏蔽,不出空穴之中,卒然病者,非不离贼风邪气,其故何也……虽不遇贼风邪气,必有因加而发焉。"《素问·刺法论》说:"正气存内,邪不可干。"《素问·评热病论》说:"邪之所凑,其气必虚"等均明确地说明了发病的关键在于内因正气,防病的关键在于通过养生,增强体质。

二、病因、发病与体质

原文说:"一时遇风,同时得病,其病各异。"这是因为人体的骨节有坚脆之分,腠理有疏密之别,即体质有强弱,病变有差异。所以本文用比喻的手法,以人应木,"木之阴阳,尚有坚脆,坚者不入,脆者皮弛,至其交节,而缺斤斧焉。夫一木之中,坚脆不同,坚者则刚,脆者易伤,况其材木之不同,皮之厚薄,汁之多少,而各异耶……况于人乎"言不同的树木对风雨旱霜等气候变化,可以产生不同的反应,同一树木,由于部位的不同,也有质地的差别,因而伤有难易。那么,不同的人体,体质也不同,同一个体,也有皮肤、肌腠、骨节的部位区别,所以对外邪的侵袭,亦有易病与少病及病变不一的差别。正如张介宾所说:"木有坚脆,所以伤有轻重,人有坚脆,所以病有微甚,故虽同时遇风,而有受有不受,此病之所以异也。"也就是说体质不同,对致病因素的抵抗力、耐受力不同,这不仅体现在外感病中,对内伤致病因素也不例外,如《素问·举痛论》曰:"怒则气止,喜则气缓,悲则气消,恐则气下……惊则气乱,劳则气耗,思则气结。"《医宗金鉴》说:"凡此九气丛生之病,壮者得之,气行而愈,弱者得之,发为病也。"说明对某些情志刺激,机体发病与否与刺激种类、量、质及机体的抗病能力有关。然而,不同的体质对不同致病因素的易感性不同,因此,对某些疾病有着易罹性、倾向性。如原文说:"肉不坚,腠理疏,则善病风……五藏皆柔弱者,善病消瘅……粗理而肉不坚者,善病痹。"《灵枢·论勇》也云:"黄色薄皮弱肉者,不胜春之虚风(风);白色薄皮弱肉者,不胜夏之虚风(暴)。"清吴德汉《医理辑要》说:"要知易风为病者,表气素虚;易寒为病者,阳气素弱;易热为病者,阴气素裹;易伤食者,脾胃必亏;易劳伤者,中气必损。"均说明了不同的个体由于自身的体质特殊性,决定了他们对某些致病因素的易感性和对某些疾病的易患性。正因如此,所以原文说:"人之有常病也,亦因其骨节皮肤腠理之不坚固者,邪之所舍也,故常为病也。"可见人体的体质在发病过程中起着很重要的作用。

【临床应用】

一、《内经》中的消瘅

消瘅,即消渴病。《太素》曰:"瘅,热也,内热消瘦,故曰消瘅。"张介宾:"消瘅者,三消之总称,谓内热消中而肌肤消瘦也。"消瘅一词,《内经》凡见 17 次,见于《灵枢·五变》《灵枢·本藏》《素问·通评虚实论》《素问·气厥论》《灵枢·师传》及《灵枢·邪气藏府病形》等篇中。又有消、消渴、风消、消中、膈消、肺消及脾瘅等名。其成因有四。一是五脏柔弱。如本篇所述。五脏柔弱则水谷精微转运失调,津液代谢障碍,因此精血虚衰,津液亏乏,不能濡养肌肉,则肌肉消瘦。不能上承于口则口渴多饮。二是肥甘太过。如《素问·通评虚实论》云:"消瘅……甘肥贵人,则膏粱之疾也。"肥甘厚味生内热,故可致消瘅。三是内热消灼。如《灵枢·师传》曰:"胃中热,则消谷,令人悬心善饥。"内热炽盛,则内消津液,外消肌肉。四是脏气虚寒。《素问·气厥论》云:"心移寒于肺为肺消。"肺寒则不能行化津液,发为消渴。

消瘅的临床表现,武长春在《中医杂志》1988 年第 2 期撰文分析了《灵枢·五变》等篇原文后,归纳如下特点。一是认为消瘅病的病因病机是脏腑柔弱、气机刚强、内热消灼。二是消瘅病的症状是性情急躁,刚强多怒(其心刚,刚则多怒),发热(血脉不行,转而为热),肌肉消瘦萎弱,肌肤消薄(此人薄皮肤……热则消肌肤……此言人暴刚而肌肉弱者也),多食,常有饥饿感(胃中热则消谷,令人悬心善饥),大便溏糜(肠中热则出黄如糜),胸中不舒,胸部皮肤充血(胸中血气逆留、膊皮充肌、血脉不行),目坚硬(坚),活动不灵活(固)而高起(深),横眉瞪目,直视露光(长冲直扬)。这与现代医学的"突眼性甲状腺机能亢进症"极相似。后世医家则以口渴多饮、多食善饥、多尿及形体消瘦为其主要症状特点。

消瘅的治疗,《内经》论述不多,《素问·奇病论》指出脾瘅的治法,"治之以兰,除陈气也。"以除脾胃中的温热陈腐之气。后世医家对消瘅多采用清热泻火,益气养阴等法治疗。《清代名医医案精华》载叶天士案:"渴饮不解,经谓之膈消,即上消症也。言心移热于肺,火刑金象,致病之由,操心太过,刻不宁静。当却尽思虑,遣怀于载花种竹之间,庶几用药有效。生地、天冬、枣仁、人参、柏子红、知母、金石斛、生甘草、元参。"《清代名医医案精华》载张仲华医案:"乍纳又饥,消烁迅速,如火之燎于原,遇物即为灰烬。病此半月,肌肉尽削,询系失意事多,焦劳苦思,内火日炽,胃液日干。脏阴即损,而充斥之威,愈难扑火耳。姑拟玉女煎加味:大生地、麦冬、玄参、阿胶、知母、石膏、炒白芍、女贞子、旱莲草、甘草。"

二、对"时高则起,时下则殆"的理解

"时高则起,时下则殆"。起,痊愈之意。殆,危也。时高、时下,是指五运六气学说中运气相临客主加临的情况。运气学说认为"主胜逆,客胜从"(《素问·至真要大论》),"气相得则和,不相得则病"(《素问·五运行大论》)。《灵枢校释》说:"病遇生旺之时,即客气胜主气,是上胜下,为顺,标志当时气候变化较小或基本正常,有利于机体的正常活动,则发病轻缓或疾病易愈,此即所谓"时高时起";病逢衰克之时,即主气胜客气,是下胜上,为逆,标志当时气候变化剧烈,则发病重急或病不易愈,此即"时下则殆"。张介宾说:"凡病遇生旺,则时之高也,故可以起,起言愈也。如逢衰克,则时之下也,病当危殆矣。"《黄帝内经注评》补充道:一般地说,气生运为顺化,气候变化平和。气克运为天刑,气候变化剧烈,发病亦重。运生气为小逆,虽为相生,但子居母上,仍至微病。运克气为不和,以下克上,故主病甚。运气相同为天符,发病急剧而危险。至于太乙天符之年,气候变化倍剧,发病也急暴而容易死亡。在客主加临里,"主胜逆,客胜从",也就是主气胜客气为逆,客气胜主气为顺。"君位臣则顺,臣位君则逆",这里的君是指君火,臣是指相火,如司天之气为少阴君火,主气三之气为少阳相火,这就是君位臣,主顺;司天右间为少阳相火,主气二之气为少阴君火,这就是臣位君,主逆。另外,客气在泉与岁运属性相同的还有同天符、岁会和同岁会。其中同天符与天符一样,气候变化剧烈,发病也重。岁会和同岁会气候变化都较小,发病也缓慢,病程也长。平气之升,气候变化也相对小些,对疾病的影响也较小。但张志聪认为"时高者,方临方复之时也;时下者,胜者复而复者又胜也。盖病始为起,病危为殆耳。"马莳也说:"如辰戌之岁,太阳司天,二之客气乃阳明燥金,主气乃少阴君火,此主气胜临御之气。值此时气高而病必起,起者,即帝所谓或复还也。如三之客气乃太阳寒水,主气乃少阳相火;四之客气乃厥阴风木,主气乃太阴湿土……值时气下而为客气所胜,故其病必殆。殆,将也。时气下而不能胜,则病将留止,即帝所谓或留止也。"与经文不符。当以前者为是。

本脏第四十七

【要点解析】

一、论述人体经脉、血液、卫气、志意的生理功能，以及在正常情况下的一般表现。这些都是来源于先天，不因人的愚、智、贤、不肖而有所不同。

二、论述了容易发病与尽终天年的根本原因，是在于五脏的大小、高下、坚脆、端正与偏倾的不同。而五脏的这些内在情况，又是可从外在五色、腠理和骨骼等变化而了解的。

三、概论五脏之八种变化的生理表现和多发病症。

四、具体说明五脏、六腑与外在皮肉筋骨等组织器官之间的生理病理联系。

【内经原典】

黄帝问于岐伯曰：人之血气精神者，所以奉生而周于性命者也。经脉者，所以行血气而营阴阳，濡筋骨，利关①节者也。卫气者，所以温分肉，充皮肤，肥②腠理，司关阖者也。志意者，所以御精神，收魂魄，适寒温，和喜怒者也。是故血和则经脉流行，营复阴阳，筋骨劲强，关节清利矣。卫气和则分肉解利，皮肤调柔，腠理致密矣。志意和则精神专直，魂魄不散，悔怒不起，五藏不受邪矣。寒温和则六府化谷，风痹不作，经脉通利，支节得安矣。此人之常平也。五藏者，所以藏精神血气魂魄者也。六府者，所以化水谷而行津液者也。此人之所以具受于天也，无愚智贤不肖，无以相倚也。然有其独尽天寿，而无邪僻③之病，百年不衰，虽犯风雨卒寒大暑，犹有弗能害也；有其不离屏蔽室内，无怵惕④之恐，然犹不免于病，何也？愿闻其故。岐伯对曰：窘乎哉问也！五藏者，所以参天地，副⑤阴阳，而连四时，化五节者也。五藏者，固有小大高下坚脆端正偏倾者；六府亦有小大长短厚薄结直缓急。凡此二十五者，各不同，或善或恶，或吉或凶，请言其方。心小则安，邪弗能伤，易伤以忧；心大则忧不能伤，易伤于邪。心高则满于肺中，悗而善忘，难开以言；心下则藏外，易伤于寒，易恐以言。心坚则藏安守固；心脆则善病消瘅热中。心端正则和利难伤；心偏倾则操持不一，无守司也。肺小则少饮，不病喘喝；肺大则多饮，善病胸痹喉痹逆气。肺高则上气肩息咳；肺下则居贲迫肺，善胁下痛。肺坚则不病咳上气；肺脆则苦病消瘅易伤。肺端正则和利难伤；肺偏倾则胸偏痛也。肝小则藏安，无胁下之痛；肝大则逼胃迫咽，迫咽则苦膈中，且胁下痛。肝高则上支贲，切胁悗，为息贲；肝下则逼胃，胁下空，胁下空则易受邪。肝坚则藏安难伤；肝脆则善病消瘅易伤。肝端正则和利难伤；肝偏倾则胁下痛也。脾小则藏安，难伤于邪也；脾大则苦凑⑥胁⑦而痛，不能疾行。脾高则䏚引季胁而痛；脾下则下加于大肠，下加于大肠则藏苦受邪。脾坚则藏安难伤；脾脆则善病消瘅易伤。脾端正则和利难伤；脾偏倾则善满善

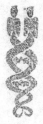

胀也。肾小则藏安难伤;肾大则善病腰痛,不可以俯仰,易伤以邪。肾高则苦背膂痛,不可以俯仰;肾下则腰尻痛,不可以俯仰,为狐疝。肾坚则不病腰背痛;肾脆则善病消瘅易伤。肾端正则和利难伤;肾偏倾则苦腰尻痛也。凡此二十五变者,人之所苦常病。

黄帝曰:何知其然也? 岐伯曰:赤色小理者心小,粗理者心大。无髑骬者心高,髑骬小短举者心下。髑骬长者心不坚,髑骬弱小以薄者心脆。髑骬直下不举者心端正,髑骬倚一方者心偏倾也。白色小理者肺小,粗理者肺大。巨肩反膺[⑧]陷喉者肺高,合腋张胁者肺下。好肩背厚者肺坚,肩背薄者肺脆。背膺厚者肺端正,胁偏疏者肺偏倾也。青色小理者肝小,粗理者肝大。广胸反骹者肝高,合胁兔骹者肝下。胸胁好者肝坚,胁骨弱者肝脆。膺腹好相得者肝端正,胁骨偏举者肝偏倾也。黄色小理者脾小,粗理者脾大。揭唇者脾高,唇下纵者脾下。唇坚者脾坚,唇大而不坚者脾脆。唇上下好者脾端正,唇偏举者脾偏倾也。黑色小理者肾小,粗理者肾大。高耳者肾高,耳后陷进者肾下。耳坚者肾坚,耳薄不坚者肾脆。耳好前居牙车者肾端正,耳偏高者肾偏倾也。凡此诸变者,持则安,减则病也。帝曰:善。然非余之所问也。愿闻人之有不可病者,至尽天寿,虽有深忧大恐,怵惕之志,犹不能减也,甚寒大热,不能伤也;其有不离屏蔽室内,又无怵惕之恐,然不免于病者,何也? 愿闻其故。岐伯曰:五藏六府,邪之舍也,请言其故。五藏皆小者,少病,苦焦心,大愁忧;五藏皆大者,缓于事,难使以忧。五藏皆高者,好高举措;五藏皆下者,好出人下。五藏皆坚者无病;五藏皆脆者不离病。五藏皆端正者,和利得人心;五藏皆偏倾者,邪心而善盗,不可以为人平,反复言语也。

黄帝曰:愿闻六府之应。岐伯答曰:肺合大肠,大肠者,皮其应。心合小肠,小肠者,脉其应。肝合胆,胆者,筋其应。脾合胃,胃者,肉其应。肾合三焦膀胱,三焦膀胱者,腠理毫毛其应。黄帝曰:应之奈何? 岐伯曰:肺应皮。皮厚者大肠厚,皮薄者大肠薄。皮缓腹里大者大肠大而长,皮急者大肠急而短。皮滑者大肠直,皮肉不相离者大肠结。心应脉,皮厚者脉厚,脉厚者小肠厚;皮薄者脉薄,脉薄者小肠薄。皮缓者脉缓,脉缓者小肠大而长;皮薄而脉冲[⑨]小者,小肠小而短。诸阳经脉皆多纡屈者,小肠结。脾应肉。肉䐃坚大者胃厚,肉䐃么[⑩]者胃薄。肉䐃小而么者胃不坚;肉䐃不称身者胃下,胃下者下脘约不利。肉䐃不坚者胃缓,肉䐃无小裹累者胃急。肉䐃多小裹者胃结,胃结者上脘约不利也。肝应爪,爪厚色黄者胆厚,爪薄色红者胆薄。爪坚色青者胆急,爪濡色赤者胆缓。爪直色白无纹者胆直,爪恶色黑多纹者胆结也。肾应骨。密理厚皮者三焦膀胱厚,粗理薄皮者三焦膀胱薄。疏腠理者三焦膀胱缓,皮急而无毫毛者三焦膀胱急。毫毛美而粗者三焦膀胱直,稀毫毛者三焦膀胱结也。黄帝曰:厚薄美恶皆有形,愿闻其所病。岐伯答曰:视其外应,以知其内

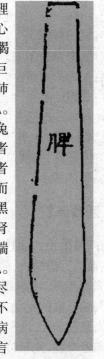

中华传世医典

黄帝内经

灵枢卷之七

明代高武《针灸聚英》脏腑图之脾脏图

【难点注释】

①关:后人多改作"开",可以参考。
②肥:一作"实",即充实。
③邪僻:即僻邪。
④怵惕:即惊恐不安。
⑤副:配合的意思。
⑥凑:充塞的意思。
⑦胁(miǎo):即肋骨的部位。
⑧反膺:一作"大膺"。
⑨脉冲:脉虚,小弱。
⑩么:微薄细小。

【白话精译】

　　黄帝问岐伯说:人的气血精神,是用来奉养生命以维持正常生理机能的物质,经脉是气血运行的通道,能使气血运行于机体内外,濡润筋骨,滑利关节;卫气能温煦肌肉,充养皮肤,滋润腠理,主导汗孔的开合;人的意志,能够统驭精神,收摄魂魄,适应气候寒温的变化,调节情绪。血脉通调和顺,则气血畅行,流于周身,营养肌体,从而强劲筋骨,滑利关节;卫气的功能正常,则使肌肉滑润,皮肤柔和润泽,腠理致密;志意专注,则精神集中,思维敏捷,魂魄安定,不产生懊悔愤怒的情绪变化,五脏就不会遭受邪气的侵扰。如寒热调和,六腑就能运化五谷,使风病、痹病等无从产生,经脉通利,肢体关节灵活。以上就是人体正常的生理状态。五脏贮藏精神气血魂魄,六腑传化水谷而输送津液。这些功能,都是先天所赋,与人的愚笨、聪明、贤能、浅薄无关。但有的人能享尽天年,不受邪气侵扰,老而不衰,即使是风雨、骤寒暴暑,也不能伤害他;有的人虽然足不出户,也没有受到忧伤、惊恐的刺激,但仍免不了生病,这是为什么? 请讲解一下好吗?

　　岐伯回答说:这个问题很难解答! 五脏的生理功能,是与自然界相适应的,符合阴阳变化的规律,并与四时的变化相联系,与五个季节的五行相适应,五脏本身就有大小、高低、坚脆、端正及偏斜的不同,六腑也有大小、长短、厚薄、曲直、缓急的差异。这二十五种情况各不相同,分别显示着善恶吉凶,请允许我详加说明。

　　心脏小,则神气敛藏安定,邪气不易侵害人,但人易伤于忧愁;心脏大,则人不易伤于忧愁,而易被邪气所伤。心位偏高,则向上压迫肺使肺气壅滞,令人烦闷不舒而健忘,固执己见;心位偏低,则心神之脏气外散,令人易受寒邪,易被言语恐吓。心脏坚实的,则脏气安定,守卫固密;心脏脆弱,则人容易患消瘅病及热中。心脏端正,则神气血脉和利,邪气难以侵害人;心脏偏斜不正,则操守不坚,使人无主见。

　　肺脏小,则饮邪很少停留,不会使人喘息;肺脏大,则多有饮邪停滞,易使人患

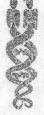

胸痹、喉痹及气逆的病。肺位偏高，则气机上逆，使人抬肩喘咳；肺位偏低，则居处接近横膈，以致胃脘上迫于肺，使人易患胁下疼痛的病。肺脏坚实，则人不易患咳逆上气；肺脏脆弱的，则易患消瘅。肺脏端正的，则肺气调和宣通，使人不易被邪气所伤。肺脏偏斜的，则使人胸中偏痛。

肝脏小，则脏气安宁，令人不患胁下痛；肝脏大，则压迫胃脘，上迫咽部而令人患膈中症，且胁下疼痛。肝位偏高，则向上支撑膈部，并紧贴着胁部使其满闷，成为息贲病；肝位偏低，则逼迫胃脘，令胁下空虚，使人易被邪气侵袭。肝脏坚实，则脏气安宁不易被邪气所伤；肝脏脆弱，则易患消瘅病。肝脏端正，则肝气条达，人不易受邪；肝脏偏斜，则人易患胁下疼痛。

脾脏小，则脏气安和，人很难被邪气伤害；脾脏大，则胁下空软处充聚而痛，使人不能快行。脾位偏高，则胁下空软处牵引季胁作痛；脾位偏低，则向下迫临大肠，人易被邪气所伤。脾脏坚实，则脏气安定，人不易被邪气所伤；脾脏脆弱，人则易患消瘅病。脾位端正，则脾气健旺，不易受邪；脾位偏斜，则人易生胀满。

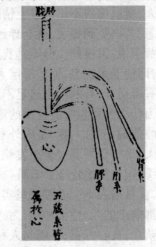

明代高武《针灸聚英》脏腑图之心脏图

肾脏小，则脏气安和，人很难被邪气伤害；肾脏大，则易患腰痛，不能前后俯仰，人易被邪气所伤。肾位高，则人常患背脊疼痛、不能前俯后仰的病；肾位低，则人会腰尻部疼痛，不能俯仰，甚至患狐疝病。肾脏坚实，则人不易腰背痛；肾脏脆弱，则易患消瘅痛，易被外邪所伤。肾脏端正，则肾气充盛，人不易受邪；肾位偏斜，则易患腰尻部疼痛。以上是常见的二十五种病变。

黄帝说：怎样了解五脏大小、高下、坚脆、端正、偏斜的情况呢？

岐伯说：肤色红、纹理细密的人，心脏小；皮肤纹理粗疏的人，心脏大。胸骨剑突不明显的人，心脏位高；胸骨剑突短小，高突如鸡胸的人，心位偏低。胸骨剑突长的人，心脏坚实；胸骨剑突软小薄弱的人，心脏脆弱。胸骨剑突直向下而不突起的人，心脏端正；胸骨剑突偏向一边的人，心脏倾斜不端正。

肤色白、纹理细密的人，肺脏小；皮肤纹理粗疏的人，肺脏大。两肩高耸，胸膺突出而咽喉内陷的人，肺脏位高；两腋内敛，胁部外开的人，肺脏位低。肩背部肌肉厚实的人，肺脏坚实；肩背部肌肉薄弱的人，肺脏脆弱。胸背部肌肉匀称坚厚的人，肺脏端正；肋骨偏斜而稀疏的人，肺脏偏斜不正。

肤色青、纹理细密的人，肝脏小；皮肤纹理粗疏的人，肝脏大。胸部宽阔、肋骨高突外张的人，肝脏位高；肋骨低而内收的人，肝脏位低。胸胁发育匀称健壮的人，肝脏坚实；肋骨软弱的人，肝脏脆弱。胸腹部发育良好、比例匀称的人，肝脏端正；肋骨偏斜外突的人，肝脏偏斜不端正。

肤色黄、纹理细密的人，脾脏小；皮肤纹理粗疏的人，脾脏大。口唇上翘外翻的

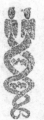

人,脾脏位高;口唇低垂弛缓的人,脾脏位低。口唇坚实的人,脾脏坚实;口唇大而不坚实的人,脾脏脆弱。口唇上下匀称端正的人,脾脏端正;口唇不匀,一侧偏高的人,脾脏偏斜不正。

肤色黑、纹理细密的人,肾脏小;皮肤纹理粗疏的人,肾脏大。双耳位置高的人,肾脏位高;耳向后陷下的人,肾脏位低。耳坚实的人,肾脏坚实;两耳瘦薄不坚实的人,肾脏脆弱。两耳完好端正,接近颊车的人,肾脏端正;两耳偏斜,高低不对称的人,肾脏偏斜不正。以上情况各不相同,只要掌握这些规律,注意调摄,就会安然无恙,若再受到损害,就会导致各种疾病产生。

黄帝说:讲得好。但不是我想要问的,我想知道的是:有的人很少患病,能享尽天年,即使受到忧恐、惊悸等巨大的精神刺激以及严寒酷热等外邪的侵袭,身体也不会有所伤害;有的人虽然足不出户,又没有受到惊悸等刺激,仍避免不了要生病,这是为什么? 我想听听其中的道理。

岐伯说:五脏六腑,是内外邪气避栖的地方,请让我说说其中的缘由。五脏都小的人,很少受外邪侵袭而发病,但却经常焦心思虑,多愁善忧;五脏都大的人,做事和缓,很难使他忧虑。五脏位置都偏高的人,处事多好高骛远;五脏位置都偏低的人,多甘居人下。五脏都坚实的人,不易生病;五脏都脆弱的人,经常病不离身。五脏都端正的人,性情和顺,为人正直,很得人心;五脏位置都偏斜不正的人,多有私心杂念,贪心好盗,不能与人和平相处,言语反复无常。

黄帝说:我想了解一下六腑与身体其他部位的相应关系。岐伯回答说:肺与大肠相合,大肠相应于皮;心与小肠相合,小肠相应于脉;肝与胆相合,胆相应于筋;脾与胃相合,胃相应于肉;肾与三焦、膀胱相合,三焦、膀胱相应于腠理毫毛。

黄帝说:六腑与身体其他部位是如何相应的呢? 岐伯说:肺与皮肤相应。皮肤厚的人,大肠就厚;皮肤薄的人,大肠就薄;皮肤松弛,肚腹大的人,大肠松弛而且长;皮肤紧绷的人,大肠紧而短;皮肤滑润的人,大肠通顺;皮肤与肌肉不相符的人,大肠多结涩不畅。

心与脉相应。皮肤厚的人,脉就厚,脉厚的人小肠就厚;皮肤薄的人,脉就薄,脉薄的人小肠就薄;皮肤松弛的人,脉就弛缓,脉弛缓的人小肠就大而长;皮肤薄而脉虚小的人,小肠就小而短;三阳经脉的部位多见弯弯曲曲的血脉的人,小肠就结涩不畅。

脾与肉相应,肉胭坚实壮大的人,胃体就厚;肉胭细薄的人,胃体就薄。肉胭细小薄弱的人,胃体就不坚实;肉胭瘦薄与身体不相称的人,胃就下垂,胃下垂,则胃下口约束不利。肉胭不坚实的人则胃弛缓;肉胭无小颗粒累累的人,胃体紧敛。肉胭多有小颗粒累累的,胃气结涩,胃气郁结,则胃上口约束不利。

胆与爪相应。爪甲厚实色黄的人,胆厚;爪甲薄弱色红的人,胆薄。爪甲坚硬色青的人,胆紧敛;爪甲濡软而色赤的人,胆弛缓。爪甲正常色白无纹理的人,胆气舒畅;爪甲异常色黑多纹理的人,胆气郁结不畅。

肾与骨相应。皮肤纹理致密厚实的人,三焦与膀胱都厚实;皮肤纹理粗疏薄弱的人,三焦与膀胱都薄弱。皮肤纹理疏松的人,三焦与膀胱弛缓;皮肤紧张而无毫毛的人,三焦与膀胱都紧敛,毫毛美泽而粗的人,三焦与膀胱之气疏畅;毫毛稀疏的人,三焦与膀胱之气都郁结不畅。

黄帝说:脏腑的厚薄、好坏都有一定的迹象,而它们所发生的病变是怎样的呢?岐伯回答说:脏腑与体表组织是内外相应的,观察外在的体表组织,就可知道脏腑的情况,从而可以了解到内脏所发生的病变。

【专家评鉴】

一、血气精神,本于脏腑

(一)血气精神的功能特点

本篇围绕脏腑进行讨论,首先论述了源于脏腑,藏于脏腑的血气精神对人体具有"奉生而周于性命"的重要作用,从而也是从生理功能的角度强调了脏腑的重要性,现根据原文分述如下。

1.血的功能。原文说:"经脉者,所以行血气而营阴阳,濡筋骨,利关节者也。"显然是从经脉与血的关系而论述血的功能。它一方面指出了经脉的主要功能是"行血气,营阴阳",即运行气血,营运、协调全身的阴阳之气。另一方面指出了血具有"濡筋骨、利关节"的功能。即濡养筋骨,滑利关节。此处筋骨、关节代指全身各处。《素问·脉要精微论》说:"夫脉者,血之府也。"血居于经脉之中,经脉能"行血气",所以血的营养作用的发挥通过经脉来实现。经脉网络全身,无处不至,血在脉中循行,内至脏腑,外达皮肉筋骨关节,如环无端,运行不息,不断地对全身各脏腑组织器官起着充分的营养和滋润作用,以维持正常的生命活动,故原文说:"血和则经脉流行,营覆阴阳,筋骨劲强,关节清利矣。"《灵枢·营卫生会》也说:"以奉生身,莫贵于此。"

2.卫气的功能。原文说:"卫气者,所以温分肉,充皮肤,肥腠理,司开合者也。"卫气为水谷之悍气,行于脉外,《灵枢·决气》曰:"上焦开发,宣五谷味,熏肤,充身,泽毛,若雾露之溉,是谓气。"即指卫气。因此卫气具有温煦肌肉,充实皮肤,滋养腠理的功能。卫气还有司开合的作用,卫气司开合主要体现在:其一,主管汗孔的开合。其二,主汗、尿的排泄。《灵枢·五癃津液别》说:"天暑衣厚则腠理开,故汗出……天寒则腠理闭,气湿不行,水下留于膀胱则为尿。"显然,体内津液的这一输布过程,和卫气"司开合"的功能有关。其三,《灵枢·营卫生会》曰:"卫气行于阴二十五度,行于阳二十五度,分为昼夜,故气至阳而起,至阴而止。"气至阳,阳主动,人就寤醒为开;气至阴,阴主静,人便入睡为合。故此处开合指卫气调节昼夜睡眠的作用。如果卫气的功能正常,就表现为"分肉解利,皮肤调柔,腠理致密"的正常状态。

3.志意的功能。原文说:"志意者,所以御精神,收魂魄,适寒温,和喜怒者也。"言志意具有统摄精神,令人不乱;安定魂魄,使之不散;调适外界气候的寒暑变化及饮食的温凉,调和情志,不使过节等重要作用。由此而知,志意是指人的自我控制调节能力,属"神"的范围。志意产生于脏腑精气的活动,反过来又对脏腑和精神活动起着调节作用。如《灵枢·本神》说："心有所忆谓之意,意之所存谓之志"。而意志又分别与脾肾关系密切。通过志意的调节控制,可使"精神专直,魂魄不散,悔怒不起",从而保证了脏腑气机的和畅。通过志意对生活起居的调节,人可适应外界气候的变化,通过志意对饮食温度的控制,饮食和调,人就可以对致病因素有抵抗能力,因此,内则脏腑功能正常而"六府化谷",外则邪气不侵而"风痹不作",从而"经脉通利,肢节得安矣。"志意如上的调节控制能力,对于养生防病有十分重要的意义,养生中调摄精神是一个重要方面,而精神的调摄便包括养意志,从而加强脏腑自身的调节能力,使正气得以充实。正如《灵枢·本神》所说:"故智者之养生也,必顺四时而适寒暑,和喜怒而安居处,节阴阳而调刚柔,如是则僻邪不至,长生久视。"气功疗法中的"调息""调神""调身"便是通过志意来调节控制精神活动,来支配"形神"的活动,从而加强脏腑的功能活动,达到养生防病的目的。

(二)脏腑与血气精神的关系

本篇在讨论了血气精神的功能特点后,总结到:"五藏者,所以藏精神血气魂魄者也;六府者,所以化水谷而行津液者也。"这句话既概括了脏腑的功能特点,也概括了脏腑与血气精神的关系。五脏属阴,其功能特点主藏,"藏精神血气魂魄";六腑属阳,其功能特点是主泻,也即"化"和"行",主传导水谷,化生精微,输布津液,也就是原文所说:"化水谷而行津液者也。"脏腑藏泻不同,而又相互为用,五脏所藏的"精神血气魂魄",源于六腑所化的水谷津液,并赖六腑所化行的水谷津液的不断补充、滋养,方能发挥正常的生理功能,而六腑功能的正常发挥,又要靠五脏所藏精神血气的充养,并受五脏所藏志意魂魄的控制调节。故五脏六腑是精神血气生存和发挥正常功能的根本所在。正如《素问释义》所说:"精气化于腑而藏于脏,非腑之化则精气竭,非脏之藏则精气泻。"亦如《素问经注节解》所说:"其藏其泻,真造化自然之妙用。"张志聪对此做了进一步发挥,说:"夫营卫血气,脏腑之所生也,脉肉筋骨,脏腑之外合也,精神魂魄,五脏之所藏也,水谷津液,六腑之所化也。是以血气神志和调,则五脏不受邪而形体得安。"

二、脏腑与疾病

(一)寿夭病否与脏腑

原文在论述脏腑与血气精神关系的基础上说:"此人之所以具受于天",言上述脏腑血气精神的功能均为禀受于先天的各种本能,但却有寿夭之别,病与不病之异,如原文说:"然有其独尽天寿,而无邪僻之病,百年不衰,虽犯风雨卒寒大暑,犹有弗能害也。有其不离屏蔽室内,无怵惕之恐,然犹不免于病。"原文接着说:"五藏者,所以参天地,副阴阳,而连四时,化五节者也。五藏者,固有小大高下坚脆端正偏倾者;六府亦有小大长短厚薄结直缓急。凡此二十五者,各不同,或善或恶,或吉或凶。"说明寿夭病否,一方面与脏腑受自然气候等的影响有关,因脏腑之气外合于天地,通于四时,应于五节,与自然界密切相关,若人能应天,则脏腑功能正常可免于疾病,若人逆于天,则会影响脏腑的功能活动,引发疾病。另一方面与脏腑的功能、位置、形态之不同有关,并具体指出与五脏之小大高下坚脆端正偏倾及六腑之大小长短厚薄结直缓急有关。从而强调了以脏腑为本,体现了篇名"本藏(脏)"的意义所在。

（二）五脏五变的生理、病理特点及外候特征

上文言五脏各有"小大、高下、坚脆、端正、偏倾"等五变,人之寿夭病否与其密切相关,故原文接着分述了由于五脏有大小、高下、坚脆、端正与偏倾等内在因素的差异,因而人体的生理特性和病理特点也各有不同,即五脏有二十五变,其中包括正常、畸形、强健、虚弱等情况。说明机体的生理病理也是本于脏腑的。那么,五脏五变如何诊察呢?原文还对五脏五变的外候特点进行了论述,指出五脏五变的外候,就是人体某些体表形态,如肌肤的色泽、肤纹的粗细,以及胸胁肩背剑突耳唇等所表现出的不同情况。本篇认为它们与五脏的位置、形态、坚脆、强弱有一定的对应关系,据此可分析判断脏腑常异及其病变。在此主要理解原文的精神实质,不可拘泥于某一具体论述。现据原文将五脏五变的外候特征(简称外候)、生理病理特点(简称特点)及其机理归纳分析如下。

1.心

小。外候:"赤色小理"。特点:"则安,邪弗能伤,易伤以忧。"张志聪:"小理者,肌肉之文理细密","心小则神气收藏,故邪弗能害,小心故易伤以忧也。"

大。外候:赤色"粗理"。特点:"忧不能伤,易伤于邪。"张志聪:"粗理者,肉理粗疏","心大则神旺而忧不能伤,大则神气外驰,故易伤于邪也。"

高。外候:"无𩩲骬"。特点:"满于肺中,悗而善忘,难开以言。"𩩲骬即胸骨剑突。张志聪:"肺者心之盖,故心高则满于肺中,在心主言,在肺主声,满则心肺之窍闭塞,故阔而善忘,难开以言也。"

下。外候:"𩩲骬小短举"。特点:"则藏外,易伤于寒,易恐以言。"𩩲骬小短举,指剑突短小而突起。藏外,指心脏阳气涣散于外。由于心脏位置偏低则心气涣散而易外伤于寒邪。

坚。外候:"𩩲骬长"。特点:"藏安守固"。心脏坚固则心气充实,神气旺盛,故心脏安定固守,而不易为外伤所伤,七情所动。

脆。外候:"𩩲骬弱小以薄"。特点:"善病消瘅热中"。𩩲骬弱小以薄指剑突小而薄弱。心脏脆弱,阴血不足则大易动,故多患消瘅内热的病症。

端正。外候:"𩩲骬直下不举"。特点:"和利难伤"。直下不举,指剑突直向下不偏,不向外突起。心脏位置端正则脏气平和通利,正气充盛,邪气难以伤害。

偏倾。外候:"𩩲骬倚一方"。特点:"操持不一,无守司"。倚一方,指剑突偏向一侧。心为君主之官,五脏六腑之大主,若心偏倾则神气散乱,不能主司其事。

2.肺

小。外候:"白色小理"。特点:"少饮,不病喘喝"。杨上善:"肺小不受外邪,故不病喘喝。喝,喘声。"张志聪:"肺主通调水道,故小则少饮。"指肺小则肺气宣降安和,水道通畅,很少饮邪停留,故不易患喘急之症。

大。外候:白色"粗理。"特点:"多饮,善病胸痹喉痹逆气"。肺大则饮邪易于停留而多病胸痹、喉痹及喘咳气逆之症。

高。外候:"巨肩反膺陷喉。"特点:"上气肩息咳。"巨肩即大肩,指两肩高而肩宽阔;反膺,胸部突出;陷喉,咽喉内陷;肩息咳,张介宾:"耸肩喘息而咳也。"据其外候,知肺脏邪气壅盛,故见是症。

下。外候:"合腋张胁。"特点:"居贲迫肺,善胁下痛。"合腋张胁,由于肺位偏下故两肩下垂向前内收。肺位低下则逼迫贲门和压迫肝脏,致胁下作痛。

坚。外候:"好肩背厚。"特点:"不病咳上气。"

脆。外候:"肩背薄。"特点:"苦病消瘅易伤。"肺脏脆弱,气机不易宣达。因而多郁滞化热,发为消瘅病,使肺受伤。

端正。外候:"背膺厚"。特点:"和利难伤。"

偏倾。外候:"胁偏疏"。特点:"胸偏痛。"肋骨偏斜稀疏则肺脏气机不畅,故胸偏痛。

3.肝

小。外候:"青色小理。"特点:"藏安,无胁下之病。"肝小则脏气安定,故无胁下之痛。

大。外候:青色"粗理。"特点:"逼胃迫咽,迫咽则苦膈中,且胁下痛。"杨上善:"胃居肝下,咽在肝傍,肝大下迫于胃,傍迫于咽,迫咽则咽膈不通饮食,故曰膈中也。肝大受邪,故两胁下痛。"

高。外候:"广胸反骹"。特点:"上支贲切,胁悗,为息贲"。指肝脏位置高则肝经上行的支脉奔壅迫切于肺,而为胁闷,为息贲喘急之症。丹波元简:"此肝病及肺也。"

下。外候:"合胁兔骹。"特点:"逼胃,胁下空则易受邪。"张志聪:"肝居胃旁,故下则逼胃。"肝脏位置低下则逼胃,胃府不通,气血化生不足,则正虚易致外邪侵袭。

坚。外候:"胸胁好",特点:"藏安难伤于邪。"肝脏坚实,则不易受邪气侵扰。

脆。外候:"胁骨弱"。特点:"善病消瘅易伤。"肝脏脆弱则肝阳易动,郁热内发,故常病消瘅而容易使肝脏受到损伤。

端正。外候:"膺腹好相得"。特点:"和利难伤。"

偏倾。外候:"胁骨偏举。"特点:"胁下痛。"胁骨偏斜高举,则肝脏气机不畅,故胁下痛。

4.脾

小。外候:"黄色小理。"特点:"藏安,难伤于邪。"脾脏偏小,则脏气安定,邪不易侵扰。

大。外候:黄色"粗理。"特点:"苦凑眇而痛,不能疾行。"《说文》:凑,"聚也"。眇,胁下无肋之空软处。脾居胁下,脾大则聚于胁下空软处,致充塞作痛。

高。外候:"揭唇"。特点:"眇引季胁而痛。"因其在眇之上,故脾位置高则由眇向上牵引季胁而痛。

下。外候:"唇下纵。"特点:"下加于大肠,藏苦受邪。"脾脏位置低下则向下加临于大肠之上,离开本脏所居之处,因而脾脏易被邪气所侵。

坚。外候:"唇坚"。特点:"藏安难伤。"脾脏坚实,脏气安定不受邪。

脆。外候:"唇大而不坚。"特点:"善病消瘅易伤。"脾脏脆弱,则脏气失运,营阴不足,因而易发消瘅,脾脏易被伤害。

端正。外候:"唇上下好"。特点:"和利难伤。"

偏倾。外候:"唇偏举。"特点:"善满善胀"。脾主运化,脾脏位置偏倾,则脾运化失常,易发生腹部胀满和肿胀之病。

5.肾

小。外候:"黑色小理"。特点:"藏安难伤。"机理同前。

大。外候:黑色"粗理"。特点:"善病腰痛,不可以俯仰,易伤以邪"。腰为肾之府,肾脏偏大则肾失藏精,"夫精者,身之本",故见是症。

高。外候:"高耳"。特点:"苦背膂痛,不可以俯仰"。背膂为足太阳脉及督脉所过之处,足太阳与督脉均挟脊抵腰,入循膂,络肾,故肾脏位置高则与其所连之脉经气不利,故见是症。

下。外候:"耳后陷"。特点:"腰尻痛,不可以俯仰,为狐疝"。张志聪:"狐疝者,偏有大小,时时上下,狐乃阴兽,善变化而藏,睾丸上下,如狐之出入无时,此肾脏之疝也。"

坚。外候:"耳坚"。特点:"不病腰背痛。"

脆。外候:"耳薄不坚。"特点:"善病消瘅易伤"。肾脏脆弱,则阴精不足,阴不制阳,虚火妄动而发消瘅病,肾脏亦易受到伤害。

端正。外候:"耳好前居牙车"。特点:"和利难伤。"

偏倾。外候:"耳偏高"。特点:"苦腰尻痛"。肾脏位置偏倾,则与其相邻之腰尻部疼痛。

从上述五脏五变的生理病理特点及外候特征可以看出,五脏与疾病关系的一般规律为:五脏小、坚、端正者,多脏气安和不病;五脏大、高、下、脆、偏倾者,多致本脏及相应组织发生病理改变。尤其要强调的是五脏"脆",均"善病消瘅易伤",其病变机理均为脏阴不足,阴虚火动。说明了五脏阴精正气的重要性。

【临床应用】

一、关于脏腑相合

脏腑相合,言脏腑相互配合的关系。祖国医学的藏象理论,顾名思义是内脏与其所应外象的问题。人体内脏有五脏六腑之分,"五藏者,所以藏精神血气魂魄者也",心藏神、心藏脉,脉舍血,"以奉生身,莫贵于此"(《灵枢·营卫生会》),"心者,生之本"(《素问·六节藏象论》);肺主气,气舍魄,"肺者,气之本"(《素问·六节藏象论》);肝藏血,血舍魂,为罢极之本;肾藏精,精舍志,为封藏之本;脾藏营,营舍意,为仓廪之本。故言人以五脏为本。"六府者,所以化水谷而行津液者也",六腑虽为五脏的功能活动提供了物质基础,但还要靠五脏所藏之精气的充养和五脏所藏之志意魂魄的控制调节。因而脏腑之中,以脏为主。藏象学说就是以五脏为

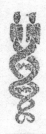

中心的整体观。脏腑相合，实际是言脏的所合，人体有内脏与外象，五脏便有内合与外合。其内合即本篇所说的"肺合大肠""心合小肠""肝合胆"、"脾合胃"、"肾合三焦膀胱"。其外合即心合脉面舌，肺合皮毛鼻，脾合肉唇口，肝合筋爪目，肾合骨发耳及二阴，以上外合也就是五脏之外象。六腑既为五脏之内合，那么，五脏之外合和外象，也就是六腑之外合和外象，所以本篇说："大肠者，皮其应""小肠者，脉其应""胆者，筋其应"，"胃者，肉其应"，"三焦膀胱者，腠理毫毛其应。"因此，生理上五脏与六腑、五脏六腑与其外象功能上相互配合，共同主持人体的生命活动即现生理之象。病理上五脏六腑的功能失常，均可在其外象上表现出相应的病理之象。正如张志聪引倪冲之所说："五脏为阴，六腑为阳，脏腑雌雄相合，五脏内合六腑，六腑外应于身形，阴内而阳外也，故视其外合之皮脉肉筋骨，则知六腑之厚薄长短矣。"脏腑相合，五脏内应六腑，五脏六腑外应体华窍，因而临症对于体华窍的病变不能只从五脏去诊治，也应考虑六腑的变化，而六腑的病变同样可以在体华窍方面有所表现。

二、关于肾合三焦膀胱，外应腠理毫毛

在脏腑相合的关系中，一般是一脏一腑的表里相合，唯独肾脏本篇言其合二腑，而在《灵枢·本输》也有同样的论述，谓"肾合膀胱，膀胱者，津液之府也。少阳属肾，肾上连肺，故将两藏，三焦者，中渎之府也，水道出焉，属膀胱，是孤之府也。"从一般的一脏一腑的相合关系来说，肾与膀胱相合为医家所共认。因膀胱为州都之官，津液之府，主贮藏和排泄水液，其经脉属膀胱络肾；而肾主水，肾阳对水液代谢具有蒸腾汽化作用，其经脉属肾而络膀胱。膀胱所藏水液，在肾的气化下一部分被人体重新回收利用，一部分变为尿液排出体外，正如《素问·灵兰秘典论》所说："膀胱者，州都之官，津液藏焉，气化则能出矣"。

但肾为什么与三焦相合呢？从经脉联系来看，张介宾说："少阳，三焦也。三焦之正脉指天，散于胸中，而肾脉亦上连于肺，三焦之下输属于膀胱，而膀胱为肾之合，故三焦亦属肾也。"马莳说："少阳三焦者，属于右肾，而肾之上连于肺，本经《经脉篇》谓：肾脉从肾上贯肝膈、入肺中，正肾之上连于肺也。故左肾合膀胱，右肾合三焦。"从上述可知：手少阳三焦之正脉散于胸中，而肾脉亦上连于肺。三焦之下输"出于委阳，并太阳之正，入络膀胱，约下焦"（《灵枢·本输》）。说明三焦与肾和膀胱在经脉上均有联系。从功能而言，二者均与水液代谢有关。《灵枢·本输》曰："三焦者，中渎之府也。"《素问·灵兰秘典论》曰："三焦者，决渎之官，水道出焉。"张介宾云："谓如川如渎，源流皆出其中也。即水谷之入于口，出于便，自上而下，必历三焦，故曰中渎之府，水道出焉。"《灵枢·营卫生会》云："上焦如雾"，"中焦如沤"，"下焦如渎。"均说明三焦为水道，与水液代谢有关，而肾主水，两者均有主水的功能。《难经·三十八难》指出，三焦为"原气之别焉，主持诸气"；而原气发源于肾中，为命门所藏之先天真火所生，通过三焦布散于全身。故三焦与肾又均有主气的功能。肾之气化有助于三焦的决渎，三焦的决渎又有助于肾的气化，二者相辅相成，共同主持水液代谢。综上，三焦与肾在经脉有联系，又都有主水，主气的功能，

所以说肾合三焦。三焦与膀胱在经脉上也有联系,膀胱为水府而与肾相合,故肾合三焦膀胱。张介宾说:"三焦之下腧属于膀胱,而膀胱为肾之合,故三焦亦属乎肾也。然三焦为中渎之腑,膀胱为津液之腑,肾以水脏而领水府,理之当然。"

"三焦膀胱者,腠理毫毛其应",是因为足太阳膀胱经行于背部阳分之地,为六经之藩篱,"为诸阳主气"(《素问·热论》),主一身之表,"三焦出气,以温肌肉,充皮肤"(《灵枢·五癃津液别》),二者均对腠理毫毛有温养作用。张介宾说:"肾本合骨,而此云'三焦膀胱者腠理毫毛其应'何也? 如《五癃津液别》篇曰:'三焦出气,以温肌肉,充皮毛',此其所以应腠理毫毛也。"丹波元简曰:"《本输》篇曰三焦者中渎之府也,水道出焉属膀胱……膀胱为太阳经主身之表,肾与膀胱合所以应腠理也。"

灵枢卷之八

禁服第四十八

【要点解析】

一、首先说明针刺治病要度量经脉所行的路线,内刺五脏,外刺六腑,还要审察卫气的情况,根据它的虚实进行调治。

二、其次说明诊断疾病,切诊方面以人迎、气口的脉象为主。正常的人,春天夏天人迎比气口脉略大些,秋天、冬天则反是。并指出大的程度超过了一倍以上,便是病态。

【内经原典】

雷公问于黄帝曰:细子得受业,通于《九针》六十篇,旦暮勤服①之,近者编绝,久者简垢,然尚讽诵弗置,未尽解于意矣。外揣言浑束为一,未知所谓。夫大则无外,小则无内,大小无极,高下无度,束之奈何? 士之才力,或有厚薄,智虑褊浅②,不能博大深奥,自强于学若细子,细子恐其散于后世,绝于子孙,敢问约之奈何? 黄帝曰:善乎哉问也! 此先师之所禁,坐私传之③也,割臂歃血之盟也;子若欲得之,何不斋乎。雷公再拜而起曰:请闻命于是也。乃斋宿④三日而请曰:敢问今日正阳,细子愿以受盟。黄帝乃与俱入斋室,割臂歃血。黄帝亲祝曰:今日正阳,歃血传方,有敢背北言者,反受其殃。雷公再拜曰:细子受之。黄帝乃左握其手,右授之书,曰:慎之慎之,吾为子言之。凡刺之理,经脉为始,营其所行,知其度量,内刺五藏,外刺六府,审察卫气,为百病母,调其虚实,虚实乃止,泻其血络,血尽不殆矣。雷公曰:此皆细子之所以通,未知其所约也。黄帝曰:夫约方者,犹约囊也,囊满而弗约,则输泄,方成弗约,则神与弗俱。雷公曰:愿意下材者,弗满而约之。黄帝曰:未满而知约之以为工,不可以为天下师。

雷公曰:愿闻为工。黄帝曰:寸口主中,人迎主外,两者相应,俱往俱来,若引绳大小齐等。春夏人迎微大,秋冬寸口微大,如是者名曰平人。人迎大一倍于寸口,病在足少阳,一倍而燥,病在手少阳。人迎二倍,病在足太阳,二倍而燥,病在手太阳。人迎三倍,病在足阳明,三倍而燥,病在手阳明。盛则为热,虚则为寒,紧则为痛痹,代则乍甚乍间。盛则泻之,虚则补之,紧痛则取之分肉,代则取血络且饮药,陷下则灸之,不盛不虚,以经取之,名曰经刺。人迎四倍者,且大且数,名曰溢阳,溢阳为外格⑤,死不治。必审按其本末,察其寒热,以验其藏府之病。

寸口大于人迎一倍,病在足厥阴,一倍而燥,病在手心主。寸口二倍,病在足少阴,二倍而燥,病在手少阴。寸口三倍,病在足太阴,三倍而燥,病在手太阴。盛则胀满、寒中、食不化,虚则热中、出糜、少气、溺色变,紧则痛痹,代则乍痛乍止。盛则泻之,虚则补之,紧则先刺而后灸之,代则取血络而后调之,陷下则徒灸之,陷下者,脉血结于中,中有著血⑥,血寒,故宜灸之,不盛不虚,以经取之,名曰经刺。寸口四倍者,名曰内关,内关者,且大且数,死不治。必审察其本末之寒温,以验其藏府之病,通其营输,乃可传于大数。大数曰:盛则徒泻之,虚则徒补之,紧则灸刺且饮药,陷下则徒灸之,不盛不虚,以经取之。所谓经治者,饮药,亦曰灸刺。脉急则引,脉大以弱,则欲安静,用力无劳也。

【难点注释】

①服:孜孜不倦地钻研。
②褊浅:狭隘肤浅。
③私传之:对私下传授,是认为有罪的。
④宿:古人在祭祀前,要沐浴更衣,独居素食,使心志专一,以示诚意。
⑤外格:阳气盛于外,与阴气不相通。
⑥著血:停滞而不易流通的血。

【白话精译】

雷公问黄帝道:我自从接受了你传授的《九针》六十章以后,从早到晚都在勤恳地学习,尽管编绳断绝,竹简污旧,仍不断地阅读背诵,虽然如此,还不能了解其中的精义。如《外揣》章里说的"浑束为一"不知是什么道理。既然说九针的道理,博大到不可再大,精微到不可再精,它的"大"与"小"已经到了极点,甚至至高无上、至深无下,那么怎样将其归纳总结呢?况且人们的聪明才智,有厚有薄,有的智慧过人,思虑周密,也有的浅见薄识,不能领会它的高深道理,又不能像我一样的刻苦努力学习,我恐怕这样长期下去,这一学术就会流散失传,子孙也就难于世代的继承下来,因此我想向你请教怎样由博返约呢?黄帝说:你问得很好!这正是先师再三告诫,不能传给那种不劳而获、专谋私利的人,所以要经过割臂歃血的盟誓,才能秘密地传授。你要想得到它,为什么不至诚地斋戒呢?

雷公很有礼貌地说:我愿遵照你说的去做。于是雷公很诚恳地斋戒独宿三天,然后再来请求说:在今天正午的时候,我愿受盟传方。黄帝和他一同进入斋室,举行割臂歃血的宣誓仪式。黄帝亲自祝告说:今天在正午的时候,通过歃血的仪式传授医学要道,如果谁违背了今天的誓言,必定遭受灾殃。雷公再拜说:我愿接受盟戒。黄帝就用左手握住雷公的手,右手将书授给雷公,并且说:慎重啊慎重!我现在给你讲解其中的道理。

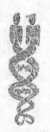

黄帝说:凡要掌握针灸治病的道理,首先要熟悉经脉,要知道经脉运行的走向,并知道它的长、短和每经气血多少的差异;病在内的,则可以针刺五脏所属的经脉,病在外的,则可以针刺六腑所属的经脉,同时要审察卫气的变化,因为卫气在人体起着保卫作用,故卫气失常则邪从卫入,百病由此而生;实则泻之,虚则补之,如能调治其虚实,补泻得宜,则由于虚实而出现的病变,都会停止发展,病在血络的,则用刺络法泻其血络,使邪血尽去,病情就会好转。

雷公说:这些道理我是知道的,但却不能归纳起来掌握其要领。黄帝说:约方,就像将一个袋口扎住一样,袋子满了,如果不扎袋口,则所装的东西就会倒出来;学到的许多诊断和治疗方法,如果不能提纲挈领加以总结归纳,则杂而不精,就不能出神入化,运用自如。雷公说:愿做下等人才的人,不求学识渊博,就想要归纳精简、提纲挈领。黄帝说:这样的人只能做个普通的医生,而不能作为天下人的导师。

雷公说:我想听听做一般医生所应该具备的医疗技能。黄帝说:寸口脉是候察在内的五脏病变,人迎脉是候察在外的六腑病变,这两个部位的脉搏往来运行,其搏动力量大小相等。春夏阳气盛,人迎脉略大一些,秋冬阴气盛,寸口脉略大一些,像这样就是正常人的表现。

人迎比寸口的脉象大一倍,是病在足少阳经,大一倍而躁疾的,病在手少阳经;人迎脉比寸口大两倍,病在足太阳经,大两倍而躁疾的,病在手太阳经;人迎脉比寸口大三倍,痛在足阳明经,大三倍而躁疾的,病在手阳明经。人迎脉盛,是阳气内盛而为热;虚小是阳气内虚而为寒;脉紧的为痛痹;出现代脉,则有忽痛忽止、时轻时重的病症。治疗时凡脉盛的实症用泻法,脉虚的虚症用补法,脉紧而疼痛的,则针刺分肉之间的穴位,脉代的取血络放血,并配合服汤药,脉陷下不起的用灸法,不盛不虚是本经自病的,取治于有病脏器的本经,就叫作"经刺"。人迎脉比寸口大四倍,大而且数,阳脉甚盛,名曰溢阳脉,溢阳是阴气格阳于外的现象,属不治的死症。必须详细研究其疾病的全过程,辨明

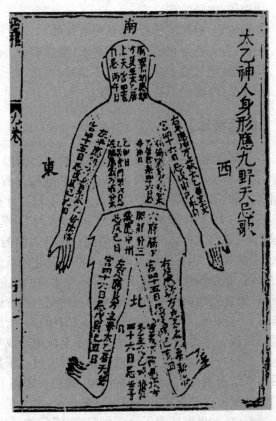

明代马莳《灵枢注证发微》中的人身应九野天忌图

属寒属热,以判断脏腑的病变。

寸口脉大于人迎一倍,病在足厥阴经,大一倍而躁疾的,病在手厥阴经;寸口脉大于人迎两倍,病在足少阴经,大两倍而躁疾的,病在手少阴经;寸口脉大于人迎三倍,病在足太阴经,大三倍而躁疾的,病在手太阴经。寸口盛大,可出现胀满、寒滞中焦、食不消化等症;寸口脉虚弱,则出现内热、大便中有糜烂未化食物、少气、小便色变;脉紧的属寒,出现痛痹;脉代的是血脉不调,时痛时止。治疗时脉盛的用泻法,脉虚的用补法,脉紧的先针刺而后用灸法,脉代的刺血络泄去邪血,而后用药物调治。脉虚陷不起的,用灸法治疗。脉虚陷不起,是因脉中的血行凝结,并有瘀血附着在脉中,这是因为寒气深入于血,血因寒而滞,故宜用灸法以通阳散寒。不盛不虚的本经自病,可以取本经穴位治疗。寸口脉大于人迎四倍的,叫作内关,内关是阴气过盛,使阳气不能与阴气相交而外越,内关的脉象是大而且数,是不治的死症。总之,必须详细审察致病的本末及其寒热的不同,从而判明脏腑的病变,加以治疗。

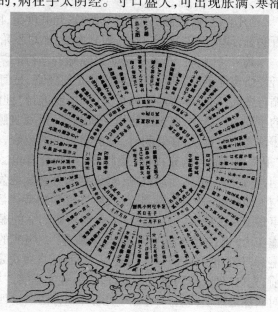

针灸避忌之图

必须通晓经脉的运行和输注的生理,才能进一步传授针灸治病的大法。《大数》上说:脉盛用泻法,脉虚用补法,脉紧可灸、刺、服药三者并用,脉虚陷不起的则用灸法,脉不盛不虚的本经自病,就取本经穴位治疗。所谓"经治",就是或服药,或灸刺,随其经脉所宜而选用施治方法。脉急的是邪盛,可兼用导引法以去病,脉大而弱的,宜安心静养,不要勉强用力或烦劳过度。

【专家评鉴】

本文叙述了黄帝向雷公传授约方的经过及约方的主要内容,同时还简要论述脉诊的要领。

一、传授约方

雷公虽然每天早晚勤读细研九针六十篇文章,但因其年代久远残缺不全,故对其"大则无外,小则无内,大小无极,高下无度"的广泛深奥的内容仍不得要领,所以请教于黄帝,黄帝认为针刺方法非常重要,先师禁止私下传授,所以要求雷公斋戒,并且要割臂歃血,认真表示学习本门技术的诚意后,方予以传授。从此可以看出,

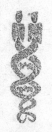

针刺技术的重要性,同时也反映这一治病救人方法的严肃性,体现了古人对此技术的重视。

二、约方的主要内容

"凡刺之理,经脉为始,营其所行,知其度量,内刺五藏,外刺六府,审察卫气,为百病母,调其虚实,虚实乃止,泻其血络,血尽不殆矣。"可归纳为以下四点:

其一,针刺时,必须要先谨察经脉的循行。掌握了经脉循行,既可根据症状进行经络辨证定位,判定所出现症状是何经络,是何脏腑的病症。又可在辨证基础上循行选穴;同时审清经脉循行方向,还能进行"迎随补泻"。其二,要审察五脏六腑的生理病理变化,以判断病属何脏何腑,以及脏腑病症之虚实寒热,然后再行脏腑辨证之法。其三,在针刺时,应审察卫气的盛衰,以掌握外感病发生的根源。因为"卫气者,温分肉,充皮肤,肥腠理,司开合者也。"(《灵枢·本脏》)有卫外御邪作用,审察明白卫气活动状况,对于判断外感病之发生具有重要作用。同时,卫气还与人体睡眠、人的体温调节、人体昼夜生物节律活动都有关系,这也是针刺之先要审察卫气的根由。其四,针刺时,要辨明病症的虚实,以明补泻之法。《素问·通评虚实论》说:"邪气盛则实,精气夺则虚"。病症的虚实,反映了疾病过程中的邪正盛衰,其不但决定病症之属虚属实,而且直接决定病情的发展预后,所以在针刺之前,先行辨证,辨别邪正盛衰,以明病症之虚实,"实则泻之,虚则补之",而后才能针对病症之虚实,以行补虚、泻实之针刺方法。这四点,就是黄帝所传授的"约方"之法的内容。

三、平人脉象

在论述"约方"之法的内容后,原文又讨论了如何从人迎及寸口脉象来诊察人体的生理病理。此处仍运用的是"人迎、寸口"二部合参诊脉方法。

"人迎、寸口"二部合参诊脉方法在《内经》应用得极为普遍,其诊病的原理在《灵枢·四时气》中已有明示,曰:"人迎以候阳,寸口以候阴"。阳指诸阳经及六腑之病;阴指诸阴经及五脏病症。其基本思想是阳经有病,人迎脉异常,寸口脉则属正常,此时寸口脉作为人迎病脉的参照对象;反之,阳经有病,寸口脉异常,人迎脉为寸口病脉的参照对象。此处就在这一诊脉原理指导下进行论脉诊病的。如若人迎脉比寸口脉大(又分四个量级,即一倍、二倍、三倍、四倍于寸口),即反映阳经有实症、热症。所主病症列表如下。(见表48-1)

表48-1 人迎脉诊及治则表

人迎脉象	病 机	病 证	治 则
盛	阳热偏盛	热	泻
虚	阳气不足	寒	补
紧	寒伤分肉,气血不通	痛痹	取之分肉

人迎脉象	病　机	病　证	治　则
代	气血不畅	乍间乍甚	取血络且饮药
陷下	寒伤经脉，脉气陷下		宜灸
不盛不虚	邪在经脉		刺经
且大且数	阳盛至极，不能入阴	外格（溢阳）	死不治

　　请注意，此处只论及人迎脉大所主阳经的实症、热症，而未及人迎脉较寸口脉小所主阳经之虚症实症（此方面内客可参见《灵枢·经脉》篇），显系示范，而不是人迎脉诊的全部内容。

　　如若寸口脉比人迎脉大（也是四个量极，亦分为一倍、二倍、三倍、四倍等），则反映寸口所主的阴经有实症、热症。寸口脉所主病症如下表。（表48-2）

表48-2　寸口脉诊及治则表

寸口脉象	病　机	病　证	治　则
盛	阴盛	腹胀、中寒、食不化	泻
虚	阴虚阳亢	热中、出糜、少气、溺黄	补
紧	寒主收引	痛痹	先刺后灸
代	气血不畅	乍痛乍止	刺血络后饮药
陷下	寒伤血脉，脉气陷下	中有著血	徒灸
不盛不虚	邪在经脉		以经取之
且大且数	阴寒太盛，拒阳于外	内关	死不治

　　请注意，关于寸口脉比人迎脉小的量级划分的内容，比较集中地反映在《灵枢·终始》《灵枢·经脉》《素问·六节藏象论》等篇。

【临床应用】

　　本篇所论之"内关""外格"病名，是从脉象言之，《素向·六节藏象论》所述与此基本相同。而《灵枢·脉度》之"关格"以病机论之。《灵枢·脉度》说："阴气太盛，则阳气不能荣也，故曰关。阳气太盛，则阴气弗能荣也，故曰格。阴阳俱盛，不得相荣，故曰关格。关格者，不得尽期而死也。"至于"关格"是何病症，有何表现，不甚明白。仲景《伤寒论·平脉法第二》说："关则不得小便，格则吐逆。"故今以此论之，小便不通曰关，呕吐不止曰格；小便不通伴呕吐不止者为关格，大多由脾肾阳虚，阳不化水，水浊滞留，壅塞三焦，气化功能不得施展，气机升降失常所致。关格属重危证，是水肿、癃闭之晚期。《症治汇补·癃闭·附关格》："既关且格，必小便不通，旦夕之间，徒增呕恶；此因浊邪壅塞三焦，正气不得升降。所以关应下而小便闭，格应上而生呕吐，阴阳闭绝，一日即死，最为危候。"后世历代医家对"关格"一病的认识虽有出入，但以上述意见为主流，此病相当于今之慢性肾功能减退症。在临症时以通腑降浊法治疗取得较满意的临床疗效。

五色第四十九

【要点解析】

一、说明颜面各部的名称,从五色主病、五色部位的移转,来了解病症性质与病邪的传变概况。

二、指出黑色出于庭、赤色出两颧,大如拇指,在预后诊断上的价值。

三、具体说明首面、咽喉、五脏六腑、四肢关节等在面部的反映区域。

【内经原典】

雷公问于黄帝曰:五色独决于明堂乎?小子未知其所谓也。黄帝曰:明堂者鼻也,阙者眉间也,庭者颜也,蕃者颊侧也,蔽者耳门也,其间欲方大,去之十步,皆见于外,如是者寿必中百岁。雷公曰:五官之辨奈何?黄帝曰:明堂骨高以起,平以直,五藏次于中央,六府挟①其两侧,首面上于阙庭,王宫②在于下极,五藏安于胸中,真色以致,病色不见,明堂润泽以清,五官恶得无辨乎?雷公曰:其不辨者,可得闻乎?黄帝曰:五色之见也,各出其色部。部骨陷者,必不免于病矣。其色部乘袭者,虽病甚,不死矣。雷公曰:官五色奈何?黄帝曰:青黑为痛,黄赤为热,白为寒,是谓五官。

雷公曰:病之益甚,与其方衰如何?黄帝曰:外内皆在焉。切其脉口滑小紧以沉者,病益甚,在中;人迎气大紧以浮者,其病益甚,在外。其脉口浮滑者,病日进;人迎沉而滑者,病日损。其脉口滑以沉者,病日进,在内;其人迎脉滑盛以浮者,其病日进在外。脉之浮沉及人迎与寸口气小大等者,病难已。病之在藏,沉而大者,易已,小为逆;病在府,浮而大者,其病易已。人迎盛坚者,伤于寒;气口盛坚者,伤于食。雷公曰:以色言病之间甚奈何?黄帝曰:其色粗以明③,沉夭者为甚,其色上行者病益甚,其色下行如云彻散者病方已。五色各有藏部,有外部,有内部也。色从外部走内部者,其病从外走内;其色从内走外者,其病从内走外。病生于内者,先治其阴,后治其阳,反者益甚;其病生于阳者,先治其外,后治其内,反者益甚。其脉滑大以代而长者,病从外来,目有所见,志有的恶,此阳气之并也,可变而已。雷公曰:小子闻风者,百病之始也;厥逆者,寒湿之起也,别之奈何?黄帝曰:常候阙中,薄泽为风,冲浊④为痹,在地为厥,此其常也,各以其色言其病。

雷公曰:人不病卒死,何以知之?黄帝曰:大气入于藏府者,不病而卒死矣。雷公曰:病小愈而卒死者,何以知之?黄帝曰:赤色出两颧,大如母指者,病虽小愈,必卒死。黑色出于庭,大如母指,必不病而卒死。雷公再拜曰:善哉!其死有期乎?黄帝曰:察色以言其时。

雷公曰:善乎!愿卒闻之。黄帝曰:庭者,首面也。阙上者,咽喉也。阙中者,

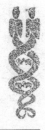

肺也。下极者,心也。直下者,肝也。肝左者,胆也。下者,脾也。方上者,胃也。中央者,大肠也。挟大肠者,肾也。当肾者,脐也。面王以上者,小肠也。面王以下者,膀胱子处也。颧者,肩也。颧后者,臂也。臂下者,手也。目内眦上者,膺乳也。挟绳而上者,背也。循牙车以下者,股也。中央者,膝也。膝以下者,胫也。当胫以下者,足也。巨分者,股里也。巨屈者,膝膑也。此五藏六府支节之部也,各有部分。有部分,用阴和阳,用阳和阴,当明部分,万举万当,能别左右,是谓大道,男女异位,故曰阴阳,审察泽夭,谓之良工。沉浊为内,浮泽为外,黄赤为风,青黑为痛,白为寒,黄而膏润为脓,赤甚者为血,痛甚者为挛,寒甚为皮不仁。五色各见其部,察其浮沉,以知浅深,察其泽夭,以观成败,察其散抟,以知远近,视色上下,以知病处,积神于心,以知往今。故相气不微,不知是非,属意勿去⑤,乃知新故。色明不粗,沉夭为甚;不明不泽,其病不甚。其色散,驹驹然未有聚,其病散而气痛,聚未成也。肾乘心,心先病,肾为应,色皆如是。男子色在于面王,为小腹痛,下为卵痛,其圜直为茎痛,高为本,下为首,狐疝颓阴之属也,女子在于面王,为膀胱子处之病,散为痛,抟为聚,方员左右,各如其色形。其随而下至胝为淫,有润如膏状,为暴食不洁。左为左,右为右,其色有邪。聚散而不端,面色所指者也。色者,青黑赤白黄,皆端满有别乡。别乡赤者,其色赤大如榆荚,在面王为不日。其色上锐,首空上向,下锐下向,在左右如法。以五色命藏,青为肝,赤为心,白为肺,黄有脾,黑为肾。肝合筋,心合脉,肺合皮,脾合肉,肾合骨也。

【难点注释】

① 挟:附也。
② 王宫:帝王所居的宫室。在此指心在面部的望色分部。
③ 色粗以明:指面部的颜色略为明显。
④ 冲浊:指色深沉而浑浊。
⑤ 属意勿去:专心致志地观察。

【白话精译】

雷公问黄帝说:面部五色的变化,仅仅以明堂为标准吗? 我不知道其意。黄帝说:明堂就是鼻,阙是指两眉中间,天庭就是额部,蕃是指两颊的外侧,蔽是指耳门前的部位。这些部位,宜端正丰隆宽大,十步以外一望而见,并清楚明朗,具有这种面相的人,一定会享得百岁高寿。

雷公说:怎样辨别五官的色气呢? 黄帝说:鼻骨高而隆起,端正而直,五脏依次分布在它的中央,六腑则附于它的两侧。头面在上部的阙部和天庭,心在两眉之间的下极。若五脏安和,与其相应的部位就会色泽正常,而无病色,鼻部色泽清润,由此五官的病色,就不难辨别了。

雷公说:如何进一步辨别呢,可以讲给我听听吗? 黄帝说:五色所反映的部位各不相同,如有深陷入骨的现象,就是必然要发病的征兆。如其部位上有乘袭之色,那么即使病很严重,也不会致人死亡。

雷公说:五色各主什么呢? 黄帝说:青色和黑色主疼痛,黄色和赤色主热,白色主寒,这就是五色所主。

雷公说:怎样来判断病的加重与病邪的将衰呢? 黄帝说:病在内在外的区别为:病人的寸口脉呈现滑、小、紧而沉的脉象时,就说明病情已加重,且病在内;病人的人迎脉呈现大、紧而浮的脉象时,表明病情已加重,病在外;病人的寸口脉变得浮滑时,说明病在日渐减轻;病人的人迎脉沉而滑时,病也日渐减轻。病人寸口脉滑而沉时,说明病情日渐加重,且病在内脏;病人人迎脉滑盛而浮的,说明病在日渐加重,且病在外腑。若脉象或浮或沉及人迎和寸口部大小相等,就说明疾病难以治好;病在五脏而脉沉、大,疾病就容易治好;脉沉而小的,为逆象。病在六腑且脉浮而大的,其病就容易治好,人迎脉盛而坚的,由寒邪所致;寸口脉盛而坚的,伤于食所致。

雷公说:怎样根据色泽的变化来判断病情的轻重呢? 黄帝说:色泽明润的病轻,沉滞晦暗的病重;病色向上发展的,说明病情逐渐加重;病色向下行如云雾散去的,说明病情逐渐好转。五色在人的颜面,各现于脏腑所属的部位,有外部和内部的不同。病色从外部发展到内部的,说明病邪从外入内;病色从内部转入外部的,说明病邪从内出外。病从内而生的,当先治其内,后治其外,否则就会加重病情;病从外而生的,必当先治其外,后治其内,否则也会加重病情。如脉象呈现滑大或成长脉,就表明病邪由外而来,使眼睛有所妄见,神志反常,这是阳病。

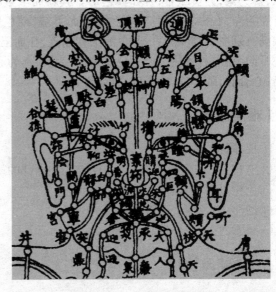

清代廖润鸿《针灸集成》中的明堂图(局部)

雷公说:我听说风邪是百病的起因,而厥逆的病变,由寒湿引起,怎样根据面部的颜色来辨别? 黄帝说:通常是根据两眉间的气色来辨别。气色浮浅而有光泽的,就患有风病;气色深沉而混浊的,就患有痹病;病色出现在面的下部,说明患有因寒湿引起的厥逆症。这是一般情况,严格地说,要根据各部所呈现出的色泽来判断病变。

雷公说:假若人在没有病的征象下而突然死亡,又如何能预知呢? 黄帝说:大邪之气侵入脏腑后,即使没有病象显现,也可令人突然死亡。

雷公说:病情稍有好转而突然死亡,怎样才能预知呢? 黄帝说:如两颧部出现赤色,且面积大如拇指,那么病情即使稍有好转,也会突然致人死亡。

雷公再拜说:讲得好啊,病人的死亡时间也可预知吗?黄帝说:观察病人色泽的变化就可推知其死亡的大概时间。

雷公说:好,我愿意听你全面讲讲。

雷公说:天庭反映头面部的病;眉心之上,反映咽喉的病;眉心反映肺脏的病;两目之间反映心脏的病;由两目之间直下鼻梁的部位,反映肝脏的病;此部位的左边,反映胆的病;鼻准反映脾的病;鼻准的两旁反映胃的病;面的中央,反映大肠的病;挟两颊部,反映肾脏的病;肾所属颊部的下方,反映脐部的病;鼻准上方的两侧,反映小肠的病;鼻准以下的人中穴,反映膀胱和子宫的病;颧骨处,反映肩病;颧骨的后方,反映臂病;臂下的部位反映手的病;内眼角以上的部位,反映胸乳的病;颊的外部以上,反映背的病;沿颊车以下,反映股的病;两牙床的中央,反映膝的病;膝以下的部位,反映胫的病;由胫以下的部位,反映足的病;口角两侧的大纹处,反映股内侧的病;颊下的曲骨部,反映膝盖的病。这是脏腑肢节的病变相应于面部的情况,治疗时,用阴调阳,用阳调阴,只要明确了各部所表现的色泽,就会运用自如。能够辨别左右,就了解了阴阳的基本道理。只有能根据面色的润泽和晦滞,诊断出疾病的善恶逆顺,才是高明的医生。

面色沉滞晦暗,说明内脏有病;面色浮露鲜明,说明外腑有病。面色黄赤说明患有风病;色见青黑为疼痛;白色为寒;色黄而如脂膏般润泽的说明脓已形成;面色过赤的患有血分病。过痛可引起挛急,过寒则可导致肌肤麻痹不仁。

五色各表现在一定的部位,观察它的沉浮,就可判断病邪的深浅;根据它的润泽与枯晦,就可推测病情的轻重;根据它消散或聚结的情况,就可确知病程的长短;观察病色的上下,就可知道病的部位。聚精会神地观察,就可知道疾病以往的情况和目前的状况。如观察不细心,就不能了解疾病的良恶。只有专心致志,才能知道疾病的产生和现在的情况。如面色明亮不显浮,沉滞枯晦,就说明病情严重;面色无光,也不润泽,如无枯晦之象,就说明病情不重;如色散而无固定部位,则病势也会消减,即使有痛症,也不会积聚不去。

肾邪侵犯心脏是因心脏先患有病,肾的黑色便相应地出现在心所属的部位。病色的出现,一般说来都是这样。

对男子来说,如病色表现在鼻准上,就说明小腹疼痛,并向下牵引睾丸;如病色表现在人中沟上,就说明阴茎作痛。病色显现在人中沟上半部,说明茎根痛;病色表现在人中沟的下半部,就说明茎头作痛。这些都是属于狐疝阴癫之类的病。

对女子来说:如病色表现在鼻准上,就说明膀胱子宫有病;病色散而不聚,主疼痛;病色积聚不散,主积聚病。积聚的或方或圆,或左或右,都和它病色的形态相似。如病色下行到唇,就为淫浊疾患;面色润如膏状,多为暴食或饮食不洁所致。

病色在左侧,则左侧有病;病色在右侧,则右侧有病。面部有病色,或聚或散而不端正的,只要根据病色所在的部位,就可知道病变所在。色有青黑赤白黄,应各自端正而盈满地显现在相应的部位上。如赤色不在心位,却出现在鼻准,而且面积大如榆荚,则为女子经闭。如病色尖端向上,就说明头部气虚,病邪有向上发展的趋势;如病色尖端向下,就说明病邪有向下发展的趋势。向左向右的可以此类推。

五色与五脏相应关系为:青色属肝、赤色属心、白色属肺、黄色属脾、黑色属肾。肝合于筋,心合于脉,肺合于皮,脾合于肉,肾合于骨。

【专家评鉴】

本篇专论色诊,阐述了颜面部位的名称,脏腑肢节在颜面的望色部位及察色要点,指出通过望色可以判断疾病的性质、部位、间甚、转归及生死预后,可谓望色之大纲。此外,亦兼及部分脉诊的内容。

一、颜面色部名称及分部

原文首先叙述了颜面部位的名称和脏腑候诊的部位。

(一)面部候诊的名称

文中所述有明堂、阙、庭、蕃、蔽、下极等,其中明堂即鼻,阙为两眉之间的部位,庭指额部,蕃为两颊之外侧,蔽即耳门前的部位,下极指两目之间的部位。(详见图49-1)

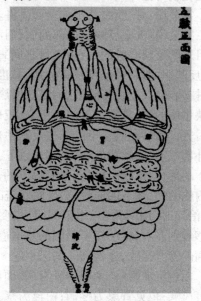

清代严振《循经考穴篇》中的五脏正面图

(二)脏腑候诊的总部位

"五脏次于中央,六腑挟其两侧",即五脏候诊的具体部位在鼻中,六腑在鼻的两侧,其中肾的部位例外,据下文"挟大肠者肾也",其位置当在两颊附近。

(三)脏腑肢节在颜面的色部

"黄帝曰:庭者,首面也……巨屈者,膝膑也。此五脏六腑肢节之部也,各有部分"一段原文,以整体观念为指导,详细地叙述了五脏六腑和四肢关节在面部相应的望色部位,指出"五色之见也,各出其色部",体现了"生物全息律"的思想。《灵枢·邪气藏府病形》篇云:"十二经脉,三百六十五络,其血气皆上于面。"正由于经脉血气之联系,所以面部方可成为全身脏腑肢节的缩影,以反映脏腑肢节的病理变化,如《素问·刺热》所言:"肝热病者,左颊先赤;心热病者,颜先赤;脾热病者,鼻先赤;肺热病者,右颊先赤;肾热病者,颐先赤。"因而通过面部不同部位的色泽变化可以诊断全身疾病。(见图49-2)

(四)明堂在色诊中的重要性

"明堂骨高以起,平以直,五藏次于中央。"说明明堂鼻是五脏候诊之处,"明堂润泽以清",标志着五脏安和,气色正常;反之则为五脏功能失常之症。故在色诊中,诊察明堂的色泽变化可判断五脏功能之正常与否。

(五)以颜面形态判断人之寿夭

本篇原文认为正常人体,其面部宽大丰满者,"寿必中百岁"。《灵枢·五阅五使》亦云:"五官已辨,阙庭必张,乃立明堂。明堂广大,蕃蔽见外,方壁高基,引垂居

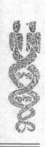

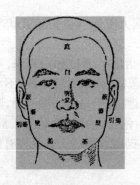
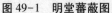
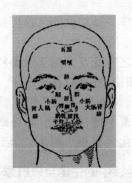

图49-1　明堂蕃蔽图　　　图49-2　面部色诊分属部位图

外,五色乃治,平博广大,寿中百岁。"对此,《灵枢·天年》亦有论述,可互参。其实际意义,尚待从临症角度加以研究。

二、五色判断疾病性质

原文指出:"青黑为痛,黄赤为热,白为寒。"提示了五色所主病症性质,临症诊断时,即可根据病人面部的色泽变化,以确定所患病症。

(一)青黑色属阴,主寒、主痛

青色是寒凝气滞,经脉瘀阻的表现,黑色为阴寒水盛之症,《素问·经络论》曰:"寒多则凝涩,凝涩则青黑。"说明寒性凝滞收引,寒盛则经脉拘急,脉络瘀阻,故色见青黑,瘀阻则血气不通,不通则痛,正如《素问·痹论》所言:"痛者,寒气多也,有寒故痛也。"所以说"青黑为痛。"

(二)黄赤色属阳,主热

黄色属热者,主要是指湿热而引起的阳黄(若黄色晦暗,乃阴黄,当为寒湿症;若因脾胃气虚,营血不能上荣于面而见的萎黄,乃虚症,此二者均不属于热)。

赤色主热症,由于热盛,气血随火热上充于面所致。正如《素问·经络论》说:"热多则淖泽,淖泽则黄赤。"其中又有实热(面红目赤)和虚热(两颧潮红)之分。

(三)白色属阴,主寒,多为虚症

白色多为气血不足之候,其因于寒者,或阳虚阴寒内盛,或寒邪侵入经脉,寒凝血涩,经脉收缩,气血运行迟滞,而呈现白色。

【临床应用】

一、望色诊病的机理及五色之常变

本篇论望色诊病的机理,认为不同的颜色与相应的脏腑关联,如青色为肝之色,赤、白、黄、黑依次为心、肺、脾、肾之色,同时,五脏六腑各有其对应的望色区域,依此有机联系,即可测知病变所在的脏腑部位。另外,《灵枢·邪气藏府病形》篇说:"十二经脉,三百六十五络,其血气皆上于面而走空窍。"《素问·脉要精微论》说:"夫精明五色者,气之华也。"说明内在脏腑之精气通过经脉而荣于面,其色泽是

五脏精气的外华,所以,面部色诊可以了解病人脏腑气血的盛衰状况,辨别疾病部位和善恶吉凶。

对于五色之常变,《素问·脉要精微论》指出:"赤欲如白裹朱,不欲如赭;白欲如鹅羽,不欲如盐;青欲如苍璧之泽,不欲如蓝;黄欲如罗裹雄黄,不欲如黄土;黑欲如重漆色,不欲如地苍。"欲与不欲区别的关键,在于是否明润光泽,隐隐欲现,正常之色为鲜明含蓄不露,光亮润泽;否则即为病色。《内经》并认为正常之色随个体及季节因素而变化,《灵枢·阴阳二十五人》即提出五形之人其色亦有所不同。

二、面部色诊中的生物全息思想

本篇系统描述了五脏六腑、四肢百骸在面部的特定投射区域,说明《内经》已认识到机体每一组织器官的活动信息都能够按照自己在整体中的空间排布规律投射到面部的特定位区,使面部成为整体的一个缩影。此与现代生物全息思想有相通之处。生物全息律认为,生物体一个全息元上的各个部位,都分别在整体上或其他全息元上有各自的对应部位,一个全息元上的一个部位和相对于整体上或某一其他全息元上的非对应的部位,总是和其所对应的部位生物学特性相似程度较大,各部位在一全息元上的分布规律与各对应部位在整体上或其他全息元上的分布规律相同。这样,生物学特性不完全相同的各部位的分布结果使全息元在不同程度上成为整体的缩影,并且各全息元之间在不同程度上是相似的。生物全息律的本质是信息全息。即生物机体的任一部分都包含着整体的全部信息。从信息的角度言之,也可以说经络是人体信息的通道,气血是信息的载体,十二经脉之气血皆上于面,将整体的信息传输于面部,从而使面部成为透视整体的一面镜子。上海中医学院附属龙华医院曾根据《灵枢·五色》面诊区域分布规律针刺面部穴位,在整体的对应部位取得麻醉效果,从而进行针刺麻醉手术1251例,成功率为96%,可谓是对本篇色诊理论的推广应用。

论勇第五十

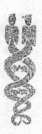

【要点解析】

一、说明人在同一环境,有受病与不受病的区别,其关键是决定于体质的强弱。

二、说明忍痛与不忍痛不是勇怯的本质区别;勇怯的根本关键,是在于内脏生理功能强弱的不同,其中主要又决定于肝胆的坚、脆。

三、举例说明怯者酒醉以后暂时可能表现类同勇士的样子,但不是真勇,故名之曰"酒悖"。

黄帝问少俞曰:有人于此,并行非立,其年之长少等也,衣之厚薄均也,卒然遇烈风暴雨,或病或不病,或皆病,或皆不病,其故何也？少俞曰:帝问何急？黄帝曰:愿尽闻之。少俞曰:春青风,夏阳风,秋凉风,冬寒风。凡此四时之风者,其所病各不同形。黄帝曰:四时之风,病人如何？少俞曰:黄色薄皮弱肉者,不胜春之虚风;白色薄皮弱肉者,不胜夏之虚风;青色薄皮弱肉,不胜秋之虚风;赤色薄皮弱肉,不胜冬之虚风也。黄帝曰:黑色不病乎？少俞曰:黑色而皮厚肉坚,固不伤于四时之风。其皮薄而肉不坚,色不一者,长夏至而有虚风者,病矣。其皮厚而肌肉坚者,长夏至而有虚风,不疾矣。其皮厚而肌肉坚者,必重感于寒,外内皆然,乃病。黄帝曰:善。

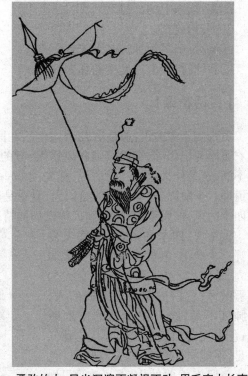

勇敢的人,目光深邃而凝视不动,眉毛宽大长直,皮肤肌腠的纹理是横的,心脏端正,肝脏坚厚,胆汁盛满,发怒时,目光逼射,毛发竖起,面色铁青。

黄帝曰:夫人之忍痛与不忍痛者,非勇怯之分也。夫勇士之不忍痛者,见难则前,见痛则止;夫怯士之忍痛者,闻难则恐,遇痛不动。夫勇士之忍痛者,见难不恐,遇痛不动;夫怯士之不忍痛者,见难与痛,目转面盼①,恐不能言,失气惊,颜色变化,乍死乍生。余见其然也,不知其何由,愿闻其故。少俞曰:夫忍痛与不忍痛者,皮肤之薄厚,肌肉之坚脆缓急之分也,非勇怯之谓也。黄帝曰:愿闻勇怯之所由然。少俞曰:勇士者,目深以固,长衡②直扬,三焦理③横,其心端直,其肝大以坚,其胆满以傍,怒则气盛而胸张,肝举而胆横,眦裂而目扬,毛起而面苍,此勇士之由然者也。黄帝曰:愿闻怯士之所由然。少俞曰:怯士者,目大而不减,阴阳损失,其焦理纵,𩩍䯏④短而小,肝系缓,其胆不满而纵,肠胃挺,胁下空,虽方大怒,气不能满其胸,肝肺虽举,气衰复下,故不能久怒,此怯士之所由然者也。黄帝曰:怯士之得酒,怒不避勇士者,何藏使然？少俞曰:酒者,水谷之精,熟谷之液也,其气慓悍,其入于胃中,则胃胀,气上逆,满于胸中,肝浮胆横。当是之时,固比于勇士,气衰则悔。与勇士同类,不知避之,名曰酒悖⑤也。

【难点注释】

①盼:惊惧貌。

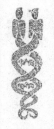

②衡：指眉上的部位。

③理：指纹理。

④髑骬：鸠尾骨，即胸骨剑突。

⑤酒悖：指酒醉后发生的狂妄行为。

【白话精译】

黄帝问于少俞说：假使有几个人生活在同一环境中，他们的年龄大小一致，穿的衣服厚薄也相等，突然遭到狂风暴雨，有的生病，有的不生病，或者都生病，或者都不病，这是什么缘故？少俞说：你先问哪一个问题呢？黄帝说：我都想听一听它的道理。少俞说：春季当令的是温风，夏季是热风，秋季是凉风，冬季是寒风。大凡这四季的风，性质不同，影响到人体发病的情况也不一致。

黄帝说：四季的风，怎样使人发病呢？少俞说：色黄皮薄而肌肉柔弱的人，是脾气不足，不能抗拒春天的虚邪贼风；色白皮薄肌肉柔弱的人，是肺气不足，经不住夏季的虚邪贼风；色青皮薄肌肉柔弱的人，是肝气不足，不能抗拒秋天的虚邪贼风；色赤皮薄肌肉柔弱的人，是心气不足，不能抗拒冬天的虚邪贼风。黄帝说：色黑的人不受病吗？少俞说：色黑而皮肤宽厚，肌肉致密坚固，就不会被四季虚邪贼风所伤。如果其人皮肤薄弱，肉不坚实，又不是始终是黑色的人，到了长夏的季节，遭到了虚邪贼风就会生病的。如果其人色黑皮肤宽厚，肌肉坚实，虽遭到长夏季节的虚风，因抵抗力强，也不会发病。这样的人必须是外伤于虚风，内伤于饮食生冷，外内俱伤，就不免于生病了。黄帝说：你讲得很好。

黄帝说：人能够忍受疼痛与否，不能以性格的勇敢和怯弱来区分。

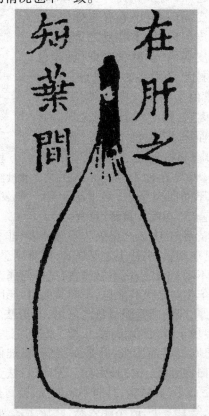

明代吴嘉言《针灸原枢》脏腑图中的胆形象图

有些勇敢的人而不能耐受疼痛，见危难时则勇往直前，而当遭到疼痛时，则退缩不前；有些怯弱的人能耐受疼痛，但他听到有危难的事就恐慌不安，而遭到疼痛时，却能忍受而不动声色。有些勇敢而又能耐受疼痛的人，见到危难不恐惧，遭到疼痛能忍耐；有些怯弱而又不能耐受疼痛的人，见到危难与疼痛，吓得头晕眼花，面目变色，不敢正视，话也说不出，心惊气促，死去活来。我看到这样的人和这些情况，却不知是什么原因,想听听其中的道理。少俞说:忍痛与否,主要决定于皮肤的厚薄、肌肉的坚实、脆弱、松紧的不同,是不能用性格的勇敢、怯弱来说明的。

黄帝说:我想了解人们之所以会有勇敢和怯懦的不同性格。少俞说;勇敢的人,目光深邃而凝视不动,眉毛宽大长直,皮肤肌腠的纹理是横的,心脏端正,肝脏坚厚,胆汁盛满,在发怒时,气壮盛而胸廓张大,肝叶上举而胆横,眼瞪得很大,目光逼射,毛发竖起,面色铁青,这些都是决定勇士性格的因素。

黄帝说:我还想了解怯懦人的性格是怎样产生的。少俞说:怯懦的人目虽大而不深固,阴阳不协调,皮肤肌腠的纹理纵而不横,胸骨剑突的形态短而小,肝脏薄而软,胆汁也不充满,胆囊松弛,肠胃不强健,弯曲少而直,胁下气机空虚而肝气不能充满,虽值大怒,怒气也不能充满胸中,肝肺之气虽因怒而上举,但不能持久,而怒气很快消失,这些都是决定怯士性格的因素。

黄帝说:怯懦的人喝了酒以后,当他发怒的时候,也和勇士差不多,这是哪一脏的功能使他这样的呢? 少俞说:酒是水谷的精华,是谷类经发酵后酿造而成的液汁。其气迅利猛急,当酒液进入胃中以后,促使胃部胀满,气机上逆,而充满于胸中,使肝气冲动,胆气壮横。当酒醉的时候,他的言谈举止,虽然和勇士差不多,但是当酒气一过,则怯态如故,反而懊悔自己不该那样冲动。这种酒醉以后的言谈举止,看上去像勇士那样的不知避忌,所以称为酒悖。

【专家评鉴】

一、关于体质与发病和不同体质对不同邪气的易感性

(一)体质和发病的关系

"有人于此,并行并立,其年之长少等也,衣之厚薄均也,卒然遇烈风暴雨,或病或不病,或皆病,或皆不病,其故何也?"这段原文明确提出,这些人年龄大小和穿衣厚薄大致相同,并生活在相同的自然环境之中,又同时受到暴风骤雨异常气候的影响,为什么有病与不病的区别? 这都是由于体质因素在其中起着非常重要的作用。体质的强弱与正气的强弱二者之间有密切关系。疾病的发生与否,是以人体正气的强弱作为内在根据的。"薄皮弱肉者",即体质差的,其正气亦不足,故不胜四时之虚风,从而导致疾病的发生。"皮厚而肌肉坚者",即体质强的,其正气较为充盛,"固不伤于四时之风",因而不会发生疾病。说明体质的强与弱,可以直接决定疾病的发生与不发生,此即为体质与发病的关系。

(二)体质与邪气易感性的关系

本篇原文指出:"凡此四时之风者,其所病各不同形。"为什么感受四时不同的虚风,会产生各不相同的临床表现? 这是因为不同体质的人,其某个脏气的偏衰不一,因此,对不同邪气的易感性也不相同,从而会产生各种不同的病状。如"黄色薄皮弱肉者,不胜春之虚风;白色薄皮弱肉者,不胜夏之虚风;青色薄皮弱肉,不胜秋之虚风;赤色薄皮弱肉,不胜冬之虚风也。""其皮薄而肉不坚,色不一者,长夏至而有虚风者,病矣。"张介宾说:"黄者,土之色。黄色薄皮弱肉者,脾气不足也,故不胜春木之虚风;

白者,金之色。白色薄皮弱肉者,肺气不足也,故不胜夏火之虚风而为病;青者,木之色。青色薄皮弱肉者,肝气不足也,故不胜秋金之虚风而为病;赤者,火之色。赤色薄皮弱肉者,心气不足也,故不胜冬水之虚风而为病;黑者,水之色。黑色而皮薄肉不坚,及色时变而不一者,肾气不足也,故不胜长夏土令之虚风而为病。"本节中黄、白、青、赤、黑五色代表五脏,五脏与五时相配,当遇相克之时的虚风;加之本脏之气不足时,即可发病,其中含有五行相克之意。如黄色属土,代表脾脏,春属木,当脾气不足时,即被春令之虚风相乘而发病。其他四者,依此类推。这是古人对五行相生相克规律的运用。从以上论述中还可以看出,在共同发病而体质弱的病人中,其形体外观结构特征是一致的,即都是"薄皮弱肉",而其不同的是,五脏功能活动特征各有偏衰之别。由此决定在不同季节感受相应的邪气而发生不同病症。

二、忍痛与否和体质的关系以及勇怯形成的原因

(一)忍痛与否和体质的关系

"夫人之忍痛与不忍痛者,非勇怯之分也。"指出忍痛与不忍痛,不是划分勇士和怯士的标准。因为勇士和怯士都有忍痛与不忍痛的。忍痛与否,主要和体质强弱有关。"夫忍痛与不忍痛者,皮肤之薄厚,肌肉之坚脆缓急之分也,非勇怯之谓也。"这里说的皮肤、肌肉的形态特征,是构成体质的结构形态特征的内容。因此,忍痛与不忍痛主要是以体质强弱为区分的基础。从勇士和怯士有忍痛与不忍痛来看,说明勇士和怯士中都有体质差和体质强的。凡皮肤固密,肌肉坚实而且紧张的,即体质强者,皆能忍痛。凡皮肤疏松,肌肉脆弱而且松缓的,即体质差者,皆不能忍痛。而勇士与怯士的区别,主要是根据性格的坚强与脆弱来划分的。凡怯士者,其性格皆脆弱,故遇到困难恐惧不止,畏缩不前,甚者头晕眼花,视物旋转,说不出话来,或者神气荡散,面色异常改变,不知死活。凡勇士者,不畏惧困难,勇往直前。说明忍痛与否,除了和体质因素有关外,同时,情志、性格也是一个重要原因。

(二)勇怯形成的原因

勇士和怯士形成的原因,主要在于性格上强弱的差异。这种性格上的差异,与社会实践亦有很大关系。这是由于精神意志对性格变化有密切影响,而精神活动与社会实践也是密切相关的。除此之外,与脏腑组织形态及脏腑功能活动也是分不开的。因为性格的形成,除了受社会实践、周围环境和精神活动的影响外,也必然要以脏腑形态和功能作为内在基础。本篇原文则主要从脏腑形态及其功能活动以及形体外在特征方面做了详细的论述。勇士者,其外观特征为"目深以固,长衡直扬,三焦理横",内在脏腑形态特点为"其心端直,其肝大以坚,其胆满以傍"。怯士者,其外观特征为"目大而不减,阴阳相失,其焦理纵,髑骺短而小"。其内在脏腑形态特点为"肝系缓,其胆不满而纵,肠胃挺,胁下空"。由于勇士和怯士的生理结构特点不同,因此,其生理功能特点和性格强弱也就不一样。如勇士"怒则气盛而胸张,肝举而胆横,眦裂而目扬,毛起而面苍。"怯士"虽方大怒,气不能满其胸,肝肺虽举,气衰复下,故不能久怒。"总之,勇士和怯士的区别,不仅是以脏腑组织结构上的区别作为基础,而且还表现在内脏功能上的差别。内脏功能的差别,主要还是以

肝胆为基础。肝为"将军之官",胆为"中正之官",二者性刚强,均参与人的情志活动。所以人的情志活动、性格的强弱关键在于肝胆功能活动状态。对此,张介宾总结说:"然勇有二:曰血气之勇,曰礼义之勇。若临难不恐,遇痛不动,此其资禀过人;然随触而发,未必皆能中节也。若夫礼义之勇,固亦不恐不动,而其从容有度,自非血气之勇所可并言者。盖血气之勇出乎肝,礼义之勇出乎心。苟能守之以礼,制之以义,则血气之勇可自有而无;充之以学,扩之以见,则礼义之勇可自无而有。昔人谓勇可学者,在明理养性而已。然则勇与不勇虽由肝胆,而其为之主者,则仍在乎心耳。"此血气之勇系指体质差异而言,而礼义之勇,可以通过后天正当的教育而形成。说明勇与怯之间的关系并不是固定不变的,通过后天教育,怯者可转化为勇者。比如有的病人,畏惧治疗方法,通过晓之以理,说明利害,解除思想负担,增强其信心和勇气,使其欣然接受,积极配合治疗,从而取得满意的疗效。这对临床实践具有重要的指导意义。

【临床应用】

一、关于体质因素在发病、诊断和治疗上的意义

《内经》中蕴藏着丰富的体质学说内容。其中涉及体质的形成、体质的分类、体质的表现、体质与病因病机的关系、体质与疾病诊断以及治疗的关系等多方面的内容。

（一）体质的形成

关于体质的形成,它受先天、后天等多方面因素的影响。人体来源于父母,禀赋于先天。父母的生殖之精形成胚胎,禀受母体气血的滋养而不断发育,从而形成了人体,这种形体结构就是体质在形态方面的雏形。如《灵枢·决气》说:"两神相搏,合而成形,常先身生,是谓精。"《灵枢·天年》也说:"愿闻人之始生……以母为基,以父为楯……血气已和,荣卫已通,五藏已成,神气舍心,魂魄毕具,乃成为人。"说明父母的先天之精是构成胚胎的物质基础。形体始于父母,体质是从先天禀赋而来。由于体质禀受于父母,所以,父母的体质特征往往能对后代产生一定影响。一般而言,父母体质的强弱、身材的高矮等都直接影响下一代,使其体质具有形态方面的特征。后天因素对体质的影响也是多方面的。如饮食营养、自然环境、社会因素等。在这些方面,《内经》中均有论述。

（二）体质的分类及其意义

有关体质的分类,有学者总结《内经》大致从这么几个方面区分:其一,按五行属性分类。这是采用取象比类的方法,根据五行特性和征象,对人体的体形、禀性等,进行体质分类。这种分类法,将人体分为二十五体质类型。这二十五种人,无论在体形、举止方面,或是在禀性、肤色、所属阴阳经脉方面,还是在对自然界的适应能力方面,都各不相同。这些特点是用五行属性加以描述的,其内容,《灵枢·阴阳二十五人》均有详细记载。这种分类,揭示出了人体的不同生理特征,从而可以提高防治措施的针对性。其二,按阴阳太少分类。这种体质分类,是根据人体的阴阳多少,并结合体态、性格特征进行分类的。如《灵枢·通天》将人体分为太阴、少阴、太阳、少阳、阴阳和平之人五类;《灵枢·行针》将人体分为重阳、阳中有阴、阴多阳少、阴阳和调四种类型。这两种分法相互印证,彼此发明。此种分类通过剖析体内阴阳偏颇,为确立治则、拟定针法提供了依据。其三,根据体型肥瘦分类。这是以体型特征为主,结合气血状态进行体质分类的。《灵枢·逆顺肥瘦》将人体分为肥人、瘦人、肥瘦适中人三型。《灵枢·卫气失常》又将肥胖之人分为膏型、脂型、肉型三种。这种分类有助于掌握肥瘦、常人的生理和形态特征。其四,按皮肤、肌肉特征分类。本篇将人的体质从皮肤和肌肉特征上分为薄厚坚脆和缓急两大类型。并且指出了二者在外观形状和内在脏腑结构上的特征、功能特点以及个性特点,这不仅为体质分型提供了依据,而且具有一定的诊断和治疗意义。有关体质的分型以及与诊断、治疗的意义,在《内经》其他篇中也有不少论述。这些论述,不仅丰富了中医体质学说的内容,为现在的体质分类提供了充分的依据,而且对指导临床辨证论治,确定因人制宜的治疗原则等都有一定的现实意义。

就体质而言,存在着个体的差异性。其差异性不仅表现在体质的分型上,而且有男女、胖瘦之分,所以在性别、体型等方面的差异也表现得十分突出。这些内容在《内经》有论述。同时,体质又具有可变性。其中,年龄的增长是体质改变的重要因素。如《灵枢·天年》论述的人到10岁、20岁、60岁等,年龄由小到老,人的体质在生理、心理与形态上都发生了改变。环境的变易,亦是体质发生变化的因素之一。如《素问·疏五过论》讲的社会环境的变化,引起的精神和形体上的改变;《素问·八正神明论》讲的自然环境的变化引起的体质变化等。另外,饮食的变换、针药误施等也可对体质有一定的影响,在《素问·五藏生成论》《灵枢·根结》均有论述。当然,体质并不是可以轻易改变的,即使改变,也有一个缓慢的、潜移默化的过程。不能把身体暂时的、表面的变化当作体质的改变。如本文说:"怯士之得酒,怒不避勇士",此种现象只是体内阴阳暂时的变化,其阴阳气血的本质并未改变,更不能说其性格有了根本的变化。不同的体质的表现,因男女之性别、老幼之年龄、肥瘦之形体、刚柔之秉性而有一定的差异性。

(三)体质因素在发病中的意义

体质因素不但决定疾病的发生与否,而且还直接影响着病症的类型性质。结合《内经》其他篇内容来看,体质在发病中的意义,具体表现在以下几个方面:

1.不同的病因作用于不同的体质和相同的病因作用于不同的体质均有发病与不发病的差别。如《素问·经脉别论》指出,人们同样受情志刺激,居处失宜和劳逸失度的影响,都能导致脏腑经络功能失常。但"当是之时,勇者气行则已,怯者则着而为病也。"说明体质强壮的勇士,气血畅通,虽当时脏腑经络功能紊乱,事过之后,可自行恢复正常,故不发病。体质虚弱的怯士,气血壅滞不通,当受到外界条件影响,脏腑经络功能失常,但又不能自行恢复到正常的生理状态,即可导致疾病的发生。本篇也论述了人们受着相同的外邪侵袭,由于有"薄皮弱肉"和"皮厚肉坚"不同体质,所以有病与不病的区别。另外不同的体质特性,对致病因素的易感性也不同。一般而言,凡体质强盛,对邪气的抗御能力强,均可不发生疾病,即所谓"正气存内,邪不可干"。而体质弱者,易受邪气侵袭而发病。但由于存在的体质差异,受到不同邪气的侵犯,其发病状况也有差异。这就是体质因素对病邪的易感性。如《素问·评热病论》说:"邪之所凑,其气必虚。阴虚者,阳必凑之,故少气时热而汗。"《灵枢·五变》又说:"肉不坚,腠理疏,则善病风";"五藏皆柔弱者,善病消瘅";"小骨弱肉者,善病寒热";"粗理而肉不坚者,善病痹"。由此说明,不同的病因,作用于不同体质,其发病不同。

总的来说,不论何种病因作用于人体,其发病与否是由体质强弱所决定的。体质弱者,正气不足,容易感邪而发病;体质强者,正气旺盛,不易受邪,故不发病。说明体质因素在发病过程中占有重要地位。这与《素问·遗篇·刺法论》所说的"正气存内,邪不可干"的发病学观点并行不悖。但是,同时又要认识到,体质因素不是决定发病与不发病的唯一因素。如果邪气过于亢烈,多次侵犯人体,严重损伤正气,使其抗邪能力下降,形成邪正力量对比悬殊太大,亦可导致疾病的发生。如本文说:"其皮厚而肌肉坚者,必重感于寒,外内皆然,乃病。"说明体质虽强,但多次受邪,内外皆伤,乃不免于发病。所以《素问·遗篇·刺法论》又强调要主动"避其毒气",以使"疫无干也"。因此,在发病过程中,既要正确认识体质和正气的决定作用,同时又不能忽视邪气的致病作用在某些条件下,甚至起着决定作用。这样才能全面认识体质因素在发病过程中的重要地位和意义。

2.相同病因作用于不同体质,病症表现不同。不同体质的人,其脏腑气血虚实盛衰必然有一定的差异。这就决定了即使感受相同邪气而发病,也不可能产生相同的病症表现。如《素问·风论》说:"风气与阳明入胃,循脉而上至目内眦,其人肥则风气不得外泄,则为热中而目黄;人瘦则外泄而寒,则为寒中而泣出。"不同病人,同时感受风邪,但由于体质上有"肥"与"瘦"的差异,所以邪入胃腑从化不一,其病症表现也就不同。"肥人"内热素重,且理腠致密,热不得越,风邪入内,从阳化热,故出现"热中、目黄"等一派阳热症状。"瘦人"肌腠疏松,复受风邪,风性开泄,愈使阳气发泄于外,体内阳气不足阴气有余,邪从阴化寒,故表现为一派"寒中而泣出"等阴寒性病症。本篇虽未明确论述不同体质发病的各自病症表现,但从黄、白、青、赤等色病人的体质来看,其脏腑气血盛衰必有差异,所以他们的临床表现也是各不相同的。

3.不同体质的人分别适应于相应的季节气候,而对其他季节气候变化不适应,则可能发病。疾病的发生,固然与致病因素的危害程度相关,然而更为重要的是与体质的强弱、抗病力的高低有关。《内经》认为,人的体质有阴阳虚实之偏颇,自然气候有寒温燥湿之变易,不同的体质,对气候的适应性有明显的差异。如《素问·阴阳应象大论》中指出:阳胜则"能冬不能夏",阴胜则"能夏不能冬"。本篇提出:"有人于此,并行并立,其年之长少等也,衣之厚薄均也,卒然遇烈风暴雨,或病或不病,或皆病,或皆不病。"其原因本篇又指出,"黄色薄皮弱肉者,不胜春之虚风;白色薄皮弱肉者,不胜夏之虚风;青色薄皮弱肉,不胜秋之虚风;赤色薄皮弱肉,不胜冬之虚风……黑色而皮厚肉坚,固不伤于四时之风。"由此可见,不同体质的人皆可感受其他季节的虚风发病,在其脏气当旺季节不发病。只有"黑色而皮厚肉坚"这种体质的人,"不伤于四时之风",而在重感于邪时发病。《灵枢·阴阳二十五人》提出木型之人和火型之人皆"能春夏不能秋冬,秋冬感而病生"。土型之人、金型之人和水型之人皆"能秋冬不能春夏,春夏感而病生。"临床证之,阳气不足或阴气偏盛的体质,能适应春夏阳热之气,却不能适应秋冬阴寒之气;而阴气不足或阳气偏盛的体质,能适应秋冬阴寒之气,却不能适应春夏阳热之气。均说明体质因素对气候的适应性及其发病关系。由于体质不同,其对不同的气候均有一定的适应性。当气候发生变化时,能适应的体质不发病,而其他类型的体质不能适应,即可发生疾病。随着一年四季气候的寒暖变化,可产生不同的病因,同时作用于不同的体质,加之不同体质的不同适应性,即有发病或不发病的差异。不同的体质,即便受到相同病因的侵袭,亦有发病与不发病的差别。这不但明确地说明了不同体质的人和季节气候发病的关系,而且也提示了不同体质的人对某种邪气易感性的问题。《内经》这些论述,对正确认识体质因素在发病中的作用有重要意义。

4.体质因素在诊断和治疗上的意义。不同体质对不同性质的邪气的亲和性是不一样的。其病变部位和临床表现也必然有所差异。因此,在诊断疾病过程中,结合病人体质因素和疾病表现,具体分析疾病所在部位、疾病类型以及邪气的性质,然后针对病位、病性、邪正力量对比等情况,制定出切合病情的正确治疗原则和治疗方法,达到治愈疾病的目的。如《灵枢·论痛》指出了不同体质的人,对药物耐受力有一定的差别。"胃厚色黑大骨及肥者,皆胜毒,故其瘦而薄胃者,皆不胜毒也。"说明胃气强盛,体质强壮的人,对药物耐受力较强;胃气不足,体质差的人,对药物的耐受力较低。体质不同,对针刺反应有差异。《灵枢·逆顺肥瘦》指出:"血清气浊,疾写之则气竭焉;血浊气涩,疾写之则经可通也。"说明同以疾泻法刺之,但在血气清浊、滑涩有别的个体,可以产生不同的效应,血清气浊者,疾泻之则易损元气;血浊气涩者,疾泻之则使血脉通畅。在《灵枢·行针》中指出,由于人之"血气各不同形",所以针刺之后,"或神动而气先针行,或气与针相逢,或针已出气独行,或数刺乃知,或发针而气逆,或数刺病益剧。"并进一步认为,"重阳之人,其神易动,其气易往……心肺之藏气有余,阳气滑盛而扬,故神动而气先行";"阴阳和调而血气淖泽滑利,故针入而气出,疾而相逢也";"针已出而气独行者……其阴气多而阳气少";"阴气沉而阳气浮者内藏,故针已出,气乃随其后,故独行也";"数刺乃知……此人之多阴而少阳,其气沉而气往难。"由这些论述可知,针刺之后,其得气反应所以各有不同,是与被刺者体质阴阳特性的差异至为相关的。阳气滑盛的"重阳人",反应敏感,得气迅速;阴盛阳弱者,得气缓慢,或于出针后或于数刺之后方有针感;而阴阳和调者,得气反应则往往适时而至。通过经络感传及针刺镇痛现象研究,亦证实体质差异在针刺反应中具有重要影响。太阴之人,相当于经络失感型;少阴之人,相当于经络迟钝型;阴阳和平之人,相当于经络敏感型;少阳之人,相当于经络高敏型;太阳之人,相当于经络超敏型。在探讨针刺镇痛效果的影响因素时,观察到个体差异的作用极为显著,超过了穴位选择和刺激方法的影响程度,并且发现体质虚寒型效果最好,虚热型次之,阳盛型最差。体质不同,疗效反应性有差异。《素问·评热病论》在论及"劳风"病的治疗时,指出同样采取利肺气、散邪气的治疗,其疗效反应却有"精者三日，中年者五日，不精者七日"的差异。由以上内容可见，体质因素不同，对药物的耐受性、针刺的反应性以及疗效反应均有一定的差异。因此，医生在立法选方用药时，不能只见疾病，不考虑病人的体质因素。否则就不能达到满意的治疗效果。

5.关于勇怯的鉴别。勇怯的鉴别，本篇已明确指出，不能以忍痛与不忍痛作为标准。忍痛与否只是划分体质强弱的标准。而勇怯的鉴别，则是以对困难的恐惧与否来划分的。不怕困难，知难而上者为勇士；见到困难退缩不前，甚至被困难吓得丧魂落魄者则为怯士。对待困难的态度，实质上反映了人的性格坚强与脆弱的问题。性格强弱的形成，与内脏形态特征及肝胆功能特点有关，也就是与体质因素有一定关系，但是这又不是唯一的决定因素。如果以体质的强弱划分勇与怯，即体质强者为勇士，体质弱者为怯士，那么勇士应该皆能忍痛和不怕困难，怯士都应该不能忍受疼痛和畏惧困难。但从本文论述来看，并非如此，而是有一定的差异。勇士者，皆不怕困难，其中体质强者能忍痛，体质弱者，不忍痛；怯士者，皆怕困难，其中体质强的能忍受疼痛，体质弱的，不能忍受疼痛。请参阅下表：

表50-1　勇怯鉴别表

勇　士		怯　士	
见难不恐	见痛止	见难恐	见痛止
（性格坚强）	（体质弱）	（性格脆弱）	（体质弱）
见难不恐	见痛不动	见难恐	见痛不动
（性格坚强）	（体质强）	（性格脆弱）	（体质强）

通过比较可以看出，勇士和怯士的鉴别，主要是以对待困难的态度来划分的。性格坚强，不怕困难的即为勇士，性格脆弱，见到困难恐惧不前的即为怯士。而不是以体质强弱来划分勇士和怯士的。也就是说，勇怯是指人的性格而言，而不是指体质分类。

背腧第五十一

【要点解析】

一、说明五脏背俞的位置以及取穴的验证方法。

二、指出治疗上取背俞穴，在补泻方法上是宜灸而禁针的。

【内经原典】

黄帝问于岐伯曰：愿闻五藏之腧，出于背者。岐伯曰：胸中大腧①在杼骨之端，肺腧在三焦之间，心腧在五焦之间，膈腧在七焦之间，肝腧在九焦之间，脾腧在十一焦之

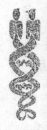

间,肾腧在第十四焦之间,皆挟脊相去三寸所,则欲得而验之,按其处,应在中而痛解,乃其腧也。灸之则可,刺之则不可。气盛则泻之,虚则补之。以火补者,毋吹其火,须②自灭也。以火泻者,疾吹其火,传其艾,须其火灭也。

【难点注释】

①大腧:在此指大杼穴。
②须:等待。

【白话精译】

黄帝问岐伯说:我想知道五脏俞穴在背部的部位。

岐伯说:胸中的大俞在项后第一椎棘突下的两旁,肺俞在第三椎下的两旁,心俞在第五椎下的两旁,膈俞在

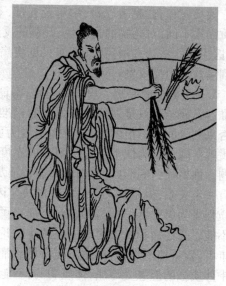

用艾火补的时候,不要吹艾火,要等它自己慢慢烧灭。用艾火泻的时候,应快速地吹旺火,再用手拍艾条,使之急燃而迅速熄灭

第七椎下的两旁,肝俞在第九椎下的两旁,脾俞在第十一椎的两旁,肾俞在第十四椎的两旁。五脏俞穴都在脊柱的两旁,左右相距为三寸。要确定、检验这些穴位时,可用手按压俞穴处,如病人有酸、麻、胀、痛的感觉,或病人原有疼痛得到缓解,就说明正是俞穴的所在部位。对这些俞穴,宜用灸法,不可妄用针刺。邪气盛的用泻法,正气虚的用补法。用艾火补的时候,不要吹艾火,要等它自己慢慢烧灭。用艾火泻的时候,应快速地吹旺火,再用手拍艾条,使之急燃而迅速熄灭。

【专家评鉴】

一、背部五脏俞穴的具体位置

表51-1　五脏俞的部位

穴　名	部　位
大　杼	"杼骨之端"(即第七颈椎旁开一寸五分)
肺　腧	"三焦之间"(即第三胸椎棘突下旁开一寸五分)
心　腧	"五焦之间"(即第五胸椎棘突下旁开一寸五分)
膈　腧	"七焦之间"(即第七胸椎棘突下旁开一寸五分)
肝　腧	"九焦之间"(即第九胸椎棘突下旁开一寸五分)
脾　腧	"十一焦之间"(即第十一胸椎棘突下旁开一寸五分)
肾　腧	"十四焦之间"(即第十四胸椎棘突下旁开一寸五分)

二、取背腧穴的方法

用手指按压该处,病人感到胀痛、酸软,或者原来痛楚处反而缓解,便是该穴位的所在处。指出这些腧穴,在临床上都以灸法为宜,不可妄用针刺。

三、临床运用

原则是"气盛则泻之,虚则补之",具体操作方法是,用艾灸采用补法是,艾炷燃着后,不要吹火助燃,须等待它慢慢地燃烧而自灭。用艾灸而泻的时候,艾炷燃着后,必须很快地吹旺其火,使它迅速地燃烧,随即再加压艾炷,使艾火很快地熄灭。

【临床应用】

一、关于背腧穴的取法

文中指出:"按其处,应在中而痛解,乃其腧也",这确是经验之谈,而且具有一定科学性。腧穴是脏气汇聚之处,内应五脏,外现一定的部位,五脏有病,必然会在腧穴的部位有一定反应。由于个体的差异,腧穴的位置不会所有的人都固定在一条线及一点上。因此,在选穴中应在大致的位置上,找出它的反应点,来确定不同个体腧穴位置,是比较客观准确的方法。如在临床上,我们发现一部分麦粒肿的患者,在背部肝俞或脾俞的穴位周围皮肤有白色斑点,按压其部位病变处有疼痛减轻,而按压处疼痛敏感,把这个反应点的白色斑点挑破,放血,次日麦粒肿症状明显有所减轻。

二、背腧穴刺治注意事项

本篇认为背腧穴:"灸之则可,刺之则不可。"是说背部不可深刺,深刺会伤及肺脏和心脏,而发生危险。另外,不可刺是为了强调灸法在这里运用的重要性。究竟可不可以针刺,根据杨上善等注家之校,以及《素问》《灵枢》其他篇章互参,背腧是可以针刺的。但取刺背腧穴位时一定要慎重,针尖要斜向棘突或刺入较浅,以免造成"气胸"或刺伤内脏。

三、关于灸法的补、泻

对一般针刺不能治愈的一些疾病,灸法效果比较明显,尤其是对久泻、虚弱、痿躄虚寒症,有回阳固脱的疗效。现代认为灸法只能补虚,但本篇却提出了灸法也可有补有泻。这就提示我们,不论寒、热、虚、实都可用艾灸。例如鼻衄灸少商,感冒灸风池、大椎,呃逆灸期门,肝病灸涌泉,这都是热症、实症。所以灸只能补而不能泻的说法是不全面的。

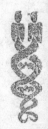

卫气第五十二

【要点解析】

一、从五脏六腑的功能,说明营气、卫气的功能和循行概况。

二、指出十二经脉的标本与某些穴位的关系。

三、简述上下虚实的治法;并说明四街的部位,以及治疗上取其穴位时应用毫针的手法。

【内经原典】

黄帝曰:五藏者,所以藏精神魂魄者也。六府者,所以受水谷而行化物者也。其气内干①五藏,而外络肢节。其浮气之不循经者,为卫气;其精气之行于经者,为营气。阴阳相随,外内相贯,如环之无端,亭亭淳淳②乎,孰能穷之。然其分别阴阳,皆有标本虚实所离之处。能别阴阳十二经者,知病之所生。候虚实之所在者,能得病之高下。知六府之气街③者,能知解结契绍于门户④。能知虚实之坚软者,知补泻之所在。能知六经标本者,可以无惑于天下。

岐伯曰:博哉圣帝之论! 臣请尽意悉言之。足太阳之本,在跟以上五寸中,标在两络命门。命门者,目也。足少阳之本,在窍阴之间,标在窗笼之前。窗笼者,耳也。足少阴之本,在内踝以上三寸中,标在背腧与舌下两脉也。足厥阴之本,在行间上五寸所,标在背腧也。足阳明之本,在厉兑,标在人迎颊挟颃颡也。足太阴之本,在中封前上四寸之中,标在背腧与舌本也。手太阳之本,在外踝⑤之后,标在命门之上一寸也。手少阳之本,在小指次指之间上二寸,标在耳后上角下外眦也。手阳明之本,在肘骨中,上至别阳,标在颜下合钳上也。手太阴之本,在寸口之中,标在腋内动也。手少阴之本,在锐骨之端,标在背腧也。手心主之本,在掌后两筋之间二寸中,标在腋下下三寸也。凡候此者。下虚则厥,下盛则热;上虚则眩,上盛则热痛。故石者⑥绝而止之,虚者引而起之。

请言气街:胸气有街,腹气有街,头气有街,胫气有街。故气在头者,止之于脑。气在胸者,止之膺与背腧。气在腹者,止之背腧,与冲脉于脐左右之动脉者。气在胫者,止之于气街,与承山踝上以下。取此者用毫针,必先按而在久应于手,乃刺而予之。所治者,头痛眩仆,腹痛中满暴胀,及有新积。痛可移者,易已也;积不痛,难已也。

【难点注释】

①干:关联的意思。

②亭亭淳淳:亭亭,遥远意思。淳淳,流动的样子。意为源远流长,运行不息。

③气街：在此指气聚会运行的道路。

④解结契绍于门户：解结，指消除郁滞。契，相合。绍，继承。指解开绳结，开达于门。

⑤外踝：此处指手尺骨头，即手腕关节外侧的高骨。

⑥石者：《甲乙经》《太素》及《经脉标本》均作"实者"。

【白话精译】

黄帝说：五脏是贮藏精神魂魄的；六腑是受纳和传化水谷的。由饮食所化生的精微之气，在内则入于五脏，在外则行于分肉、经络、肢节。其浮而在外之气，不循行于经脉之中的，叫卫气；其精气之行于经脉之中的，叫营气。卫行脉外属阳，营行脉中属阴，阴阳相随而行，内外贯通，有如环之无端，如水之源远流长，无有穷尽。但在分别阴阳属性时，都有标本、虚实、所离之处。因此，能分别三阴三阳十二经的就可以知道病是怎样产生的；能判断出虚实所在，便能找出疾病的上下部位；能知道六腑六气往来的通道，在诊断和治疗上，就像会解开绳结，开达门户一样，方便自如；能知虚者软——经气空虚，实者硬——邪气结聚，就能知道补虚泻实的关键所在；能知手足六经的标部和本部，对复杂的疾病在治疗时就能应付自如而无所疑惑。

岐伯说：多么高深博大的理论啊！现就我知道的尽量地说出来。足太阳膀胱经的本部，在足跟以上五寸（由外踝下的地平面算起）中的附阳穴；标部，在两目的睛明穴。命门，是指眼睛。足少阳胆经的本部，在足第四趾外侧端的窍阴穴之间；标部，在窗笼之前，即在耳珠前陷中的听宫穴。足少阴肾经的本部（内踝之下一寸，再由此向上三寸），在内踝上下三、二寸的复溜、交信穴；标部，在背部的肾俞穴，与舌下两脉的廉泉穴。足厥阴肝经的本部，在行间穴上五寸的中封穴；标部，在背部的肝俞穴。足阳明胃经的本部，在足次趾端的厉兑穴；标部，在颊下结喉两旁的人迎穴。足太阴脾经的本部，在中封穴前上四寸中的三阴交穴；标部，在背部的脾俞与舌根部。

手太阳小肠经的本部，在手外踝之后的养老穴；标部，在睛明穴上一寸处。手少阳三焦经的本部，在手无名指之间的液门穴；标部，在耳后上角的角孙穴与下外眦的丝竹空穴。手阳明大肠经的本部，在肘骨中的曲池穴，上至臂臑穴处；标部，在颊下一寸，人迎之后，扶突之上。手太阴肺经的本部，在寸口中的太渊穴；标部，在腋内动脉，就是腋下三寸的天府穴处。手少阴心经的本部，在掌后锐骨之端的神门穴；标部，在背部的心俞穴。手厥阴心包经的本部，在掌后两筋之间二寸内关穴；标部，在腋下三寸的天池穴处。

凡要测候十二经标本上下所主的疾病，一般在下的为本，下虚则元阳衰于下而为厥逆，下盛则阳气盛于下而为热；在上者为标，上虚则清阳不升而为眩晕，上盛则阳盛于上而为热痛。属实症的当泻，以绝其根而使疾病停止发作；属虚症的当补，助其气而振其不足。

让我再谈谈各部的气街：胸、腹、头、胫之气，各有所聚所行的道路。气在头部的,聚之于脑;气在胸之前部的,聚于胸之两旁的膺部,气在胸之后部的,聚于背俞,即自十一椎膈膜之上,足太阳经诸脏之俞;气在腹部的,聚于背俞,即自十一椎膈膜以下,足太阳经诸脏之俞穴,并聚于腹前冲脉及在脐左右经脉处的穴位(盲俞、天枢等穴);气在胫部的,则于足阳明经的气街穴(又名气冲穴)及承山穴(足太阳经)和足踝部上下等处。凡刺这些穴位都要用毫针,操作时,必须用手先在穴位上作较长时间的按压,待其气至,然后针刺与之补泻。刺各部气街的穴位能治疗头痛、眩晕、中风跌仆、腹痛、中满、腹部突然胀满及新得的积聚。疼痛按之移动的,治之易愈;积症不疼痛的,难愈。

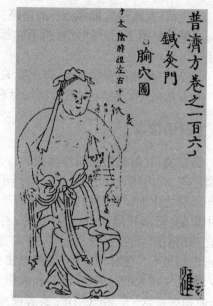

明抄本《普济方》中的四肢经穴图之手太阴肺经左右五十八图

【专家评鉴】

一、营卫气的运行

营气、卫气都是由水谷精气所化生,这种水谷之气能内联五脏,向外网络四肢百节。这种水谷之气,浮散于经脉之外的叫卫气,而行走于经脉之内的叫营气。行于脉内的属阴,卫行脉外的属阳,它们互相依随,内外互相贯通,象无首无尾的圆环,不断地流动,周身上下,四肢百骸,都依赖它们的护卫与滋养。

二、十二经标本和意义

文中详细地说明了十二经的标本部位与穴位以及在临床与相关病症的联系。

足太阳经,其本在足跟以上五寸的跗阳穴,其标在两个命门,即睛明穴。

足少阳经,其本在足窍阴之间的窍阴穴,其标在窗笼之前,即听宫穴。

足少阴经,其本在内踝上二寸的交信穴,其标在肾部与舌下,即肾俞、廉泉穴。

足厥阴经,其本在行间穴上的中封穴,其标在背部的肝俞穴。

足阳明经,其本在足次趾之端的厉兑穴,其标在结喉两旁的人迎穴、颊上、挟颃颡处。

足太阴经,其本在中封穴前方向上四寸处,即三阴交穴,其标在背俞、舌本,即脾俞、舌根。

手太阳经,其本在手外踝之后的养老穴,其标在睛明穴上一寸处。

手少阳经,其本在小指、次指之间上二寸的液门穴,其标在耳后上角到眼外角,即角孙穴、丝竹空穴。

手阳明经,其本在肘骨中间向上到别阳,即曲池穴、臂臑穴,其标在额下合钳上,即钳耳(头维穴)。

手太阴经,其本在寸口的太渊穴,其标在腋内动脉处的天府穴。

手少阴经,其本在尺骨下端的神门穴,其标在背部的心俞穴。

手厥阴经,其本在掌后两筋中间离腕二寸的内关穴,其标在腋下三寸,乳头外一寸,即天池穴。

十二经标本的意义在于测知十二经标本上下的病变并用于指导临床治疗。诊察十二经标本上下所主疾病时,在下的为本,下虚者,是元阳衰于下,故病为厥逆。下盛者,是阳邪

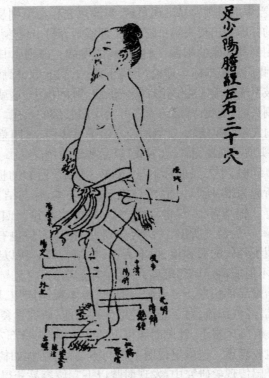

明抄本《普济方》中的足少阳胆经左右三十六穴图

盛于下,病则发热,在上的为标,上虚则清阳不升,病则眩晕。上盛则阳邪盛于上,病则发热而疼痛。治疗时,实症应泻其邪气,以断绝其病源,制止其病势发展,虚症应补引其正气,使之充实。

【临床应用】

一、十二经的标本

十二经脉的标本理论,是经络学说的重要组成部分,本篇的标本,张志聪疏注为:"经脉所起为本,所出之处为标。"十二经脉的内外,阴阳营卫之气互相依赖,周流全身,在这样的循环传注中,人体的上和下、四肢和躯干是相互对应的,"上为标,下为本",其中以四肢为本,头面躯干为标的经脉标本理论,是治疗取穴时上病下取,下病上取的理论依据之一,标本理论进一步说明,经脉的循行与经气的弥散作用,既着重于经脉循行路线,而又不为循行路线所局限,从而阐明了营卫气血在人体升降出入,贯彻上下内外,表现出经脉功能作用的多样性。

十二经脉均有本部和标部,躯干头面与四肢相比较,有上下之不同,标部均处在部位靠上的躯干头面,本部都在部位靠下的四肢。掌握了十二经的标本,对诊断疾病性质及辨证施治有一定的价值。如本篇指出:"凡候此者,下虚则厥,下盛则热,上虚则眩,上盛则热痛",其治疗原则是"实者,绝而止之,虚者,引而起之"。就是说在下为

本,当本虚时则容易出现寒厥,当邪热充斥在下则易出现发热。在上为标,当十二经脉的标虚则出现头晕目眩,标实邪盛则容易出现热痛症状。治疗时应详察标本虚实,实则绝其邪盛的根源,制止疾病的发展。虚则引其气行,使正气奋起抗邪。在治疗中,我们常根据标本理论,上病下取,下病上取,标病取本,本病刺标,在针灸取穴时,四肢下端的腧穴能够治疗头、胸、腹、背的疾患,这就是上病取下。下病也可取上,如针刺头面、胸腹,背部的腧穴可治疗四肢部的疾患。还如取神庭穴治疗四肢瘫痪,取浮白穴治腿足痿软,针刺地仓穴治手足痿弱。《四总穴歌》的"肚腹三里留,腰背委中求,头项寻列缺,面口合谷收"就是典型的例证。

同时,十二经的标本与《灵枢·根结》所叙的根结意义完全相同。马莳释:"脉之所起为根,所归为结。"十二经的根与本,标与结其位置与生理意义相同。故张志聪有:"根结者,六气合六经之本标也"之高论。四肢在下为根为本,头身在上为结为标,一为经气所出,一为经气所归,相应穴位也有许多相同之处,两者互为补充。说明了经气的源和流,根本为源,标结为流。所以针刺四肢,尤其是肘膝以下的穴位,不但能治疗局部疾患,还能治疗远端的、内脏与头身部疾患,针刺头身部穴位则多治疗局部疾患。二者配合取穴,标本根结同用,则疗效更好。因此,明确了标本根结,经气源流,对于观察经络生理功能,研究针灸临床治疗都有一定的意义。

有临床报道,针刺肘膝以下的穴位,较头身部穴位容易得气,针感较强,治疗效果也较满意。这就更说明了根与本,标与结犹如树木的根干与梢杪一样。在针刺循经感传现象研究中,发现肘膝以下穴位容易获得感传,其循经感传率优于头身诸穴,临床效果也是前者优于后者。可见,经络的根结标本是有其根据的。

综上所述,标本理论的应用范围相当广泛,无论是在诊断疾病还是在治疗,都有重要的意义,尤其是为针灸远近配穴及四肢胸腹部特定穴的配合应用提供了理论依据,对于指导临床诊断,提高疗效有很大帮助。

二、关于气街

气街的含义有三,一是指穴位,气街穴也就是气冲穴。二是指体表的一部位,即现代医学所说的腹股沟股动脉处。第三即本篇含义。如《灵枢·动输》所释:"曰街者,气之经路也。"也就是,本篇的气街是经气聚积运行的道路,是营气卫气阴阳之气的通行之道,是气出入的道路。"胸气有街,腹气有街,头气有街,胫气有街"。头部气街是头面部气所出入之路,是指头面部与脑部的联系。胸部气街是气由胸部出入的门户和路径,是指胸部与胫、上背、上肢的联系。腹部气街是腹部气所出入之地,是指腹部与下背的联系。胫部气街是下肢气所出入的地方,是指下肢与腰骶部,下腹的联系。通过头面、胸、腹、胫各部的分段联系,使各部既有相对独立的组织系统和自身特有的功能活动,还通过各部所分布的十二正经、奇经八脉、四海、八会穴、俞募穴、下合穴、原穴、交会穴等将四部连为一体。同时,气街主要按横向将人体的脏腑、经络、腧穴、器官紧密联系起来,构成网络结构。头、胸、腹的气街为横向联系,胫气虽纵向结构,其原因是不包括脏腑,以及胫部与躯干纵向相连有关。还有胸之气街将胸膺与肾部连贯一起,腹之气街将腹部与背腰部密切相连,使人体躯干部与背腰部形成了前后对应的结构关系。并且气街以脏腑为中心，分布其周围。这些都是气街的分布与结构特点。

气街的生理功能主要在于汇聚气血，营养脏腑，以及能够纵横联系，沟通表里。并且还具有在正常情况下，能调节经气，使之在流注过程中呈现一定的节段性。在异常情况下，当邪气壅遏四肢末端，阴阳之气不能交会，气不能循常道而运行的情况下，气街可以起到"络绝径通"的代偿性调节作用，使气通过头、胸、腹、胫四街的径路回还，以保持机体生命活动的正常进行。

气街的理论应用临床诊断，有利于对某些疾病的认识。如患者出现脑转耳鸣，胫痠眩冒，目无所见，懈怠安卧，这些症状主要是通过头之气街反映于外，故可用"头气有街"的理论来认识、分析，认为是"头者精明之府"的病变。如患者下肢痿废，难辨是足部某经，用"胫气有街"的理论来指导，可诊断是脏腑功能失调所致。

在治疗上，气街理论侧重说明头胸腹背的相应腧穴，除局部病变治疗外，对全身性疾病也有治疗意义。同时，由于气街纵横交错分为四部，构成网络，与脏腑经脉组织器官有着广泛的联系，从而扩大了十四经穴的主治范围，如脑部有病取头面部穴位，五脏六腑有病取背腰部、胸腹部的穴位，下肢有病可取腰骶部的穴位。此外俞募配穴、前后配穴、阴病引阳、阳病引阴、近部取穴等都是以气街理论为指导的。在针法选用上，气街理论同样有指导作用。如《灵枢·官针》曰："偶刺者，以手直心若背，直痛所，一刺前，一刺后，以治心痹。"在气街通道的作用下，前后施针，可以达到调节脏腑功能的目的。现代发展起来的头针，五官、颅脑手术的针刺麻醉等，同样是气街理论的临床应用。保健穴位大多分布在气街范围内，如足三里、气海、关元、膏肓等穴，这与气街汇聚诸气，气较旺盛有关。

近年来，通过研究发现，气街的分布结构及调节功能影响着经络感传，气街结构的不同和气的多少影响着经络感传的速度、经穴皮肤导电量。由于气街结构分布的密集度按下肢、躯干、头面的次序依次增大，气的分布、经络感传偏经率和经穴皮肤导电量与之呈正性相关，经络感传速度与之呈负性相关。《灵枢·动输》："四街者，气之径路也，故络绝则径通，四末解则气从合，相输如环"。这种在正常情况下，气街调节经气，使之在流注过程中呈现一定的节段性。若当某一部位发生病变时，气街通过调节，开放通向病所的通道，关闭其他无关通道，汇聚较多的气趋向病所，抗邪祛病。这种"络绝径通"调节经气的功能，有人认为与西医微循环有惊人相似之处，值得进一步深入研究。

总之，气街理论是经络学成的重要部分，其理论不但能够指导针灸实践，而且还可能对进一步揭示经络的实质有一定作用，有待于挖掘、整理、提高。

论痛第五十三

【要点解析】

一、讨论了人体的素质,亦即筋骨、肌肉有强弱坚脆的不同,皮肤腠理有厚薄疏密的区别,肠胃有厚薄肥瘦的不同,故在治疗上有能否耐受针石、火烧之痛和耐受毒药的区别。

二、说明疾病痊愈的难易,与病症属性的寒热是有密切的关系。

【内经原典】

黄帝问于少俞曰:筋骨之强弱,肌肉之坚脆,皮肤之厚薄,腠理之疏密,各不同,其于针石火焫①之痛何如? 肠胃之厚薄坚脆亦不等,其于毒药②何如? 愿尽闻之。少俞曰:人之骨强筋弱肉缓皮肤厚者耐痛,其于针石之痛,火焫亦然。黄帝曰:其耐火焫者,何以知之? 少俞答曰:加以黑色而美骨者,耐火蟮。黄帝曰:其不耐针石之痛者,何以知之? 少俞曰:坚肉薄皮者,不耐针石之痛,于火焫亦然。黄帝曰:人之病,或同时而伤,或易已,或难已,其故何如? 少俞曰:同时而伤,其身多热者易已,多寒者难已。黄帝曰:人之胜毒③,何以知之? 少俞曰:胃厚色黑大骨及肥者,皆胜毒;故其瘦而薄胃者,皆不胜毒也。

【难点注释】

①火焫:焫,烧的意思。此处指艾火灸灼。
②毒药:此处指峻下通利之药。
③胜毒:指对药物的耐受力很强。

【白话精译】

黄帝问少俞说:筋骨的强与弱,肌肉的坚与脆,皮肤的厚与薄,腠理的疏与密都各不相同的人,他们对针刺和灸灼所致疼痛的耐受力如何? 另外,肠胃的厚薄、坚脆也不一样的人,他们对药物的耐受力又是怎样的呢? 请你详细地讲一讲。少俞说:骨骼强健、筋柔肉缓、皮肤厚实的人,对疼痛的耐受力强,所以对针刺和艾火灸灼所致的疼痛也一样能忍受。

黄帝说:哪些人能耐受火灼引起的疼痛呢? 少俞回答说:除以上所说的人以外,还有肤色黑而且骨骼健美的人。

黄帝说:哪些人不能耐受针刺所致的疼痛呢? 少俞说:肌肉坚实而皮肤薄脆的人,不能耐受针刺的疼痛,同样也不能耐受灸灼引起的疼痛。

黄帝说:同时同病的人,有的容易痊愈,有的则难以痊愈,这是什么原因呢? 少俞说：身体多热、阳气素盛的人，容易痊愈；身体多寒、阳气素虚的人，难以痊愈。

黄帝说：怎样判断人对药物耐受力的强弱呢？

少俞说：胃功能强壮、皮肤色黑、骨骼粗壮、肌肉肥厚的人，对药物的耐受力强；形体消瘦而胃功能薄弱的人，对药物的耐受力就弱。

【专家评鉴】

本篇以痛为例，重点阐述了体质因素在疾病中的意义。原文从体质与疼痛的耐受性，体质与疾病的转归，体质对药物毒性、耐受性的关系等方面，突出了体质因素的作用。

一、体质与疼痛的耐受性

原文指出："人之骨强筋弱肉缓皮肤厚者耐痛"，"坚肉薄皮者，不耐针石之痛。"说明人的体质强弱不同，对疼痛的耐受力有别，其体质强者，对疼痛的耐受力亦强，反之则弱。这里所言人的外形特征虽不能与体质的强弱等同，但却常是判断体质强弱的重要标志。其所言疼痛虽指针刺或艾灸等治疗时对疼痛的耐受问题，但其他原因，如疾病过程中产生的疼痛，各种外伤所致的疼痛等，同样都存在着体质与耐痛的关系问题。

二、体质与针灸治疗的关系

本篇原文虽重点论述体质与疼痛的关系，然其所言不同体质对针石、火焫之痛的耐受性不同，体质强健者耐痛，"其于针石之痛，火焫亦然"，体质较差者，"不耐针石之痛，于火焫亦然"；也说明了体质与针灸的治疗关系，即体质不同，其对针灸刺激量的适应也有所差异，启示临床当根据体质强弱决定针灸的刺激量，体强耐痛者可予以强刺激，体弱不耐痛者其刺激量宜小。

【临床应用】

体质是个体生命过程中，在先天遗传和后天获得的基础上表现出的形态结构、生理机能方面综合的、相对稳定的特质。《内经》虽无体质的概念，但其所述内容已涉及了体质的形成和变化过程，体质间差异，不同年龄性别的体质特征、体质类型与分类方法，体质与后天饮食营养及地理气候环境的关系，体质与发病、辨证治疗的关系等，初步构成了中医体质理论的基本框架。《内经》对体质与治疗的关系，主要论述了针刺与药物的耐受性、反应性两个方面。

一、体质与针刺的关系

形有肥瘦之分，体有强弱之别，其体内气血有多少盛衰之异，阴阳亦有偏颇不同，故各种体质对针刺的耐受性和反应性不同。《灵枢·行针》认为，体质偏于阳盛的人针感出现快，因阳主动，阳气滑利易行；体质偏于阴盛的人针感出现慢，因阴主静,其气沉滞难往;体质阴阳适中的人针感适时而至。《灵枢·逆顺肥瘦》亦指出:"年质壮大,血气充盈,肤革坚固,因加以邪,刺此者,深而留之";"广肩腋项,肉薄厚皮而黑色,唇临临然,其血黑以浊,其气涩以迟……刺此者,深而留之,多益其数也";"瘦人者,皮薄色少,肉廉廉然,薄唇轻言,其血清气滑,易脱于气,易损于血,刺此者,浅而疾之";"婴儿者,其肉脆、血少、气弱,刺此者,以毫针,浅刺而疾发针,日再可也。"《灵枢·寿夭刚柔》提出:"刺布衣者,以火焠之;刺大人者,以药熨之。"具体提出了体质不同,刺法各异,所以《内经》对针刺治病,很重视察其形气,《灵枢·终始》说:"凡刺之法,必察形气。"《灵枢·通天》更明确地指出:"善用针艾者,视人五态乃治之。"现代经络研究发现在正常人群中,经络感传显著程度的个体差异很大,少数经络敏感人的感传表现特别显著,其中体质的差异性可能起着重要的作用,针刺麻醉的研究也表明体质的差异与针刺的敏感性、反应性有一定的关系。

二、体质与药物治疗的关系

体质因素影响着临床治疗药物剂量的确定和药物种类的选择,自然也影响着对不同性味药物的宜忌,徐灵胎在《医学源流论》中论体质不同用药有别的原理,指出:"天下有同此一病,而治此则效,治彼则不效,且不唯无效,而反有大害者,何也?则以病同而人异也。夫七情六淫之感不殊,而受感之人各殊。或身体有强弱,质性有阴阳,生长有南北,性情有刚柔,筋骨有坚脆,肢体有劳逸,年龄有老少,奉养有膏粱藜藿之殊,心境有忧劳和乐之别,更天时有寒暖之不同,受病有深浅之各异,一概施治则病情虽中,而于人之体质迥乎相反,则利害亦相反矣。"故治疗用药当根据体质状态,以决定用量之大小,如《温疫论·老少异治论》言:"凡年高之人,最忌剥削,设投承气,以一当十;设用参术,十不抵一。盖老年荣卫枯涩,几微之气血易耗而难复也。不比少年气血生机其捷,其气勃然,但得邪气一除,正气随复。所以老年慎泻,少年慎补,何况误用也。亦有年高禀厚,年少赋薄者,又当从权,勿以常论。"对体质与药物种类的选择,叶天士论之甚详,其在《临症指南医案》中明确提出:"凡论病先论体质,形、色、脉象,以病乃外加于身也。"并根据临床见症,参合"肌柔色白""色苍形瘦""面长身瘦""形体丰溢""肌柔色暗"等形态特征推断素禀特点及其病机,从而确立诊断和治疗法则及其具体方药。章虚谷亦指出以体质差异为处方用药之依据:"面白阳虚之人,其体丰者,本多痰湿,若受寒湿之邪,非姜附参苓不能去,若湿热亦必粘滞难解,须通阳气以化湿,若过凉则湿闭而阳更困矣。面苍阴虚之人,其形瘦者,内火易动,湿从热化反伤津液,与阳虚治法正相反也。"体质有阴阳强弱之偏,此则决定着治疗用药性味的宜忌,一般而言,以药物气味之偏纠正体质阴阳气血痰湿之偏为其所宜;反之,以药物气味之偏从其体质阴阳气血痰湿之偏为其所忌。如阴虚体质宜甘寒、咸寒清润,忌辛香温散,苦寒沉降,饮食又当避辛辣;阳虚体质宜益火温补,忌苦寒泻火;气郁体质宜调气疏肝,忌燥热滋补;湿热体质宜苦辛清泄,忌刚燥温热或甜腻柔润;气虚体质宜补气培元,忌耗散克伐;痰湿体质宜健脾化痰,忌阴柔滋补;血瘀体质宜疏通气血,忌固涩收敛等。吴东《医学求是》亦指出:"膏粱之体,遇外感经病,宜用轻清解表,不得过用猛烈;若治内伤,宜

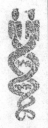

寓扫除之法,脏腑禀脆,峻攻固所不宜,而乱投滋补尤其误事。藜藿之体,遇外感经病,发表宜重宜猛,若用轻清,因循贻误;内伤病,消导攻伐之品,极宜慎用,遇宜补者,投以补剂,其效尤速。"

天年第五十四

【要点解析】

一、说明胚胎的生长发育过程,并指出了"神"的形成以及长寿的根本条件。
二、系统地叙述了人类生长至死亡过程的一般规律。
三、说明人生不能终寿的因素——五脏皆不坚,使道不长。

【内经原典】

黄帝问于岐伯曰:愿闻人之始生,何气筑为基,何立而为楯,何失而死,何得而生?岐伯曰:以母为基,以父为楯,失神者死,得神者生也。黄帝曰:何者为神?岐伯曰:血气已和,荣卫已通,五藏已成,神气舍心,魂魄毕具,乃成为人。黄帝曰:人之寿夭各不同,或夭寿,或卒死,或病久,愿闻其道。岐伯曰:五藏坚固,血脉和调,肌肉解利,皮肤致密,营卫之行,不失其常,呼吸微徐①,气以度行,六府化谷,津液布扬,各如其常,故能长久。黄帝曰:人之寿百岁而死,何以知之?岐伯曰:使道隧以长,基墙高以方,通高营卫,三部三里起,骨高肉满,百岁乃得终。

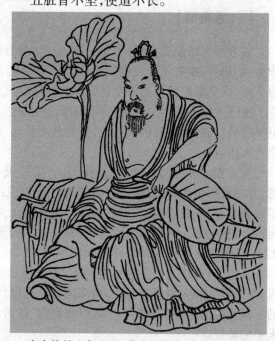

当人体的血气和调,营气卫气的运行通畅,五脏形成之后,神气藏之于心,魂魄也都具备了,才能成为一个健全的人体。

黄帝曰:其气之盛衰,以至其死,可得闻乎?岐伯曰:人生十岁,五藏始定,血气已通,其气在下,故好走②。二十岁,血气始盛,肌肉方长,故好趋。三十岁,五藏大定,肌肉坚固,血脉盛满,故好步。四十岁,五藏六府十二经脉,皆大盛以平定,腠理始疎,荣华颓落,发颇斑白,平盛不摇,故好坐。五十岁,肝气始衰,肝叶始薄,胆汁始灭③,目始不明。六十岁,心气始衰,苦忧悲,血气懈惰,故好卧。七十岁,脾气虚,皮肤枯。八十岁,肺气衰,魄离,故言善误。九十岁,肾气焦,四藏经脉空虚。百岁,五藏皆虚,神气皆去,形骸独居而终矣。黄帝曰:其不能终寿而死者,何如? 岐伯曰:其五藏皆不坚,使道不长,空外以张④,喘息暴疾,又卑基墙,薄脉少血,其肉不石⑤,数中风寒,血气虚,脉不通,真邪相攻,乱而相引,故中寿而尽也。

【难点注释】

①呼吸微徐:呼吸均匀和缓。
②好走:指少年人善动而好奔跑。
③灭:据《太素》卷二改为"减"。
④空外以张:指鼻陷而短,鼻孔外张。
⑤石:当作"实"。

【白话精译】

　　黄帝问于岐伯说:我想了解一下人在生命开始时,是以什么作为基础? 以什么作为捍卫呢? 损失了什么就要死亡? 得到了什么才能生存? 岐伯说:以母亲的血为基础,以父亲的精为卫外功能,由父精母血结合而产生神气,失神气的就会死亡,有了神气才能维持生命。黄帝问:什么是神呢? 岐伯说:当人体的血气和调,营气卫气的运行通畅,五脏形成之后,神气藏之于心,魂魄也都具备了,才能成为一个健全的人体。

　　黄帝说:人的寿命长短各不相同,有中途夭亡的,有年老长寿的,有猝然死亡的,有的患病很久,希望听听它的道理。岐伯说:如果五脏强健,血脉调顺,肌肉之间通利无滞,皮肤固密,营卫的运行不失其常度,呼吸均匀徐缓,全身之气有规律的运行,六腑也能正常地消化饮食,使精微、津液能敷布周身,以营养人体,各脏腑功能正常,所以能够使生命维持长久而多寿。

　　黄帝说:有些人可活到百岁而死,怎么会达到这样的长寿呢? 岐伯说:长寿的人,他的鼻孔和人中深邃而长,面部的骨骼高厚而方正,营卫的循行通调无阻,面部的三停耸起而不平陷,肌肉丰满,骨骼高起,这种壮健的形体,是能活到百岁而终其天年的象征。

　　黄帝说:人的血气盛衰,以及从生到死这一过程的情况,可以讲给我听吗? 岐伯说:人生长到十岁的时候,五脏始发育到一定的健全程度,血气的运行畅通,生气在下,所以喜动而好走。人到二十岁,血气开始壮盛,肌肉也正在发达,所以行动更为敏捷,走路也快。人到三十岁,五脏已经发育强健,全身的肌肉坚固,血气充盛,所以步履稳重,爱好从容不迫的行走。人到四十岁,五脏六腑十二经脉都很健全,已到了不能再继续盛长的程度,从此腠理开始疏松,颜面的荣华逐渐衰落,鬓发开始花白,经气由平定盛满已到了不能再向上发展的阶段,精力已不十分充沛,所以好坐。人到五十岁,肝气开始衰退,肝叶薄弱,胆汁也减少,所以两眼开始昏花。人到六十岁,心气开始衰弱,会经常忧愁悲伤,血气已衰,运行不利,形体惰懈,所以好卧。人到七十岁，脾气虚弱，皮肤干枯。人到八十岁时肺气衰弱，不能藏魄，言语也时常发生错误。人到九十岁，肾气也要枯竭了，其他四脏经脉的血气也都空虚了。到了百岁，五脏的经脉都已空虚，五脏所藏的神气都消失了，只有形骸存在而死亡。

黄帝说：有人不能活到应该活到的岁数而死亡的，这是为什么呢？岐伯说：不能长寿的人，是他的五脏不坚固，鼻孔和人中沟不深邃，鼻孔向外开张着，呼吸急促疾速。或者面部之骨骼卑小，脉管薄弱，脉中血少而不充盈，肌肉不坚实，肌腠松弛，再屡被风寒侵袭，血气更虚，血脉不通利，外邪就易于侵入，与真气相攻，真气败乱，促使他中年而死。

【专家评鉴】

一、人体的形成

"以母为基，以父为楯。"人体的形成，来自父母的精血，母血为基础，父精作保卫，男女媾精而胚胎形成，但必须"血气已和，营卫已通，五藏已成，神气舍心，魂魄皆具，乃成为人。"也就是说，随着胚胎的日渐发育，气血营卫，开始周流全身，五脏六腑初具雏形，神亦随之守，藏于心，魂魄之类也随之形成，精神健全了，才能称之为人。

二、长寿的条件

"五藏坚固，血脉和调，肌肉解利，皮肤致密，营卫之行，不失其常，呼吸微徐，气以度行，六府化谷，津液布扬，各如其常，故能长久。"也就是说，长寿的人必须五脏器质健全，功能正常，血脉和调无阻，肌肉润滑，通利，皮肤固密，营卫的运行很有规律，呼吸徐缓，气血运行有规律，六腑能正常化生水谷精微物质，并布散营养全身。人体各功能保持正常，互相协调一致，就能长寿。

【临床应用】

一、神的生成及对人体的重要性

神是人体生命活动的具体表现，神与生俱来，随着生长发育而逐渐完备。人禀受父精母血，形成胚胎，随着血气已和，营卫已通，五脏已成，神便舍藏于心，这时才可称之为"人"。随着内脏器官的发育成熟，而表现出思维、意识、情感等高级精神情志活动。随着后天的调养，社会知识经验的积累，"神"日益充实与完善。中年以后，内脏功能开始衰退，神也随之消损，直到百岁，"神气俱去，则形骸独居而终矣。"

总之，神是人体生命活动的具体表现，有神则生，无神则死。同时人不能离开神单独存在，神也离不开形体，只有"形与神俱"，才能保持人体正常的生理功能，也才能"尽终天年"。在日常生活中，人体脏腑的盛衰，气血的虚实与寿命有直接关系，同时神也有着极其重要的作用，我们不但要注意保护五脏，更重要的是要注意保养神,精、气、神三方面都能保持正常生理功能,才能达到长寿。

二、形与神俱,尽终天年

人要尽享天年,长寿,形神相俱是古人衡量各种养生法度的标准,又是尽终天年的前提,是生命现象存在的基本特征。形与神,也就是精神活动与人的精、气、血、脏腑、肢体的不可分离性,这种密切关系表现在神由形而生,神附于形而存在,而形又为神所主。神由先天父母之精而产生,更有赖于后天水谷之精及其所化生的气血津液的充养方能生存。神不能先于形体或离开形体而独立存在,只有具备了人的形体结构之后,才能产生精神活动,故本篇强调:"血气已和,营卫已通,五藏已成,神气舍心,魂魄毕具,乃成为人。"先有形体而后才有神,神要依附形体才能存在,这种依附位置除过在心外,还藏于五脏,因神可分五种,即神、魂、魄、意、志,而这五种神分藏于五脏,如《素问·宣明五气》:"心藏神,肺藏魄,肝藏魂,脾藏意,肾藏志,是谓五藏所藏。"另外,神还藏于脑,这一理论是后世医家在长期临床观察中,逐步形成的,成熟于明清时代,是心主藏神理论的附翼。神由形所化,反而来又作用于形,对人体生命起主导作用。如本篇所云:"百岁,五藏皆虚,神气皆去,形骸独居而终矣。"明显指出神的存在是生命活动的前提。由于形与神在生理上关系密切,因此,二者在病理上也相互影响,其主要表现在形病则神病,神病形也病。如《素问·宣明五气》"精气并于心则喜,并于肺则悲,并于肝则忧,并于脾则畏,并于肾则恐"这就是五脏的形病导致神志病。而其他篇章的大厥、薄厥、噎膈等,多是由伤神而致伤形。

因此,形神之间存在着统一辨证关系,神由形生,形由神主,形神相依,相辅相成,维持了人体生命活动的正常。这种理论对养生学的"形神共养"起着重要的指导作用,也是中医养生康复学的基本原则。

逆顺第五十五

【要点解析】

一、说明刺法与经气运行的顺逆有密切关系。

二、指出使用针刺必须掌握病机的可刺、尚未可刺与已不可刺三种情况;并举"太热""大汗"等作为不可轻易下针的例子。

三、最后指出针刺总的要求。针刺时必须要掌握经气的逆顺、盛衰,来决定可刺与不可刺。

【内经原典】

黄帝问于伯高曰:余闻气有逆顺,脉有盛衰,刺有大约①,可得闻乎? 伯高曰:气之逆顺者,所以应天地、阴阳、四时、五行也。脉之盛衰者,所以候血气之虚实有余不足也。刺之大约者,必明知病之不可刺,与其未可刺,与其已不可刺也。黄帝曰:候之奈何?伯高曰:兵法曰无迎逢逢之气②,无击堂堂之阵③。刺法曰:无刺熇熇之热④,无刺漉漉之汗⑤,无刺浑浑之脉⑥,无刺病与脉相逆者。黄帝曰:候其可刺奈何?伯高曰:上工,刺其未生者也。其次,刺其未盛者也。其次,刺其已衰者。下工,刺其方袭者也,与其形之盛者也,与其病之与脉相逆者也。故曰:方其盛也,勿敢毁伤,刺其已衰,事必大昌。故曰:上工治未病,不治已病。此之谓也。

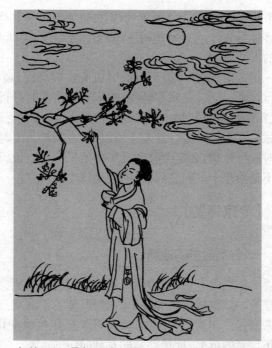

气的运行,是与天地、阴阳、四时、五行相适应的,当其时的为顺,非其时的为逆。血脉是与气血的虚实相关的,所以通过诊脉以察候气血的虚实、盈亏。

【难点注释】

①刺有大约:针刺有大的原则。
②逢逢气:形容其气锐利,来势迅疾。
③堂堂之阵:形容军队阵容整齐盛大。
④熇熇之热:形容热势很高。
⑤漉漉之汗:形容汗出之多,汗流不断。
⑥浑浑之脉:形容脉搏急疾而无序,混乱不清。

【白话精译】

黄帝问伯高说:我听说气的运行有逆有顺,血脉有盛有衰,针刺有大法,我可以听听其中的道理吗?伯高说:气的运行,是与天地、阴阳、四时、五行相适应的,当其时的为顺,非其时的为逆。血脉是与气血的虚实相关的,所以通过诊脉可以察候气血的虚实、盈亏。针刺的大法,就是必须明确知道病变是否可以行刺,或病变发展到了不可施行针刺的程度等情况。

黄帝说:怎样察知病变的可刺与不可刺呢?伯高说:《兵法》讲,作战时,要避开对方来势急疾、气焰嚣盛的锐气,不可贸然出击对方严整庞大的阵地。《刺法》讲,热势炽盛时不可刺,大汗淋漓时不可刺,脉象纷乱、模糊不清时不可刺,脉象与病情不相符合的不可刺。

黄帝说:怎样掌握可刺的时机呢? 伯高说:高明的医生,在疾病尚未发生之前进行针刺;其次,在病邪轻浅、疾病尚未严重时进行针刺;再次,在邪气已衰、正气来复、疾病转愈时针刺。技术低劣的医生,在邪气正旺时,或在病热正盛时,或在病情与脉象不相符时进行针刺。所以说,在病势正盛时不能针刺,但在邪气已经开始衰退时进行针刺,必定会收到良好的效果。所以说,高明的医生,往往是防患于未然,而不是治疗于发病之后,说的就是这个道理。

【专家评鉴】

一、针刺时机的逆顺

人体之气有逆顺,治病所用的针刺也有逆顺,而这种逆顺都是在整体观念下的对立统一。疾病是正邪斗争的过程,随着正邪双方的斗争,疾病在临床上出现种种复杂变化。作为一个医生,就要善于抓住疾病变化的关键,善于了解人体的变化,邪正盛衰的情况,选择针刺的有利时机。

其一,针刺的原则:文中强调:"刺之大约者,必明知病之可刺,与其未可刺,与其已不可刺也。"针刺必须根据人体气的顺逆和气血盛衰来决定其刺法和时机,在疾病的什么阶段可刺,什么阶段不刺,什么阶段不可再刺。

由于人体之气的运行是和自然界阴阳、四时、五行的变化规律相适应的,并且切脉可以判断病症之虚实,所以针刺时要考虑四时气候因素对疾病的影响,同时还要重视脉诊。

其二,针刺的禁忌:针刺犹如布兵打仗一样,"无迎逢逢之气,无击堂堂之阵",应该"无刺熇熇之热,无刺漉漉之汗,无刺浑浑之脉,无刺病与脉相逆者。"针刺时,要注意分析病势,选择合适的时机。当邪气盛正气衰的时候,应避其锐气,暂不采用针刺。高热炽盛,大汗淋漓,脉象纷乱

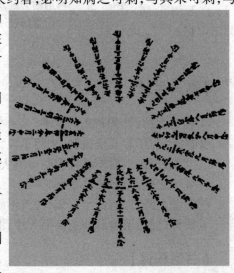

天道以节气相交图,选自宋代朱震《汉上易传·卦图》

不清,病势与脉象不符时,不可针刺,以免损伤正气。因此文后有:"故曰:方其盛也,勿敢毁伤,刺其已衰,事必大昌。"说明当用针时不用针为逆,结合病人的气的运行、症候虚实、气血盛衰适时用针为顺。

二、刺法的逆顺

刺法的逆顺与针刺时机的逆顺一样，也应辨气的逆顺和脉的盛衰。如经脉之气循十二经运行有一定次序，循环往复。脉之搏动有力无力与人体气血多少有关，气血充盛则脉搏有力，气血虚弱则脉搏无力，因此诊脉可知血气的有余与不足和病症的虚实，实症用补法为逆，用泻法为顺。所以，气的运行和脉象的盛衰所反映的病症情况是刺法逆顺的依据。

【临床应用】

一、关于"无刺"

本文提出在高热、大汗、脉浑、脉症相逆等情况下不可针刺。即："无刺熇熇之热，无刺漉漉之汗，无刺浑浑之脉，无刺病与脉相逆者。"对此多从以下两方面理解。

其一，不能仅仅理解为高热、大汗、病情重危时就不可针刺，原文主要用意是强调对邪气应及早祛除，而不要等到邪盛正虚、病情危重时再予治疗。如果能结合文尾的"故曰上工治未病不治已病，此之谓也。"就不难理解此种意思了。

其二，当邪气盛正气衰的时候，应避其锐气，暂不应针刺。

我们认为以上二种理解在临床运用中并不矛盾，因而不可拘泥其一，而应根据病情的标本缓急，正气的盛衰恰当处置，万不可一概消极等待疾病自衰，以致坐失良机。随着科学的发展，古人认为不可刺、不可治，今天大多能转危为安。我们不可苛求古人，而应按照辨证施治规律，灵活处理，汲取古人的经验，结合自己临床实践，不断地有所创新。同时，我们必须要清醒地认识到，新的医疗技术不断出现，在急危重症的处理上，不能仅靠单一手段，而应多种医疗措施综合运用，一切为了病人，一切为了拯救生命。只有这样，才不会贻误治疗时机，才不会贻误患者生命。

二、针刺逆顺的重要性

掌握针刺逆顺，就是要抓住针刺的有利时机，以提高临床疗效。这方面的重要性越来越受到了普遍重视。当今临床常用的灵龟八法、子午流注、按时开穴法等，都是这一思想的体现。

五味第五十六

【要点解析】

一、说明谷气五味和五脏的密切关系。
二、饮食物对人体生命活动的重要作用。

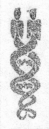

三、在认识五谷、五果、五畜、五菜对五脏作用的基础上，更进一步说明了五脏疾病对这些食物的宜忌。

【内经原典】

黄帝曰：愿闻谷气有五味，其入五藏，分别奈何？伯高曰：胃者，五藏六府之海也，水谷皆入于胃，五藏六府皆禀气于胃。五味各走其所喜，谷味酸，先走肝，谷味苦，先走心，谷味甘，先走脾，谷味辛，先走肺，谷味咸，先走肾。谷气津液已行，营卫大通，乃化糟粕，以次传下。黄帝曰：营卫之行奈何？伯高曰：谷始入于胃，其精微者，先出于胃之两焦，以溉五藏，别出两行，营卫之道。其大气之抟而不行者，积于胸中，命曰气海，出于肺，循喉咽，故呼则出，吸则入。天地之精气，其大数常出三入一，故谷不入，半日则气衰，一日则气少矣。

黄帝曰：谷之五味，可得闻乎？伯高曰：请尽言之。五谷：秔米甘，麻酸，大豆咸，麦苦，黄黍辛。五果：枣甘，李酸，栗咸，杏苦，桃辛。五畜：牛甘，犬酸，猪咸，羊苦，鸡辛。五菜：葵甘，韭酸，藿咸，薤苦，葱辛。五色：黄色宜甘，青色宜酸，黑色宜咸，赤色宜苦，白色宜辛。凡此五者，各有所宜。所言五色者，脾病者，宜食秔米饭牛肉枣葵；心病者，宜食麦羊肉杏薤；肾病者，宜食大豆黄卷猪肉栗藿；肝病者，宜食麻犬肉李韭。肺病者，宜食黄黍鸡肉桃葱。五禁：肝病禁辛，心病禁咸，脾病禁酸，肾病禁甘，肺病禁苦。肝色青，宜食甘，秔米饭牛肉枣葵皆甘。心色赤，宜食酸，大肉麻李韭皆酸。脾色黄，宜食咸，大豆豕肉栗藿皆咸。肺色白，宜食苦，麦羊肉杏薤皆苦。肾色黑，宜食辛，黄黍鸡肉桃葱皆辛。

【白话精译】

黄帝说：五谷有五种性味，当五味进入人体后，是怎样分别归于五脏的呢？伯高说：一切饮食物都要先进入胃中，五脏六腑都要接受胃所消化的精微，以维持其机能活动，所以五脏六腑都受气于胃，而胃就成为五脏六腑营养汇集的地方。饮食物的五味归属五脏，都因饮食物的性味特性相异而各有所喜归：谷味酸的入胃之后，先入肝；味苦的，先入心；味甜的，先入脾；味辛的，先入肺；味咸的，先入肾。水谷的精微，化为津液，与营卫之气，运行于全身，其糟粕部分，按次第下传于大肠、膀胱，成为便、溺，排出体外。

黄帝问道：营卫是怎样运行的呢？伯高说：水谷入胃后，所化生的精微部分，从胃出后至中上二焦，经肺灌溉五脏。它在输布于全身时，分别为两条途径，其清纯部分化为营气，浊厚部分化为卫气，分别从脉内外的两条道路运行于周身。同时所产生的大气，则聚于胸中，称为气海。这种气自肺沿咽喉而出，呼则出，吸则入，保证人体正常呼吸运动。天地的精气，它在体内代谢的大概情况，是宗气、营卫和糟粕三方面输出，但另一方面又要从天地间吸入空气与食入饮食物，以补给全身营养的需要，所以半日不吃饭，就会感到气衰，一天不进饮食，就感到气少了。

黄帝说：五谷性味是怎样的，可以告诉我吗？伯高说：让我详细地讲给你听。

在五谷之中,粳米味甘,芝麻味酸,大豆味咸,麦味苦,黄米味辛。在五果之中,枣子味甘,李子味酸,粟子味咸,杏子味苦,桃子味辛。在五畜之中,牛肉味甘,狗肉味酸,猪肉味咸,羊肉味苦,鸡肉味辛。在五菜之中,葵菜味甘,韭菜味酸,豆叶味咸,薤味苦,葱味辛。五色与五味的关系:黄色属脾,宜食甘味;青色属肝,宜食酸味;黑色属肾,宜食咸味;赤色属心,宜食苦味;白色属肺,宜食辛味。这五种色味,在治疗和调补时,都可用其相宜的食品。所言五宜,就是在五脏患病时,选用相适宜的五味:脾病,宜食粳米饭、牛肉、枣子、葵菜;心病,宜食麦、羊肉、杏子、薤;肾病,宜食大豆芽、猪肉、栗子、藿;肝病,宜食芝麻、犬肉、李、韭;肺病,宜食黄米、鸡肉、桃、葱。

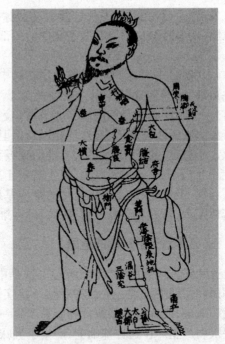

《十四经发挥》图中的足太阴脾经之图

五脏之病对五味各有禁忌:肝病应禁忌辛味,心病应禁忌咸味,脾病应禁忌酸味,肾病应禁忌甘味,肺病应禁忌苦味。

肝主青色,宜食甘味,粳米饭、牛肉、枣、葵等都是甘味;心主赤色,宜食酸味,犬肉、芝麻、李、韭等都是酸味;脾主黄色,宜食咸味,大豆、猪肉、栗、藿等都是咸味;肺主白色,宜食苦味,麦、羊肉、杏、薤等都是苦味;肾主黑色,宜食辛味,黄黍、鸡肉、桃、葱等都是辛味。

【专家评鉴】

一、胃为五脏六腑之海

饮食五味经口入胃后,经过胃的受纳、腐熟后,传脾;脾之运化,吸收其精微后,上输于肺;经过肺的宣发、输布,传之于五脏六腑,四肢百骸,维持了整个人体生命活动过程。因此,饮食五味是人赖以生存的基本物质,是人体生命活动的基础。《素问·五藏别论》指出:"五味入口,藏于胃,以养五藏气……是以五藏六府之气味,皆出于胃。"都说明了饮食五味滋养人体,必须经过胃的受纳腐熟后,才能营养五脏六腑。所以说,胃为五脏六腑之海,五脏六腑之气皆禀受于胃。

二、营气、卫气与宗气

营气、卫气与宗气都来源于饮食。饮食五味中的精微物质化生为气之后,由中焦宣发散布,分出营气、卫气。营气循行脉中,卫气循行脉外,以循行全身,营养五脏六腑、四肢百骸。另外布散于胸中的一部分气,与肺吸入的清气相合,积于膻中,成为宗气。

营气出自中焦,依十四经脉次序在脉中循行,一昼夜复合于手太阴肺。营气有化生血液、营养全身的作用。卫气根源于下焦,滋养于中焦,开发于上焦,循行脉外,白天从睛明起循行六阳经二十五度,夜里起进入足心,循行五脏二十五度。卫气有温煦脏腑腠理皮毛、开合汗孔以及保卫体表抗御外邪的功能。宗气出自膻中,向上走于息道,向下注于气街,有推动呼吸和行营血的功能。故《灵枢·刺节真邪》曰:"留于海,其下者注于气街,其上者走于息道。"

营气、卫气、宗气是人体气化的物质基础,均来源于饮食,循行道路不同,但彼此密切配合,营养着五脏六腑、四肢百骸,维持了人体的正常生理功能。

三、五味对五脏疾病的宜忌

五味对人体五脏是"各归所喜",这是中医学的一种独特认识。人们在长期生活和医疗实践中发现一些食物对某一些疾病有帮助痊愈的作用,而有的食物可导致疾病加重,或者过食某些食物容易产生一些疾病,或某些食物摄纳不足也可导致一些疾病产生。在这种基础上,产生了五味理论,这种理论一直有效地指导着临床实践。关于这方面理论除过本篇外,还散见于《素问·宣明五气》《素问·五藏生成论》《素问·藏气法时论》《素问·至真要大论》等篇章中。现将五味对五脏疾病的宜忌归纳如下表:

表 56-1　五味宜忌

五味	五谷	五果	五畜	五菜	五走	五　宜	五禁
酸	麻	李	犬	韭	酸先走肝	青色,肝病,心病,宜食酸	脾病禁酸
苦	麦	杏	羊	薤	苦先走心	赤色,心病,肺病,宜食苦	肺病禁苦
甘	秔	枣	牛	葵	甘先走脾	黄色,脾病,肝病,宜食甘	肾病禁甘
辛	黄黍	桃	鸡	葱	辛先走肺	白色,肺病,肾病,宜食辛	肝病禁辛
咸	大豆	栗	猪	藿	咸先走肾	黑色,肾病,脾病,宜食咸	心病禁咸

从上表可以看出,五宜、五禁包含了五行相生相克的道理。五宜是指两方面,一是用本味养本脏,如脾色黄,黄色宜甘,所以脾病宜食甘味的粳米饭、牛肉、红枣、冬葵。心色赤,赤色宜苦,所以心病宜食苦味的麦、羊肉、杏、薤。肾色黑,黑色宜咸,所以肾病宜食大豆黄卷、猪肉、栗、藿。肝色青,表色宜酸,所以肝病者宜食芝麻、犬肉、李、韭。肺色白,白色宜辛,所以肺病者宜食黄黍、鸡肉、桃、葱。另外一方面是根据五脏的各自特性,"顺其性为补,逆其性为泻"的原则来使用五味调理,如肝色青,宜食甘,这是顺肝气喜缓恶急的特性,以甘味补之。《素问·藏气法时论》:"肝苦急,急食甘以缓之"。心色赤,宜食酸,这是顺心气喜收恶缓散的特性,以酸味补之。《素问·藏气法时论》:"心苦缓,急食酸以收之"。肺色白,宜食苦,这是顺肺气喜宣降恶上逆的特性,以苦味补之。《素问·藏气法时论》:"肺苦气上逆,急

食苦以泄之"。肾色黑,宜食辛,这是顺肾气喜润恶燥的特性,以辛味补之。《素问·藏气法时论》:"肾苦燥,急食辛以润之。开腠理,致津液,通气也。"脾色黄,宜食咸。《素问·藏气法时论》:"脾苦湿,急食苦以燥之。"二者的含义不同,这里不食苦而食咸的含义,张介宾在《类经》释为:"咸从水化,其气入肾,脾宜食咸者,以肾为胃关,胃与脾合,咸能润下,利其关窍,胃关利则脾气运,故宜食之。上文云:脾苦湿,急食苦以燥之。此复言咸者,盖咸之利湿,与苦之泻者,各有宜也。故诸脏皆同前,惟此独异耳。"

五禁,是指本脏病禁用相克之味,"肝病禁辛",是因为辛属金,能克肝木。同时肝主筋,《素问·五藏生成论》有:"多食辛,则筋急而爪枯"。此外,肝体阴而用阳,肝病以气滞为主,《素问·宣明五气》篇有:"辛走气,气病无多食辛"。所以"肝病禁辛"。"心病禁咸",是因为咸味属水,能制心火。心主血脉,《素问·五藏生成》说:"多食咸,则脉凝泣而变色"。所以"心病禁咸"。酸味属木,能克脾土。脾主肌肉,《素问·五藏生成》说:"多食酸,则肉胝胎而唇揭"。所以"脾病禁酸"。甘味属土,能克肾水,肾主骨,其华在生,《素问·五藏生成》:"多食甘,则骨痛而发落。"所以"肾病禁甘"。苦味属火,能克肺金,肺主皮毛,《素问·五藏生成》:"多食苦,则皮槁而毛拔"。所以"肺病禁苦"。

以上是五味宜忌的一般规律,但在临床上切不可死搬硬套,而应根据疾病的具体情况灵活应用。如肝脏不足,当然可以食酸,因酸能补肝。也可以食甘,因为"肝苦急,急食甘以缓之"。还可以食咸,因咸属水,水能生木。但要禁食辛,因辛属金,金能克木。若肝气有余,就可以食辛了。同时,临床的疾病往往一病涉及多个脏腑,我们要根据虚实,辨明脏腑,弄清各脏腑之间关系,全面考虑,才能予以正确治疗。

总之,五味理论在临床运用中有一定实际意义,我们可以根据五味对五脏的各有所喜用饮食治疗五脏疾病,可用谷肉果菜等饮食对病体所起的各有所长的作用,来达到调整人体阴阳气血的目的,尤其是对于慢性病的饮食调养更为重要。目前,风靡海内外的食疗、药膳等莫不与本篇有极深的渊源关系。

【临床应用】

一、关于"出三入一"的认识

对于"出三入一",历代注家解释不一。杨上善:"气海之中,谷之精气,随呼出入也。人之呼也,谷之精气三分而已,及其吸也,一分还入,即须资食,充其肠胃之虚以接不还之气。"马莳:"谷化之精气,呼则出之,天地之精气,吸则入之,其大数谷化之精气,出之者三分,则天地之精气入之者一分。"张介宾说:"然天地之气,从吸而入,谷食之气,从呼而出,总计出入大数,则出者三分,入止一分。惟其出多入少,故半日不食,则谷化之气衰。一日不食,则谷化之气少矣"。张志聪引任谷庵认为:"天食人以五气,地食人以五味,谷入于胃,化其精微,有五气五味,故为天地之精气,五谷入于胃也。其糟粕津液宗气,分为三隧,故其大数常出三入一。盖所入者谷,而所出者乃化糟粕,以次传下,其津液溉五脏而生营卫,其宗气积于胸中以司呼吸,其所出有三者之隧道,故谷不入半日则气衰,一日则气少矣。"

现代任应秋教授认为,应该理解为:吸入的空气中一份为人体吸收利用,其他三份仍被呼出体外,即人体的生命需要大量的"气",而吸入的空气不足以营养全身,还必须依赖大量水谷之气,因为"惟其出多入少",所以"谷不入,半日则气衰,一日则气少矣。"这样的理解,不仅与上下经文相符,而且与人体生理相符。现代医学认为:吸入的氧气容积是 20.96%,呼出氧气容积是 16.4%,正好与经文所述大致相同。

总之,"出三入一"主要说明了人体在生命活动过程中,必定要消耗一些营养物质,而这种营养物质的补充,要依靠人体不断地从外界摄取饮食物,才能维持正常的生理功能,证明了饮食五味以及脾胃功能在人体生理中的重要性。

二、五味理论与药物归经

五味理论除过在饮食上具体运用外,前人还在这种理论基础上,逐步创立、完善了药物学的四气五味归经理论,它是中医学辨证论治、理法方药等内容的重要组成部分,在临床运用中具有重要的指导意义。所谓的药物归经,也如五味一样,指某一些药物对某一些脏腑和经络有着特殊、独到的作用。疾病的性质有虚实寒热的不同,药物也有补泻温凉之异。同样一个症状,辨证中可辨明不同的脏腑、经络、性质,它们的引经药也不一样。如头痛一症,除辨明外感头痛与内伤头痛,还应区别风寒、风热、风湿、痰浊、瘀血、气血亏虚,肾虚等外,还应根据头痛部位分为厥阴经头痛,太阳经头痛,少阳经头痛,阳明经头痛等,厥阴经头痛加入吴茱萸、藁本,少阳经加入柴胡、黄芩,阳明经头痛加入葛根、白芷,太阳经头痛加入羌活、蔓荆子等引经药,加入这些引经药后,就可引诸药直达病所,提高临床疗效。又如发热一症,又有胃热、肺热、心火、肝火之不同,虽应"热则寒之",选用寒凉清热药物,但由于脏腑经络的不同,胃热多选用石膏、知母,肺热多用黄芩、鱼腥草,心火多用莲子心、淡竹叶,肝火常用龙胆草、夏枯草。掌握了药物的归经,有助于选择适宜的药物,提高临床疗效。同时,可以以归经为线索,探索研究某些药物的潜在功能,还可以对有些药物能治众多病症,用归经理论进行归纳,达到执简驭繁,便于初学者理解记忆掌握运用。

水胀第五十七

【要点解析】

一、说明了水肿、肤胀、鼓胀、肠覃、石瘕等的病因,症候、病机以及其间的鉴别诊断等。

二、对肠覃和石瘕指出了治疗原则;对肤胀和鼓胀说明了针刺的方法。

【内经原典】

黄帝问于岐伯曰:水与肤胀、鼓胀、肠覃①、石瘕②、石水,何以别之。岐伯答曰:水始起也,目窠上微肿,如新卧起之状,其颈脉动,时咳,阴股间寒,足胫肿,腹乃大,其水已成矣。以手按其腹,随手而起,如裹水之状,此其候也。黄帝曰:肤胀何以候之? 岐伯曰:肤胀者,寒气客于皮肤之间,壳壳然不坚③,腹大,身尽肿,皮厚,按其腹,窅而不起,腹色不变,此其候也。鼓胀何如? 岐伯曰:腹胀身皆大,大与肤胀等也,色苍黄,腹筋起,此其候也。肠覃何如? 岐伯曰:寒气客于肠外,与卫气相搏,气不得荣,因有所系,癖而内著,恶气乃起,瘜肉④乃生。其始生也,大如鸡卵,稍以益大,至其成如怀子之状,久者离藏,按之则坚,推之则移,月事以时下,此其候也。石瘕何如?岐伯曰:石瘕生于胞中,寒气客于子门,子门闭塞,气不得

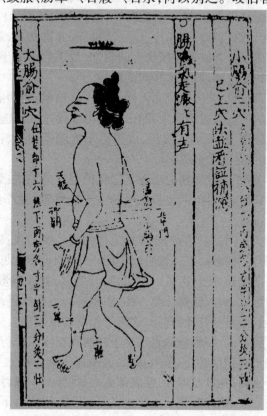

明代何乘《针灸捷径》针灸方图中的肠鸣气走漉漉有声取穴图

通,恶血当泻不泻,衃⑤以留止,日以益大,状如怀子,月事不以时下。皆生于女子,可导而下。黄帝曰:肤胀鼓胀可刺邪? 岐伯曰:先泻其胀之血络,后调其经,刺去其血络也。

【难点注释】

①肠覃:覃,通"蕈"。肠覃,生于肠外,形如菌状的肿瘤。
②石瘕:生于妇女子宫,坚硬如石的肿瘤。
③壳壳然不坚:指鼓声。此处指中空如鼓而不坚硬。
④瘜肉:即恶肉。
⑤衃:凝聚不散的败血。

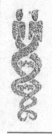

【白话精译】

黄帝问岐伯道：对水胀与肤胀、鼓胀、肠覃、石瘕、石水，应当怎样进行区别呢？岐伯回答说：病人的下眼胞微肿，就像刚刚睡醒的样子，颈部动脉搏动明显，时时咳嗽，两大腿内侧感到寒冷，足胫部肿胀，腹部胀大，若出现上述症状，说明水肿病已经形成了。若以手按压病人的腹部，放手后即随手而起，不留凹陷，就像按压充水的皮袋子一样，就是水胀病的症候。

黄帝说：肤胀病应如何诊断呢？岐伯说：所谓肤胀病，是由寒邪侵入皮肤之间形成的。病人腹部胀大，叩击时发出鼓音，按压时感觉空而不坚硬，病人全身浮肿，皮肤较厚，按压病人腹部，放手后不能随手而起，留有凹陷，腹部的皮色无异常变化，这就是肤胀的症候。

黄帝问：鼓胀病的表现是怎样的呢？岐伯说：鼓胀病人的腹部与全身都肿胀，这与肤胀病一样，但患鼓胀病的人皮肤青黄，腹部青筋高起暴露，这就是鼓胀病的症候特点。

黄帝问：肠覃病的表现是怎样的呢？岐伯说：寒邪侵犯人体后，邪气滞留在肠外，与卫气相搏，卫气被阻而不能正常运行，因此邪气留滞，积久不去附着于肠外，并日渐滋长，使息肉得以形成，刚开始时，就像鸡蛋一样大小，此后逐渐长大，疾病一旦形成，病人就像怀孕一样，病程长的历经数年，用手按压则很坚硬，推动时可移动，但月经仍然按时到潮，这就是肠覃的症候。

黄帝说：石瘕病的表现是怎样的呢？岐伯说：石瘕病生在胞宫内，寒邪侵犯，留滞在子宫颈口，使宫颈闭塞，气血凝滞不通。经血不能正常排泄，便凝结成块而留滞于宫内，并日益增大，使腹部涨大，像怀孕一样，月经不能按时来潮。石瘕病都发生在妇女，治疗时应活血化瘀，通导攻下，引瘀血下行。

黄帝说：可用针刺治疗肤胀与鼓胀吗？岐伯说：治疗时先用针刺泻有瘀血的脉络，然后根据病情虚实的不同来调理经脉，刺去瘀滞的血络。

【专家评鉴】

一、水胀（肿）、肤胀、臌胀的病机、鉴别与治疗

（一）水胀

1.含义：水胀（肿），是指因津液输布代谢失常，导致水液留滞泛溢而见初起眼睑浮肿如卧蚕状，继之则头面、四肢、腹背乃至全身浮肿等为特征的一种肿胀病症。

2.病因病机：阴寒内盛，津液运行失常，潴留上泛则"目窠上微肿，如新卧起之状"；水邪乘足阳明脉故颈脉搏动明显；水液停留蓄积于下则膝以下浮肿；水寒射肺，肺失宣降则"时咳"；阴寒盛而水湿伤及阴股则"阴股间寒"；水液停积腹而外溢肌肤则"以手按其腹，随手而起，如裹水之状。"

（二）肤胀

1.含义:肤胀指寒邪侵袭于皮肤,而致腹部胀大、全身浮肿、皮肤较厚、叩有鼓音、按压腹部凹陷不能随手而起、腹部肤色不变为特征的一种肿胀病症。

2.病因病机:阴寒之邪侵袭皮肤之间,气机阻滞不畅,阳气不行,病在气分故"鼕鼕然不坚";气滞而充斥全身故"腹大,身尽肿,皮厚";气滞肤腠之间,按之散而不能猝聚,故"按其腹,窅而不起";邪未入里,太阴脾土未伤,故"腹色不变"。

(三)臌胀

1.含义:臌胀是因其腹部胀大如鼓而得名。以腹部胀大、全身肿胀、皮色苍黄,甚或腹部青筋暴露(静脉曲张)等为特征的一种肿胀病症。

2.病因病机:脾虚失运,水液停聚,留积腹腔则腹胀大;水泛肌肤则"身皆大";土虚木乘则"色苍黄,腹筋起"。

(四)鉴别

表57-1　水胀、肤胀、臌胀的鉴别表

病名	同	异	鉴别要点
水胀		目窠上肿,颈动脉搏动明显,膝以下肿,腹皮发亮,以手按腹随手而起,如裹水之状	a.肿的部位以目窠和膝以下明显 b.肿处皮肤发亮 c.腹部叩击为浊音 d.按腹随手而起,如水囊
肤胀	全身肿胀	皮厚腹大,腹色不变,按其腹凹陷而不起,叩腹空响	a.全身肿胀明显 b.皮厚而腹色不变 c.腹部叩击为鼓音 d.按腹部凹陷不起
臌胀		腹大如鼓,腹色苍黄,腹部青筋明显(静脉曲张)	a.腹部肿胀明显如鼓 b.色苍黄而腹筋暴露

(五)肤胀、臌胀的治疗

"先泻其胀之血络,后调其经,刺去其血络也。"指出要先刺胀的血络放血,以祛除邪气;然后再根据病为何经而或补或泻,进行刺治调理,以标本兼顾。

二、肠覃、石瘕的病机、鉴别及治疗

(一)肠覃

1.含义:肠覃是生于肠外,质地坚硬,推之可移,状如妊子,但不影响月经按时来潮地一种肿块病症。覃,菌状物也。《素问识》云:"盖此与蕈同……菌生木上。又《玉篇》:蕈,地菌也。肠中垢滓,凝聚生瘜肉,犹湿气蒸郁,生菌于木上,故谓肠覃。"

2.病因病机:寒邪侵袭滞留肠外,与卫气相搏结,卫气运行失常,气血凝聚,留着于肠外,瘜肉乃生。

(二)石瘕

1.含义:石瘕是恶血瘀滞胞宫,形成质硬如石的肿块,状如妊子,但伴有月经异

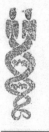

常的一种肿块病症。

2.病因病机:寒邪侵袭子门,寒性收引,子门闭塞,气血凝滞不通,衃血留止,凝聚而为石瘕。

(三)鉴别

表57-2　肠覃、石瘕鉴别表

病　名	同	异			
		病变部位	病　程	肿块	月　经
肠覃	寒邪侵袭,腹大如怀子状,按之坚硬	肠外	发展缓慢,病程较长,久者离岁	始如鸡子,日久渐增大,坚硬,推之可移动	按时来潮
石瘕		胞宫	发病快,病程短,发展迅速	初起较小,日益增大,速度较快	不按时来潮(闭经)

(四)肠覃、石瘕的治疗

"可导而下"。指出用疏导、引导之法(或针或药等),活血祛瘀,软坚散结,使衃血下行。

【临床应用】

一、关于胀的病机

胀之病机,后世医学家认为是气而非水。据《内经》等有关文献记载及结合现代临床实践,虽其病机比较复杂,但气机郁滞、水液运行障碍水行,气滞水亦滞,气行水亦行。气滞阻碍水行,水停而又碍气行;故气滞水聚互为因果,相互影响。但有气滞、水停之侧重不同,故临床必须明辨,以求本而治之。本篇之水胀与肤胀,虽皆为胀,可水胀以水液停聚,水充肌肤为主;肤胀则是由气机郁滞,充斥全身为主;故症候特征亦不同,治疗也就要有所侧重。

二、关于胀之按诊

文中曰:"以手按其腹,随手而起,如裹水之状"为水胀;"按其腹,窅而不起"为肤胀。注家对此按诊辨水、气提出不同看法。如张介宾曰:"观水胀篇言寒气之胀,按其腹窅而不起,水肿之病,以手按其腹,随手而起,如囊裹水之状,此其候也。然以愚见及察之症验,则若与此论相反,盖凡是水症,必按之窅而不起,此其水在肉中,如糟如泥,按而散之,猝不能聚,未必如水囊之比。凡随按随起者,亦惟虚无之气,其速乃然,其辨当若此者。"结合临床实践,由于对水、气胀按诊的部位不同,其反映也不一样。如水有形,其在腹腔,按之如囊裹水,随手而起,有波动感;其在四肢则按之水散不能急聚,故窅而不起。气无形,其在腹腔,按之气散故窅而不起;其在四肢,按之气散抬手急复聚,故随手而起。

贼风第五十八

【要点解析】

一、指出猝然发病的原因,除贼风邪气外,还有其他种种因素,可以引发疾病。
二、说明"祝由"可以治病的原委。

【内经原典】

黄帝曰:夫子言贼风邪气之伤人也,令人病焉,今有其不离蔽,不出室穴①之中,卒然病者,非不离②贼风邪气,其故何也?岐伯曰:此皆尝有所伤于湿气,藏于血脉之中,分肉之间,久留而不去;若有所堕坠,恶血在内而不去。卒然喜怒不节,饮食不适,寒温不时,腠理闭而不通。其开而遇风寒,则血气凝结,与故邪相袭③,则为寒痹。其有热则汗出,汗出则受风,虽不遇贼风邪气,必有因加而发④焉。黄帝曰:今夫子之所言者,皆病人之所自知也。其毋所遇邪气,又毋怵惕之所志,卒然而病者,其故何也?唯有因鬼神之事乎?岐伯曰:此亦有故邪留而未发,因而志有所恶,及有所慕,血气内乱,两气相搏。其所从来者微,视之不见,听而不闻,故似鬼神。黄帝曰:其祝而已者,其故何也?岐伯曰:先巫者,因知百病之胜⑤,先知其病之所从生者,可祝而已也。

【难点注释】

①室穴:即指房屋。古人多挖穴而居,所以称住房为室穴。
②离:避开的意思。
③相袭:相互作用。此指新感与故邪相互作用。
④因加而发:加,加以新感。指原因,在此指故邪。
⑤百病之胜:胜,制的意思。指多种疾病的治疗方法。

【白话精译】

黄帝说:先生常说贼风邪气伤害了人体,才会生病,但有人并没有离开房屋并保护得很严密,却突然生病了,他并不是没有避免贼风邪气,但却发病了,这是什么缘故呢?岐伯说:这都是平素已受到邪气的伤害,如曾经为湿气而伤,潜伏在血脉之中和分肉之间,长久滞留在体内没有驱除出去;或者因为从高处跌下来,致瘀血留积在内而发病;也有突然发生过度的喜怒,或饮食不当,或气候的冷热不注意调摄,使腠理闭塞,壅而不通;或适当腠理开泄时而感受风寒,这样使血气凝结,新风寒和宿邪湿气相互搏结,就发生寒痹;又有因热而出汗,因汗出肌腠疏松而受风邪,这些人虽然未受到贼风邪气的侵袭，但必然原有宿邪，并新加外感的因素，才能使人发病的。

黄帝说：你所讲的，都是病人自己所能知道的，但有的人既没有外来邪气的侵犯，也没有受惊恐等情志的刺激，却突然发病，这是什么缘故呢？是否因为鬼神作祟呢？岐伯说：这也是因为有宿邪潜伏在内而未发作，由于情感上有所变化，或有厌恶之事，或有所怀慕而不能遂心，引起体内血气的逆乱和潜伏在体内的病邪两相结合，因而发生病变。这种内在的变化极为细微，没有明显的迹象，是看不见、听不到的，所以好象鬼神作祟一样。

黄帝说：既然不是鬼神作祟，为什么用"祝由"的方法就能把病治好呢？岐伯说：古时的巫医，因为他知道治疗疾病，是可以用精神疗法控制的，又事先知道了疾病发生的原因，所以可用"祝由"的方法来治愈疾病。

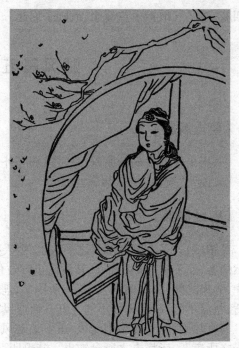

突然发生过度的喜怒，或饮食不当，或气候的冷热不注意调摄，使腠理闭塞，壅而不通；或适当腠理开泄时而感受风寒，这样使血气凝结，新风寒和宿邪湿气相互搏结，就发生寒痹。

【专家评鉴】

一、"故邪"与发病之机理

故邪，即宿邪。本篇把原已感受但留稽体内未发之邪气称"故邪"。故邪留于体内，必影响人体正气，正气耗损，抗病力低下，喜怒不节，饮食不适，寒温不时等必成为诱因或新感而引动故邪，遂可发病。故"今有其不离屏蔽，不出空穴之中"，也避开了贼风邪气，但还是能发病。本篇的"故邪"，主要指留藏于血脉分肉之间的湿气、堕坠留于体内的瘀血、七情所致之气机失调、饮食不当及气候冷暖变化失常等。

二、"因加而发"之机理

《类经·疾病类》曰："必有因加而发者，谓因于故而加于新也，新故合邪，故病发也。"故邪留于体内，易致新感而发病，文中举二例来说明。

（一）寒痹

是内有湿气、瘀血等故邪，因热汗出腠理开张，再遇新感风寒，致气血凝滞，经络闭阻而为寒痹。《类经·疾病类》注曰："其开者，谓冒露于风寒也。故邪在前，风寒继之，二者相值，则血气凝结，故为寒痹。"

（二）情志变化而引动故邪

在有故邪稽留体内的情况下，只要有情志的轻微波动，就有可能引起气血运行失常而突然发病。故曰："志有所恶，及有所慕，血气内乱，两气相抟"，"卒然而病"。但这种疾病发生的机理微妙，人体不易感知，好似鬼神作祟，实际并非鬼神，而是故邪遇气血内乱（新感），"两气相抟"所致。

【临床应用】

一、"故邪"与"伏邪"的关系

本篇指出，若感邪后，没有立即发病，邪（故邪）伏体内，损伤人之正气，而当遇到适宜条件或

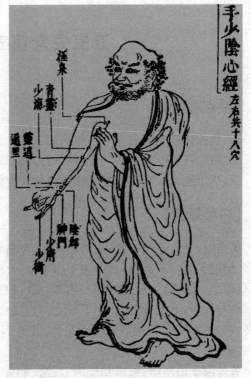

明代张介宾《类经图翼》经穴图之手少阴心经图

诱因时就会发病。此与后世之"伏邪"理论一致，也是"伏邪"的理论依据。但二者所包括内容有异，"邪"从本篇来看包括贼风邪气（六淫）、情志变化、饮食不当、瘀血等稽留体内，范围较广。"伏邪"主要指外感六淫，尤重在湿温，伏藏体内，范围较狭。

二、精神因素致病与"祝由"治病

精神因素是致病的重要原因之一，而且亦直接影响疾病的发展、转归。本篇指出："志有所恶，及有所慕"的情志变化，即使是"视而不见，听而不闻"之细微，也可引起气血失调，引动"故邪"而发病。从而强调了精神因素在发病学中所占的重要位置，也喻义调摄精神是防病治病的重要方法。精神因素所致疾病，临床一般用精神疗法（如"精神制胜法""精神转移疗法""暗示疗法""行为矫正疗法"等）治疗效果较好。"祝由"是古代的精神疗法。古之巫医，多通晓五行制胜和一定的医学理论，所以对不知不觉好似鬼神作祟的情志所致病症，用符咒祈祷的形式，以符合医理的语言劝导安慰患者，使其志定神守，气机调畅，气血流通，正气得复，从而达到治疗的目的。《内经》有关心理治疗的论述颇多，其内含十分丰富，有待进一步发掘、整理和提高，使其为民众的健康事业做出更大贡献。

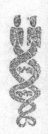

卫气失常第五十九

【要点解析】

一、概括说明卫气失常后产生的病变和针刺治法。

二、指出在诊断皮、肉、气血、筋、骨等病变时要注意体征的变化。

三、指出脂、膏、肉三种不同体质人的气血多少的差异与体形之不同。

【内经原典】

黄帝曰：卫气之留于腹中，蓄积不行，苑蕴①不得常所，使人支胁胃中满，喘呼逆息者，何以去之？伯高曰：其气积于胸中者，上取之；积于腹中者，下取之；上下皆满者，傍取之。黄帝曰：取之奈何？伯高对曰：积于上，泻大迎、天突、喉中；积于下者，泻三里与气街；上下皆满者，上下取之，与季胁之下一寸（一本云季胁之下深一寸），重者，鸡足取之②。诊视其脉大而弦急，及绝不至者，及腹皮急甚者，不可刺也。黄帝曰：善。

黄帝问于伯高曰：何以知皮肉、气血、筋骨之病也？伯高曰：色起两眉薄泽者，病在皮。唇色青黄赤白黑者，病在肌肉。营气濡然③者，病在血气。目色青黄赤白黑者，病在筋。耳焦枯受尘垢，病在骨。黄帝曰：病形何如，取之奈何？伯高曰：夫百病变化，不可胜数，然皮有部，肉有柱④，血气有输，骨有属。黄帝曰：愿闻其故。伯高曰：皮之部，输于四末。肉之柱，在臂胫诸阳分肉之间，与足少阴分间。血气之输，输于诸络，气血留居，则盛而起。筋部无阴无阳，无左无右，候病所在。骨之属者，骨空之所以受益而益脑髓者也。黄帝曰：取之奈何？伯高曰：夫病变化，浮沉深浅，不可胜穷，各在其处，病间者浅之，甚者深之，间者少之，甚者众之，随变而调气，故曰上工。

黄帝问于伯高曰：人之肥瘦大小寒温，有老壮少小，别之奈何？伯高对曰：人年五十已上为老，二十已上为壮，十八已上为少，六岁已上为小。黄帝曰：何以度知其肥瘦？伯高曰：人有肥有膏有肉。黄帝曰：别此奈何？伯高曰：腘肉坚，皮满者，肥。腘肉不坚，皮缓者，膏。皮肉不相离者，肉。黄帝曰：身之寒温何如？伯高曰：膏者其肉淖，而粗理者身寒，细理者身热。脂者其肉坚，细理者热，粗理者寒。黄帝曰：其肥瘦大小奈何？伯高曰：膏者，多气而皮纵缓，故能纵腹垂腴⑤。肉者，身体容大。脂者，其身收小。黄帝曰：三者之气血多少何如？伯高曰：膏者多气，多气者热，热者耐寒。肉者多血，多血则充形，充形则平。脂者，其血清，气滑少，故不能大。此别于众人者也。黄帝曰：众人奈何？伯高曰：众人皮肉脂膏不能相加也，血与气不能相多，故其形不小不大，各自称其身，命曰众人。黄帝曰：善。治之奈何？伯高曰：必先别其三形，血之多少，气之清浊，而后调之，治无失常经。是故膏人，纵腹垂腴;肉人者,上下容大;脂人者,虽脂不能大者。

【难点注释】

①苑蕴:苑,即郁。即蕴结不散之意。

②鸡足取之:又称合称刺,古代针刺的方法之一,即将针刺于分肉间,然后再向左右各斜刺一针,形于鸡足之三趾。

③营气濡然:营气耗散于外,体表湿润而多汗。

④肉有柱:指四肢隆起丰厚的肌肉之处。

⑤纵腹垂腴:腹肉肥大,腹皮松弛,肌肉下垂。

【白话精译】

黄帝说:卫气留滞于胸腹之中,运行受到阻碍,违背正常的循行规律,积聚不畅,郁结而不能运行到正确的部位,使人产生胸胁、胃脘胀满、喘息气逆等症状,用什么方法来治疗这些疾病呢? 伯高说:气郁不行,积聚在胸中的,取上部的腧穴治疗;积聚在腹中的,取下部的腧穴治疗;积聚在胸腹部,使胸胁脘腹都胀满的,则取上下部及附近的穴位治疗。

黄帝说:取哪些穴经呢? 伯高回答说:卫气郁积在胸中,当泻足阳明胃经的人迎穴,任脉的天突和廉泉穴;卫气郁积在腹中,当泻足阳明胃经的三里穴和气街穴;卫气积在胸胁脘腹,上下都觉胀满,当上取人迎、天突、廉泉等穴,下取三里、气街穴以及季肋下一寸的章门穴以泻;病情严重的,采取鸡足刺法。若病人的脉大而弦急,或脉绝不至以及腹皮绷紧紧张,就不能用针刺。

黄帝问伯高说:应该如何诊察皮、肉、气、血、筋、骨的病变呢? 伯高说:病色表现在两眉之间,缺少光泽的,则病变发生在皮;口唇呈青、黄、赤、白、黑颜色的,病变发生在肌肉;皮肤多汗而湿润,则病在血气;目色呈现青、黄、赤、白、黑色的,则病发生在筋;耳轮焦枯,阴暗不泽,如有尘垢的,则病变在骨。

黄帝说:病情的表现及变化是怎样的呢? 应当如何治疗? 伯高说:很多疾病的变化,是多种多样的。但皮有部,肉有柱,血气有输,骨有属。

黄帝说:我想知道其中的道理。伯高说:皮之部,在肢末端的浅表部位;肉之柱,在上肢的臂、下肢的胫,手足六阳经肌肉隆起之处,以及足少阴经循行路线上的肌肉丰厚之处;血气之输,在诸经的络穴,当血气留滞时,则络脉壅盛而高起;筋的病变无阴无阳,无左无右,治疗时应随病变的部位而取之;骨痛的所属部位,在关节处,骨穴是输注精液的,且能补益脑髓。

黄帝说:应当如何进行治疗呢? 伯高说:由于疾病的千变万化,针刺治疗或深或浅,或浮或沉,不可胜数。其主要的原则应根据发病的部位和病情进行针刺,病轻的浅刺,病重的深刺,病轻的用针要少,病重的用针要多。能随着病情的变化而调治经气,才是高明的医生。

黄帝问伯高道:人体的肥瘦,身形的大小,体表的寒温,以及年龄的老、壮、少、小,是怎样区别的呢? 伯高回答说:年龄在五十岁以上的为老,三(原作"二",据《甲乙经》改)十岁以上的为壮,十八岁以下的为少,六岁以上的为小。

黄帝说:以什么标准来评定人体的肥与瘦呢? 伯高说:人体有脂、膏、肉三种不同的类型。

黄帝说:应当如何区别人的脂、膏、肉三种类型呢? 伯高说:肉(肥厚或成块突起的肌肉。——译注)丰厚坚实皮肤丰满的为脂;肉不丰厚坚实、皮肤松弛的为膏;皮肉紧紧相连在一起的为肉。

黄帝说:人的身体有寒温的不同,如何加以区别呢? 伯高说:膏类型的人肌肉濡润,若皮肤腠理粗糙,卫气就易外泄,故身体多寒;若皮肤腠理细腻,卫气就易收藏,故身体多热。脂类型的人肌肉坚实,皮肤腠理致密的,身体多热;皮肤腠理粗疏的,身体多寒。

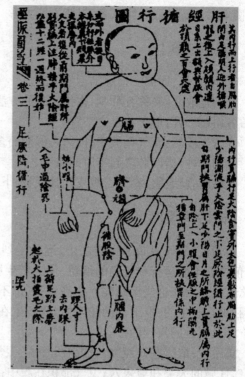

清代陈惠畴《经脉图考》经脉图中的肝经循行图

黄帝说:身体的肥瘦大小是如何区别的呢? 伯高说:膏类型的人,多阳气充盛,皮肤宽纵弛缓,腹部肌肉松软下垂;肉类型的人,身体则宽大;脂类型的人,肌肉则坚实而身形较小。

黄帝说:这三种类型的人的气血情况是怎样的呢? 伯高说:膏类型的人,阳气充盛,身体多热,就能耐寒;肉类型的人,阴血偏盛,能充养肌肉形体,气质平和;脂类型的人,其血清,气滑利而且少,所以身形不大。这就是脂、膏、肉三种人气血多少的大概情况,与一般的人有所区别。

黄帝说:一般人的情况是如何的呢? 伯高说:一般人的皮、肉、脂、膏都比较均匀,血与气也保持平衡,没有偏多的情况,所以他们的身形不大不小,身体各部位都非常匀称,这就是一般人的情况。

黄帝说:讲得好。对这三种人出现的疾病,应当如何进行治疗呢? 伯高说:必须先分清这三种不同类型的人的气血多少及气的清浊,然后再进行息稿,根据具体情况用常法治疗。所以说,膏人形体宽肥腹肉下垂;肉人身体上下都很宽大;脂人虽然脂肥,但体型不大。

【专家评鉴】

一、卫气运行失常的病机病症和治疗

卫气是活力很强和慓悍滑疾之气,其行于脉外,充于腠理,布于全身,盛于肌表,发挥着"温分肉,充皮肤,肥腠理,司开合"和"和调于五藏,洒陈于六府"的功能。它的正常运行规律是昼行于阳而夜行于阴与营气相并而行,阴阳相随,环周不休,升降出入运行不息,以维持人体正常的生命活动,失其常则病。

(一)卫气失常的病机

当外邪侵入人体,影响卫气运行逆乱而产生各种病变,根据原文精神,归纳如下:

邪气入侵→卫气逆乱 { 积于胸中,喘息气逆 / 留于腹中,支胁胃中满 / 蓄于上下,上下皆满

(二)针刺原则和方法

1.治疗原则

{ 积于胸者,上取之,即取上部腧穴以泻之 / 积于腹者,下取之,即取下部腧穴以治之 / 上下皆满者,傍取之,即当取附近的腧穴以治疗

2.针刺方法

{ 积于胸中——上取人迎、天突、廉泉,以泻肺之壅塞 / 留于腹中——下取气冲、足三里,以泻肠胃之气滞 / 上下皆满——傍取章门,章门为脏之会,调畅五脏之气机 / 病重者——用鸡足刺以通调气机

3.针刺禁忌

{ 脉弦急——真脏脉现 / 绝而不至——气血虚极均"不可刺也" / 腹皮急甚——邪气盛极

二、五体病的诊治

(一)五体病的望诊

人体组织结构的特点是以五脏为中心,通过经络系统的联系,把人体的形体诸窍、四肢百骸联系成一个整体,从而形成了以五脏为中心的五大生理病理体系。而五体即躯壳的五大主体结构,即筋脉肌皮骨,与五脏有密切的关系,《素问·平人气象论》:"藏真散于肝,肝藏筋膜之气也","心藏血脉之气也","脾藏肌肉之气也","肾藏骨髓之气也"。《素问·经脉别论》:"肺朝百脉,输精于皮毛"。由此可见,形体与五脏有密切的相对应的联系。当五脏有病,通过经络可反映于形体,从而出现相应的病理反应,故视其外应,以知其内脏。根据原文归纳如下:(见表59-1)

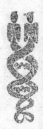

表 59-1　五体病望诊表

五脏	望诊部位	病象（色）	主病	机理
肺	两眉（阙中）	薄泽	病在皮	肺应阙中，外合皮毛
脾	口唇	青黄赤白黑	病在肌肉	脾开窍于口，外合肌肉
心		营气濡然	病在气血	心主血，汗为心液
肝	目	青黄赤白黑	病在筋	肝主筋，开窍于目
肾	耳	耳焦枯受尘垢	病在骨	肾主骨，开窍于耳

（二）五体病的针刺部位

1.皮病："皮之部，输于四末"，四末即四肢末梢部。《灵枢集注》："卫气行于皮肤，输于四末，为所主之部"，"卫气出于阳，从头目而下注于手足之五指，故以四末为部。"治疗宜取四肢末梢表浅部位。

2.肉病："肉之柱"，柱即腘肉，即在上下肢高起处的肌肉，坚厚隆起，有支柱的作用。即取肩臂、足胫诸阳经分肉间和足少阴经循行部位所过之处，肌肉丰多坚厚，如腨、股、臀等处治疗。

3.血气病：血气的输转，出于诸经之络穴，当气血留滞，经气壅盛而有邪结高处者，当取络穴以治之。

4.筋病：无左右阴阳的区别，应根据病变部位而取之。

5.骨病："骨之属者，骨空之间所以受益而益脑髓者也。"即是在关节处取穴，以益髓而壮骨。

（三）五体病的针刺原则

应从临床实际出发，根据病变的深浅和轻重辨证施刺，即"随变而调气"为原则。病轻者，宜浅刺，病重者，当深刺；病轻者，少用针，病重者，多用针，随病情变化而适当地进行调治，使经气通利而获得疗效。

【临床应用】

一、关于五体的讨论

本文中记载了皮肉、气血、筋骨等五体病的望诊和治疗。什么是五体？五体是躯壳部的五大主体，简称五体，即脉、筋、肌肉、皮肤和骨骼五种组织器官。由于五体有不同的结构、部位和功能，而其生理功能的产生，除自身的结构特点外，主要依据脏腑、经络的生理活动，以提供气血阴阳等物质，发挥其推动、营养等作用，其中与五脏的关系最为密切。从总的方面而言，五体中任何一种组织器官都与各个脏有关，任何一个脏又都与五体有关，不过其间有主次关系的不同，有直接间接关系的区别。就其主要联系而言，《内经》称为"五藏所主"。《素问·宣明五气》："五藏所主：心主脉，肺主皮，肝主筋，脾主肉，肾主骨，是谓五主。"说明五体与五脏的关系最为密切。因而脏腑、经络的病变，也可以影响到形体，从而出现各种症状和体征。

临床上,诊察五体的异常变化,除可以了解局部的病变外,还可以测知其相关内在脏腑、经络病变,从而以确定针对性的治疗方法。所以这些内容,也是辨证论治的理论基础之一。

二、关于体质的讨论

(一)《内经》对体质的分类

《内经》对人体体质的分类的记述散在各篇之中,比较集中反映体质分类的有《灵枢·寿夭刚柔》《灵枢·阴阳二十五人》《灵枢·五音五味》《灵枢·行针》《灵枢·通天》和《灵枢·逆顺肥瘦》诸篇之中。由于论述的角度不同,标准不同,所以体质分类的内容亦不相同,要全面分析《内经》对体质的分类,就必须参合上述各篇综合分析。如根据禀赋强弱分类,将其分为阴阳、刚柔、长短六个类型;本篇根据气血多少和皮肉特征,将其分为膏人、脂人、肉人和众人四个类型;根据五行学说把人体分为木、火、土、金、水五型并演绎出阴阳二十五类型;根据阴阳学说将其分为太阴、少阴、太阳、少阳、阴阳平和五类;根据阴阳之气的多少将其分为重阳、阳中有阴、阴多阳少和阴阳和调四个类型;根据体态和年令将其分为肥人、瘦人、常人、壮士、婴儿五个类型。此外还有以心理素质的气质分类法,上述分类法虽然不同,但它们都是根据中医学基本理论来确定人群中不同个体的体质差异性,它们是相互联系的。因此,各种分类法应相互参照,《内经》对体质分类的记载,奠定了中医学理论体系中体质学说的基础。

(二)关于体质学说

关于体质的论述在《内经》中就已有了,此后 2000 多年来,经过历代医家的补充和发展,逐渐形成了完整的理论体系,中医体质学说在实践中得到发展并形成了系统的理论。体质在中医中称为素质、禀质、气质、气体、禀赋。体质,是人体在遗传性和获得性的基础上表现出来功能、心理气质和形态上相对稳定的固有特性。中医的体质学说就是以人体结构和功能的理论为指导,研究正常人体的机能和形态的差异性,及其对疾病发生、发展和演变过程的影响的学说。体质的形成与先天遗传有关,中医称为禀赋;亦与后天有关,称为素质;先天生后天,后天养先天,在遗传的基础上,通过后天的影响,促进了体质的形成稳定和巩固。如《景岳全书·脾胃》:"人之自生至老,凡先天之有不足者,但得后天培养之力,则补天之功,亦可居其强半。"体质表现的特点主要有:一是普遍性,人人都有体质,无一例外;二是复杂性,人类体质千状万态,复杂多样;三是全面性,它体现在人体功能和形态的一切方面;四是连续性,体现于生长壮老整个生命过程之中;五是相对稳定性,体质一旦形成,很难在短暂的时间内突然改变的。体质的表现形式有两个方面,一是生理状态下的生理反应性,二是病理状态下的发病倾向性。中医的体质学说一直有效地指导养生防病和辨证论治。在养生防病方面,对不同体质应采取不同的方法,如体质壮者应注意预防疾病,防止病邪伤害人体而使体质下降。对于体质虚弱者,应加强锻炼以增强体质。对于不同倾向的体质,还应注意生活起居和饮食方面的宜忌,以防其传化和从化。体质对发病有着重要的影响,主要表现在体质对病邪的易感性,体质对病邪耐受性,体质与疾病的倾向性有密切关系。总之研究体质学说无论对养生保健还是临床辨证论治,都有其重要意义。根据体质可选择养生的方法,可以权衡补泻的轻重,所谓"因人制宜"在很大程度上就是根据体质而"制宜"的。

玉版第六十

【要点解析】

一、首先叙述痈疽的成因,刺法的原则和方法;同时指出痈毒内陷,诸病脉症相反,诸病即将死亡等逆象,说明凡见这些逆象,都不宜针刺。

二、其次以兵器作用和针刺作用相比,说明针虽细物可以治病活人,若妄用针刺,就像兵器一样可以致人于死。

三、最后举逆刺五里穴为例,说明逆刺可以造成严重的医疗事故,启示临床时要引起高度的警惕。

【内经原典】

黄帝曰:余以小针为细物也,夫子乃言上合之于天,下合之于地,中合之于人,余以为过针之意矣,愿闻其故。岐伯曰:何物大于天乎? 夫大于针者,惟五兵①者焉。五兵者,死之备也,非生之具。且夫人者,天地之镇②也,其不可不参乎? 夫治民者,亦唯针焉。夫针之与五兵,其孰小乎? 黄帝曰:病之生时,有喜怒不测,饮食不节,阴气不足,阳气有余,营气不行,乃发为痈疽。阴阳不通,两热相搏,乃化为脓,小针能取之乎? 岐伯曰:圣人不能使化者,为其邪不可留也。故两军相当,旗帜相望,白刃陈于中野者,此非一日之谋也。能使其民,令行禁止,士卒无白刃之难者,非一日之教也,须臾之得也。夫至使身被痈疽之病,脓血之聚者,不亦离道远乎。夫痈疽之生,脓血之成也,不从天下,不从地出,积微之所生也。故圣人自治于未有形也,愚者遭其已成也。黄帝曰:其已形,不予遭,脓已成,不予见,为之奈何?岐伯曰:脓已成,十死一生,故圣人弗使已成,而明为良方,著之竹帛,使能者踵而传之后世,无有终时者,为其不予遭也。黄帝曰:其已有脓血而后遭乎,不导之以小针治乎? 岐伯曰:以小治小者其功小,以大治大者多害,故其已成脓血者,其唯砭石铍锋之所取也。黄帝曰:多害者其不可全乎? 岐伯曰:其在逆顺焉。黄帝曰:愿闻逆顺。岐伯曰:以为伤者,其白眼青,黑眼小,是一逆也;内药而呕者,是二逆也;腹痛渴甚,是三逆也;肩项中不便,是四逆也;音嘶色脱,是五逆也。除此五者为顺矣。

黄帝曰:诸病皆有逆顺,可得闻乎? 岐伯曰:腹胀,身热,脉大,是一逆也;腹鸣而满,四支清③泄,其脉大,是二逆也;衄而不止,脉大,是三逆也;咳且溲血脱形,其脉小劲,是四逆也;咳,脱形身热,脉小以疾,是谓五逆也。如是者,不过十五日而死矣。其腹大胀,四末清,脱形,泄甚,是一逆也;腹胀便血,其脉大,时绝,是二逆也;

咳溲血,形肉脱,脉搏,是三逆也;呕血,胸满引背,脉小而疾,是四逆也;咳呕腹胀,且飧泄,其脉绝,是五逆也。如是者,不及一时而死矣。工不察此者而刺之,是谓逆治。

黄帝曰:夫子之言针甚骏④,以配天地,上数天文,下度地纪,内则五藏,外次六府,经脉二十八会,尽有周纪,能杀生人,不能起死者,子能反之乎? 岐伯曰:能杀生人,不能起死者也。黄帝曰:余闻之则为不仁,然愿闻其道,弗行于人。岐伯曰:是明道也,其必然也,其如刀剑之可以杀人,如饮酒使人醉也,虽勿诊,犹可知矣。黄帝曰:愿卒闻之。岐伯曰:人之所受气者,谷也。谷之所注者,胃也。胃者,水谷气血海也。海之所行云气者,天下也。胃之所出气血者,经隧也。经隧者,五藏六府之大络也,迎而夺之而已矣。黄帝曰:上下有数乎? 岐伯曰:迎之五里,中道而止,五至而已,五往而藏之气尽矣,故五五二十五而竭其输矣,此所谓夺其天气者也,非能绝其命而倾其寿者也。黄帝曰:愿卒闻之。岐伯曰:窥门而刺⑤之者,死于家中;入门而刺之者,死于堂上。黄帝曰:善乎方,明哉道,请著之玉版,以为重宝,传之后世,以为刺禁,令民勿敢犯也。

【难点注释】

①五兵:指古代的五种兵器。
②镇:引申为重要的、贵重的意思。
③四支清:指四肢厥冷。
④针甚骏:骏,大也。针甚骏,即针的作用非常大。
⑤窥门而刺:窥门,即人从门缝中探视。在此可引申为浅刺。

【白话精译】

黄帝说:我以为小针是一种细小的东西,先生却说它的作用上合于天,下合于地,中合于人,我认为这是把针的意义说得过分了,想听你讲讲其中的道理。岐伯说:还有什么东西能够比天更大呢? 能大于针的,唯有五种兵器。但五种兵器都是准备在战争中用以杀人的,不是用来治病活人的工具。而且天地之间最高贵的是人,怎么可以不参合自然界的现象呢? 治疗人民的疾病,只有用小针。这样对比针和五兵作用的大小,不是很清楚了吗!

黄帝说:有的病在发生的时候,因喜怒无度,或饮食无节,或阴气不足,或阳气有余,致使营气郁滞不行,而发生痈疽。进而营卫气血阻滞不通,体内的阳热之气与邪热互相搏结,而化为脓,这样的病,小针能治疗吗? 岐伯说:聪明的人发现了这种病,要早期治疗,等到病已形成,再想化除掉,就不是很简单的事了,所以说病邪不要久留在体内。譬如两军作战,旗帜相望,刀光剑影遍于旷野,这必是策划已久,绝不是出于一天的计谋。能够使民众服从命令,有令必行,有禁必止,使兵士敢于冲锋陷阵,不怕牺牲,这也不是一天教育的结果、顷刻之间就能办得到的。等到身体已经患了痈疽之病,脓血已经形成,这时再想用微针治疗,那不是距离太远了吗?

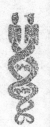

要知道痈疽的产生，脓血的形成，既不是从天而降，也不是从地而生，而是病邪侵犯机体后，未得及时去除，使之逐渐积累而成的。所以聪明的人能够防微杜渐，在痈疽没有迹象时，积极预防，不使其发生，愚拙的人，预先不知防治，就会遭受疾病形成后的痛苦。

黄帝说：如果痈疽已经形成，因生于内脏而无法接触，脓已形成，也不能看到，这又怎么办呢？岐伯说：脓已成的，十死一生，所以聪明的医生能早期诊断，不等疾病形成，就消灭在萌芽阶段，并将一些好的治法，记载在竹帛上，制成专书，使有才能的人能够继承下来，并能一代一代的传下去，为的是使人们不再遭受痈疽的痛苦。黄帝说：其已经形成脓血的，而后一定要遭有死

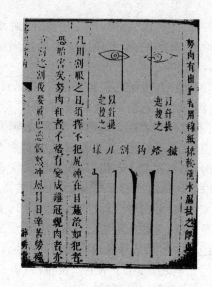

明代傅仁宇《审视瑶函》中的眼科针刀图

亡的危险吗？难道不能用小针来治疗吗？岐伯说：用小针治疗，其功效不大，再用大针来治疗，又可能产生不良后果，所以对于已形成脓血的，只有采用砭石，或用铍针锋针及时排脓，最为适宜。

黄帝说：有些痈疽病多向恶化方面发展，这样还能够治好吗？岐伯说：这主要根据病讧的逆顺来决定。黄帝说：我希望听你谈谈病症的逆顺。岐伯说：白眼青，黑眼小，是逆症之一；服药而呕吐的，是逆症之二；腹痛而口渴甚的，是逆症之三；肩项转移不便，是逆症之四；声音嘶哑，面无血色，是逆症之五。除了这五种逆症之外，便是顺症了。

黄帝问：各种病在发展过程中，预后都有好与不好，你可以告诉我吗？岐伯说：腹胀满，身发热，脉大，是为预后不良的表现之一；腹满而肠鸣，四肢逆冷，腹泻，脉大，是预后不良的表现之二；衄血不止，脉大，是预后不良的表现之三；咳嗽且兼小便溺血，肌肉消瘦，脉小而劲疾，是预后不良的表现之四；咳嗽，形体羸弱异常，身发热，脉小而搏动疾速，是预后不良的表现之五。若出现以上五逆症状的，不过十五天就有死亡的危险。

还有腹大而胀，四末逆冷，形肉已脱，泄泻不止的，是为预后不良的表现之一；腹胀满，大便下血，脉大而有间歇的，是为预后不良的表现之二；咳而小便溺血，形肉已脱，脉来搏指无和缓之象，是为预后不良的表现之三；呕血，胸部胀满连及背部，脉小而劲，是为预后不良的表现之四；咳嗽呕吐，腹胀，泄泻完谷不化，而脉绝不至，是为预后不良的表现之五。若出现这些症状的，不过一天的时间就会死亡。医生对这些危象，如不细加审察而妄行针刺，就是治疗上的错误。

黄帝说：先生说针刺的作用很大，在自然界可以与天地相配，上合于天文，下合于地理，在人体内则与五脏相连，外则以次和六腑相通，因全身二十八脉的经气流

注有一定的规律,所以针刺可以疏通经脉,宣导气血,但在针刺中有的把活生生的人治死,而要死的人却不能用针法治愈,你能够扭转这种情况吗?岐伯说:针治不当,确能置人于死,但针治得当,亦不能把死人救活。黄帝说:我听到针刺不当,能把活生生的人致死,感到太不仁道了,所以我想听你讲讲其中的道理,不要再将错误的针法为人治病。岐伯说:这是很明显的道理,也是必然会出现的结果。比如刀剑可以杀人,饮酒可以醉人的道理一样,不用分析,也可以知道它的原因。

黄帝说:我想听你详细地讲给我听。岐伯说;人所禀受的精气,是来源于水谷。水谷所注入的器官,是胃。所以胃是容纳水谷、化生气血的所在。海洋里的水,要化为云气才能行于天下。胃中的精微化生气血,运行于周身,则需有经隧的流动。

所谓经隧,就是联络五脏六腑的大络,如果在这些地方用迎而夺之的刺法,就会误泻真气,而置人于死地。

黄帝说:在上下手足的经脉,有多少穴位不能用刺的呢?岐伯说:误用迎而夺之的泻法,针刺手阳明大肠经的五里穴,致使脏气运行到中途而止,一脏的真气大约是五至而已,所以若连续五次用迎而夺之的泻法,则一脏的真气泻尽,若连续泻二十五次,则五脏所输注的精气就会竭绝,这就是劫夺了人的天真之气,并非由于他命之自绝而终其寿的。黄帝说:想听你详细地讲讲。

岐伯说:在气血出入的要害处妄行针刺,若刺之浅则其害迟,病人回到家中就死亡;若刺之深则其害速,病者就会死在医者的堂上。黄帝说:你讲的这些方法很完善,道理也很明确,请把它著录在玉版上面,作为最珍贵的文献,以留传于后世,作为禁刺的根据,使人们提高针刺水平,不会再犯误针的禁律。

【专家评鉴】

一、针小而作用大

本文开始以比拟的手法提出:"余以小针为细物也,夫子乃言上合之于天,下合之于地,中合之于人","五兵者,死之备也,非生之具。"把针刺的作用与天地相比,针具与兵器相比,旨在说明针虽小而为"细物",但作用大,"夫治民者,亦唯针焉。"肯定了针刺是治疗疾病的重要方法,应用广泛,简便验廉。在天地之间,人是最重要的,针虽小,但能疗疾保民,保全人的生命,作用之大,兵器是无法比拟的。

二、人为天地之镇

"且夫人者,天地之镇也。"这里天地指的是自然界。"镇",《玉篇》:"重也。"具有最为重要的意思。主要说明人类是自然界的主人,人类对自然界起着主宰的作用。天地之间,尽管有万物存在,但没有什么比人更宝贵的了,说明人为万物之灵。因为万物一般都是消极地接受自然界的作用和影响,而人类不仅能适应自然,并能认识自然,改造自然,而成为自然界的主人,这是其他生物所不能做到的。本段与《素问·宝命全形论》:"天覆地载,万物悉备,莫贵于人"相似,可参合理解。同时说明,在人与自然的关系上,不仅认为人要接受自然界的作用和影响,并提出顺应自然的主张。又认为人类是自然界的主宰,在一定的程度上具有超自然的能力,因为物质世界是可认识的,人们只要认识和掌握其运动变化的规律,就可以在这个自然王国里获取自由。如《素问·上古天真论》:"上古有真人者,提挈天地,把握阴阳,""提挈天地"是把握自然的意思。其人能够把握自然界规律和阴阳变化,所以能把生命延长到最长的限度。人类所具有的这种特殊能动作用,是其他生物不可能做到的,所以在自然界中,人是最宝贵、最重要的,故人为天地之镇也。

三、治未病的思想

文中列举痈疽成因时说:"故圣人自治于未有形也,愚者遭其已成也","夫痈疽之生……积微之所生也。"说明痈疽的形成"不从天下,不从地出",是由于体内气血紊乱,积微成渐,血败肉腐,慢慢发展而成,提示了疾病发展是由浅入深,始轻后重的规律,只有掌握疾病的发展规律和传变的特点,就可以早期发现,早期诊断,早期治疗,防止疾病蔓延、扩散和复杂传变。体现了"不治已病,治未病"的预防思想,这种防微杜渐的预防思想和《素问·八正神明论》:"上工救其萌芽,下工治其已成"是一脉相承的。防治结合,预防为主是卫生工作的基本方针,作者认为至关重要,故"著之玉版,以为重宝,传之后世"。

【临床应用】

一、针刺禁忌的讨论

针刺穴位,有一定解剖部位,除了以刺血络,刺筋肉为目的的特殊刺法外,都要避开筋骨和血管。凡是重要脏器部位均不得深刺。《素问·刺禁论》说:"藏有要害,不可不察。"《素问·诊要经终论》也说:"凡刺胸腹者,必避五藏。"指出必须熟悉重要脏器的解剖部位,以免误伤。如后项部内为延髓,不可深刺,刺颈部出血,可造成皮下血肿。临床上对胸腹和背腰,特别是胸背及后项部,必须掌握分寸,严禁深刺。对大血管附近要慎刺。乳中,脐中及小儿囟门部应禁刺。《灵枢·五禁》提出的"五夺"和"五逆"等危重症须当谨慎处理。禁刺的穴位,在历代的文献中记载颇多,临床上必须加以注意,以免造成严重后果。本篇中提出五里穴是禁刺穴位,它是古今临床上大家公认的禁针穴。五里禁针的理论除本篇外,还有《灵枢·本输》:"明尺动脉在五里,五腧之禁也。"《灵枢·小针解》:"夺阴者死,言取尺之五里五往也。"《素问·气穴论》:"大禁二十五,在天府下五寸。"即五里穴。古人积累的经验是极其可贵的,但因受历史条件和科技水平的限制,或偶然针刺某一穴位发生的事故而作为禁刺穴的则另当别论,就不必拘泥于古文献的记载。如哑门穴,是禁刺穴,但治疗聋哑病,可刺哑门,这些问题是大有研究必要的。

二、关于痈疽的砭石铍针治疗

本文对痈疽的形成、化脓的机制和内陷的理论认识比较准确。可参合《灵枢·痈疽》篇综合认识。痈疽脓液一旦形成,就应及时切开引流,否则脓毒内陷,腐蚀筋

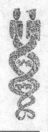

肉,内熏五脏。文中"砭石铍锋之所取也。"就是刀针之具切口排脓的方法,这对后世疮疡的切开引流、去腐生肌治疗具有重要的启发作用。

五禁第六十一

【要点解析】

一、说明五禁的内容,指出若逢到禁日,对相应的部位,应避免针刺。
二、说明五种元气大虚之症,绝对不宜用泻法针刺。
三、指出凡见脉症相反的病候,也应慎重处理,不可妄用针刺。

【内经原典】

黄帝问于岐伯曰:余闻刺有五禁,何谓五禁?岐伯曰:禁其不可刺也。黄帝曰:余闻刺有五夺[①]。岐伯曰:无泻其不可夺者也。黄帝曰:余闻刺有五过[②]。岐伯曰:补泻无过度也。黄帝曰:余闻刺有五逆。岐伯曰:病与脉相逆,命曰五逆[③]。黄帝曰:余闻刺有九宜。岐伯曰:明知九针之论,是谓九宜。

黄帝曰:何谓五禁?愿闻其不可刺之时?岐伯曰:甲乙日自乘,无刺头,无发蒙于耳内;丙丁日自乘,无振埃于肩喉廉泉。戊己日自乘四季,无刺腹去爪泻水。庚辛日自乘,无刺关节股膝。壬癸日自乘,无刺足胫。是谓五禁。黄帝曰:何谓五夺?岐伯曰:形肉已夺,是一夺也;大夺血之后,是二夺也;大汗出之后,是三夺也;大泄之后,是四夺也;新产及大血之后,是五夺也。此皆不可泻。黄帝曰:何谓五逆?岐伯曰:热病脉静,汗已出,脉盛躁,是一逆也;病泄,脉洪大,是二逆也;著痹不移,䐃肉破[④],身热,脉偏绝,是三逆也;淫[⑤]而夺形身热;色夭然白,及后下血衃,血衃笃重,是谓四逆也;寒热夺形,脉坚搏,是谓五逆也。

【难点注释】

①五夺:气血虚弱,元气大衰时用泻法针刺就称为五夺。
②五过:指用补泻之法超过了一定的范围。
③五逆:脉与证相反就称为五逆。
④䐃肉破:䐃肉,指大腿的肌肉,如腨、股等处的肌肉。破,败也;指此瘦削。
⑤淫:此处泛指津液耗伤的病变。

【白话精译】

黄帝问岐伯道:我听说针刺有五禁,什么叫作五禁?岐伯说:五禁就是不可进行针刺的时日。

黄帝说:我听说针刺有五夺。岐伯说:五夺就是在气血虚衰元气大虚时,不能

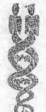

施行泻法针刺。

黄帝说:我听说针刺有五过。岐伯说:五过是说在用针刺施行补泻时,不能超过常度。

黄帝说:我听说针刺有五逆。岐伯说:五逆是指疾病与脉相反的五种情况。

黄帝说:我听说针刺有九宜。岐伯说:明确了解了九针的理论,并能灵活恰当地应用,就叫作九宜。

黄帝说:什么叫五禁?我想知道不可施行针刺的时日。岐伯说:天干应于人身,甲乙日应头,所以遇到甲乙日时,不能刺头部的腧穴,也不用发蒙(是治疗头面耳目病的一种针刺方法——译注)的针法刺耳内;丙丁日应肩、喉,所以遇到丙丁日时,不能用振埃(是治疗阳气逆于胸中,咳嗽胸满、喘息上气的一种针刺方法,以天突、廉泉两穴为主——译注)的针法刺肩、喉及廉泉穴;戊己日应手足四肢,所以遇到戊己日时,不能深刺腹部和用去爪(是治疗关节、脉络四肢病及阴囊水肿的一种针法——译注)的针法泻水;庚辛日应股膝,所以遇到庚辛日时,不能针刺股膝部的穴位;壬癸日应足胫,所以遇到壬癸日时,不能针刺足胫部的穴位。这就是所谓的针刺五禁。

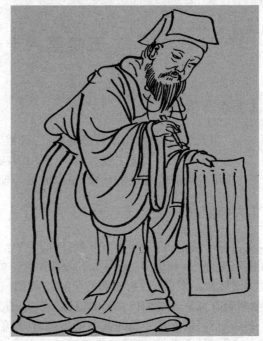

天干应于人身,甲乙日应头,不能刺头部的腧穴,丙丁日应肩喉,不能用振埃的针法刺肩、喉及廉泉穴;戊己日应手足四肢,不能深刺腹部和用去爪的针法泻水;庚辛日应股膝,不能针刺股膝部的穴位;壬癸日应足胫,不能针刺足胫部的穴位。这就是针刺五禁。

黄帝说:什么叫作五夺?岐伯说:形体消瘦、肌肉陷下,是一夺;大失血之后,是二夺;大汗出后,是三夺;大泄之后,是四夺;新生产后,或大出血后,是五夺。五夺都是元气大虚,不可再用泻法治疗。

黄帝说:什么叫作五逆?岐伯说:热性病反见脉象静,汗出后,脉反见躁动之象,此为脉征相反,是一逆;患泄泻的病人,脉象反见脉洪大,是二逆;身患痹病疼痛不移,肉消瘦,身热,一侧脉搏难以摸到,是三逆;淫欲过度,耗竭阴液,形体消瘦,身热,肤色苍白以及大便下血块,出血严重,是四逆;大患寒热,导致形体消瘦,脉坚搏,是五逆。

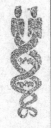

一、五禁

所谓五禁,是指运用针刺治疗时,须注意人体五部的禁刺之日。根据《灵枢注证发微》:"天干之应人身,头为甲乙日,肩喉为丙丁,戊己为手足,四肢合辰戊丑未之四季,庚辛应股膝,壬癸应足胫。故凡天干自乘日皆无刺之。"即是说明人与自然相应,天之五运六气与人体脏腑、经络是息息相应的。"自乘"指干支值日的意思。不同的干支应不同的部位,每一日都会逢到一个值日的干支,人体相应部位气血旺盛。如甲乙日,人气旺于头部;丙丁日人气旺于肩喉;戊己日人气旺于腹部和四肢;庚辛日人气旺于关节股膝;壬癸日人气旺于足胫。所以逢天干值日之时,对人体相应部位就应该禁针,以免伤人旺气。根据原文精神,具体归纳如下:

甲乙日自乘,禁用发矇的方法刺耳部的听宫穴。

丙丁日自乘,禁用振埃法刺天容、廉泉穴。

戊己日自乘,禁用去爪方法刺腹部及四肢。

庚辛日自乘,禁刺关节股膝。

壬癸日自乘,禁刺足胫。

类似本篇的内容,在内经中不乏其它。例如《素问·诊要经终论》所说的刺分四时,逆则为害;《灵枢·九针论》所说的天忌日,对身体所应部位不可灸刺破痈;《灵枢·阴阳系日月》云:"正月三月,人气在左,无刺左足之阳。四月五月六月,人气在右,无刺右足之阳……"凡此种种,虽说不一,但基本精神是一致的,是可以相互参合的。旨在说明人与自然是息息相通的,人体内脏腑经络之气血盛衰盈亏,生长收藏,表里出入随时间的推移必有相应的变化,因此,在一定的时日内,人体脏腑主气不同,所以针刺应当考虑禁忌之日。

二、五夺

夺,被劫夺之意。"五夺"即形肉已夺、大夺血后、大汗出后、大泻之后、新产及大出血后。五夺的病机如《素问·通评虚实论》:"精气夺则虚"的虚症,精气血津液被夺,正气虚极,当补不当泻,故"皆不可泻"。目的是提醒医生注意,在运用针刺疗法时,切勿犯虚虚之弊。

【临床应用】

一、关于脱简的讨论

本文以五禁名篇,除重点论述五禁外,对五夺、五逆及针刺九宜,也做了讨论,五过为脱漏。关于五过,《内经》两种解释是五种诊治疾病的失误和五种补泻过度的误刺法。《素问·疏五过论》的"五过"指诊治疾病的五种过错,可参之。《灵枢

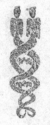

·五禁》中的"五过"根据原文"余闻刺之五过"可知,是指五种补泻过度的误刺法。张介宾:"补之太过,资其邪气;泻之太过,竭其正气,是五过也。"张志聪释为:"如补泻过度,是为五过。"

二、指导意义

本文指导意义可归纳三个方面:一是本篇提到的五禁,指的是干支日自乘禁刺人体所应的某些部位与穴位,说明人与自然界是息息相通的,在天人相应的思想指导下,针刺法中的"子午流注"就应运产生了。深入地探讨五禁的机理,将有助于人们对机体受时间影响而发生节律性变化的认识。由此,可见《内经》中包括十分丰富的"时间生物学"的内容,这也是祖国医学对现代科学自然科学的重要启示,也是现代"时间生物学"的雏形。二是本文中提出的"五夺",指出了在精血津液过度被劫夺时不可再用泻法,以免造成使虚者更虚的严重后果,这对张仲景在《伤寒论》中提出:"亡血家不可汗","衄家不可汗"和"疮家不可汗"的告诫有一定的启迪作用。三是本文中提到的"五逆"是脉症相逆的危重症。故临症时,必须辨明脉症的真假以决定取舍,或舍脉从症或舍症从脉,至今仍对临床诊断具有现实的指导意义。

动输第六十二

【要点解析】

一、说明手太阴、足阳明、足少阴三条经脉独动不休的生理功能,特别指出胃为五脏六腑之海,为经脉搏动的基本物质的根本来源。

二、指出四末是阴阳经脉相会联络之处,四街是营卫之气循行必经之路,同时指出四街具有"络绝则径通"的代偿功能。

【内经原典】

黄帝曰:经脉十二,而手太阴、足少阴、阳明独动不休,何也?岐伯曰:是阳明胃脉也[①]。胃为五藏六府之海,其清气上注于肺,肺气从太阴而行之,其行也,以息往来[②],故人一呼脉再动,一吸脉亦再动,呼吸不已,故动而不止。黄帝曰:气之过于寸口也,上十焉息,下八焉伏[③]?何道从还?不知其极。岐伯曰:气之离藏也,卒然如弓弩之发,如水之下岸,上于鱼以反衰,其余气衰散以逆上,故其行微。

黄帝曰:足之阳明何因而动?岐伯曰:胃气上注于肺,其悍气[④]上冲头者,循咽,上走空窍,循眼系,入络脑,出顑,下客主人,循牙车,合阳明,并下人迎,此胃气别走于阳明者也。故阴阳上下,其动也若一。故阳病而阳脉小者为逆,阴病而阴脉大者为逆。故阴阳俱静俱动,若引绳相倾者病。

黄帝曰:足少阴何因而动?岐伯曰:冲脉者,十二经之海也,与少阴之大络,起于肾,下出于气街,循阴股内廉,邪⑤入腘中,循胻骨内廉,并少阴之经,下入内踝之后,入足下;其别者,邪入踝,出属跗上,入大指之间,注诸络,以温足胫,此脉之常动者也。

黄帝曰:营卫之行也,上下相贯,如环之无端,今有其卒然遇邪气,及逢大寒,手足懈惰,其脉阴阳之道,相输之会,行相失也,气何由还?岐伯曰:夫四末阴阳之会者,此气之大络也。四街者,气之径路也。故络绝则径通,四末解则气从合,相输如环。黄帝曰:善。此所谓如环无端,莫知其纪,终而复始,此之谓也。

【难点注释】

①是阳明胃脉也:《太素》卷第一、《甲乙经》卷九均作"足阳明胃脉也"。

②以息往来:息,一呼一吸谓之息。以息往来,指肺气的运行是依照呼吸而往来的。

③上十焉息,下八焉伏:各家注释不一,以张景岳的注解较为恰当:"上十焉息,言脉之进也其气盛,何所来而生也;下八焉伏,言脉之退也其气衰,何所去而伏也。"

④悍气:指水谷之精微中急疾滑利的部分。

⑤邪:通"斜"。

【白话精译】

黄帝说:十二经脉之中,为什么手太阴肺经、足少阴肾经、足阳明胃经三经的经脉搏动不止呢?岐伯说:这就是胃气与脉搏跳动的关系。因为胃是五脏六腑的营养来源,胃中水谷精微所化生的清气,上行注入于肺,肺气从手太阴肺经开始,而循行于十二经脉,肺气的运行,是随着人的呼吸而往来的,故人一呼脉跳动两次,一吸脉亦跳动两次,呼吸不停,所以脉搏的跳动也不停止。

黄帝说:脉气通过寸口,当脉来时其气较甚,脉去时,其气较衰,其盛衰的原理,不知道是怎样的?岐伯说:脉气从内脏输注外至经脉时,像箭突然离弦一样的迅速,如水冲决堤岸一样的迅猛,所以,开始时脉气是强盛的,当脉气上达鱼际后,就呈现由盛而衰的现象,但其衰散之力犹逆而上行,这种运行的脉气就微弱了。

黄帝说:足阳明胃脉是什么原因促使它搏动的?岐伯说:这是因为胃气上注于肺,其上冲于头的慓悍之气,则循咽喉而上走于孔窍,循眼系,入络脑,从脑出于颛部,向下会于足少阳胆经的客主人穴(上关穴),沿颊车,合于足阳明本经,并向下行于结喉两旁的人迎穴,这就是胃气别走而又合于阳明的过程。由于手太阴寸口脉和足阳明人迎脉的经气是互相贯通的,所以它的搏动是一致的。阳病时阳脉宜大,若阳病而阳脉反小者为逆;阴病时阴脉宜小,若阴病而阴脉大者为逆。所以在正常情况下,寸口和人迎脉应当协调,静则俱静,动则俱动,象牵引绳索一样的均匀,如果上下之脉若引绳不匀而一方偏盛,就是病态。

黄帝说:足少阴肾脉是什么原因促使它搏动的?岐伯说:冲脉,为十二经之海,它和足少阴之络,同起源于肾下,出于足阳明胃经的气街,沿大腿内侧,向下斜行入腘中,再沿胫骨内侧,与少阴经相合而下行入于足内踝的后面,入于足下;它分出一条支脉,斜入内踝,出而入于足背上,进入大趾(小趾)之间,再进入诸络脉之中,发挥温养胫部和足部的作用。这就是足少阴经脉常动不休的原理。

黄帝说:营气和卫气的运行,是上下互相贯通,如圆环一样没有终点,现在突然遇到邪气的侵袭,或遭到了严寒的刺激,外邪留居四肢,则手足懈惰无力,营卫在经脉内外运行,阴阳有度,若邪气居之,则其运行之道路及转输会合之处,都因外邪的影响而阻滞不通,运行失常,在这样的情况下,营卫之气是怎样往返循环的呢?岐伯说:四肢末梢是阴阳会合的地方,也是营卫之气通行的大道。四街是营卫之气运行的必经之路。故邪气阻塞了小的络脉后,则像四街这样的一些径路通畅,使之运行如常,当四末的邪气得以解除后,则络脉又复沟通,气又从这里输运会合,如环之无端,周而复始,运行不息。黄帝说:好!经气运行具有这种"络绝则径通"彼绝此通的代偿作用,才能如环无端莫知其纪,周而复始,就是这个道理。

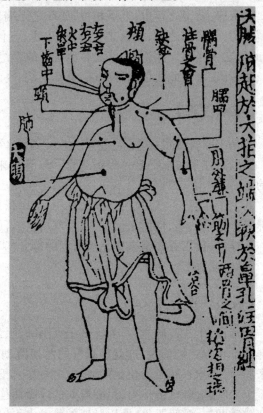

金代《子午流注针经》经脉图中的大肠脉走向图

【专家评鉴】

一、三经之脉独动不休的机理及寸口脉来盛去衰原因

(一)脉动的机理

1.三脉搏动的总机理:三脉之所以跳动不休,都是借助于胃气的作用。胃主受纳,腐熟水谷,为五脏六腑之海,气血化生之源。胃中水谷所化生的精气,由脾转输于肺,与肺吸入的自然界清气合成宗气,宗气积于胸中,贯注于心肺之脉。在宗气的作用下,脉气从手太阴开始周行于十二经脉。脉的搏动,同时又借助于肺的呼吸运动。所以说:"其行也,以息往来","呼吸不已,故动而不止。"

2.足阳明胃经人迎脉搏动的机理:足阳明胃经人迎脉的搏动,一方面是胃气上注于肺,循十二经脉依次传至足阳明胃经。另一方面,胃中的慓悍之气通过另一径路,上达头部,再由头部循经下行至人迎穴,此即"胃气别走于阳明"。由于这两个方面的因素,促使了人迎脉动而不休。张介宾说:"胃气上注于肺,而其悍气之上头者,循咽喉上行,从眼系入络脑,出颅。下会于足少阳之客主人,以及牙车,乃合于阳明之本经,并下人迎之动脉,此为胃气之所发,而外为阳明之动也。"

3.足少阴肾经太溪脉搏动的机理:足少阴肾经太溪脉的搏动,与冲脉有关。冲脉上至头,下至足,贯串全身,成为气血的要冲,能调节十二经气血,故有"十二经之海"之称。冲脉下行的支脉,和足少阴肾经的大络同起于肾下,向下从气街部浅出体表,循阴股内侧下行,与肾经并行,注于诸络,以温养足胫部。所以,足少阴经脉直接受到冲脉的冲动,使足踝部的太溪脉搏动不休。

(二)寸口脉来盛去衰的原因

"气之过于寸口也,上十焉息,下八焉伏。"即指出了脉气过于寸口时,有来盛去衰的区别。这是因为脉气刚离脏时,其气聚集,力量较大。当脉气到达鱼际时,其气已衰减,但仍可借脉气上行,故力量较弱。由此出现了寸口脉来盛去衰的现象。

(三)人迎与寸口相应

人迎脉在上,主阳经病而为阳,寸口脉在下,主阴经病而为阴。二者虽部位有上下之别,但二脉皆与胃气有关。因此,人迎与寸口"俱动俱静","其动也若一"。也就是说它们之间是平衡协调的。如果人迎与寸口不相平衡协调,任何一方出现偏盛偏衰,即"相倾",就发生疾病。人迎属胃腑为阳,以候阳气,故阳脉病应脉大;寸口属肺脏为阴,以候阴气,故阴脉病应脉小,皆为顺,预后较好。若"阳病而阳脉小","阴病而阴脉大"皆为逆,预后较差。

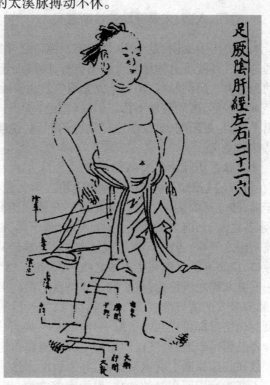

明抄本《普济方》中的足厥阴肝经左右二十二穴图

二、营卫运行和四街的作用

关于营卫的具体运行起止处、运行部位以及运行时间等问题,在《灵枢》的《营气》《五十营》《营卫生会》《卫气》《卫气行》等篇都做了详细的讨论。本篇则主要从营卫运行及营卫交会上做了总体的论述。即"营卫之行也,上下相贯,如环之无端"。营卫交会的部位主要在四肢。如"夫四末阴阳之会者,此气之大络也"。如

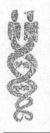

果感受邪气之后，使"其脉阴阳之道，相输之会，行相失"时，为什么营卫运行仍然能畅通无阻？这是因为营卫还可以通过四街，即头、胸、腹、胫四部的气街进行交会，四街又是"气之径路"。此所谓"络绝则径通"。当四肢络脉畅通后，气复会于四肢，使营卫又恢复到原来"相输如环"的正常状态。由此可见，营卫能"如环无端，莫知其纪，终而复始"的运行，与四街这一气的径路的补充作用是分不开的。此即四街的作用。

【临床应用】

一、寸口、人迎、太溪脉动的诊断意义

本文提出手太阴、足少阴、足阳明三部位之寸口、人迎、太溪处动脉跳动不休的原理是脉气环流不息的缘故。脉不自行，随气而至，脉搏的跳动是以脏气和脉气的鼓动为动力。所谓脉气，实际上就是胃气。由于手太阴肺经、足阳明胃经和足少阴肾经秉气较盛，因而独动不休。但据《难经》所说："十二经皆有动脉"，本文则唯独提出手太阴、足阳明、足少阴三经动脉的问题，说明其三经动脉在中医诊断学上具有特殊的意义。

寸口脉在切脉中占有特殊地位。寸口为手太阴肺经所过之处。其搏动的原理，在《内经》《难经》中皆有明确的论述。本文说："胃为五藏六府之海，其清气上注于肺，肺气从太阴而行之。"《素问·五藏别论》说："气口何以独为五藏主？胃者，水谷之海，六府之大源也，五味入口，藏于胃，以养五藏气，气口亦太阴也，是以五藏六腑之气味，皆出于胃，变见于气口。"《难经》明确提出："十二经皆有动脉，独取寸口，以决五脏六腑死生吉凶之法，何为也？然寸口者，脉之大会，手太阴之脉动……五脏六腑之所终始，故法取于寸口也。"由此可见，胃中水谷之清气由脾转输于肺，和肺吸入的清气合成宗气，肺朝百脉，宗气行于脉中，推动血行。全身脏腑气血盛衰变化情况都可以在寸口脉上体现出来，换言之，通过切按寸口脉，即可以察知全身各脏腑组织器官、气血阴阳的生理功能和病理变化，亦可推知疾病的转归和预后。故在临床诊断上有重要价值，并为后世诊脉"独取寸口"奠定了理论基础。

人迎为足阳明胃经的动脉，胃为水谷之海，胃气上注于肺又经人迎，到达足阳明胃经。人迎位于喉咙两旁，故肺气亦通达其间。所以，全身脏腑经脉气血的盛衰情况都可以从人迎脉上反映出来。如《灵枢·营气》说："营气之道，内谷为宝。谷入于胃，乃传之肺，流溢于中，布散于外，精专者行于经隧，常营无已。"故人迎也是古代诊脉常用的部位。

寸口、人迎分别为阴经之脉和阳经之脉，而阴主里，阳主表。故诊察寸口、人迎二者的相应变化可以候病位之表里与阴阳之协调状况，如《灵枢·四时气》说："气口候阴，人迎候阳。"说明二者各有侧重。因此，诊察二脉本身变化以及二脉与四时是否相应，两者进行比较，根据其盛衰状况，即可了解体内阴阳的变化及病位之表里。如《灵枢·禁服》说："寸口主中，人迎主外，两者相应，俱往俱来，若引绳大小齐等。春夏人迎微大，秋冬寸口微大，如是者，名曰平人。"寸口、人迎二脉虽然部位

不同,但全身经脉相连,其本身即为一个有机整机,二者有相应的比例,如本文说:"故阴阳上下,其动也若一。"如果二者比例失调,即出现疾病状态,如本文说:"故阴阳俱静俱动,若引绳相倾者病。"寸口、人迎两者相比,脉搏有大小盛衰之不协调时即要产生病变。若人迎脉独盛,则病多在三阳之腑;寸口脉独盛,则病多在三阴之脏。此乃太阴行气于三阴,阳明行气于三阳之故。因此,杨上善说:"诊病之要,必须上察人迎,下诊寸口,适为脉候。"

足踝动脉即太溪处,也是切脉中具有重要意义的部位。其具体部位除了足少阴太溪脉以外。一般多用足背动脉趺阳脉。现代医学中闭塞性脉管炎切按趺阳脉具有特殊意义。在病情危急时,借以测知正气的存亡和病情之逆顺。所以杨上善说:"凡治病者,必察其上下,适其脉候。"此处,"察其上下",应包括在下的足踝动脉。

切按寸口、人迎、足踝动脉,是中医诊断学中的重要内容,是诊察疾病的重要手段。如是,通过多种途径和手段,才能获得更全面、更详细与疾病有关的资料,才能有利于疾病的诊断和治疗。随着历史的发展,其中的寸口诊脉法的应用一直延续至今,而人迎、太溪的诊法在临床上已较少应用,但仍不失其诊断价值,只有掌握更多的诊断方法,才能有利于提高治疗效果。

二、关于脉搏次数与呼吸次数的比例问题

本篇原文讲到"其行也,以息往来,故人一呼脉再动,一吸脉亦再动,呼吸不已,故动而不止"。脉气的运行,随着呼吸运动往来。一呼一吸称为一息。再动,指脉搏动两次。即随着一个呼吸运动,脉跳动四次。呼吸次数与脉搏跳动次数的比例为 1:4。如每分钟呼吸次数按 16 次计算,则每分钟脉跳次数为 64 次。这个数字比一般人平均 72 次稍少一些。但仍有重要参考价值。说明古人已认识到脉跳与呼吸之间有密切的关系,这是非常可贵的。

五味论第六十三

【要点解析】

一、首先提出五味偏嗜影响五脏、组织等所产生的病变。
二、其次阐明五味偏嗜所发生的病理。

【内经原典】

黄帝问于少俞曰:五味入于口也,各有所走,各有所病。酸走筋,多食之,令人癃;咸走血,多食之,令人渴;辛走气,多食之,令人洞心①;苦走骨②,多食之,令人变呕;甘走肉,多食之,令人悗心。余知其然也,不知其何由,愿闻其故。少俞答曰:酸

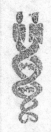

入于胃,其气涩以收,上之两焦③,弗能出入也,不出即留于胃中,胃中和温,则下注膀胱,膀胱之脆薄以懦,得酸则缩绻,约而不通,水道不行,故癃。阴者,积筋之所终也,故酸入而走筋矣。黄帝曰:咸走血,多食之,令人渴,何也?少俞曰:咸入于胃,其气上走中焦,注于脉,则血气走之,血与咸相得则凝,凝则胃中汁注之,注之则胃中竭,竭则咽路焦,故舌本干而善渴。血脉者,中焦之道也,故咸入而走血矣。黄帝曰:辛走气,多食之,令人洞心,何也?少俞曰:辛入于胃,其气走于上焦,上焦者,受气而营诸阳者也,姜韭之气熏之,营卫之气不时受之。久留心下,故洞心。辛与气俱行,故辛入而与汗俱出。黄帝曰:苦走骨,多食之,令人变呕,何也?少俞曰:苦入于胃,五谷之气,皆不能胜苦,苦入下脘,三焦之道皆闭而不通,故变呕。齿者,骨之所终也④,故苦入而走骨,故入而复出,知其走骨也。黄帝曰:甘走肉,多食之,令人悗心,何也?少俞曰:甘入于胃,其气弱小⑤,不能上至于上焦,而与谷留于胃中者,令人柔润也,胃柔则缓,缓则蛊动,蛊动则令人悗心。其气外通于肉,故甘走肉。

【难点注释】

①洞心:病人有心中空虚不实之感。
②苦走骨:苦味属火入心。此处走骨,是因苦味性坚而沉,故走骨。
③焦:干燥。
④骨之所终:当"骨之余"讲。
⑤其气弱小:指甘味其性柔缓弱小。

【白话精译】

黄帝问少俞道:饮食五味进入口中后,各有所喜欢归入的脏腑经络,也各有其病的发生。酸味走筋,过食酸味,就会导致小便不通;咸味走血,过食咸味,会使人口渴;辛味走气,过食辛味,会使人心中空虚;苦味走骨,过食苦味,会使人呕吐;甘味走肉,过食甘味,会使人心中烦闷。我只知道这些情况,但不知道其中的道理,请讲解一下。少俞回答说:味酸的食物进入胃后,酸性收涩,只能行于上、中二焦,而随气化的出入较困难,便就留滞在胃中,胃中调和,功能正常,就使酸味下注于膀胱,膀胱的皮薄而且濡软,遇酸后则卷曲收缩,使膀胱口受阻不通,影响尿液的通行,所以小便不通。前阴是诸筋聚集的地方,所以说酸入于胃而走筋。

黄帝说:咸味走血,多食咸味的东西,会使人口渴,为什么?少俞说:将咸味的东西摄入胃后,咸味之气上走中焦,输注到血脉,与血相合,随血行走,血与咸味相合,则使血液浓稠,血液浓稠则胃中的水液注入血脉之中。如胃中水液不足,则不能上滋咽部,而使咽部焦干,舌根也干燥,所以就口渴。血脉是中焦精微输送到周身的道路,血也出于中焦,所以说咸味入于胃后,出于中焦而走血分。

黄帝说:辛味走气,过食辛味的东西,会使人心中空虚,为什么?少俞说:辛的东西摄入胃后,辛味之气走上焦,上焦禀受中焦的精微之气,营气散布于肌表腠理,如果姜、韭的辛味常熏蒸于上焦,营卫之气时常受到它的影响,久留在胃中,就会使人感到心中空虚。辛味与卫气相伴而行,所以说辛味入胃后能走表、开发毛窍而与汗一同外出。

黄帝说:苦味走骨,过食苦味的东西,会使人作呕,这是为什么? 少俞说:将苦味的东西摄入胃,五谷的气味皆不能盛过苦味,苦味之气行入下脘,三焦的通道都受到影响闭而不通,以致水谷不得散布,胃的功能失常,所以令人作呕。齿为骨之余,苦味的东西从齿门进入,而又从齿门吐出,所以知道苦味走骨。

黄帝说:甘味走肌肉,过食甘味,会使人烦闷,为什么? 少俞说:甘味的东西摄入胃后,气味非常柔弱微小,不能上行到上焦,与水谷共同留积在胃中。甘味使胃柔润,胃柔润则气行缓慢,以致虫扰动不安,虫扰动不安就会使人烦闷。甘入脾,脾主肌肉,甘味之气外通于肌肉,所以说甘走肉。

【专家评鉴】

一、五味入口,各有所走

饮食五味进入人体,由于"嗜欲不同,各有所通,"故酸入肝而走筋;咸入肾而走血;辛入肺而走气;苦入心而走骨;甘入脾而走肉。如《素问·宣明五气》云:"酸入肝,辛入肺,苦入心,咸入肾,甘入脾。"并提出五味入口,虽各有所归,但并非只走某脏,而不入它脏,只不过是"先走"与"所喜"罢了。正如张介宾所说:"五脏嗜欲不同,各有所喜,故五味之走,亦各有先,然有所先,必有所后,而生克佐使,五脏皆有相涉矣。"本篇"苦走骨"与"咸走血"也可以看出苦味不但入心也走肾,咸味不但入肾也走心,由于五脏生理特性不同,对饮食五味亦有特殊的杂合性与选择性。与《素问·六节藏象论》所云:"五味之美,不可胜极,嗜欲不同,各有所通"是一脉相承的。

二、五味偏嗜,各有所病

由于饮食习惯不良,长期喜食某种饮食物,必然会导致某味偏盛,从而使之相应内脏功能失于偏颇,破坏了五脏的平衡协调,疾病由此而发生。如《素问·至真要大论》云:"久而增气,物化之常也;气增而久,夭之由也。"本文归纳为:多食酸,令人癃;多食咸,令人渴;多食辛,令人洞心;多食苦,令人变呕;多食甘,令人悗心。

三、五味所伤所致病症的病机

过食酸味 { 酸性收涩 { 胃气郁而生热 / 下注影响膀胱 } —故癃闭
酸伤肝
而走筋—前阴为宗筋之所聚—故伤肝及宗筋

过食咸味 { 咸入血分 / 津血同源 } { 血液凝涩 / 津枯血燥 } —故口渴

过食苦味 { 苦伤胃气—胃失和降—故上逆作呕
苦先走骨—齿为骨之余—故出入于齿

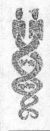

过食甘味 { 使胃气柔和弛缓 —— 上扰心中——故心中烦闷 } 肠中虫子发动

过食辛味 { 积于胃中——辛散温通——故洞心（胃中空虚感） } 布于上焦——腠理开发——故汗出

【临床应用】

关于"五味入口，各有所走"的意义：

人体赖以生存的各种营养物质其主要来源是饮食水谷，而各种营养物质皆有五味之属，"五味"在《内经》中多次提及，有时指水谷，如《素问·五藏别论》云："五味入口，藏于胃以养五藏气。"有的指饮食水谷化生的营养成分。如《素问·灵兰秘典论》："脾胃者，仓廪之官，五味出焉。"本篇的五味指辛甘酸苦咸五味。这三个概念从内涵上是密切联系的。水谷化生的营养物质由于五味之偏，进入人体后各有"所走"和"所入"。如《素问·宣明五气》："酸入肝，辛入肺，苦入心，咸入肾，甘入脾。"及本篇："谷味酸，先走肝；谷味苦，先走心；谷味甘，先走脾；谷味辛，先走肺；谷味咸，先走肾。"因药食同源，凡药皆有五味之属，"嗜欲不同，各有所通。"故药食五味对五脏具有特殊的亲和性和选择性，由于脏腑各与其相应的经络相通，有的药物能起到向导的作用，将其他药物领到特定的脏腑和经络而发挥其功能，故"五味入口，各有所走"为脏腑用药，"药物归经"及"引经报使"的理论奠定了重要的基础。正如《内经》特别强调"气味合之服之，补益精气"是有科学道理的。若饮食五味偏嗜，长期偏食嗜食或者不食、少食某些饮食物，必然会使某些内脏的机能偏盛偏衰而导致疾病的发生。如《素问·生气通天论》云："阴之五宫，伤在五味"和《素问·至真要大论》云："气增而久，夭之由也"讲的都是这个道理。如多食肥甘厚味，则易生痰化热，发生眩晕、胸痹、痈疽等病症。若不食少食某些饮食物，由于五味的偏颇，体内因缺乏某些营养物质而生病，如脚气病，瘿瘤、夜盲等病症。因此，饮食宜忌，五味调和在养生防病中具有重要的现实意义。

阴阳二十五人第六十四

【要点解析】

一、首先以阴阳五行说为基础，用"同中求异"的方法，从五音太少、阴阳属性、体态和生理特征划分出阴阳二十五种类型的人。

二、其次叙述了因气血盛衰出现在上部或下部的生理特征，以便从这些特征，去测候气血盛衰和脏腑内在变化。

三、最后分析了对于不同类型之人的针刺原则和取穴标准，操作手法等。

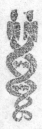

【内经原典】

黄帝曰：余闻阴阳之人何如？伯高曰：天地之间，六合之内，不离于五，人亦应之。故五五二十五人之政，而阴阳之人不与焉。其态又不合于众者五，余已知之矣。愿闻二十五人之形，血气之所生，别而以候，从外知内何如？岐伯曰：悉乎哉问也，此先师之秘也，虽伯高犹不能明之也。黄帝避席遵循而却曰：余闻之，得其人弗教，是谓重失，得而泄之，天将厌之。余愿得而明之，金匮藏之，不敢扬之。岐伯曰：先立五形金木水火土，别其五色，异其五形之人，而二十五人具矣。黄帝曰：愿卒闻之。岐伯曰：慎之慎之，臣请言之。

木形之人，比①于上角，似于苍帝。其为人苍色，小头，长面，大肩背，直身，小手足，好有才，劳心，少力，多忧劳于事。能春夏不能秋冬，感而病生，足厥阴佗佗然②。太角之人，比于左足少阳，少阳之

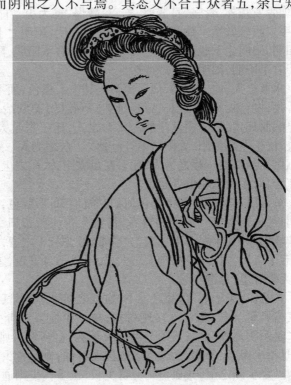

眉清秀而美的，是足太阳经脉的气血充足的，是气血均少；人体肌肉丰满而润泽的，是血气有余；肥胖而无润泽的，是气有余，血不足；瘦而不润泽的，是气血均不足

下遗遗然③。左角（一曰少角）之人，比于右足少阳，少阳之下随随然。钛角（一曰右角）之人，比于右足少阳，少阳之上推推然。判角之人，比于左足少阳，少阳之下栝栝然。

火形之人，比于上徵，似于赤帝。其为人赤色，广䏚④，锐面⑤小头，好肩背髀腹，小手足，行安地，疾心，行摇，肩背肉满，有气轻财，少信，多虑，见事明，好颜，急心，不寿暴死。能春夏不能秋冬，秋冬感而死生，手少阴核核然。右徵之人，比于右手太阳，太阳之上鲛鲛然。质徵之人（一曰质之人，一曰太徵），比于左手太阳，太阳之上肌肌然。少徵之人，比于右手太阳，太阳之上鲛鲛然（一曰熊熊然）。质判（一曰质微）之人，比于左手太阳，太阳之下支支颐颐然。

土形之人，比于上宫，似于上古黄帝。其为人黄色，圆面，大头，美肩背，大腹，美股胫，小手足，多肉，上下相称，行安地，举足浮，安心，好利人，不喜权势，善附人也。能秋冬不能春夏，春夏感而病生，足太阴敦敦然。太宫之人，比于左足阳明，阳

明之下坎坎然。加宫之人（一曰众之人），比于左足阳明，阳明之下坎坎然。少宫之人，比于右足阳明，阳明之上枢枢然。左宫之人（一曰众之人，一曰阳明之上），比于右足阳明，阳明之下兀兀然。

金形之人，比于上商，似于白帝。其为人方面，白色，小头，小肩背，小腹，小手足，如骨发踵外，骨轻，身清廉，急心，静悍，善为吏。能秋冬不能春夏，春夏感而病生，手太阴敦敦然。钛商之人，比于左手阳明，阳明之上廉廉然。右商之人，比于左手阳明，阳明之下脱脱然。左商之人，比于右手阳明，阳明之上监监然。少商之人，比于右手阳明，阳明之下严严然。

水形之人，比于上羽，似于黑帝。其中人黑色，面不平，大头，廉颐，小肩，大腹，动手足，发行摇身，下尻长，背延延然，不敬畏，善欺绐人，戮死。能秋冬不能春夏，春夏感而病生，足少阴汗汗然。太羽之人，比于右足太阳，太阳之上颊颊然。少羽之人，比于左足太阳，太阳之下纡纡然⑥。众之为人（一曰加之人），比于右足太阳，太阳之下洁洁然。桎之为人，比于左足太阳，太阳之上安安然。是故五形之人二十五变者，众人所以相欺者是也。

黄帝曰：得其形，不得其色何如？岐伯曰：形胜色，色胜形者，至其胜时年加，感则病行，失则忧矣。形色相得者，富贵大乐。黄帝曰：其形色相胜之时，年加可知乎？岐伯曰：凡年忌下上之人，大忌常加七岁，十六岁，二十五岁，三十四岁，四十三岁，五十二岁，六十一岁，皆人之大忌，不可不自安也，感则病行，失则忧矣。当此之时，无为奸事，是谓年忌。

黄帝曰：夫子之言，脉之上下，血气之候，以知形气奈何？岐伯曰：足阳明之上，血气盛则髯美长；血少气多则髯短；故气少血多则髯少；血气皆少则无髯，两吻多画。足阳明之下，血气盛则下毛美长至胸；血多气少则下毛美短至脐，行则善高举足，足指少肉，足善寒；血少气多则肉而善瘃；血气皆少则无毛，有则稀枯悴，善痿厥足痹。足少阳之上，气血盛则通髯美长；血多气少则通髯美短；血少气多则少须；血气皆少则无须，感于寒湿则善痹，骨痛爪枯也。足少阳之下，血气盛则胫毛美长，外踝肥；血多气少则胫毛美短，外踝皮坚而厚；血少气多则胫毛少，外踝皮薄而软；血气皆少则无毛，外踝瘦无肉。足太阳之上，血气盛则美眉，眉有毫毛；血多气少则恶眉，面多少理；血少气多则面多肉；血气和则美色。足太阳之下，血气盛则跟肉满，踵坚；气少血多则踵，跟空；血气皆少则喜转筋，踵下痛。手阳明之上，血气盛则髭⑦美；血少气多，则髭恶；血气皆少则无髭。手阳明之下，血气盛则腋下毛美，手鱼肉以温；气血皆少则手瘦以寒。手少阳之上，血气盛则眉美以长，耳色美；血气皆少则耳焦恶色。手少阳之下，血气盛则手卷多肉以温，血气皆少则寒以瘦；气少血多则瘦以多脉。手太阳之上，血气盛则有多须，面多肉以平；血气皆少则面瘦恶色。手太阳之下，血气盛则掌肉充满；血气皆少则掌瘦以寒。

黄帝曰：二十五人者，刺之有约乎？岐伯曰：美眉者，足太阳之脉，气血多，恶眉者，血气少；其肥而泽者，血气有余，肥而不泽者，气有余，血不足；瘦而无泽者，气血俱不足。审察其形气有余不足而调之，可以知逆顺矣。黄帝曰：刺其诸阴阳奈何？岐伯曰：按其寸口人迎，以调阴阳，切循其经络之凝涩，结而不通者，此于身皆为痛痹，甚则不行，故凝涩。凝涩者，致气以温之，血和乃止。其结络者，脉结血不和，决之乃行。故曰：气有余于上者，导而下之；气不足于上者，推而休之；其稽留不至者，因而迎之；必明于经隧，乃能持之。寒与热争者，导而行之；其宛陈血不结者，则而予之。必先明知二十五人，则血气之所在，左右上下，刺约毕也。

【难点注释】

①比：比类的意思。
②佗佗然：佗佗然，安重的意思。
③遗遗然：形容从容自得的样子。
④朒：一作"矧"，齿本，即牙根。
⑤锐面：锐，小的意思。指面部瘦小。
⑥纡纡然：弯曲之意。此指不爽快的样子。
⑦髭：生长于上口唇上的胡须。

【白话精译】

黄帝说：我听说人有阴、阳类型的不同，他们是怎样区别的呢？伯高说：天地之间，六合之内，一切事物之理，都离不开"五行"，人也是这样。所以二十五人之形，不包括阴阳之人在内，这二十五种类型的人与阴阳之人的五种形态是不同的。阴阳五态之人的情况，我已经知道了，我希望知道二十五人的形态及其血气的生成，分别进行候察，从外部表现就能测知内部的情况如何？岐伯说：你问得很详细啊！这是先师所秘而不传的，所以虽然有伯高这样高明的医生，也不能彻底明白其中的道理。黄帝离开座位后退了几步很恭敬地说：我听说，得到一个可以传授学术的人而不教给他，就是双重损失，得到了这种学术而随便泄漏，上天也要厌弃他的。我希望得到这种学术而给予阐明，把它保存在金匮里，不敢随便宣扬出去。

岐伯说：先要明确金、木、水、火、土五种类型的人，然后再根据五色的不同，区别五种形态之人，这样二十五种人的形态就清楚了。黄帝说：我希望详尽的听你讲解。岐伯说：慎重啊慎重！请让我给你说。

木形的人，属于木音中的上角，他好像东方地区的人。他们的皮肤苍色，头小，面长，肩背宽大，身直，手足小，有才智、好用心机、体力不强。多忧劳于事物，对时令的适应，可以耐受春夏，不能耐受秋冬，容易感受病邪而发生疾病，属于足厥阴肝经，其性格特征是柔美而安重。禀木气之偏的有左右上下四种类型，左之上方，在木音中属于大角一类的人，类属于左足少阳经之上，其性格特征是谦让而态度和蔼。右之下方，在木音中属于左角一类的人，类属于右足少阳经之下，其性格特征是随和而顺从。右之上方，在木音中属于钛角一类的人，类属于右足少阳经之上，其性格特征是勇于上进。左之下方，在木音中属于判角一类的人，类属于左足少阳经之下，其性格特征是正直而不阿。

火形的人，属于火音中的上徵，好像南方地区的人。他们的皮肤色赤，脊背宽广，面瘦，头小，肩背髀腹各部的发育很好，手足小，走路步履稳重，思考敏捷，走路时肩摇，背部的肌肉丰满，为人有气魄，轻财，缺少信心，多忧虑，对事物善于观察和分析，喜爱漂亮，性情躁急，不能享高寿而多暴死。这种人能耐受春夏的温暖，不能耐受秋冬的寒凉，秋冬时感受外邪，容易发生疾病，属于手少阴心经，性格特征是为人很真实。禀火气之偏的有上下左右四种类型:左之上方,在火音中属于质徵一类的人,类属于左手太阳之上,其性格特征是见识肤浅。右之下方,在火音中属于少徵一类的人,类属于右手太阳经之下。其性格特征是多疑。右之上方,在火音中属于右徵一类的人,类属于右手太阳之上,其性格的特征是勇于上进不甘落后。左之下方,在火音中属于质判一类的人,类属于左手太阳之下,其性格的特征是乐观愉快,怡然自得而无忧愁烦恼。

土形的人,属于土音中的上宫,好像中央地带的人。他们的皮肤呈黄色,面圆,头大,肩背丰满健美,腹大,下肢从大腿到足胫部都很健壮,手足小,肌肉丰满,全身上下各部都很匀称,步履稳重,人很安静,好帮

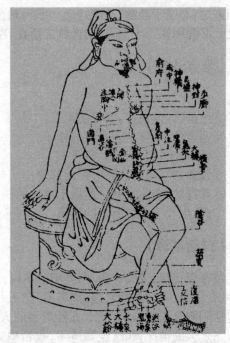

《十四经发挥》图中的足少阴肾经之图

助别人,不争逐权势,善于团结人。这种人对时令的适应,能耐受秋冬寒冷,不能耐受春夏温热,春夏感受了外邪就容易生病,属于足太阴脾经,性格特征是诚恳而忠厚。禀土气之偏的有左右上下四种类型:左之上方,在土音中属于大宫一类的人,类属于左足阳明经之上,其性格特征是和平而柔顺。左之下方,在土音中属于加宫一类的人,类属于左足阳明经之下,其性格特征是时常神情喜悦。右之上方,在土音中属于少宫一类的人,类属于右足阳明经之上,其性格特征是比较圆滑婉转。右之下方,在土音中属于左宫一类的人,类属于右足阳明之下,其性格特征是具有坚韧执着、不怕困难的精神。

金形的人,属于金音中的上商,好像西方地区的人,他们的体型是面方,皮肤白色,小头,小肩背,小腹,小手足,足跟坚壮,其骨如生在足踵的外面一样,行动轻快,禀性廉洁,性急,能动能静,动之则猛悍异常,明于吏治,有决断之才。对时令的适应,能耐受秋冬的寒冷,不能耐受春夏的温热,感了春夏的邪气易于患病,属于手太阴肺经,性格特征是坚不可屈。禀金气之偏的有上下左右四种类型:左之上方,在金音中属于钛商一类的人,类属于左手阳明经之上,其性格特征是廉洁自守。左之下方,在金音中属于右商一类的人,类属于左手阳明经之下,其性格特征是潇洒而美好。右之上方,在金音中属于大商一类的人,类属于右手阳明经之上,其性格特征是善于明察是非。右之下方,在金音中属于少商一类的人,类属于右手阳明经之下,其性格特征是威严而庄重。

水形的人,属于水音中的上羽,好像北方地区的人。他们的皮肤黑色,面多皱纹、大头,广颐,两肩小,腹部大,手足喜动,行路时摇摆身体,尻骨较长,脊背亦长,对人的态度既不恭敬又无畏惧。善于欺诈,常有杀戮致死。对时令的适应,能耐受

秋冬的寒冷,不能耐受春夏的温热,春夏感受外邪容易发生疾病,属于足少阴肾经,性格特征是做事不着边际。禀水气之偏的有左右上下四种类型:右之上方,在水音中属于大羽一类的人,类属于右足太阳经之上,其性格特征是神情洋洋自得。左之下方,在水音中属于少羽一类的人,类属于左足太阳经之下,其性格特征是性情不直爽。右之下方,在水音中属于众羽一类的人,类属于右足太阳经之下,其性格特征是很文静,如水之清澈。左之上方,在水音中属于桎羽一类的人,类属于左足太阳之上,其性格特征是心境安定,有高尚的品德。

以上金、木、水、火、土五种形态的人,因各有其不同特征,故又分为二十五种类型。由于类型变化多,所以一般人易于混淆而辨别不清。

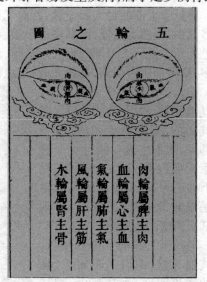

《医宗金鉴·眼科心法》中的五轮图

黄帝说:人体已经具备了五行的体形,但并不显现出每一类型应出现的肤色,又将怎样呢?岐伯曰:根据五行生克制化,体形的五行属性克制肤色的五行属性。或肤色的五行属性克制形体的五行属性,有这种形色相克的现象出现,再逢有年忌相加,若感受了病邪就要生病,若有失治、误治,或自己疏忽不重视,难免有性命之忧。如果形色相称,则气质调和,是康泰的表现。黄帝问:在他们形色相克制之时,年忌能够知道吗?岐伯说:年忌于以上二十五种之人,其年忌的计算方法是,七岁是大忌之年,在此基础上递加九年,则十六岁、二十五岁、三十四岁、四十三岁、五十二岁、六十一岁,这些年龄,都是大忌之年,必须注意精神和身体的调护,否则容易感受病邪而发生疾病,既病之后又加之有所疏失,就有性命之忧了。所以,在这些年龄时,要谨慎调护,预防疾病的发生,更不要做不正当的奸邪之事,以免损伤精神和身体。以上讲的就是年忌。

黄帝说:你曾说过,手足三阳经脉循行于人体的上部和下部,根据其气血的多少,来候知体表的情况,是怎样的呢?岐伯说:循行于上部的足阳明经脉,若血气充足,则两颊的胡须美而长;血少气多的,胡须就短;气少血多的,胡须稀少;血气皆少的,则两颊完全无胡须,而口角两旁的纹理很多。循行于下的足阳明经脉,若气血充足,阴毛美而长,可上至胸部;血多气少,则阴毛虽美而短,可至脐部,走路时善高举足,足趾的肌肉少,足部常觉寒冷;血少气多的,则易生冻疮;血气皆不足,则无阴毛,即便有亦甚稀少,枯槁憔悴,并且易患痿、厥、痹等病。

循行于上部的足少阳经脉,若气血充盛,则生于两颊连鬓的胡须美而长;若血多气少,则连鬓的胡须虽美好而短;血少气多则胡须少;血气皆少则不生胡须,感受了寒湿之邪,则易患痹证、骨痛、爪甲干枯等证。循行于下部的足少阳经脉,若血气充盛,则腿胫部的毛美而长,外踝附近的肌肉丰满;若血多气少则腿胫部的毛虽美而短,外踝处皮坚而厚;若血少气多,则腿胫部的毛少,外踝处皮薄而软;血气都少则不生毛,外踝处瘦而没有肌肉。

循行于上部的足太阳经脉,若血气充足,则眉毛既清秀而长,眉中并出现毫毛;血多气少,则眉毛枯悴,面部多细小皱纹;血少气多,则面部肌肉丰满;气血调和,则面色秀丽。循行于下部的足太阳经脉,若气血充盛,则足跟部肌肉丰满,坚实;气少血多,则跟部肌肉瘦削,甚者无肉;气血都少的,易发生转筋、足跟痛等证。

循行于上部的手阳明经脉,若气血充盛,则髭清秀华美;血少气多的,则髭粗疏无华;血与气都少,则不生髭。循行于下部的手阳明经脉,若气血充盛,则腋下的毛秀美,手鱼部的肌肉经常是温暖的;若气血皆不足,则手部肌肉瘦削而寒凉。

循行于上部的手少阳经脉,若气血充盛,则眉毛美而长,耳部的气象明润;血气都少,则耳部焦枯无光泽。循行于下部的手少阳经脉,若气血充盛,则手部的肌肉丰满,且常觉温暖;气血都不足的,则手部肌肉消瘦且寒凉;气少血多,则手部肌肉消瘦,而络脉多显而易见。

循行于上部的手太阳经脉,若血气充盛,则须多而美,面部丰满;血气都少,则面部消瘦而

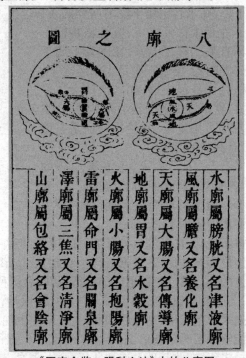

《医宗金鉴·眼科心法》中的八廓图

无华。循行于下部的手太阳经脉,若气血充盛,则掌肉丰满;气血都少,则掌部肌肉消瘦而寒凉。

黄帝说:这二十五种不同类型的人,在针刺治疗时,有一定的准则吗? 岐伯说:眉清秀而美的,是足太阳经脉的气血充足;眉毛粗疏不好的,是气血均少;人体肌肉丰满而润泽的,是血气有余;肥胖而无润泽的,是气有余,血不足;瘦而不润泽的,是气血均不足。根据其形体外在表现和体内气血的有余与不足,就可以知道疾病的虚与实,病势的顺与逆,这样就可给予恰当的调治,不致贻误病机。

黄帝说:怎样去针刺治疗三阴三阳经所出现的病变呢? 岐伯说:诊其人迎、寸口脉,以审察其阴阳盛衰变化,再循按其经络所行之处,察其有无气血凝滞阻塞不通的现象,若发现有闭阻不通的,都会出现痛痹之病,严重的气血不能通行,故出现气血凝结涩滞的现象。气血出现了凝涩,应当用针以温通气机,俟其气血通调后停止治疗。若有小的络脉出现气血的结聚,而血运不通的,可刺出瘀血,开通脉络,则气血就可正常运行了。所以说:凡是上部病气有余的,应该采取上病下取的针法,以引导病气下行;凡上部正气不足的,用推而扬之的针法,催其气以上行。其气迟迟不至的,或气至迟滞而中途滞留的,当于其迟留之处用针迎刺之,以接引其气使

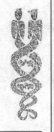

继续运行至病所。必须明了经脉的循行,才能正确采用各种不同的针刺法。如有寒热交争的现象,根据其阴阳偏盛的不同情况,引导其气血运行而达到阴阳平衡;有脉中虽有郁滞而血尚未瘀结的,根据不同情况予以不同治疗。必须先了解二十五种人外部的不同特征,以及内部气血的盛衰、通滞等具体情况,这样左右上下各方面的变化都很清楚了。针刺的各种标准及原则,也就完全能掌握了。

【专家评鉴】

本篇原文根据阴阳五行学说的基本理论,结合长期的生活观察,医疗实践,按照人的肤色、体形、禀性、态度及对自然界变化的适应能力等方面的特征,归纳、总结出木、火、土、金、水五种不同的体质类型,再与五色、五音相配属,故又分为二十五类。即"先立五行金木水火土,别其五色,异其五行之人,而二十五人具矣。"

一、阴阳二十五人的划分规律

古代以角、徵、宫、商、羽为五种音阶。音调在清浊高下之间者为角,次高次清者为徵,最下最浊者为宫,次下次浊者为商,最高最清者为羽。而音调的清浊高低,是根据黄钟的宫音增损长短,以成十二律,它的变化是很多的,如在角音之中,有正、偏和太、少的区别,可分为上角、太角、左角、钛角、判角,以说明五行之中,每一行也和音调的变化多端一样,可以根据禀赋不同而分为五五二十五种类型。

因各类型的人与经脉阴阳密切相关,同时每一类型(即每一行)中由于禀受本行之气有偏全之分,于是就出现了各类型的形体神情等特殊表现,在分析这些特征时,用经脉上下区别之。凡得一行之气全的人,就名"上",属于本行所属的阴经,如角音属木,上角就属于足厥阴。得一行之气偏者,还有太少四象,而属于与本行阴经相表里的阳经,并根据太少而分属上下,太皆属上,少皆属下。这是分析阴阳二十五人的一般规律。

以木形人为例,示意如下:

木形角音 { 得木行之气全者为上角,属足厥阴肝经。
得木行之气偏者分为太、少 { 太:太角,钛角,属足少阳之上。
少:左角,判角,属足少阳之下。

其余四种类型,可以依此类推,惟土形少宫例外。

二、阴阳二十五人的形体特征

这二十五种人,无论在体形、举止方面,或是在禀性、肤色、所属阴阳经脉方面,还是在对自然界的适应能力方面,都各有不同。这些特点是用五行属性加以描述的。如以自然界树木的色泽、形态、特性和荣枯变化,来描述木形之人的特征。以木色苍,巅小,体长而直,枝叶繁生,枝细分根小等特性来类比木行人的色苍,小头,长面,大肩背,直身,小手足等形体特征;又以木随用而可以成材,易动摇不能静,且性柔,春夏生长而秋冬凋落等,象征木行人好有才,劳心少力,多忧劳于事,能耐受春夏生长之气,不能耐受秋冬肃杀之令,神情表现伈伈然雍容自得之神态。这是禀木行之气较完备的人,故称为"上角",属本行所属的阴经——足厥阴。禀木气之偏者,就名之为太少而属于与木行所属阴经相表里的阳经——足少阳，并根据太少而分属上下。如木形太角之人，属于左足少阳经之上，处事遗遗然迟滞不前；木形左角之人，属于右足少阳经之下，处事随随然柔顺随和；木形钛角之人，属于右足少阳经之上，处事推推然勇于进取；木形判角之人，属于左足少阳经之下，神情表现栝栝然方正端直。其余四行与此相同，于是每一行都有五种形态差异；按照这一规律分析五形之人，便可得知二十五人的形体及形态特征。为了便于阅读比较，列表如下：

表64-1　阴阳二十五人分类表

类型	特征							
	典型分类							
	地区特点	肤色	体形特征	禀性特点	时令适应	五音	阴阳上下属行	态度
木形之人	象居住在东方地区的人们	苍	小头，长面，大肩背，直身，小手足	好有才，劳心，少力，多忧劳于事	能夏春不能秋冬，感而病生	上角	足厥阴	佗佗然
						太角	左足少阳之上	遗遗然
						钛角	右足少阳之上	推推然
						左角	右足少阳之下	随随然
						判角	左足少阳之下	栝栝然
火形之人	象居住在南方地区的人们	赤	广䏖，锐面小头，好肩背髀腹，小手足，行安地，疾心，行摇，肩背肉满	有气，轻财，少信，多虑，见事明，好颜，急心，不寿暴死	能春夏不能秋冬，秋冬感而病生	上徵	手少阴	核核然
						质徵	左手太阳之上	肌肌然
						右徵	右手太阳之上	鲛鲛然
						少徵	右手太阳之下	慆慆然
						质判	左手太阳之下	支支颐颐然
土形之人	象居住在中央地区的人们	黄	圆面，大头，美肩背，大腹，美股胫，小手足，多肉，上下相称，行安地，举足浮	安心，好利人，不喜权势，善附人也	能秋冬不能春夏，春夏感而病生	上宫	足太阴	敦敦然
						太宫	左足阳明之上	婉婉然
						少宫	右足阳明之上	枢枢然
						左宫	右足阳明之下	兀兀然
						加宫	左足阳明之下	坎坎然
金形之人	象居住在西方地区的人们	白	方面，小头，小肩背，小腹，小手足，如骨发踵外，骨轻	身清廉，急心，静悍，善为吏	能秋冬不能春夏，春夏感而病生	上商	手太阴	敦敦然
						钛商	左手阳明之上	廉廉然
						太商	右手阳明之上	监监然
						少商	右手阳明之下	严严然
						右商	左手阳明之下	脱脱然
水形之人	象居住在北方地区的人们	黑	面不平，大头，廉颐，小肩，大腹，动手足，发行摇身，下尻长，背延延然	不敬畏，善欺绐人	能秋冬不能春夏，春夏感而病生	上羽	足少阴	汗汗然
						桎羽	左足太阳之上	安安然
						太羽	右足太阳之上	颊颊然
						众羽	右足太阳之下	洁洁然
						少羽	左足太阳之下	纤纤然

【临床应用】

阴阳二十五人,是古代医家通过长期的生活观察和反复的医疗实践,运用阴阳五行学说,结合五音,采用取类比象的方法,根据五行特性和征象,把体型、禀赋、性格、习性不同的人,归纳分类为二十五种,这二十五种人,无论在形体、举止、禀性、肤色,所属阴阳经脉方面,还是对自然界的适应能力和发病特点方面,都有其明显的特异性。所以说,阴阳二十五人的划分,是祖国医学体质分类的雏形,为后世体质学说的形成奠定了基础。

一、《内经》体质学说

本篇是《内经》中讨论体质问题的一篇专论。体质,是指人体禀赋于先天,受后天多种因素影响,而在形态,生理和禀性方面所获得的个体特性。研究体质的形成、分类以及体质与疾病发生、发展、诊断、治疗的关系的理论,称为体质学说。《内经》中蕴藏着丰富的体质学说内容。寇氏在"论略《内经》体质学说"一文中从体质的形成、分类、体质与病机、体质与诊治四方等详细论述了体质学说,现摘录如下,以供参阅:

(一)体质的形成

《内经》认为,体质是在先、后天,体内、外种种因素作用及影响下形成的。

1.禀赋于先天。人体来源于父母、禀赋于先天。父母的生殖之精形成胚胎,禀受母体气血的滋养而不断发育,从而形成了人体,这种形体结构就是体质在形态方面的雏形,故《灵枢·决气》有"两神相搏,合而成形"之论。张介宾称为"形体之基",其说更为明确。说明形体始于父母,体质是从先天禀赋而来。正由于体质禀受于父母,所以父母的体质特征往往能对后代产生一定影响。一般说来,父母素体强盛,其所受多强;父母素体柔弱,其所受多弱;父母属阴寒之体,其所受可能偏于阴盛;父母属阳旺之躯,其所受可能偏于阳亢;而父母的身材高矮、大小对后代也有影响。诚如《灵枢·寿夭刚柔》所说:"人之生也,有刚有柔,有弱有强,有短有长,有阴有阳"。凡此都说明体质由先天禀赋而来。

2.影响于后天。其一,养育于水谷:《内经》认为,体质由先天禀赋而来之后。依赖于后天水谷的滋养,水谷是人体不断地生长发育的物质基础。《素问·平人气象论》说:"人以水谷为本"。水谷五味各入五脏,五脏精气充沛,又以其精气充养所合的五体:肝濡筋,肾充骨,脾主肉,心充脉,肺养皮。使筋骨劲强、皮坚肉满、血脉和调、形体健壮。故《素问·经脉别论》有"食气入胃,散精于肝,淫气于筋。食气入胃,浊气归心,淫精于脉"之论。由是观之,水谷充、气血盈、精气旺、脏气盛、体质何患不壮?! 若不注意水谷之养,则形体瘦削,体质虚弱。

其二,受制于环境。环境对体质的制约,主要反映在自然环境、社会环境两个方面。《素问·宝命全形论》:"人以天地之气生"。机体对于不同的地理、气候环境,必须做出种种调节反应,以适应客观条件,因而外界环境就会从不同方面对人体体质产生制约,由此导致一定的体质特征。从方位、地势看,东方之地,处于海边,气候温和,其民食鱼而嗜咸,形成了腠理疏松、皮肤黧黑的体质;西方之地,多山旷野,水土刚强,其民形成了肥壮体质;南方之地,气候炎热,地势低下,水土薄弱,其民形成了皮肤色赤、腠理致密的体质;北方之地,地势高旷,风寒冰冽,其民过游牧生活,形成了阳虚脏寒的体质。

人生活在社会中,社会环境也会对体质的形成和变化产生影响。由于人们所处的社会地位不同,因此情志、劳逸各不相等,物质生活也有优劣之分,从而导致了不同的体质特征。经常参加体力劳动,其体质多粗壮结实、气涩血浊;"血食之君,身体柔脆,肌肉软弱,血气慓悍滑利"。

其三,增强于锻炼:体格的锻炼,对于增强人体体质有重要作用。《素问·上古天真论》提到导引、气功等锻炼方法,如"法于阴阳,和于术数","呼吸精气,独立守神,肌肉若一,故能寿敝天地"。说明《内经》时代,人们已重视通过锻炼的方法增强体质。

由上可见,先天禀赋是体质之本,如同木之有根、水之有源,应高度重视。而后天饮食、环境、锻炼,对体质的形成有养育、制约、增强作用,更不容忽视。

(二)体质的分类

由于先天禀赋有强弱、饮食气味有厚薄、方位地势有差异、贫富贵贱苦乐各不相同,从而导致了个体差异。因此《内经》非常重视对不同人体特征进行分析,从多个角度对体质进行分类。

1.按五行属性分类。这是采取取象比类的方法,根据五行特性和征象,对人体的体形、禀形等,进行体质分类。《灵枢·阴阳二十五人》即是采用这种分类法,将人体分为二十五种体质类型。这二十五种人,无论在体形、举止方面,或是在禀性、肤色、所属阴阳经脉方面,还是在对自然界的适应能力方面,都各有不同。这些特点是用五行属性加以描述的。如"木形之人……苍色,小头,长面,大肩背,直身,小手足,好有才,劳心,少力,多忧,劳于事,能春夏不能秋冬,秋冬感而病生"。就是拟比自然界树木的色泽、形态、特性和荣枯变化,来描述木形之人特征的。并比类于古代乐谱角,然后根据角音的偏正太少、所禀木气之偏全、所属阴阳经脉,将木形之人进一步演化为上、太、钛、左、判角五个小类型。火、土、金、水形之人仿此,五五而成二十五人。这种分类揭示出了人体的不同生理特征,从而可以提高防治措施的针对性。

2.据阴阳太少分类。这种体质分类,是根据人体的阴阳多少,并结合体态、性格特征进行分类的。《灵枢·通天》认为,人体阴阳有盛阴、多阴少阳、多阳少阴、盛阳、阴阳和平之分,从而将人体分为太阴、少阴、太阳、少阳、阴阳和平之人五类。以少阳之人为例,生理上,"多阳少阴,经小而络大,血在中而气外,实阴而虚阳"。禀性上,"諟谛好自贵,有小小官,则高自宜,好为外交,而不内附"。体态上,"其状立则好仰,行则好摇,其两臂两肘,则常出于背"。《灵枢·行针》亦以同样方法,将人体分为重阳、阳中有阴、阴多阳少、阴阳和调四种类型。两者互相印证,彼此发明。此种分类通过剖析体内阴阳偏颇,为确立治则、拟定针法提供了依据。

3.依体型肥瘦分类。这是以体型特征为主,结合气血状态进行体质分类的。

《灵枢·逆顺肥瘦》据此，将人体分为肥人、瘦人、肥瘦适中人三型。《灵枢·卫气失常》则将肥胖之人又分为膏型、脂型、肉型。这种分类有助于掌握肥、瘦、常人的生理和形态特征。

4.从禀性勇怯分类。人体脏气有强弱之分。禀性有勇怯之异。《灵枢·论勇》根据人之不同禀性。结合体态、生理特征，将人体分为两类：心肝胆功能旺盛、形体健壮者，多为勇敢之体；心肝胆功能衰减、体质屡弱者，多系怯弱之人。这样分类有利于分析病机、诊断疾病。

由上可见，《内经》的体质分类具有三个特点：其一，贯穿着阴阳五行学说的朴素辩证法思想。各种分类都可用阴阳五行加以概括。其二，体现了整体恒动观。上述分类既概括了人体的形态、生理特征，又指出了体质对季节的适应性特征等。其三，结合临床。如《灵枢·行针》所分的四种体质类型，对拟定针法有重要指导意义。

(三)体质与病机

《内经》认为，疾病的发生、发展及转归，与体质有十分密切的关系，掌握这种有机联系，对于探求病因、分析病理、判断疾病的发展趋势，都有重要指导作用。

1.体质与发病。疾病的发生，固然与致病因素的危害程度相关，然而更为重要的是体质虚弱、抗病无力。在六淫外感的发病方面，体质壮者腠理固密、抗邪有力而不病；体质弱者腠理疏松、抗邪无力而易罹疾。《灵枢·论勇》指出："有人于此，并行并立，其年之长少等也，衣之厚薄均也，卒然遇烈风暴雨，或病或不病，或皆病，或皆不病"，其关键在于：薄皮弱肉不胜四时之虚风，皮厚肉坚则不伤于四时之虚风。

在情志内伤病的发病方面，体质的勇怯状态影响着疾病发生与否，《素问·举痛论》的九气为病，指出了情志对人体的伤害作用，然而人们受到七情刺激，亦有或病或不病的情况。如《素问·经脉别论》载："勇者气行则已，怯者则着而为病也"。勇者刚强之体，抗病有力而不病，怯者懦弱之质，抗病无力而多疾。

体质与发病的关系，还反映在不同体质的人易患不同的病。如《灵枢·五变》说："肉不坚，腠理疏，则善病风……五脏皆柔弱者，善病消瘅……小骨弱肉者，善病寒热"。应当指出，《内经》虽然强调体质这一内因在发病学上的重要地位，但并不忽视外因的作用。如《素问·遗篇·刺法论》就提出应注意"避其毒气"。

2.体质与病理。由于体质往往包含有某种程度的阴阳偏颇，这种不同的体质特点在发病后，就结合着病理变化而明显地表现出来。一般而言，随着人的体质偏阴、偏阳，外邪侵袭人体后，会出现寒化、热化的病理趋向。在阳虚阴盛的体质，邪气易从阴化寒；在阴虚阳盛的体质，邪气易从阳化热。所以《素问·痹论》论述痹病："其寒者，阳气少，阴气多，与病相益，故寒也。其热者，阳气多，阴气少，病气胜阳遭阴，故为痹热。"可谓"六气之邪……其伤人也，又随人身阴阳强弱变化而为病。"

3.体质与转归。疾病的转归与感邪轻重有关，但决定性因素仍是体质的强弱。举凡体质强实者，拒邪于表，抗病有力，病易已，预后多良；体质屡弱者，邪中于里，抗病无力,病难瘥,预后多差。《素问·热论》指出:"人之伤于寒也,则为病热,热虽甚不死;其两感于寒而病者,必不免于死"。为什么同为感受寒邪,竟有生死之殊? 伤于寒邪,体质尚强,是阳热郁遏而发热,所以热虽甚不死,两感者,体质本虚,邪气入中,病势鸱张,故云必不免于死。前者多见于强实之体,后者多见于阳虚之人。

（四）体质与诊治

由于体质与生理、病理的密切联系,所以体质学说对临床实践有重要的指导价值。《素问·三部九候论》谓:"必先度其形之肥瘦,以调其气之虚实"。即阐明了体质与诊治的有机联系。

1.察形以为诊法。不同的体质有不同的发病特征,体内的病变又会导致体质形态发生一定变化。因此,通过观察病人的体形、动态、肤色等变化,可以推测了解病变症结,从而作为诊断的依据。诚如《素问·经脉别论》所云:"诊病之道,观人勇怯骨肉皮肤,能知其情,以为诊法也"。示人临床诊断,必须观察体质状况如禀性勇怯、骨肉皮肤的形态等,方能把握病情。如肥胖体形者善病中风,因其属痰湿体质故也;瘦削之人易罹劳嗽,因其属阴虚之体故也;高龄患者多病喘咳,因其体衰气虚故也。

2.因人确立治则。《内经》在论治中,十分注意患者的体质状态,常常是根据个体特点,确立相应治则。邪盛体实者拟以泻法,体弱邪微者拟以补法,从阴化寒者拟以温通法,从阳化热者拟以清泄法。《灵枢·通天》就视阴阳五种人的体质特点,制定了比较具体的治疗原则:"太阴之人……不之疾泻,不能移之……阴阳和平之人……谨诊其阴阳,视其邪正,安容仪,审有余不足,盛则泻之,虚则补之,不盛不虚,以经取之。此所以调阴阳,别五态之人者也"。若不考虑体质因素,体亏滥投祛邪,则有引盗入室之虑;邪盛一味顾体,则有赍粮助寇之嫌。故《素问·徵四失论》把不别形体、勇怯作为治疗的过失。可见,掌握人体体质特点,是《内经》立法的重要依据之一。诚如徐洄溪所言:"医者必细审其人之种种不同,而后轻重缓急,大小先后之法,因之而定。《内经》言之极详。

3.随体选用药物。由于体质的差别,对药物的反应性各不相同,体质强、胃气厚者耐药性强;体质弱、胃气薄者耐药性差。正如《灵枢·论痛》载:"胃厚、色黑、大骨及肥者,皆胜毒;故其瘦而薄胃者,皆不胜毒也"。掌握不同个体对药物耐受性的差异,可因体制宜地选用适当药物。《素问·五常政大论》:"能毒者以厚药,不胜毒者以薄药,此之谓也"。明确指出对耐药性强的体质,可投予药性峻猛的药物,邪去体安;对耐药性差的体质,则只能投药性平和的药物,切不可孟浪从事。而阳旺之躯慎用温热之药,阴盛之体慎用寒凉之味;素体丰腴者禁用滋腻之品,形质孱弱者忌投辛温燥烈之属。故《素问·腹中论》又有富贵人"禁芳草石药"之论。姜春华说:"如果只以治病为事,而不结合体质特点,往往会病未除而人已为药所累"。堪称良言。

4.度质施以针刺。盖形有肥瘦之分,体有强弱之别;其气有盛有衰,其血有多有少;其体内阴阳偏颇更有不同,故针下得气反应有快慢强弱的差异。《灵枢·行针》认为,体质偏于阳盛的人针感出现快,因阳主动、阳气滑利易行;体质偏于阴盛的人针感出现慢,因阴主静、其气沉滞而难往;体质之阴阳适中的人针感适时而至。据此,《内经》把察体质形气,作为拟定针法的重要依据。举凡肥壮之人气涩血浊,"刺此者,深而留之";瘦人气滑血清,"刺此者,浅而疾之";常人气血和调,针刺宜深浅适度,"无失常数也"(《灵枢·逆顺肥瘦》)。布衣百姓与王公大人形体强弱、气血滑涩不等,故《灵枢·根结》提出:"刺布衣者,深以留之;刺大人者,微以徐之"。成人体强形壮,小儿形气未充,因此"刺壮士……深而留之,多益其数""婴儿者……以毫刺,浅刺而疾发针"。(《灵枢·逆顺肥瘦》)综合上述,《内经》体质学说是祖国医学理论体系中的重要组成部分,对临床实践有重要指导意义。

二、中医体质学说的基本原理

随着现代医学的深入发展,人类医学正逐渐从"群体医学"向"个体医学"转变,人体生命过程的特殊规律以及人群中个体间的差异性受到了越来越多的关注和研究,并产生了"体质学""体质人类学"等新兴学科。"中医体质学说"也从中医学术体系的整体框架中分化出来,展示了广阔的研究前景。

任何科学研究活动都是由两层因素合成的,即理论背景和经验基础。就体质研究来看,其经验基础是对人群中个体差异性的观察与总结;其理论背景则是人们对这种个体差异性的基本看法。比如,人群中个体差异性的决定因素是什么? 遗传因素还是环境因素? 是形态、功能,还是心理因素? 对这些问题的不同回答直接影响着体质研究的出发点和发展模式,因此,进行中医体质研究,必先探明中医体质学说的基本原理。

(一)体质过程论——体质是一种按时相展开的生命过程

中医认为,体质是一个随着个体发育的不同阶段而不断演变的生命过程。在个体发育过程中,体质的发展经历了"稚阴稚阳"(幼年)、"气血渐充"(青年)、"阴阳充盛"(壮年)和"五脏衰弱"(老年)等不同的体质阶段,从而反映出个体体质发展的时相性或阶段性。《灵枢·天年》篇曾对个体发育的演变做了详细论述,在个体体质发展的不同阶段中,论述较多的是小儿体质和老年体质。

关于小儿体质的特性,宋钱乙指出:小儿"五脏六腑成而未全……全而未壮,脏腑柔弱,易虚易实,易寒易热。"清吴鞠通认为"小儿稚阳未充,稚阴未长者也"。由于小儿体质的这个特性,小儿在发病和病变趋势上都表现出不同的特点。在临床上,小儿外感诸证,既容易从阳化热,化火生风,迅即出现高热、惊厥等症,又常常引起阴竭阳脱,出现虚脱的症候。

关于老年体质的特性,《素问·上古天真论》认为:人年老以后,由于肾阴肾阳的虚衰,逐渐出现了一些衰老的征象。男子六八,面容逐渐憔悴,鬓发开始发白;七八,脏腑功能衰退,筋脉活动不灵;八八,牙齿头发脱落,筋骨懈惰,身重乏力,生殖机能退化。女子到七七以后则生殖机能减退,直到月经绝止,形体虚弱而无生殖能力。《灵枢·天年》篇也指出:"五十岁,肝气始衰,肝叶始落,胆汁始灭,目始不明;六十岁,心气始衰,苦忧悲,血气懈惰,故好卧;七十岁,脾气虚,皮肤枯;八十岁,肺气虚,魄离,故言善误;九十岁,肾气焦,四脏经脉空虚;百岁,五脏皆虚,神气皆去,形骸独居而终矣。"由此可见,老年体质的基本特点就是五脏气虚,尤其是肾阴肾阳的虚衰。据此,中医在治疗上有所谓"老年慎泻,少年慎补"的说法。

以上说明,个体在其自身的发育过程中要经历不同的体质阶段,因而,同一个人由于其发育水平和程度的变化,将表现出不同的体质特性。

此外,不同的个体之间,由于先天禀赋的差异,其体质发展的过程也不相同。比如,不同性别的人其体质的特性和发展的过程就有一定的差异。《素问·上古天真论》曾分别以七、八为基数论述了男女体质发展过程的不同规律。后世医家则将男、女体质的差异概括为"女子以肝为先天""男子以肾为先天"。由于女性体质的特殊性,对妇科疾病中医多注重从肝论治,以调肝补血为要。再如,某些先天性的生理缺陷和特异性体质也可影响个体体质发展的过程。小儿的"五迟""五软""解颅""鸡胸"等大多由于先天禀赋不足而影响了个体的发育,以致其体质的发展过程也异于常人。像漆过敏及某些哮喘、癫狂病的发生则与某些遗传性特异体质有关。

总之,"体质过程论"的基本观点是:其一,体质是一种按时相展开的,与机体发育同步的生命过程。其二,体质发展的过程表现为若干阶段,幼年(稚阴稚阳)—青年(气血渐盛)—壮年(气血充盛)—老年(五脏气衰)。其中每个阶段的体质特性也有相应的差异,这些不同的体质阶段依机体发育的程度相互连续,共同构成个体体质发展的全过程。其三,不同个体的体质发展过程,由于先天禀赋的不同而表现出个体间的差异性,其中影响较大的因素是:性别差异,某些生理缺陷与遗传性特异体质。

(二)心身构成论——体质是特定躯体素质与一定心理素质的综合体

心身构成论是中,医"形神统一"思想在中医体质学说中的具体体现,其基本内涵是:其一,体质是由特定躯体素质(包括形态和功能两个方面)与相关心理素质的综合体;其二,构成体质的躯体素质和心理素质之间的联系是稳定性与变异性的统一;其三,体质分型的标准或人群个体差异性的研究应当注意到躯体——心理的相关性。

本篇对体质分型的方法充分体现了"心身构成论"的思想。任何一种体质都是由躯体因素和心理因素两方面构成的。例如,木型体质由下列几方面因素构成:

木型之人
- 躯体因素
  - 肤色:苍
  - 形体特点:小头,长面,大肩背,直身,小手足
  - 时令适应能力:耐春夏,不耐秋冬
  - 举止:少力
- 心理因素
  - 性格特征:好有才,劳心,多忧,劳于事
  - 态度:佗佗然,遗遗然,推推然,随随然,栝栝然

其他各形体质也是如此,因此,我们认为中医的体质是特定躯体素质与相关心理素质的综合体。不过接下来的问题是:个体体质的构成因素中,躯体素质与心理素质到底是什么关系?对此,本篇给予了很独特的回答。

首先,中医认为躯体素质与心理素质之间的联系具有相对的特异性,也就是

说，某种特定的躯体素质总是表现为某种特定的心理倾向，例如，具有"圆面、大头、美肩背、大腹、美股胫、小手足、多肉、上下相称"等躯体素质的土型之人，多表现为"安心、好利人、不喜权势、善附人"等心理素质。其次，人的心理特征不仅与躯体素质有关，而且与不同个体的生活经历和其所处的社会文化环境有着密切的联系，因此，同种躯体素质可以表现为不同的心理特征。这就是体质构成因素中躯体素质与心理素质之间相互联系的变异性，所以，在本篇中，每一种躯体素质与五种不同的心理倾向相关，木、火、土、金、水五种类型的躯体素质共有二十五种心理类型，故称"二十五人"。

总之，中医认为，体质包括了躯体和心理两方面的因素，两者都是在先天禀赋的基础上，与后天各种因素相互作用而逐渐形成的，因此，在体质构成因素中，躯体素质与心理素质之间存在着相对稳定的特异性联系。同时，由于人们生活经历和社会文化环境的差异，躯体素质和心理素质的形成与变化又存在着一定的不一致性，从而表现出躯体素质与心理素质之间关系的变异性。针对体质类型的划分方法较充分地体现了"形神统一"的思想，是中医体质学说的一个突出特色。

另外，现代心理学研究也揭示了心理特征与躯体特征间的规律性联系。E·Kretschmer 从形态—生理—心理的观点出发，提出了气质与体型相关的假说，他把人的体型分为矮胖型、瘦长型、力士型、发育异常型，他认为躁郁症多见于矮胖型，精神分裂症多见于瘦长型，癫痫症多见于力士型，从而提示了形态特征与精神病发病的联系。著名心理学家巴甫洛夫认为任何高级神经活动的进行都有赖于大脑的各种结构，数量繁多的定位及其机能的相互关系。美国精神病学家 Adolw Meger 认为，人对生活中的问题所做出的反应形式，取决于他们的遗传素质和机能状态，以及他们的经验和所处的境遇。这些材料说明，在现代心理学研究中，不论哪个学派都承认人的气质，精神活动是有一定形态学基础的，从而，在另一个侧面肯定了中医体质学说的基本原理之一———心身构成论的基本观点。这样在坚持中医体质学说特色的基础上，吸收现代心理学研究的成果和研究技术则成为一个不可忽略的方面。

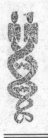

灵枢卷之九

五音五味第六十五

【要点解析】

一、前段是继《阴阳二十五人》的分类方法,以五音、五味之上下左右,来说明手足三阳与五脏阴经的相互关系。同时以五味分五谷、五果、五畜而应五色、五时,以纠正经络之气的偏衰。

二、论述须眉和面色与经脉气血的关系。重点指出妇人、宦者、天宦无须的原理。妇人无须是属于冲任之气不荣于口唇;宦者无须是因去其宗筋,损伤了冲脉;天宦无须是属于冲任不盛,宗筋不成,有气无血。

三、指出从观察面色和眉须,可以了解人的禀赋——气血的盛衰。

【内经原典】

右徵与少徵,调右手太阳上。左商与左徵,调左手阳明上。少徵与太宫,调左手阳明上。右角与太角,调右足少阳下。太徵与少徵,调左手太阳上。众羽与少羽,调右足太阳下。少商与右商,调右手太阳下。桎羽与众羽,调右足太阳下。少宫与太宫,调右足阳明下。判角与少角,调右足少阳下。钛商与上商,调右足阳明下。钛商与上角,调左足太阳下。

上徵与右徵同,谷麦,畜羊,果杏,手少阴,藏心,色赤,味苦,时夏。上羽与太羽同,谷大豆,畜彘,果栗,足少阴,藏肾,色黑,味咸,时冬。上宫与太宫同。谷稷①,畜牛,果枣,足太阴,藏脾,色黄,味甘,时季夏。上商与右商同,谷黍,畜鸡,果桃,手太阴,藏肺,色白,味辛,时秋。上角与太角同,谷麻,畜犬,果李,足厥阴,藏肝,色青,味酸,时春。

太宫与上角同,右足阳明上。左角与太角同,左足阳明上。少羽与太羽同,右足太阳下。左商与右商同,左手阳明上。加宫与太宫同,左足少阳上。质判与太宫同,左手太阳下。判角与太角同,左足少阳下。太羽与太角同,右足太阳上。太角与太宫同,右足少阳上。

右徵、少徵、质徵、上徵、判徵。左角、钛角、上角、太角、判角。右商、少商、钛商、上商、左商。少宫、上宫、太宫、加宫、左宫。众羽、桎羽、上羽、太羽、少羽。

黄帝曰:妇人无须者,无血气乎?岐伯曰:冲脉、任脉,皆起于胞中②,上循背里,为经络之海。其浮而外者,循腹右上行,会于咽喉,别而络唇口。血气盛则充肤热肉,血独盛则澹渗皮肤,生毫毛。今妇人之生,有余于气,不足于血,以其数脱也,冲任之脉,不荣口唇,故须不生焉。黄帝曰:士人③有伤于阴,阴气绝而不起,阴不用,然其须不去,其故何也?宦者独去何也?愿闻其故。岐伯曰:宦者去其宗筋,伤其冲脉,血泻不复,皮肤内结,唇口不荣,故须不生。黄帝曰:其有天宦者,未尝被伤,不脱于血,然其须不生,其故何也?岐伯曰:此天之所不足也,其任冲不盛,宗筋不成,有气无血,唇口不荣,故须不生。

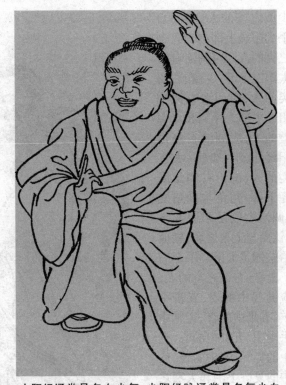

太阳经通常是多血少气;少阳经脉通常是多气少血;阳明经通常是多血多气;厥阴经通常是多气少血;少阴经脉通常是多血少气;太阴脉通常是多血少气

黄帝曰:善乎哉!圣人之通万物也,若日月之光影,音声鼓响,闻其声而知其形,其非夫子,孰能明万物之精。是故圣人视其颜色,黄赤者多热气,青白者少热气,黑色者多血少气。美眉者太阳多血,通髯极须者少阳多血,美须者阳明多血,此其时然也。夫人之常数,太阳常多血少气,少阳常多气少血,阳明常多血多气,厥阴常多气少血,少阴常多血少气,太阴常多血少气,此天之常数也。

【难点注释】

①稷:谷子。
②胞中:在此指女子的子宫。
③士人:《甲乙经》无"士"字。

【白话精译】

从音乐与人体对应的角度来看,凡右徵、少徵之属的人,应调治右侧手太阳经上部;属左商及左徵一类的人,应调治左侧手阳明经的上部;少徵与大宫一类的人,应调治左侧手阳明经上部;右角和大角之类的人,应调治右侧手少阳经下部;大徵

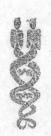

和少徵之类的人,应调治左手太阳经上部;众羽、少羽之类的人。应调治右侧足太阳经下部;少商、右商之类的人,应调治右侧手太阳经下部。桎羽和众羽之类的人,应调治右侧足太阳经下部。少宫、大宫之类的人,调治右侧足阳明经下部;判角与少角之属,调治右侧足阳明经下部;钛商与上角之属,则应调治左侧足太阳经下部。

上徵、右徵之类的人,对应五谷中的麦、五畜中的羊、五果中的杏、经脉中的手少阴、五脏中的心,五色中的赤,五味中的苦、五时中的夏。上羽和大羽之类的人,相应于五谷中的大豆,五畜中的猪,五果中的栗、经脉中的足少阴、五

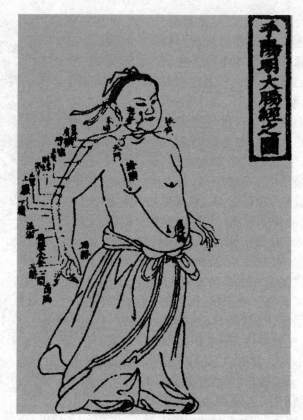

《十四发挥》图中的手阳明大肠经之图

脏中的肾,五色中的黑,五味中的咸,五时中的冬。上宫与大宫之类的人,相应于五谷中的稷、五畜中的牛、五果中的枣、经脉中的足太阴、五脏中的脾、五色中的黄,五味中的甘,五时中的夏。上商与右商之类的人,相应于五谷中的黍,五畜中的鸡,五果中的桃,经脉中的手太阴,五脏中的肺、五色中的白,五味中的辛,五时中的秋。上角和大角之类的人,相应于五谷中的麻,五畜中的狗,五果中的李,经脉中的足厥阴,五脏中的肝,五色中的青,五味中的酸,五时中的春。

大宫与上角之类的人,求同而调治于右侧足阳明经上部。左角与大角之类的人,求同而调治于左侧足阳明经上部。少羽与大羽之类的人,求同而调治于右侧足太阳经的下部。左商与右商之类的人,求同而调治于左侧手阳明经的上部。加宫与大宫之类的人,求同而调治于左侧足少阳经上部。质判和大宫类型的人,求同而调治于左侧足少阳经下部。判角与大角之类的人,求同而调治于左侧足少阳经下部。大羽和大角之类的人,求同而调治于右侧足太阳经上部。大角和大宫之类的人,求同而调治于右侧足少阳经上部。(右徵、少徵、质徵、上徵、判徵;右角、钛角、上角、大角、判角;右商、少商、钛商、上商、左商;少宫、上宫、大宫、加宫、左宫;众羽、桎羽、上羽、大羽、少羽;徵、角、商、宫、羽五音,分别对应于五行中的火、木、金、土、水。——译注)

黄帝说：妇人无胡须，是没有血气的缘故吗？岐伯说：冲、任二脉，皆发端于胞中，向上循行于脊背，形成经络之海。其中浮现在体表的，沿腹部右侧上行，交会于咽喉，别出一条分支，环络口唇周围。血气俱旺，则能充肤，温肉。血分特别旺盛丰澹，则将渗透皮肤，滋生毫毛。妇人存在着气有余而血不足的生理特征，是因其屡排经血的缘故！使得冲、任脉之血，不足营养口唇，所以胡须不得生成。

黄帝说：士人中有损伤了生殖器，阴气竭尽而不能勃起、丧失性功能的，可他胡须并不曾失，这是什么缘故呢？宦官又为什么就丧失掉了呢？希望了解其原因。岐伯说：宦官阉割外生殖器，使得冲脉受伤，血既泻泄，不能恢复，皮肤便不得充盈，口唇也不得营卫，所以不生胡须。

黄帝说：有的人天生性器不全，并不曾受伤，也不曾失血，却也不生胡须，这又是什么原因呢？岐伯说：这是天赋的不足，这种人冲、任二脉不充盛，外生殖器不健全，虽有气但无血，口唇不得营卫，所以胡须不生。

黄帝说：妙极了！圣人之能洞察万事万物，就像日月之有光彩，听到鼓响，就能想知其形状，除了先生你，谁能明了万事万物的博大精深！所以圣人通过观察人的颜色，就能推知体内的情况，色黄赤的，体内多热气；色青白的，体内少热气；色黑的，多血少气；眉毛舒美的，太阳经脉多血；须髯与耳髯相连的，少阳经脉多血；胡须美好的，阳明经脉多血。这些与不同时气的物候特征同理相通。

一般人的常数：太阳经通常是多血少气；少阳经脉通常是多气少血；阳明经通常是多血多气；厥阴经通常是多气少血，少阴经脉通常是多血少气；太阴脉通常是多血少气。这又正是天道运行的常数啊！

【专家评鉴】

本篇原文承上篇《阴阳二十五人》，进一步从性质和部位上分别论述了二十五种人与各条经脉的密切关系，及其在调治方法中应取的经脉。同时还列举了五谷、五畜、五果、五味配合五色、五时，对于调和五脏及经脉之气各有重要作用。

一、五音之人的经脉调治和五味宜忌

本篇原文说明不同体质类型的人患病时，应当调治不同的经脉脏腑，采用不同性味的食物，选用不同的季节进行调治。如属于火音中的右徵和少徵之类的人，应当调治右侧手太阳小肠经脉的上部，太阳小肠属火，火型人调火位，治当其所；属于木音中的判角、少角、右角和大角之类的人，当调治于右足少阳经的下部，由于肝属木，胆与肝相表里，故调胆即调肝之意；属于水音中的桎羽、众羽和少羽之类的人，当调治属水的足太阳膀胱经的下部等。同时文中还指出对不同五行分类的人，也可按照五行生克乘侮的联系规律，调治同一经脉。如属于金音中左商一类的人和属于火音中左徵一类的人，皆可调治左手阳明经的上部；属于金音中的钛商与木音中的上角之类的人，应当调治左足太阳的下部；大宫属于土音，上角为木音，大宫与上角之人，皆可调治右足阳明的上部，因足阳明为胃土，故可调足阳明胃之经脉以补大宫之气不足，上角在经脉为足厥阴，角音补胃土，是因胃为水谷之海，化生气

血，以滋养肝木，故属于上角类型的人可以调补足阳明等。

属于火音中的上徵和右徵类型的人，应当以与火类相应的五谷中的麦、五畜中的羊、五果中的杏调养之，在经脉上皆与手少阴相联属，内通五脏之心，在色为赤，并运用苦味的食物，采取夏季作为调治季节。属于水音中的上羽和大羽之类的人，应当以与水类相应的五谷中的大豆、五畜中的猪、五果中的栗调养之，在经脉上皆与足少阴联属，内通五脏之肾，在色为黑，并应用咸味的食物，采取冬季为调治季节等。

二、性别、禀赋对体质的影响

原文以胡须生成为例，说明了性别，先天禀赋、后天创伤是造成人体体质差异的三个方面的因素。

胡须的有无与冲任之脉气血

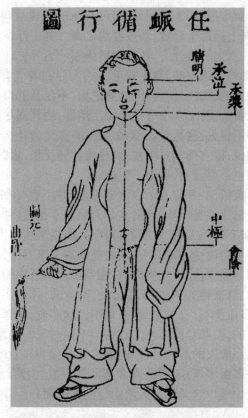

清代吴廉等人《刺灸心法要诀》中的任脉循行图

盛衰密切相关。文中指出："冲脉、任脉，皆起于胞中，上循背里，为经络之海。其浮而外者，循腹右上行，会于咽喉，别而络唇口。"冲、任、督三脉是一源三岐，同起于胞中，冲脉任脉为十二经脉之海，其中浮行于体表的，沿腹部上行，会于咽喉部，别行而络唇口。唇中周围是胡须生长的部位，冲任之脉"血气盛则充肤热肉，血独盛则澹渗皮肤，生毫毛。"所以说冲任之脉气血的盛衰决定胡须的有无。妇人由于月月排出经血，冲为血海，致使冲任之血不足，不能上荣于唇口，故不能生须。宦者是因为任冲受损，血泻不复，不能上荣于唇口，故不生须。如文中指出："宦者去其宗筋，伤其冲脉，血泻不复，皮肤内结，唇口不荣，故须不生。"天宦不能生须，主要是因为生理上的缺陷，冲任二脉不充盛，宗筋的机能不健全，虽具生气，而血却不能上营口唇，所以也不生胡须。如篇中所言："此天之所不足也，其任冲不盛，宗筋不成，有气无血，唇口不荣，故须不生。"

原文对胡须的有无展开讨论并分析其原因，说明男女因性别不同，生理特点各异，因而体质有别，指出性别是造成人体体质差异的一个重要方面的因素。接着以士人、宦者、天宦等，因先天禀赋、后天所受创伤不同而形成的有须无须的差别为论，说明先天禀赋，后天创伤等均可造成人体体质的差异。

原文对气血多少不同的人在面色、眉毛、须发形态等方面的差异进行了描述，说明通过人体外在形态的观察,可以测知人体内在气血的多少,点出了体质现象研究的目的在于以外测内,协助疾病诊断治疗。

三、十二经气血多少

原文在讨论了不同人体生理差异的基础上,进一步指出不但不同个体的气血多少不同,就是同一个体,其不同经脉中气血多少也各异,这是人体正常的生理现象,是一种自然规律。

【临床应用】

一、临床意义

本篇原文承上篇《灵枢·阴阳二十五人》,讨论了对不同五行分类的人,患病时应当调治不同的经脉和脏腑,在不同的季节采用不同性味的食物和药物,进行调养治疗。说明在2000多年前,古人对体质调养,体质治疗已有一定认识。文中接着对妇人、士人、宦者、天宦的有无胡须问题展开讨论,指出性别,先天禀赋,后天创伤等因素均可造成人体体质的差异,对后世研究体质学说有着重要的指导意义。在讨论胡须生成时,反复强调其与人体血液充盛有密切关系,为后世从血治疗毛发病变奠定了理论基础。文中描述的气血多少不同的人在面色,眉须形态方面的区别,为我们进一步研究人体外在形态差异与内在生理特点的关系指明了方向。

二、关于五音配属与经脉调治

本文所列举的五音中,左右上下各型之人,与《灵枢·阴阳二十五人》篇左右上下的顺序与调治经脉,及其上下部位并不完全一致,特别是左右二字差异更多,究系原文有脱简,还是另有含义,其义难明。历代注家意见不一,有认为是传抄错误的,有认为人体经脉、气血互相交通往来,因此可以通融调治的,如张志聪说:"按此节论调手足之三阳,有左右上下之相通者,有手太阳而调之手阳明者,有手阳明而调之手太阳者,有手阳明而调之足阳明者……而调治错综,抑经气之交通,或鲁鱼之舛误,姑从臆见笺疏,以俟后贤参考。"张介宾又指出"此篇乃承前篇阴阳二十五人,而详明其五行相属之义,但前节言调者十二条,后节言同者九条,总计言角者十二,徵者六,宫者八,商者八,羽者七,有重者如左手阳明上,右足太阳下,右足阳明下,右足少阳下。有缺者,如左手阳明下,右手阳明上,右手阳明下,左足太阳上,左足阳明下。且有以别音互入,而复不合于表里左右五行之序者,此或于古文深晦,向无明注,读者不明,录者不慎,而左右上下太少五音之间,极易差错,愈传愈谬,是以义多难晓。"因此,对于篇中原文,我们只可领会其精神,而不必于其矛盾处深究。

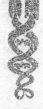

百病始生第六十六

【要点解析】

一、论述百病发生的原因,有外来致病因素和精神致病因素,而最根本的因素是人体正气的不足,提出了"两虚相得,乃客其形"的论点。

二、指出外感致病因素、致病的传变次序以及由表传里的各种病变。

三、说明精神因素和饮食因素等影响内脏的发病情况。

四、提出对内外三部发病的治疗原则,特别是"毋逆天时"的治则。

【内经原典】

黄帝问于岐伯曰:夫百病之始生也,皆生于风雨寒暑,清湿喜怒。喜怒不节则伤藏,风雨则伤上,清湿则伤下。三部之气,所伤异类,愿闻其会①。岐伯曰:三部之气各不同,或起于阴,或起于阳,请言其方。喜怒不节,则伤藏,藏伤则病起于阴也;清湿袭虚,则病起于下;风雨袭虚,则病起于上,是谓三部。至于其淫泆②,不可胜数。

黄帝曰:余固不能数,故问先师,愿卒③闻其道。岐伯曰:风雨寒热,不得虚邪,不能独伤人。卒然逢疾风暴雨而

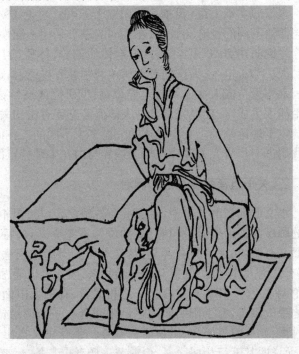

如果突然外感寒邪,内伤忧思、郁怒,则气机上逆,气机上逆致使六经的气血运行不畅,阳气温煦的作用受到影响,血液得不到阳气的温煦而形成凝血,凝血蕴里不得消散。津液亦干涩不能渗灌,留著而不得消散,于是积病就形成了

不病者,盖无虚故邪不能独伤人,此必因虚邪之风。与其身形,两虚相得,乃客其形,两实相逢,众人肉坚。其中于虚邪也,因于天时,与其身形,参以虚实,大病乃成,气有定舍,因处为名,上下中外,分为三员。是故虚邪之中人也,始于皮肤,皮肤缓则腠理开,开则邪从毛发入,入则抵深,深则毛发立,毛发立则淅然④,故皮肤痛。

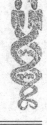

留而不去,则传舍于络脉,在络之时,痛于肌肉,其痛之时息,大经乃代。留而不去,传舍于经,在经之时,洒淅喜惊。留而不去,传舍于输,在输之时,六经不通,四支则肢节痛,腰脊乃强。留而不去,传舍于伏冲之脉,在伏冲之时,体重身痛。留而不去,传舍于肠胃,在肠胃之时,贲响腹胀,多寒则肠鸣飧泄,食不化,多热则溏出麋。留而不去,传舍于肠胃之外,募原之间,留著于脉,稽留而不去,息而成积。或著孙脉,或著络脉,或著经脉,或著输脉,或著于伏冲之脉,或著于膂筋,或著于肠胃之募原,上连于缓筋,邪气淫泆,不可胜论。

黄帝曰:愿尽闻其所由然。岐伯曰:其著孙络之脉而成积者,其积往来上下,臂手孙络之居也,浮而缓,不能句积而止之,故往来移行肠胃之间,水凑渗注灌,濯濯有音,有寒则䐜满雷引,故时切痛。其著于阳明之经,则挟脐而居,饱食则益大,饥则益小。其著于缓筋也,似阳明之积,饱食则安,饥则痛。其著于肠胃之募原也,痛而外连于缓筋,饱食则痛,饥则安。其著于伏冲之脉者,揣之应手而动,发手则热气下于两股,如汤沃之状。其著于膂筋在肠后者,饥则积见,饱则积不见,按之不得。其著于输之脉者,闭塞不通,津液不下,孔窍干壅。此邪气之从外入内,从上下也。

黄帝曰:积之始生,至其已成奈何? 岐伯曰:积之始生,得寒乃生,厥乃成积也。黄帝曰:其成积奈何? 岐伯曰:厥气生足悗,悗生胫寒,胫寒则血脉凝涩,血脉凝涩则寒气上入于肠胃,人于肠胃则䐜胀,䐜胀则肠外之汁沫迫聚不得散,日以成积。卒然多食饮则肠满,起居不节,用力过度,则络脉伤,阳络伤则血外溢,血外溢则衄血,阴络伤则血内溢,血内溢则后血,肠胃之络伤,则血溢于肠外,肠外有寒汁沫与血相搏,则并合凝聚不得散而积成矣。卒然外于中寒,若内伤于忧怒,则气上逆,气上逆则六输⑤不通,温气不行,凝血蕴裹而不散,津液涩渗,著而不去,而积皆成矣。

黄帝曰:其生于阴者奈何? 岐伯曰:忧思伤心;重寒伤肺;忿怒伤肝;醉以入房,汗出当风,伤脾;用力过度,若入房汗出则伤肾。此内外三部之所生病者也。黄帝曰:善。治之奈何? 岐伯答曰:察其所痛,以知其应,有余不足,当补则补,当泻则泻,毋逆天时,是谓至治。

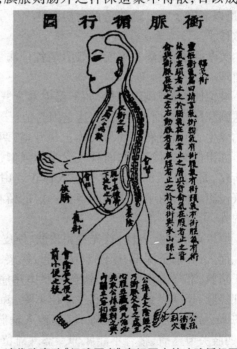

清代陈惠畴《经脉图考》奇经图中的冲脉循行图

【难点注释】

①会:即会通、要领的意思。

②淫泆:浸淫传变。

③卒:详尽之意。

④淅然:怕冷的样子。

⑤六输:泛指手足三阴三阳之经脉。

【白话精译】

黄帝向岐伯问道:各种疾病的开始发生,都是由于风雨寒暑,凉湿喜怒等内外诸因所致。喜怒不知节制而过分,就会伤及内脏;外感风雨之邪,就会伤及人体的上部;感受湿冷之邪,就会伤及人体的下部。上中下三部邪气,伤害人体的部位各不相同,想听听它们的遇会聚合。

岐伯回答说:三部的邪气各不相同,有的病发于阴内,有的病发于阴表,让我来谈谈其中的道理。喜怒没有节制,就会伤及内脏,内脏属阴,所以伤及内脏则病发于阴;冷湿之邪乘虚侵袭人体的下部,所以病发于下;风雨之邪乘虚侵袭人体的上部,所以病发于上。这就是百病初发的三个主要部位。待到病邪蔓延传变,那就难以数计了。

黄帝问道:我确实不能计数清楚各种病症,所以向你请教,希望彻底了解其中的道理。

岐伯回答说:风雨寒热,如不得虚邪之气,是不能单独伤害人体的。有人突然遭遇到狂风暴雨而不生病的,这是因为他正气不虚,故邪气不能单独伤害人体。疾病的发生,必因虚邪之气与人体正气亏虚,两虚相互结合,外邪才能侵入人体而发病。如果四时气候正常,而且人又身体强健,皮肉坚实,就不易发生疾病。人为虚邪所伤,是由于天时不正之气与人体正气虚弱,正虚与邪实相合,才能成了大病。邪气侵犯人体,由于性质不同各有一定的留止部位,按其留止部位而给以命名,上下内外,可分为三部。

所以虚邪侵害人体,首先侵犯皮肤,使皮肤弛缓,腠理开泄,腠理开泄则邪气从毛孔而入,并渐至深部,遂使毛发竖起,寒栗,皮肤疼痛。若邪气留而不除,就会传入于络脉,邪气留止络脉时,就会使肌肉疼痛。若疼痛时作时止,是邪气将由络脉传到经脉,经脉代受邪害。邪气滞留不除,就会传入于经脉,邪气留止经脉时,常寒栗恶寒,易惊。邪气滞留不除,就会传入输脉,邪气留止输脉时,六经之气郁滞不通,四肢关节疼痛,腰脊不能屈伸。邪气滞留不除,就会传入伏冲之脉,邪气留止伏冲之脉时,则见体重身痛之症。邪气滞留不除,进一步传入于肠胃,邪气留止肠胃,则见肠鸣腹胀之症,若寒邪盛则肠鸣、泄泻,进食不能消化;热邪盛则便溏、泄痢。邪气再滞留不除,就会传入肠胃外的脂膜之间,留着于募原脉络之中,邪气滞留,就会与气血相互凝结,结聚形成积块。总之,邪气侵入人体后,或留着于孙络,或留着

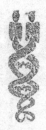

于络脉,或留着于经脉,或留着于输脉,或留着于伏冲之脉,或留着于脊膂之筋,或留着于肠胃之募原,或留着于腹内之筋,邪气浸淫泛滥,难以尽述。

黄帝说道:希望你详尽地讲讲成积的缘由。

岐伯回答说:邪气留着于孙络形成积症的,积块可以上下往来移动,因它聚着于孙络之处,而孙络渗浅弛缓,不能勾留固定积块,所以它往来移动,若肠胃之间有水聚渗注灌,则会有濯濯水鸣之声;有寒则腹部胀满,肠鸣如雷,并相互牵引,时常急痛。邪气留着于阳明经脉而形成积症的,积块位脐的两旁,饱食后积块显大,饥饿时积块变小。邪气留着于缓筋形成积症的,病状与阳明经的积症相似,饱食后则胀痛,饥饿时反觉舒适。邪气留着于肠胃的募原形成积症的,疼痛时向外牵连于缓筋,饱食后感觉舒适,饥饿时则感疼痛。邪气留着于伏冲之脉形成积症的,用手触按积块,积块应手而动,手离开时则觉有热气下行两股,好像热汤浇灌一样。邪气留着于脊膂之筋形成积症的,饥饿时积块可见,饱食后则积块不显,用手也触摸不到。邪气留着于输脉形成积症的,其脉道闭塞不通,津液不能布散,则孔窍干涩壅滞不通。这些都是邪气从外入内,自上而下伤害人体的情况。

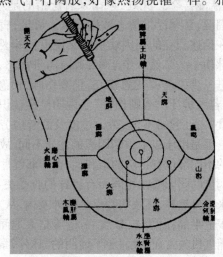

《元亨疗马牛驼全集》中的五轮八廓图

黄帝问道:积症从开始发生到成形,是怎样的?

岐伯回答说:积症的开始发生,是因为感受了寒邪,寒邪由下厥逆上行,就会形成积症。

黄帝问道:积症形成的过程,是怎样的?

岐伯回答说:寒厥之气,先使足部痛滞不利,再由此引起胫部寒冷,胫部寒冷则血脉凝涩,血脉凝涩就会使寒邪进而上犯肠胃,寒邪侵入肠胃,会导致腹部胀满;腹部胀满,则使肠胃之外的水湿凝聚不能消散,日久便形成积症。又有因突然暴饮暴食,使肠内水谷过于充满,再加之起居无常,劳累过度,使络受伤。凡在上在表的阳络损伤,血液就会外溢,由此导致衄血;在下在内的阴络损伤,血液就会内溢,由此导致便血。若肠胃的络脉损伤,则血液溢出于肠外,倘使肠外适有寒气,则汁沫与外溢之血相抟聚,两者相互凝结而不消散,积症就形成了。如果突然外感寒邪,内有忧郁气怒所伤,就会使气机上逆,气逆则六经气血运行不畅,阳气不能正常运行,血液凝结不散,津液涩滞不布,留着而不能消散,于是积症也就形成了。

黄帝问道:病发于属阴的内脏,是怎样的?

岐伯回答说:愁思忧虑过度则伤害心脏;形体受寒,再加饮食生冷,两寒相合伤害肺脏;愤恨恼怒过度则伤害肝脏;酒醉后行房事,汗出复又当风,则伤害脾脏;用力过度,或房事后汗出洗浴,则伤害肾脏。这就是内外上下三部发病的情况。

黄帝说:讲得好。这些病应怎样治疗呢?

岐伯回答说:观察病痛所在部位,就可以测病变所在,对于邪盛有余和正虚不足之症,当补的就补,当泻的就泻,不要违反四时气候和脏腑相应的原则,这就是最好的治疗法度。

【专家评鉴】

一、疾病的发生

(一)疾病发生的原因

关于引起疾病的原因,本篇一开始就说道:"夫百病之始生也,皆生于风雨寒暑,清湿喜怒。"此处,风雨寒暑泛指的是六淫外邪,清湿,清通清,指居住环境的寒冷潮湿,喜怒泛指情志致病因素。可见,病因学的基本内容在此已经提了出来。篇后在论述积症的病因病机时又说道:"卒然多食饮,则肠满,起居不节,用力过度则络脉伤……卒然外中于寒,若内伤于忧怒,则气上逆……"论述五脏所伤的病因时又进一步说道:"忧思伤心,重寒伤肺,愤怒伤肝,醉以入房,汗出当风伤脾,用力过度,若入房汗出浴则伤肾"。说明已经认识到疾病的病因涉及外感六淫、情志所伤、饮食失宜、起居不慎、劳力过度及酒醉房劳等诸多方面。

但是由于以上致病因素的性质不同,故伤人的部位、途径有异。即不同邪气对人体的不同部位有特殊的亲和性,也即邪气性质不同,伤人的部位不同。实质上是病邪和病位的阴阳属性相同而有特殊的收受关系。如风雨寒暑为源于天阳的六淫病邪,均来自自然界,其致病特点是从外及内,从上及下侵犯人体,常直接侵犯人体头部和体表上半部;而情志、饮食、劳倦等是天地间人为的生活因素,多影响脏腑功能,导致脏腑气机失常而生病;源于地阴的寒湿因素,则直接接触下肢和体表下半部,从下而上,多侵犯人体下部和皮肉筋脉,造成肢体皮肉等的病症。因此,原文说:"三部之气,所伤异类",即风雨寒暑六淫因素为上部之气,情志、饮食、起居、劳倦(包括房劳)、醉酒等人为因素为中部之气,寒湿因素为下部之气,这就是《内经》关于疾病病因的三部分类法。"三部之气各不同,或起于阴,或起于阳",又把三部病因放在阴阳学说的指导之下,风雨寒暑清湿,均为天地自然之气,故言其"起于阳","喜怒不节则伤藏,藏伤则病起"于阴",而"五藏所伤",均"生于阴",可见"三部分类"与《素问·调经论》:"夫邪之生也,或生于阴,或生于阳。其生于阳者,得之风雨寒暑;其生于阴者,得之饮食居处,阴阳喜怒"的"阴阳分类"实质是一致的,与《内经》多篇对病因的论述也是一致的,如《素问·太阴阳明论》曰:"伤于风者,上先受之;伤于湿者,下先受之"。《灵枢·小针解》曰:"清气在下,言清湿地气之中人也,必从足始,故曰清气在下也。"《灵枢·邪气藏府病形》也说:"身半已上者,邪中之也,身半以下者,湿中之也。"《灵枢·口问》也说:"夫百病之始生也,皆生于风雨寒暑,阴阳喜怒,饮食居处",《灵枢·顺气一日分为四时》还说:"夫百病之所始生者,必起于燥湿、寒暑、风雨、阴阳、喜怒、饮食、居处。"均说明了各类病邪的致病特点与发病部位有一定的规律性关系,这种把病因和发病途径部位结合起来的方法,对中医病因学说的形成和发展,对后世的临床实践,均有一定的指导意义。

还应指出的是,既然邪气伤人有一定的部位,"三部之气,所伤异类",那么,不同部位发病,其病症表现也就不同,因此,病症名称也就各异,这就是原文所说的:"气有定舍,因处为名。"这是在论述病因的基础上,对疾病病位的描述,是《内经》为病症命名的依据之一,与《灵枢·顺气一日分为四时》:"气合而有形,得脏而有名"意义相同。本篇下面所述的虚邪中于皮毛、络脉、经脉、输脉、冲脉、肠胃、募原等的病症表现即是"气有定舍,因处为名"的体现,《素问·热论》所述的邪客六位名太阳病、阳明病、少阳病及太阴病、少阴病、厥阴病也是据"气有定舍"于经脉而命名的。正是因为这一观点的确立,才有可能在临床工作中做到审证求因。如果气无定舍,客观上致病邪气与机体的反映性没有规律可循,就无法去审证求因和治疗疾病。

（二）发病机理

本篇通过人体感受病邪后病与不病的对比,说明正气不足是疾病发生的内在根据,认为一般情况下,正气盛实,能抗御邪气,则不发病。"风雨寒热,不得虚,邪不能独伤人;卒然逢疾风暴雨而不病者,盖无虚……两实相逢,众人肉坚",就指出了人体在感受风雨寒热一般外邪,感受疾风暴雨等强烈的致病因素和"两实"未感受外邪的情况下,只要正气不虚,便不会发病,"邪不能独伤人",说明致病因素只是发病的条件,不是发病的决定因素。"两虚相得,乃客其形",正气虚衰,不能胜邪才会发病,正气的强弱是疾病发生与否的关键,《素问·刺法论》云:"正气存内,邪不可干",《素问·评热病论》也云:"邪之所凑,其气不虚",都突出了正气在发病中的主导作用。

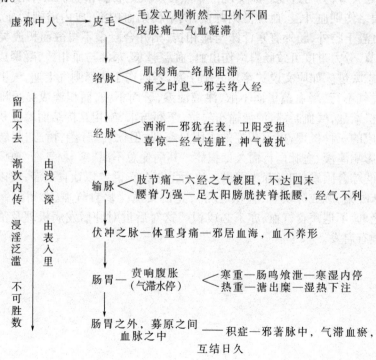

三、积症的形证和病因病机

（一）积症的形证

承接"虚邪之中人也……留而不去，传舍于肠胃之外，募原之间，留若于脉，稽留而不去，息而成积"，原文引出了积症，并言积症的部位"或著孙脉，或著络脉，或著经脉，或著输脉，或著于伏冲之脉，或著于膂筋，或著于肠胃之募原，上连于缓筋"，针对邪著这些部位所形成的各种积症，本篇叙述了其不同的临床表现，进一步说明了"气有定舍，因处为名"的病因发病学思想。归纳如下：

根据本篇对积症部位和形证的阐述，结合其发病机理，在临床辨证时，应注意积的部位、活动度及进食对它的影响和兼症在诊治中的意义。

（二）积症的病因病机

积是腹内肿块，或胀或痛的一种病症，相当于子宫肌瘤、肝硬化、脾脏肿大，腹腔肿块等病，以其日积月累形成而得名，故原文在述及各部位的积时，均认为积块可以手触及，是邪气"稽留而不去"，"日以成积"。认为其病因病机总为寒邪与气机逆乱，因此原文说："积之始生，得寒乃生，厥乃成积也。"但不同原因引起的积症，其病理过程不同，本篇将其概括为三个方面：一为外感寒邪。清湿之气伤下。寒起于足，血脉凝涩，胫寒足悗，寒邪循脉上犯肠胃，肠胃寒凝气厥䐜胀，迫使肠外汁沫聚结，日久成积。如原文说："厥气生足悗，悗生胫寒，胫寒则血脉凝涩，血脉凝涩则寒气上入于肠胃，入于肠胃则䐜胀，䐜胀则肠外之汁沫迫聚不得散，日以成积。"二为饮食居处失节，劳力过度。原文说："卒然多食饮则肠满，起居不节，用力过度，则络脉伤，阳络伤则血外溢，血外溢则衄血，阴络伤则血内溢，血内溢则后血，肠胃之络伤，则血溢于肠外，肠外有寒汁沫与血相抟，则并合凝聚不得散而积成矣。"即饮食居处失节，劳力过度可致肠胃络伤出血，血溢遇寒，寒汁与血相抟，凝聚成积。三为忧思情志太过。如原文说："卒然外中于寒，若内伤于忧怒则气上逆，气上逆则六输不通，温气不行，凝血蕴里而不散，津液涩渗，著而不去，而积皆成矣。"即情志太过导致气机紊乱，气血凝滞，津液输布失常，寒邪与水、瘀相互抟结而形成积症。以上积症形成的三种机理，提示积症的主因是寒邪，但饮食、劳倦、情志、起居等致病因素均可影响津液、血脉运行而久见积症。其病变总不离"寒凝、气滞、血瘀、津停"四个方面的综合因素，四者互为因果。故后世张介宾说："以饮食之滞，或以脓血之留，凡汁沫凝聚，旋成肿块者，皆积之类"，尤怡又说："痰食气血，非得风寒未必成积，风寒之邪，不遇痰食气血，亦未必成积。"这对后世对肿瘤发病机理及治疗方法的研究，颇有启发。

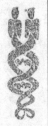

表 66-1 积症形证表

邪著部位	积症名称	临床表现	发病机理
肠间孙络	孙络之积	肿块上下移动,腹部胀满,肠鸣腹痛	孙络浮浅松弛,不能约束积块,寒邪入脉,收引凝滞,滞液灌渗,液聚而不散
阳明之经	阳明之积	挟脐而居,饱食则益大,饥则益小	足阳明经挟脐下行,属胃,受水谷之气,饥则托积外见,饱则积块下隐
缓筋	缓筋之积	积形同上,饱则痛,饥则安	足阳明经筋循腹布脐,饱则气壅,饥则气消
肠胃之募原	募原之积	痛连缓筋,饱则安,饥则痛	饱则肠胃充,津液渗,其膏膜得润,故安。饥则肠胃空,津液枯,而其膏膜干燥失润,故痛
伏冲之脉	伏冲之积	揣之应手而动,放手则自觉有热气下流于股,如汤沃之状	冲脉……其下行者,循阴股内廉入腘中。邪盛有热,故见是症
膂筋	膂筋之积	饥则积见,饱则饥不见,按之不得	膂筋附于脊背,饥则肠胃空积现,饱则肠胃满而蔽之,故不见
输脉	输脉之积	孔窍干涩,不通	邪著输脉,脉道闭塞,津液不能布散于孔窍

　　综上可知,积症的形成,是一个慢性病理过程,其形成顽固难愈,因此,治疗应抓住上述"寒凝、气滞、血瘀、津停"四大因素,一般认为体壮或病初起者,当以活血化瘀,行气消积为主,兼化痰养血;体虚者或病之后期,则当养血活血,攻补兼施。可选桂枝茯苓丸、大七气汤,或八珍汤合化积丸等方辨症治疗。第五届中国内经学术研讨会的报道说,根据《灵枢·百病始生》篇正气为主的理论及积症形成的机理,曾对 98 例恶性肿瘤进行益气健脾,活血化瘀,理气化痰为主的中药治疗,可使患者转移性淋巴结缩小,有效率 12.5%,对照治疗组为无效,说明以益气健脾,理气化痰,活血化瘀为法的中药治疗对恶性肿瘤有一定的疗效。

　　本篇认为积症形成的主因为寒邪,所述第一个方面的成因即为外感寒邪致积,原文谓"厥气生足悗,悗生胫寒,胫寒则血脉凝涩,血脉凝涩则寒气上入于肠胃",结合本篇在其后论述了五脏所伤,"其生于阴"后说到"此内外三部之所生病者也",这里一方面论述了积症病因病机,另一方面是对"下部之气"的进一步阐述,是对"清湿则伤下"的举例说明。

【临床应用】

一、《内经》病因"三部分类"及其思维框架

《内经》所论述的导致疾病发生的原因,涉及外感时气、疫疠、情志、饮食、劳倦、起居、房事及外伤诸方面,为了说明致病因素的性质和致病特点,使人们对病因的认识条理化、系统化并不断深化,《内经》对病因做了二种基本的分类。一是以病因致病部位的阴阳属性为划分标准的"阴阳分类",如《素问·调经论》说:"夫邪之生也,或生于阴,或生于阳。其生于阳者,得之风雨寒暑。其生于阴者,得之饮食居处,阴阳喜怒。"二是本篇及其他篇以病因来源为划分标准的"三部分类",长期以来,人们一直对"阴阳分类"十分重视,对后者则很少提及,虽然两者均在阴阳学说的指导之下,但两者共同为中医病因学说的形成和发展奠定了基础。因此,有必要就"三部分类"及其蕴含的丰富的整体思维方法做一探讨。

(一)病因的"三部分类"

《内经》对病因的认识,首重个人的精神状态和生活起居,其次是外界环境,特别是气候的异常变化。《灵枢·口问》说:"夫百病之始生也,皆生于风雨寒暑、阴阳喜怒、饮食居处、大惊卒恐。"但是,在病因与病症间的特定关系上,其认识更深入了一步。常常把致病因素、致病途径、发病部位、病症等结合起来研究,从而奠定了中医病因学理论方法的基础。正因为如此,病因的自然属性、致病途径、发病部位、病症又都能从不同的角度揭示其某一显著特征。但是,要深刻认识病因,形成病因分类的科学概念,就必须把握病因的本质属性。这种认识充分体现在原文关于病因"三部分类"中。

所谓三部,《素问·三部九候论》说:"有下部,有中部,有上部。"其病因分类如下:

《灵枢·百病始生》说:"夫百病之始生也,皆生于风雨寒暑、清湿、喜怒。喜怒不节则伤藏,风雨则伤上,清湿则伤下。三部之气,所伤异类"。

《素问·阴阳应象大论》也说:"天之邪气,感则害人五藏;水谷之寒热,感则害于六府;地之湿气,感则害皮肉筋脉"。

《灵枢·小针解》则明确以上、中、下三部归纳不同属性的病因,"夫气之在脉也,邪气在上者,言邪气之中人也高,故邪气在上也。浊气在中者,言水谷皆入于胃,其精气上注于肺,浊溜于肠胃,言寒温不适,饮食不节,而病生于肠胃,故命曰浊气在中也。清气在下者,言清湿地气之中人也,必从足始,故曰清气在下也"。

这种分类法,以病因来源的自然属性为标准,将来源于天、天地之间及地的病因分为"上""中""下"三部。源于天的风雨寒暑六淫因素,为"上部邪气";源于天地之间的人为生活因素,如饮食、起居、喜怒失调等,为"中部邪气";源于地的阴寒湿因素,为"下部邪气";划分出来的各类病因,在病因系统中具有较固定的位置;同时在其自然属性、致病部位上,也有较稳定的性质。这对认识病因和临床辨证论治,有一定的积极作用和实际意义。

表 66-2　《内经》病因三部分类

病　因	来源(属性)三部	致病部位
风雨寒暑邪气	天　上	头、体表上半
喜怒不节,水谷寒热	人　中	五脏、六腑
清湿邪气	地　下	足、体表下半

（二）"三部分类"的作用及意义

首先,能有效地指导临床实践。"三部分类"既从本质上区分了病因,又揭示了各类病因的致病特点。"天之邪气"常直接侵袭人体头部和体表上半部,"身半以上者,邪中之也"(《灵枢·邪气藏府病形》),进而有经经脉传入六腑或从口鼻入肺而传至余脏二种途径内传。饮食不节、起居无常和精神刺激等"中部邪气"多影响脏腑机能,导致脏腑、气机失常而产生疾病。"地之湿气"由人体足和体表下半部直接接触,进而侵害人体皮肉筋骨,"身半以下者,湿中之也"(同上),造成肢体皮肉病症。这些不同致病特点,为临床审因论治提供了依据。在施治上,就能根据"三部之气"确定相应的治疗方法。如《素问·阴阳应象大论》说:"其高者,因而越之;其下者,引而竭之;中满者,泻之于内。"越、竭、泻三法针对了"三部邪气"致病特点,体现了《内经》"必伏其所主,而先其所因"的审因论治原则。在养生防病上,《素问·阴阳应象大论》说:"惟圣人上配天以养头,下象地以养足,中傍人事以养五藏。"强调避免"三部邪气"侵害而积极养身防病的方法,诚如张介宾注说:"此虽以头足五脏而言,而实谓上中下,无非法于天地人也"。

其次,能避免"阴阳分类"的缺陷。所谓"阴阳分类",是根据病因引起人体发病部位内外、上下和深浅的阴阳属性,将多引起外感病的"风雨寒暑"归类为阳邪,把多导致内伤病的"饮食居处""阴阳喜怒"归类为阴邪。从而揭示了"阳邪伤阳分、阴邪伤阴分"的一般致病规律。但也出现了这样一个问题。即同一属性病因,因致病途径不同,而发病部位亦异。如《素问·太阴阳明论》说:"故犯贼风虚邪者,阳受之;食饮不节,起居不时者,阴受之。阳受之则入六府,阴受之则入五藏。"《素问·阴阳应象大论》又说:"故天之邪气,感则害人五藏;水谷之寒热,感则害于六府。"五脏,无论相对于体表,还是相对于六腑,按阴阳属性都应属阴。可是上述经文,既言"贼风虚邪"能害六腑,又言"天之邪气"易伤五脏。其中,阴邪伤五脏阴分,显然与"阴阳分类"致病规律相悖,从而暴露出其分类方法的非稳定和无序性的缺陷。究其原因,"阴阳分类"的分类标准,是以病因非本质的致病部位为依据,所以两类病邪在病因系统中因致病途径变异,而缺乏较稳定和有序的致病规律。"三部分类"则无此缺陷,从逻辑学上看,"三部分类"是病因的自然分类,病因来源是其本质属性;而"阴阳分类"是病因的辅助分类,病因的致病部位是其非本质属性。

第三,"三部分类"与目前中医病因分类的方法相契合。长期以来,人们习惯于《内经》病因的"阴阳分类"法,因而忽视和掩盖了病因自然属性的进一步研究。张仲景的"千般疢难,不越三条"和陈无择的"三因说",都很难见到"三部分类"方法的影响。但这并不意味着这种方法影响的轨迹消失了,《中藏经·人常于天地论第一》说:"寒邪中于下,热邪中于上,饮食之邪中于中。"目前中医对病因分类研究的显著特点,就是以各种病因的自然属性为划分病因类别的依据。首先分为原发和继发两类病因,原发病因又分为"自然因素"(六淫、地土方域、时行疫疠)、"生活因素"(饮食劳倦、房室劳伤)、"情志因素""体质因素"等;继发病因亦有痰饮,瘀血等。这种分类方法与"三部分类"方法相一致,而很难找出"阴阳分类"方法的影响。从人类思维的本性看,前者可能是目前病因分类方法被遗忘了的源头。因此,"三部分类"法无论在方法学,还是在科学价值上,都具有一定的现实意义。

行针第六十七

【要点解析】

一、提出针刺后可出现六种不同反应的问题,进行探讨。

二、阐明针刺后出现六种不同反应的原因,是在于各人体质的不同和气血的盛衰。

三、最后指出针刺气逆(如晕针)与愈刺而病愈甚者与体质无关,完全是由于医疗作风的草率或技术上的错误造成的。

【内经原典】

黄帝问于岐伯曰:余闻九针于夫子,而行之于百姓,百姓之血气各不同形,或神动而气先针行①,或气与针相逢,或针已出气独行,或数刺乃知,或发针而气逆②,或数刺病益剧,凡此六者,各不同形,愿闻其方。岐伯曰:重阳之人③,其神易动,其气易往也④。黄帝曰:何谓重阳之人? 岐伯曰:重阳之人,熇熇高高⑤,言语善疾,举足善高,心肺之藏气有余,阳气滑盛而扬,故神动而气先行。黄帝曰:重阳之人而神不先行者,何也? 岐伯曰:此人颇有阴者也。黄帝曰:何以知其颇有阴也? 岐伯曰:多阳者多喜,多阴者多怒,数怒者易解,故曰颇有阴,其阴阳之离合难,故其神不能先行也。黄帝曰:其气与针相逢奈何? 岐伯曰:阴阳和调而血气淖泽滑利,故针入而气出,疾而相逢也。黄帝曰:针已出而气独行者,何气使然? 岐伯曰:其阴气多而阳气少,阴气沉而阳气浮。沉者内藏,故针已出,气乃随其后,故独行也。黄帝曰:数刺乃知,何气使然? 岐伯曰:此人之多阴而少阳,其气沉而气往难,故数刺乃知也。黄帝曰:针入而气逆者,何气使然? 岐伯曰:其气逆与其数刺病益甚者,非阴阳之气,浮沉之势也,此皆粗之所败,工之所失,其形气无过焉。

【难点注释】

①气先针行:气,即得气,针下的感应。意为针才刺入就有感应,指得气快。

②发针而气逆:出针后有不良反应。

③重阳之人：即指阳气过盛之人。

④气易往：往，至也。气易往，即气易至的意思。

⑤熇熇：高高，《太素》作"蒿蒿"形容阳气炽盛的样子，即性格爽朗，高昂不卑。

【白话精译】

黄帝向岐伯问道：我听了你所讲的九针用法，就用来给百姓治病，由于百姓的气血盛衰各不一样，对针刺的反应也不一致。有的神气易于激动，得气反应先针而来；有的则针一刺入，立时就有得气反应；有的则在出针之后，才有得气反应；有的则经过数次针刺后，才有得气反应；有的下针后就出现气逆等不良反应；有的经过数次针刺后，病情反而加重。大凡这六种情况，各具不同的情形，我想听听其中的道理。

岐伯回答说：重阳的人，其神气易于激动，针刺时得气反应快。

黄帝问道：什么叫作重阳之人？

岐伯回答说：重阳之人，其阳气旺盛，说话很快，走路时脚抬得高，其心肺两脏之气有余，阳气滑利充盛而上扬升腾，所以神气易于激动，其气先于针刺而有所反应。

黄帝问道：重阳之人，有的神气不易被激动，要待针入之后才有所反应，这是为什么？

岐伯回答说：这种人是阳盛之中略微有阴气在内的。

黄帝又问道：怎么知道他是阳盛之中略微有阴气在内呢？

岐伯回答说：多阳的人多喜，多阴的人多怒，若屡次发怒而又易于消除，这就是阳中

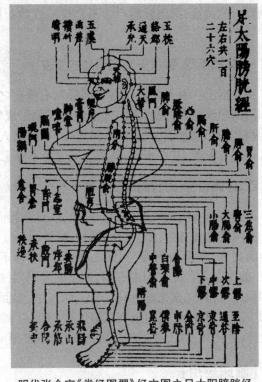

明代张介宾《类经图翼》经穴图之足太阳膀胱经

有阴，所以说它是略微有阴气在内。这种人阳中有阴，阳被阴滞，阴阳之气的离合困难，所以其神气不能在进针之前出现反应。

黄帝问道：有的人针一刺入，立时就有得气反应，这是什么缘故？

岐伯回答说：阴阳和调的人，血气运行润泽滑利，所以针一刺入，气就迅速有所反应，随着针刺立时而至。

黄帝问道：有的人在出针之后，才有得气反应，这是什么气促使这样的呢？

岐伯回答说:这种人阴气多而阳气少,阴气沉滞,阳气浮滑,沉滞则其气潜藏,所以针刺反应缓慢,在针出后,其反应才随之出现,因此说这是独行。

黄帝问道:经过数次针刺后,才有反应,这是什么气促使这样的呢?

岐伯回答说:这种人阴气多而阳气少,其气沉滞而运行困难,所以针刺多次才出现反应。

黄帝又问道:针刺入出现气逆等反应,这是什么气促使这样的呢?

岐伯回答说:针刺后出现气逆,或多次针刺而病情反而加重的,并不是人体阴阳之气的盛衰和浮沉之势所致,这都是水平低劣的医生所造成的不良后果,也是医术较高医生易犯的错误,和病人的形气体质是没有关系的。

【专家评鉴】

本篇主要论述了行针时所产生的六种不同反应的原因和机理,说明了体质与针刺反应的关系,指出针后产生不良反应或数刺后病情反而加重乃医工之错误所致。

一、体质不同,取决于阴阳气血的盛衰

文中指出:"百姓之血气各不同形",有重阳之人,有多阳少阴之人,以及多阴少阳和阴阳和调之人,说明阴阳气血的偏颇是形成体质差异的决定性因素之一。正如《灵枢·通天》所言:"盖有太阴之人,少阴之人,太阳之人,少阳之人,阴阳和平之人。凡五人者,其态不同,其筋骨气血各不等。"

二、体质有别,对针刺反应不同

由于体质有阴阳气血偏颇的差异,故对针刺也有不同的针感反应。重阳之人,其心肺两脏之气有余,阳气滑盛易行,故神动而气先行,对针刺的反应最为敏感;多阳少阴之人,其阳为阴滞,阴阳之离合难,故神不先行,针刺的反应较重阳之人缓慢,正如明张介宾说:"阳中有阴,未免阳为阴累,故其离合难而神不能先行也。"阴阳和调之人,其气血充盛滑利,"针入而气出,疾而相逢",随着针刺而反应较快;阴多阳少之人,其阴气盛而阳气沉潜敛藏,所以针刺时反应迟缓,当针出后,阳气随针而上浮,才出现反应,或因气机沉敛而气至难,须多次刺激才有所反应。

【临床应用】

一、体质与阴阳血气的关系

体质是人体正气盛衰偏颇和影响发病及疾病转化的潜在因素的综合反映,阴阳气血均属于正气范畴的东西,其盛衰偏颇是决定人体体质重要因素之一,所谓"百姓之血气,各不同形",此对我们进一步研究阴阳气血与体质分类有一定的启发作用。现代对体质类型的划分,也主要是以人体生命活动的物质基础——阴、阳、

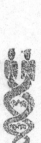

气、血、津液的盛衰虚实变化为主进行分类,如匡调元氏即以阴阳、气血、津液的生理、病理特征为依据,将体质分为六大类型,即正常质、晦涩质(气血易阻者)、腻滞质(痰湿易盛者)、燥红质(阴易亏者)、迟冷质(阳易衰者)、倦㿗质(气血易虚者)。王琦则将体质划分为正常质、阴虚质、阳虚质、痰湿质、湿热质、气虚质、瘀血质等七类。母国成氏则将体质划分为九类,即无力质(气虚)、苍白质(血虚)、粘液质(痰湿)、紫滞质(瘀血)、迟弱质(阳虚)、盗热质(阴虚)、冷激质(阴盛)、奋力质(阳盛)、结障质(气滞)。虽然分类有所不同,但均主要从人体气血阴阳角度划分,则是其共同点。

二、掌握体质与针感关系的临床意义

本篇重点论述了体质与针感的关系,认为针感出现的快慢,与人体阴阳之气的多少有关,阳气盛的人,由于阳主动,阳气滑利易行,故针感出现的快;阴阳平调之人,针感能适时而至;多阴少阳的人,由于阴主静,其气沉滞难行,故针感出现慢。本文所说的"重阳之人""阴阳和调"及"多阴而少阳"之人,其体质的分类方法与《灵枢·通天》所说的"太阴之人、少阴之人、太阳之人、少阳之人、阴阳和平之人"的分类基本相似,可以认为属于太阳与少阳的人,针感出现快;属于阴阳和平的人,针感适时而至;属于太阴和少阴的人,针感出现慢。

体质不同,对针刺的反应不一,提示临床针刺治疗要重视患者的体质差异,针对每种人的不同情况,而采取不同的针刺方法,正如《灵枢·通天》所言:"古人善用针艾者,视人五态乃治之,盛者泻之,虚者补之。"《灵枢·逆顺肥瘦》并具体指出:肥壮的人属"气涩血浊",针刺宜"深而留之,多益其数";力强的人属"气滑血清",针刺宜"浅而疾之";常人血气和调,针刺宜深浅适度,"无失常数也";婴儿则当"以毫针浅刺而疾发针"。这种因人而刺的思想,值得临床借鉴。

上膈第六十八

【要点解析】

一、重点论述了"虫为下膈"的成因,是虫积于下脘,使胃气失于下行。
二、说明针刺治疗方法。针刺宜温针以祛其寒,更宜注意治疗与调整的配合,并适当地参用通下之法。

【内经原典】

黄帝曰:气为上膈者[①],食饮入而还出,余已知之矣。虫为下膈,下膈者,食晬时[②]乃出,余未得其意愿卒闻之。岐伯曰:喜怒不适,食饮不节,寒温不时,则寒汁流于肠中,流于肠中则虫寒,虫寒则积聚,守于下管,则肠胃充郭,卫气不营,邪气居之。人食则虫上食，虫上食则下管虚，下管虚则邪气胜之，积聚以留，留则痛③成，痛成则下管约。其痛在管内者，即而痛深；其痛在外者，则痛外而痛浮，痛上皮热。

黄帝曰：刺之奈何？岐伯曰：微按其痛，视气所行，先浅刺其傍，稍内益深，还而刺之，毋过三行，察其沉浮，以为深浅。已刺必熨④，令热入中，日使热内，邪气益衰，大痛乃溃。伍以参禁，以除其内，恬憺无为，乃能行气，后以咸苦，化谷乃下矣。

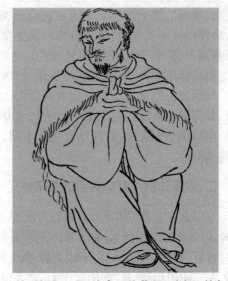

情志抑郁不畅，饮食不能节制，对寒温的气候不能适应，以致脾胃运化功能失常，使寒温流注于肠中，肠寄生虫觉得寒冷便积聚不去，盘踞在下脘，造成肠胃壅塞，邪气稽留

【难点注释】

①上膈：隔塞于上部，而致食入即吐的一种膈证。

②晬时：一周时，即二十四小时。

③痈：通"壅"，即壅塞不通。

④熨：即热敷。

【白话精译】

黄帝问道：由于气机郁结在上形成上膈病的，进食后随即吐出，我已经知道了它的情况了。由于虫积在下形成的是下膈病，此病是进食后经过一昼夜才吐出，我不明了其中的道理，希望详尽地告诉我。

岐伯回答说：这种病的形成，主要是由于情志不遂，饮食不节，寒温失于调摄，以致胃中阳气受损，则寒汁流注于肠中，寒汁流于肠中则肠内寄生虫感觉寒冷，虫觉寒冷则积聚盘踞在下脘，因而使肠胃充满胀大，阳气不得温通，邪气也就留止其中。人在进食的时候，虫亦向上取食，虫向上取食则下脘空虚，下脘空虚则邪气乘虚侵入，积聚滞留而不散，便形成了内痈。内痈已成，就会使下脘约束不畅，传导不利，所以食后周时乃吐出。其痈在下脘之内的，疼痛部位较深；痈在下脘之外的，疼痛部位浅在，同时，痈上的皮肤发热。

黄帝问道：怎样刺治这种病症呢？

岐伯回答说：以手轻按痈部，观察病气发展的动向，先在痈的傍侧浅刺，慢慢进针至深部，如此反复刺治，但不能超过三次。审视痈的浅深，以确定针刺的深浅。针刺之后，一要用温熨法，使热气直达内部，每天都使热气入内，则寒邪之气就日趋衰退，大痈自然溃散。另外，再配合饮食起居等合理的调养护理，不要违犯各种禁忌，以消除其内伤；同时要清心寡欲，以使人体气血调畅，然后再服用咸苦之品调养,使谷物得以消化而下传,就不会再朝食暮吐,下膈病即痊愈。

【专家评鉴】

本篇主要讨论了上膈(隔)及下膈(隔)的病因、症状及病理变化,并介绍了下膈(隔)病的刺治方法、艾灸方法和药物疗法等内容。

一、"膈"的含义

"膈",《内经》24 见;亦写作"鬲",《内经》凡 25 见。两字在《内经》中多次相借,如《素问·诊要经终论》:"鬲与脾肾之处。"《素问·刺热》:"四椎下间主鬲中热。"两字在运用中,又均通"隔",如《素问·风论》之"鬲塞不通"和《灵枢·四时气》之"膈塞不通"者是。本篇之"膈"皆通"隔"。"上膈",即上脘隔塞不通,食入即吐的病症;"下隔"即指下脘阻塞不通,亦有呕吐,但食后较长时间后呕吐之症。

二、下膈的主症及其形成

(一)下膈的主症
原文说:"下膈者,食晬时乃出。""晬时",即一昼夜。指下膈是下脘阻隔不通,食入一昼夜后出现呕吐,病变部位在下脘。因为食物进入胃腑,经过胃的蠕磨腐热发酵,当向下传之于小肠时受到阻隔,于是胃气失于和降之性而上逆,出现呕吐,所以呕吐距进食有较长时间的间隙。此之"下膈"相当于今之"反胃",张仲景《金匮要略·呕吐哕下利病脉症治》:"脾伤则不磨,朝食暮吐,暮食朝吐,宿谷不化,名曰胃反。"并提出用大半夏汤和茯苓泽泻汤治之。

(二)下膈的形成机理。
下膈的形成是由于"喜怒不适,食饮不节,寒温不时",以致胃肠功能紊乱,津液输布失常而造成"寒汁流于肠中";加之肠内原有寄生虫,在寒汁和饮食物的刺激下,时动时静。这样便使得肠中阳气不行,邪气乘虚客留胃肠,乃至气血阻滞发为痈疾。其主要部位在胃肠交接处的下脘部,所以饮食物进入胃中后不得通过下脘,而出现"食晬时乃出"的症状。

由此可见,下膈形成的原因是"喜怒不适,食饮不节,寒温不时";基本病理则为"卫气不营,邪气居之","积聚以留";而"寒汁流于肠中",肠内寄生虫则是直接病理因素。

【临床应用】

一、关于"下膈"病的现代治疗

关于本病的现代治疗,以降逆和胃为基本原则。阳气虚者,合以温中健脾,方用丁蔻理中汤加减;命火不足者可加入附子、肉桂、破故纸、吴茱萸之类,或桂附八味丸;若阴液亏损者,当合以清养胃阴之法,可用大半夏汤;若有气滞者则兼以理气疏肝,方用逍遥散或柴胡疏肝散加减;若有痰浊者,可用导痰汤或礞石滚痰丸以涤痰化浊,和胃降逆;若有瘀血阻滞者,可用膈下逐瘀汤以祛瘀活血,和胃降浊。对反胃患者之治疗,应在空腹时服药,或宿食吐净后服药,效果更佳。

二、关于"上膈"病的问题

关于上膈,文中述之简略,主要以引言形式表述的,曰:"气为上膈者,食饮入而还出"。其主症为食入即吐,这与"下膈"之"食晬时乃出"截然不同并以示鉴别。可见,"上膈","下膈"同为消化道的隔塞不通病症,由于病变部位有上、下之别,虽然都是以呕吐为主症,但却存在着食入即吐和食后较长时间间隔后呕吐之别,以此测知其病位之上下。

此种"食入即吐"为主症的病,后世称为噎膈。噎膈是指饮食吞咽受阻,或食入即吐的病症。本病首载于《素问·通评虚实论》云:"隔塞闭绝,上下不通,则暴忧之病也。"指出其病与精神因素有关。巢元方将噎膈分为气、忧、食、劳、思五种。本病大致相当于今之食管癌、贲门癌、贲门痉挛、食管憩室、食管神经官能症及食管炎等病。本病初起多为实症,继则转实为虚,尤多虚实夹杂,临床时应明辨虚实,区分标本缓急,立方遣药,方能切中病机。

忧恚无言第六十九

【要点解析】

一、首先从卒然忧恚而言无音,阐明发音的生理是由咽喉、喉咙、颃颡等组织共同形成的。同时论述卒然无音是有寒气客于会厌的原因。

二、其次讨论了卒然无音的刺法,即两泻足少阴之血脉,取之天突。

【内经原典】

黄帝问于少师曰:人之卒然忧恚①而言无音者,何道之塞,何气出行,使音不彰?愿闻其方。少师答曰:咽喉者,水谷之道也。喉咙者,气之所以上下者也。会厌者,音声之户也。口唇者,音声之扇也。舌者,音声之机也。悬雍垂者,音声之关也。颃颡者,分气之所泄也。横骨②者,神气所使,主发舌者也。故人之鼻洞涕出不收者,颃颡不开,分气失也。是故厌小而疾薄,则发气疾,其开阖利,其出气易;其厌大而厚,则开阖难,其气出迟,故重言也。人卒然无音者,寒气客于厌,则厌不能发,发不能下至,其开阖不致,故无音。黄帝曰:刺之奈何?岐伯曰:足之少阴,上系于舌,络于横骨,终于会厌。两泻其血脉,浊气乃辟③。会厌之脉,上络任脉,取之天突,其厌乃发也。

【难点注释】

①忧恚:忧愁仇恨之意。
②横骨:附于舌根部的软骨。
③辟:排除、祛除。

【白话精译】

黄帝问少师说:人有突然因忧愁愤怒而发不出声音的,是哪一条通道阻塞,什么气不能畅行,致使音声不响亮? 我想听听其中的道理。

少师回答说:咽部是水谷入胃的必经通道,喉咙是呼吸之气出入的路径,会厌好象是发出声音的门户,口唇好像是发出声音的门扇,舌好像是言语音声的机关,悬雍垂好像是声音发出之道上的关隘,颃颡是口鼻之气分行的部位,横骨受神气的支配而控制着舌的运动。所以,人患鼻孔中流涕不止的,那是颃颡不利,分气失职的缘故。凡会厌小而薄,则呼气快,开阖便利,出气容易,所以言语流畅;若会厌大而厚,则开阖困难,出气迟缓,所以说话口吃。至于人突然发不出声音,是由于寒邪侵袭于会厌,使会厌不能开启,或开启后不能闭合,会厌开闭失其作用,所以就发不出声音。

黄帝问道:失音病应怎样刺治呢?

岐伯回答说:足少阴肾经,上系于舌根,联络于横骨,终止于会厌。刺治失音,应取足少阴经和任脉两经穴位,以泻其血络,寒浊之邪就会排除。足少阴经在会厌的脉络,向上络于任脉,所以取任脉的天突穴刺治,会厌的开阖就会恢复正常而发出声音。

【专家评鉴】

一、声音产生的机理

人所以能发出声音,是由于喉咙、会厌、口唇、悬雍垂、颃颡、横骨、舌的协同作用下产生的:喉咙是发音的主要器官,靠气的鼓动而发音;会厌位于喉间,能开能合,相当发音的门户;口唇启闭类似窗户的开合,声音于此而发扬于外;舌的活动是形成语言声音的机要部位;悬雍垂位于冲要部位,是声音发出的关隘;颃颡为呼吸出入分气之路,与声音的共鸣有密切的关系;横骨位于舌根,与舌的活动相关。语言与声音受意识的支配,属于神活动的范围。在神的统帅下,通过经络系统的联络沟通,各个器官密切合作,进行有条不紊的活动,声音就自然产生且宏亮。另外,本篇论述了会厌的大小厚薄,与发音有关:"厌小而疾薄,则发气疾,其开合利,其出气易;其厌大而厚,则开合难,其气出迟,故重言也。"这些记载是符合现代解剖生理的。会厌的大小,口唇的闭合,舌的长短大小厚薄,悬雍垂的位置,舌骨的活动,以及软腭后鼻道是否通畅,皆是影响声音大小、声调高低强弱的因素。

二、失音的病因病机与治疗

本文从两方面阐述了失音的病因病机,一是突然的精神刺激,超越人体自身的调节能力,可以产生失音。"人之卒然忧患而言无音者……使音不彰。"二是外感寒邪,肺失宣降,气道不畅,会厌开阖失度而失音。"人卒然无音者,寒气客于厌,则厌不能发,发不能下至,其开阖不致,故无音。"本文论述的失音皆为猝然产生的实症,故针刺治疗。"两泻其血脉,浊气乃辟。"是符合"实则泻之"的治疗原则的。又由于足少阴肾经,上系于舌,络于横骨,终于会厌,故治疗上可选天突穴,这是因为"会厌之脉,上络任脉"的缘故。"两泻其血脉",乃为精辟之言。

【临床应用】

一、关于忧患无言

本文在开篇提出"人之卒然忧患而言无音者,何道之塞,何气出行"的发问是发人深省的。这说明很早以前就有了因情志过度变化而引起失音的记载。这与现代医学中的癔症性失语极其相符。大量的临床病例告诉人们,因情志变化引起失音者多是恼怒不止,忧愁悲伤太过所致。本篇所记载的暴瘖是符合临床实践的,对于暴瘖的治疗方法是多样的,而针刺治疗是诸治法中较为常用的,尤其对因精神刺激引起的失音疗效更捷。本文中的"两泻其血脉""取之天突"的治疗原则一直有效地指导着临床治疗。

二、关于失音

失音又称为瘖,本篇对语音和语言的发生与人体哪些器官有关做了详尽的论述,并认为人所以能发出声音是会厌、喉咙、悬雍垂、颃颡、横骨(舌骨)、舌等协同作用的结果。同时认为与神的统帅调节及气的盛衰有密切的关系。心主神,言为心声,本篇"神气所使,主发舌者也",与此有关。肺主气,发音靠气的鼓动。《素问·六节藏象论》:"五气入鼻,藏于心肺,上使五色修明,音声能彰。"《医学三字经》形象的比喻为"肺如钟,撞则鸣"。说明声音与气之盛衰有密切的关系。因此,心神的病症、肺气的盛衰,均可引起失音。从经络来看,手少阴心经、手太阴肺经、足太阴脾经、足少阴肾经、足厥阴肝经均与喉部有一定的联络关系,故邪"搏阴则瘖"(《素问·宣明五气》)。失音的原因是多方面的,有由外感所引起,亦有由七情内伤所引起,妇女妊娠有时可见子瘖,瘖有虚实之别,新旧之分,一般认为暴病多实,久病多虚,古人比喻为"金实不鸣"和"金破不鸣"。对于失音的治疗,暴瘖可遵本篇"两泻其血脉"的原则,可与《灵枢·寒热病》:"暴瘖气鞭,取扶突与舌本出血"的记载互参。对于失音用天突穴针刺治疗,也提醒我们在用药时,可选归肾经的药物来治疗。对于子瘖就无须治疗,分娩后会自然痊愈。《素问·奇病论》:"无治也,当十月复。"对于失音虚症的治疗可遵《素问·脉解》:"内夺而厥,则为瘖俳,此肾虚也"的病机,用补肾之药物和穴位来治疗。总之,在临床辨证时,"必伏其主,先其所因"

才能达到治疗效果。

寒热第七十

【要点解析】

一、讨论了瘰疬的成因和治疗方法。

二、说明瘰疬的预后诊断法。

【内经原典】

黄帝问于岐伯曰:寒热瘰疬①在于颈腋者,皆何气使生? 岐伯曰:此皆鼠瘘②寒热之毒气也,留予脉而不去者也。黄帝曰:去之奈何? 岐伯曰:鼠瘘之本,皆在于藏,其末上出于颈腋之间,其浮于脉中,而未内著于肌肉而外为脓血者,易去也。黄帝曰:去之奈何? 岐伯曰:谓从其本引其末③,可使衰去而绝其寒热。审按其道以予之,徐往徐来以去之,其小如麦者,一刺知,三刺而已。黄帝曰:决其生死奈何? 岐伯曰:反其目视④之,其中有赤脉,上下贯瞳子,见一脉,一岁死;见一脉半,一岁半死;见二脉,二岁死;见二脉半,二岁半死;见三脉,三岁而死。见赤脉不下贯瞳子,可治也。

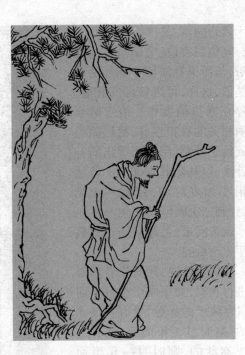

鼠瘘症是寒热的毒气稽留在经脉中不能消除的结果

【难点注释】

①瘰疬:指生于颈项腋下的结核,其结核大如梅李,小如麦粒,数量多少不等,硬而微痛,推之不移,溃后难以收口。

②鼠瘘:瘰疬破溃后,其疮口日久不愈的,其形状如鼠穴,故称为鼠瘘。

③从其本引其末:本,指内脏。末,指瘰疬之处。从其本引其末,言要针对病本(内脏)采取治疗,则病之末(外在的瘰疬)随之而消散。

④反其目视:反,同翻。反其目视,即翻开病人的眼皮察看。

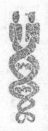

【白话精译】

黄帝问岐伯说:时发寒热的瘰疬病,生在颈部和腋下,这是什么邪气使它发生的呢?

岐伯回答说:这都是鼠瘘病,因寒热毒气滞留于经脉中而不能消除所致。

黄帝问道:如何除去它呢?

岐伯回答说:鼠瘘的病根,都在内脏,作为其标的症状,却表现于颈部和腋下。如果毒气浅在浮于经脉之中,还未深入附着于肌肉,只是外部化为脓血的,较容易治愈。

黄帝问道:怎样治疗呢?

岐伯回答说:应调治其病根内脏,从而引导滞留于标部的病邪消散,这样,可以使毒气衰退,而停止寒热的发作。治疗时要察明相关的脏腑经脉,然后循经取穴给予针刺,用缓入缓出的补泻针法,以祛除邪毒之气。若瘰疬形小如麦粒的,针刺一次见效,针刺三次就可以痊愈。

黄帝问道:怎样判断这种病的生死预后呢?

岐伯回答说:翻开患者的眼皮进行观察,如果眼中有自上而下贯穿瞳子的赤脉,见有一条赤脉的,则时过一年而死;见有一条半赤脉的,则时过一年半而死;见有二条赤脉的,则时过两年而死;见有两条半赤脉的,时过两年半而死;见有三条赤脉的,则时过三年而死;如果赤脉还没有向下贯穿瞳子的,病还可以医治。

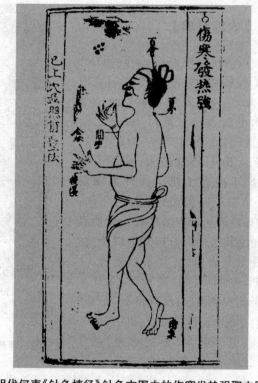

明代何秉《针灸捷径》针灸方图中的伤寒发热强取穴图

【专家评鉴】

瘰疬,是一种十分顽固的外科疾患,又名鼠瘘、老鼠疮、疬子颈、颈疬等。一般小者为"瘰",大者为"疬",合称瘰疬。多发生在耳后、颈项、腋下等处。因其初起结块如豆,历历可数,累累如串珠,且多伴寒热等症状,所以本篇又称"寒热瘰疬"。由于该病比较顽固。日久难愈。对人类的健康危害较大。故《内经》列专篇予以讨论,说明瘰疬的病因病机,叙述其临床表现,指出治疗法则,并介绍了判断预后的方法。

一、病因病机

"寒热瘰疬在于颈腋者,皆何气使然? 岐伯曰:此皆鼠瘘寒热之毒气也,留于脉而不去者也","鼠瘘之本,皆在于脏,其末上出于颈腋之间"。这两段原文即明确了瘰疬的病因病机。

(一)病因

"此皆鼠瘘寒热之毒气也",指出寒热之毒气是导致瘰疬的病因。在此值得注意的有两点:其一认为瘰疬与鼠瘘是病因相同的疾病。盖鼠瘘是指瘰疬溃破流脓,日久不愈,此起彼伏,状如鼠穴者。正如张介宾说:"瘰疬者,其状瘰然而贯于上下,其形如鼠穴,塞一,复穿其一,故又名鼠瘘……一曰结核,连续者为瘰疬"。可知,瘰疬和鼠瘘是同一疾病的两个阶段,瘰疬是病变早期之未溃阶段,鼠瘘是病变晚期的已溃脓阶段。其二本文提出"毒气"是瘰疬的病因。盖"毒气"又称"毒邪",是一类有异于六淫邪气的、具有传染性的强烈致病因素。毒气是其病因,就把瘰疬与普通疾病区别开了,也提示该病可能具有传染性。

(二)病机

鼠瘘寒热之毒气"留于脉而不去";"鼠瘘之本,皆在于脏,其末上出于颈腋之间。"寒热之毒邪侵犯机体,损伤脏腑,循着经脉而上,留于颈项、腋下之经络,使气血壅滞,血瘀痰凝,结聚而成瘰疬结核;毒盛热炽,肉腐血败而化脓;溃破流脓,状如鼠穴,即为鼠瘘。在此明确指出,瘰疬鼠瘘其病变部位虽然发于颈项腋下等体表,但疾病的根源却在内部脏腑。正确地阐明了它与内脏结核的关系,为临床从调理脏腑入手,全身综合治疗该病埋下了伏笔。

二、临床表现

在本文中没有专门段落介绍瘰疬、鼠瘘的临床表现。根据本篇文意,结合《内经》其他篇章及后世文献记载,将瘰疬鼠瘘的临床表现简介如下。

(一)瘰疬

本病初期及中期。本篇云:"寒热瘰疬在于颈腋者";隋巢元方《诸病源候论·卷三十四瘰疬候》说:"瘰疬,或状如梅李枣核等,大小两三相连在皮间,而时发寒热是也。"

瘰疬之发病缓慢,初起在耳后、颈项部、腋下等处,发现结核状如豆粒,单个或多个散在,不红不痛,推之可动;后结块逐渐增大,数目增多,结连三五个,累累如串珠,不易推动,且疼痛渐增,或伴寒热等。

(二)鼠瘘

本篇云:鼠瘘"其末上出于颈腋之间,其浮于脉中,而未内著于肌肉,外为脓血者";《灵枢·邪气藏府病形》篇说:"鼠瘘,在颈肢腋之间"。《诸病源候论》说:瘰疬"久则变脓。溃成瘘也。"

鼠瘘是本病的后期。位于颈项腋下之瘰疬日久,溃破皮肤,流出脓液,清稀如

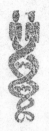

同痰水,或如豆汁,夹有败絮状物,疮口灰白,久不收敛;或此愈彼溃,形成窦道或瘘管。常伴寒热盗汗,疲乏消瘦等症状。

【临床应用】

一、关于瘰疬的病因病机

本篇认为,瘰疬是由"鼠瘘寒热之毒气,留于脉而不去"所致,寒热之毒气是瘰疬鼠瘘的病因。"毒气"的含义,已详于分析;关于"寒热",杨上善《太素》认为"寒热"乃因"风"而成,并由此而"脉中壅遏,遂为瘰疬鼠瘘也。"《外科正宗·瘰疬论第十九》,在病因上补充了风毒、热毒、气毒、痰结等,在分类上补充了筋疬、痰疬两种。谓"风毒者,外受风寒,搏于经络";"热毒者,天时亢热,暑中三阳,或肉食膏粱厚味,酿结成患";"气毒者,四时杂厉之气感冒而成";"筋疬者,忧愁思虑,暴怒伤肝,盖肝主筋,故令筋缩,结蓄成核";"痰疬者,饮食冷热不调,饥饱喜怒不常,多致脾气不能运转,遂成痰结。"

"鼠瘘之本,皆在于脏",本篇强调瘰疬鼠瘘虽属体表局部的病变,但病之根源在其内脏,正确地阐明了瘰疬与内脏结核的关系。关于该病的内脏病机,后世多认为与肝、脾、肺、肾诸脏有关。如肝气久郁,化火内燔;脾气不运,积湿生痰,以致痰火交凝结于颈项腋下,故成此病。或因肺肾阴虚,水亏火旺,灼津为痰,耗伤气血,转为虚损,寒热之毒气得以乘虚侵入,循经脉而上,留于脉络之中而成本病。

上述认识,皆是对《内经》瘰疬病因病机的发展,对于深入认识该病,指导治疗具有实际指导意义。

二、关于瘰疬的治疗

对瘰疬的治疗,《内经》仅提出"从其本引其末"的原则,介绍"审按其道以予之,徐往徐来以去之"的针刺方法。后世随着对该病认识的不断深入,其治疗方法也日趋完善。如清代程钟龄《医学心悟·瘰疬》记载:"其初起即宜消瘰丸消散之,不可用刀针及敷溃烂之药;若病久已经溃烂者,外贴普救万全膏,内服消瘰丸并逍遥散,自无不愈。"

现代临床根据病变阶段,结合病因病机而辨证施治,采取内外兼治法。

初期:宜疏肝解郁,化痰软坚散结,方用逍遥散合二陈汤化裁,或消瘰丸(贝母、玄参、牡蛎)加味。肺肾阴虚者,宜滋补肺肾,方用六味地黄汤加沙参、麦冬、鳖甲、地骨皮等。

中期:若已液化成脓者,则应托毒透脓,方用透脓散加味。

后期:溃后脓水淋漓,久不敛口者,宜补养气血,排脓生肌,方用十全大补汤化裁。

各期都可配合外治。在未溃之前,可用阳和解凝膏外敷局部;已溃者,可外用丹药、红油膏、生肌拔毒膏、生肌玉红膏等;形成瘘管者,可用化管药条祛腐生肌。

此外,还有排治疗法,拔核疗法,截根疗法,药线疗法,手术疗法等等,皆有较好

邪客第七十一

【要点解析】

一、论述不眠是因内脏受邪气干扰,致卫气行于阳而不能入于阴,阳盛而阴虚,治以半夏秫米汤。

二、以取类比象法,论述天人相应的观点。

三、根据经络的循行,论述了手太阴肺经,手厥阴心包经的本经输穴位,以定补正泻邪的刺法。其中并指出心为五脏六腑之大主,不能容邪,容邪则伤人,神伤则死亡的生理特点。

四、论述八虚(两肘、两腋、两髀、两腘)可以诊察五脏疾病,并阐明其原理,以八虚为真气所过,血络所游之处。

【内经原典】

黄帝问于伯高曰:夫邪气之客人也,或令人目不瞑^①不卧出者,何气使然?伯高曰:五谷入于胃也,其糟粕、津液、宗气分为三隧^②。故宗气积于胸中,出于喉咙,以贯心脉,而行呼吸焉。营气者,泌其津液,注之于脉,化以为血,以荣四末,内注五藏六府,以应刻数^③焉。卫气者,出其悍气之慓疾,先行于四末分肉皮肤之间而不休者也。昼日行于阳,夜行于阴,常从足少阴之分间,行于五藏六府。今厥气客于五藏六府,则卫气独卫其外,行于阳,不得入于阴。行于阳则阳气盛,阳气盛则阳跻陷^④;不得入于阴,阴虚,故目不瞑。黄帝曰:善。治之奈何?伯高曰:补其不足,泻其有余,调其虚实,以通其道而去其邪,饮以半夏汤一剂,阴阳已通,其卧立至。黄帝曰:善。此所谓决渎壅塞,经络大通,阴阳和得者也。愿闻其方。伯高曰:其汤方以流水千里以外者八升,扬之万遍,取其清五升煮之,炊以苇薪火,沸置秫米一升,治半夏五合,徐炊,令竭为一升半,去其滓,饮汁一小杯,日三稍益,以知为度。故其病新发者,复杯则卧,汗出则已矣。久者,三饮而已也。

黄帝问于伯高曰:愿闻人之肢节,以应天地奈何?伯高答曰:天圆地方,人头圆足方以应之。天有日月,人有两目。地有九州,人有九窍。天有风雨,人有喜怒。天有雷电,人有音声。天有四时,人有四支。天有五音,人有五藏。天有六律,人有六府。天有冬夏,人有寒热。天有十日,人有手十指。辰有十二,人有足十指、茎、垂以应之;女子不足二节,以抱人形。天有阴阳,人有夫妻。岁有三百六十五日,人有三百六十节。地有高山,人有肩膝。地有深谷,人有腋腘。地有十二经水,人有十二经脉。地有泉脉,人有卫气。地有草蓂^⑤,人有毫毛。天有昼夜,人有卧起。天有列星,人有牙齿。地有小山,人有小节。地有山石,人有高骨。地有林木,人有募筋。地有聚邑⑥,人有䐃肉⑦。岁有十二月,人有十二节。地有四时不生草,人有无子。此人与天地相应者也。

黄帝问于岐伯曰:余愿闻持针之数,内针之理,纵舍之意,扞皮开腠理,奈何?脉之屈折,出入之处,焉至而出,焉至而止,焉至而徐,焉至而疾,焉至而入?六府之输于身者,余愿尽闻。少序别离之处,离而入阴,别而入阳,此可道而从行?愿尽闻其方。岐伯曰:帝之所问,针道毕矣。黄帝曰:愿卒闻之。岐伯曰:手太阴之脉,出于大指之端,内屈循白肉际,至本节之后太渊留以澹⑧,外屈上于本节之下,内屈与阴诸络会于鱼际,数脉并注,其气滑利,伏行壅骨之下,外屈出于寸口而行,上至于肘内廉,入于大筋之下,内屈上行臑阴,入腋下,内屈走肺,此顺行逆数之屈折也。心主之脉,出于中指之端,内屈循中指内廉,以上留于掌中,伏行两骨之间,外屈出两筋之间,骨肉之际,其气滑利,上二寸,外屈出行两筋之间,上至肘内廉,入于小筋之下,留两骨之会,上入于胸中,内络于心脉。黄帝曰:手少阴之脉独无腧,何也?岐伯曰:少阴,心脉也。心者,五藏六府之大主也,精神之所舍也,其藏坚固,邪弗能容也。容之则心伤,心伤则神去,神去则死矣。故诸邪之在于心者,皆在于心之包络,包络者,心主之脉也,故独无腧焉。黄帝曰:少阴独无腧者,不病乎?岐伯曰:其外经病而藏不病,故独取其经于掌后锐骨之端。其余脉出入屈折,其行之徐疾,皆如手少阴心主之脉行也。故本腧者,皆因其气之虚实疾徐以取之,是谓因冲而泻,因衰而补,如是者,邪气得去,真气坚固,是谓因天之序。

黄帝曰:持针纵舍奈何?岐伯曰:必先明知十二经脉之本末,皮肤之寒热,脉之盛衰滑涩。其脉滑而盛者,病日进;虚而细者,久以持;大以涩者,为痛痹;阴阳如一者,病难治。其本末尚热者,病尚在;其热已衰者,其病亦去矣。持其尺,察其肉之坚脆、大小、滑涩、寒温、燥湿。因视目之五色,以知五藏而决死生。视其血脉,察其色,以知其寒热痛痹。黄帝曰:持针纵舍,余未得其意也。岐伯曰:持针之道,欲端以正,安以静,先知虚实,而行疾徐,左手执骨,右手循之,无与肉果,泻欲端以正,补必闭肤,辅针导气,邪得淫泆,真气得居。黄帝曰:扞皮开腠理奈何?岐伯曰:因其分肉,左别其肤,微内而徐端之,适神不散,邪气得去。

黄帝问于岐伯曰:人有八虚,各何以候?岐伯答曰:以候五藏。黄帝曰:候之奈何?岐伯曰:肺心有邪,其气留于两肘;肝有邪,其气流于两腋;脾有邪,其气留于两髀;肾有邪,其气留于两腘。凡此八虚者,皆机关之室,真气之所过,血络之所游,邪气恶血,固不得住留,住留则伤筋络骨节机关,不得屈伸,故病挛也。

【难点注释】

①目不瞑:眼睛不能闭合,即失眠。
②三隧:隧,通道。
③应刻数:营气一昼夜在人身运行五十周次与漏水下百刻相应。
④阳跷陷:《甲乙经》卷十二作"阳跷满"。
⑤草蓂:草类植物,泛指地上的野草。
⑥聚邑:指人群聚集的城镇。

⑦䐃肉：人身隆起的肌肉。

⑧留以澹：澹，水动貌。此指脉气流经太渊穴时，在寸口脉出现的搏动。

【白话精译】

黄帝向伯高问道：邪气侵入人体，有时使人不能合目安眠，这是什么气的变化造成的？

伯高回答说：饮食物进入胃中，它所化的糟粕、津液、宗气，分别为三条道路。宗气积聚在胸中，出于喉咙，以贯通心肺，而推动呼吸运动。营气分泌津液，渗注于脉中，化为血液，外以营养四肢，内则流注脏腑，它昼夜在体内环行五十周，与昼夜百刻之数相应。卫气是水谷所化的悍气，其性慓疾滑利，首先无休止地运行于四肢分肉皮肤之间，它白天运行于阳分，夜间运行于

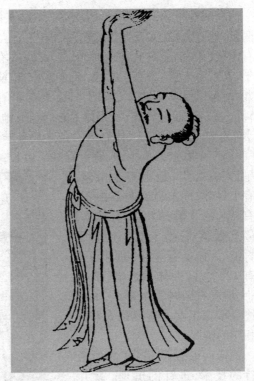

明代高濂《遵生八笺》陈希夷导引坐功图中的芒种五月节坐功图

阴分，经常从足少阴肾经的分间开始，以次行于五脏六腑。如有邪气侵入五脏六腑，就会使卫气只能护卫于肌表阳分，运行于阳分，而不能进入阴分。卫气行于阳分，则阳气亢盛，阳气亢盛就会使阳跷脉气充满；卫气不能入于阴分，则阴气虚，所以不能合目而眠。

黄帝说道：讲得好。这种失眠应怎样治疗呢？

伯高回答说：补其阴气的不足，泻其阳气的有余，调理阴阳虚实的偏差，以使卫气运行之道通畅，而祛除其邪气，再服半夏汤一剂，使阴阳之气通调，便可立即入睡。

黄帝说道：讲得好。这就是所谓疏通壅塞，使经络畅通，阴阳调和的治疗方法了。我想听一听半夏汤方的情况。

伯高回答说：半夏汤方，是用千里长流水八升，扬起搅动一万遍，待水澄清后，取清水五升，用芦苇作燃料煎煮，等水滚沸，放入秫米一升及制半夏五合，继续以慢火煎煮，使药汤浓缩到一升半时，去掉药渣，每次饮服一小杯，每天服三次，根据情况可逐次加量，以见效为度。如果病是初起的，服药后很快就可入睡，汗出以后，病就好了；病程较久的，服三剂后也可痊愈。

黄帝向伯高问道：我想听听人体四肢百节，是怎样与天地自然现象相应的。你能谈谈吗？

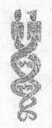

伯高回答说:天是圆的,地是方的,人体头圆足方,以与天地相应;天有日月,人有两目;地有九州,人有九窍;天有风雨,人有喜怒;天有雷电,人有音声;天有四时,人有四肢;天有五音,人有五脏;天有六律,人有六腑;天有冬夏,人有寒热;天有十天干,人有手十指;天有十二辰,人有足十指、阴茎、睾丸与之相应,女子没有阴茎、睾丸,但可以受孕怀胎,以补足其数;天有阴阳,人有夫妻;一年有 365 日,人身有365 个穴位;地面上有高山,人体上有肩、膝;地面上有深谷,人体上有腋腘;地面上有十二条较大的河流,人体有十二条主要经脉;地下有潜流的泉脉,人体有运行的卫气;地面上有众草丛生,人身上有毫毛生长;天有白昼黑夜,人有动寤静寐;天有众星,人有牙齿;地上有小山包,人有小骨节;地上有耸起的山石,人有高起的骨骼;地面上有林木,人体上有膜筋;地上有人烟会聚的村镇,人体上有隆起的肌肉;一年有 12 个月,人体四肢有 12 关节;大地或有四时不生草木,人或有终身不育子女。这就是人与天地相应的情况。

黄帝向岐伯问道:我想听听持针的技术,进针的道理。缓用针或不用针的意义,以及展平皮肤使腠理开张的刺法等,这都是怎样的?关于经脉循行的曲折、出入之处,脉气到哪里而出,到哪里而止,到哪里而慢,到哪里而快,到哪里而入?以及六腑经气输注于全身的情况等,我想详尽了解其次第。还有经脉的支别离合之处,或离阳而入阴,或别阴而

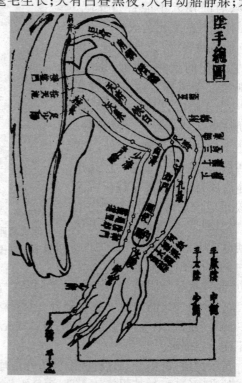

明代张介宾《类经图翼》中的阴手总图

入阳,这都是从什么通道而运行的呢?请你详细地讲讲其中的道理。

岐伯回答说:你所问的这些,针法的要理全都包括其中了。

黄帝说道:我想详尽地听你谈谈这个问题。

岐伯回答说:手太阴肺经,出于拇指的尖端,由此向内曲折而行,沿着内侧白肉际,至拇指本节后的太渊穴;经气汇流于此而呈搏动的现象,再向外曲折而行,上于本节的下方,又向内曲行,和诸阴络会合在鱼际部,手太阴、手少阴、手心主数条经脉合并流注,其脉气流动滑利,伏行于第一掌骨之下,再由此屈折向外,浮出于寸口,循经上行到肘内侧,进入大筋之下,又向内曲折上行,经过臂臑内侧,进入腋下,然后向内曲行走入肺中。这就是手太阴肺经由手向胸逆行曲折出入的情况。

手心主厥阴经脉,出于中指尖端,由此向内曲折而行,沿着中指内侧,上行入于

掌中,伏行在两骨之间,又向外曲行出于前臂掌侧两筋之间及腕关节骨肉之际,它的气行滑利,去腕上行三寸,又曲而外行,出行于两筋之间,上行至肘内侧,进入小筋的下方,流注于两骨的会合处,然后上行入于胸中,在内连络于心的经脉。

黄帝问道:手少阴经脉独无特定的腧穴,为什么?

岐伯回答说:手少阴是心脏的经脉,心是五脏六腑的大主宰,是精神藏居之处。心脏坚固,外邪不能侵入。若外邪侵入,就会损伤心脏,心脏受伤则神气就会散失,神气散失则人死亡。所以,各种外邪留滞在心脏的,实则都留滞在心包络,由于心包络是心脏所主宰的经脉,能够代心受邪,取心包络的腧穴刺治可治心病,所以手少阴经脉独无特定的腧穴。

黄帝问道:手少阴心经独无腧穴,它就不生病吗?

岐伯回答说:手少阴心经外行的经脉患病,而心脏本身不生病,因此,在其经脉有病时,可以单独取心经在掌后锐骨之端的神门穴刺治。其余各条经脉的出入曲折,脉气运行的缓急,都像手太阴经及心包经那样。所以,属于某经的腧穴,都可根据该经脉气的虚实缓急而选用它,也就是说邪气亢盛的用泻法,正气虚衰的用补法,如此,则邪气得以消除,真气得以坚固,这就叫顺应自然之规律。

黄帝问道:持针纵舍之法,是怎样的?

岐伯回答说:一定要先知道十二经脉的起止,皮肤的或寒或热,以及脉象的盛衰滑涩。若脉滑而盛的,病将日渐严重,脉虚而细的,其病经久不愈;脉大而涩的,是痛痹;脉象阴阳如一,难以分辨的,其病难治;若胸腹四肢还有热象的,说明病变还存在;若胸腹四肢热势已经消退,说明病已痊愈。诊察病人的尺肤,可以察知其肌肉的坚实与脆软、大小、滑涩,以及热、燥湿。审视两目的五色,可以测知五脏的内在变化,并由此推测患者的死生。诊视患者的血脉,观察其肤色的变化,以测知寒热痛痹等病症。

黄帝说道:持针纵舍的方法,我还没有明了它的意思。

岐伯说:针刺操作的法则是身姿要端正,心神要安静,先须诊知病症的虚实,然后再考虑施行缓急补泻的手法。在进针时,用左手握住患者的

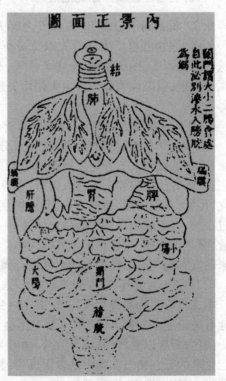

清代王宏翰《医学原始》中的内景正面图

骨骼,右手循穴进针,用力不可过猛,以防止针被肌肉纤维缠裹。泻法要端正,垂直下针;补法必须按闭皮肤上的针眼,并用辅助行针手法,以导引其气,使邪气不能浸

淫深入,而真气得以内守安定。

黄帝问道:展平皮肤、开张腠理的刺法,是怎样的呢?

岐伯回答说:顺着分肉的纹理,在分开穴位皮肤的同时,轻微用力并慢慢使针垂直刺入,这种针法,可使神气不致散乱,邪气得以排出。

黄帝向岐伯问道:人身有八虚,由它们能够分别测候哪些疾病呢?

岐伯回答说:可以测候五脏的疾病。

黄帝问道:怎样诊察呢?

岐伯回答说:肺与心有了邪气,邪气留止于两肘;肝有邪气,邪气留止于两腋;脾有邪气,邪气留止于两髀;肾有邪气,邪气留止于两腘。凡此两肘、两腋、两髀、两腘称为八虚的部位,都是关节活动的枢纽,也是真气所往来经过及血络通行之要会。因此,邪气和恶血原来不能在此滞留,若邪气与恶血滞留,就会损伤筋络,以致关节不能屈伸,所以形成拘挛。

【专家评鉴】

一、营卫与睡眠及失眠的治疗

原文"黄帝问于伯高曰:夫邪气之客人也,或令人目不瞑不卧出者,何气使然……久者,三饮已也。"本段首先以黄帝所提出的、邪气侵犯人体,为什么会导致失眠这一问题入手,围绕失眠,论述了营气、卫气、宗气的来源、运行及功能;讨论正常睡眠的机理,借以说明邪客营卫失调而失眠的病机;进一步指出该种失眠的治法方药等。

(一)五谷在胃肠中被分为糟粕、津液、宗气三类

"五谷入于胃也,其糟粕、津液、宗气分为三隧。"五谷,谓粳米、小豆、麦、大豆、黄黍,泛指饮食物。五谷是人类赖以生存的食粮。胃为水谷之海,主受纳,此外胃代表脾、肠等消化脏腑。五谷入胃后,在脾、大小肠的共同作用下,将其腐熟、消磨、运化、传导,泌别清浊,而分为三部分,归属三个途径。一种为固体有形之糟粕,将通过小肠、大肠的传导作用而排出体外;一种为液态之津液,可滋润充养全身,化生血液,藏之于膀胱,气化排出体外即为小便;第三种为气态之宗气,它是由脾胃消化得来的五谷精气与肺吸入自然之气结合而成的,聚于胸中(具体功能见下)。

(二)宗气与营气、卫气的关系

本文没有明确叙述宗气与营、卫二气的关系,应结合后文宗气的功能及《内经》其他有关论述来理解。《灵枢·营卫生会》篇说:"人受气于谷,谷入于胃,以传于肺,五脏六腑皆以受气,其清者为营,浊者为卫。"可见,宗气是由肺吸入的清气与脾胃运化来的五谷精气在胸中结合而成的,其中就包括营气和卫气。宗气之清者,即为营气;宗气之浊者,即为卫气。

(三)宗气、营气、卫气的布散和功用

1.宗气:"宗气积于胸中,出于喉咙,以贯心脉,而行呼吸焉。"如前所述,宗气是水谷精气与肺所吸入的清气聚于胸中而形成的。功能有二,其一助肺脏以行呼吸,

其二贯心脉以行营血。因此,凡呼吸、声音的强弱,以及心血的运行都与宗气有关。故《灵枢·刺节真邪论》说:"宗气不下,脉中之血,凝而留止。"

2.营气:《素问·痹论》说:"荣(营)气者,水谷之精气也,和调于五藏,洒陈于六府,乃能入于脉也。"本篇又说:"营气者,泌其津液,注之于脉,化以为血,以荣四末,内注五藏六府,以应刻数焉。"营气来源于水谷的精气,它能进入脉道中,成为血液的组成部分,随血液注流于五脏六腑。营气的功能主要有二,其一分泌津液,化为血液;其二营养全身,故称之为营气。又因其营养全身的功能与血相同,且二者都行于脉中,可分而不可离,所以又称"营血"。

由于"营在脉中,卫在脉外,营周不体"相伴而行。所以营气在人体的运行也同卫气一样,一日一夜行五十周(水下百刻)。

3.卫气:《素问·痹论》说:"卫者,水谷之悍气也,其气慓疾滑利,不能入于脉也。故循皮肤之中,分肉之间,熏于肓膜,散于胸腹";本篇又说:"卫气者,出其悍气之慓疾,而先行于四末分肉皮肤之间而不休者也。"卫气来源于水谷的悍气,其性质慓悍滑疾,行于脉道的外面,敷布于四肢、皮肤、分肉之间。关于卫气的功能,《灵枢·本藏》概括为"温分肉、充皮肤、肥腠理、司开阖"几个方面。

(四)卫气与睡眠的关系

1.卫气昼日行于阳,夜行于阴是人体寤寐的基础。《灵枢·口问》篇曾说:"卫气昼日行于阳,夜半则行于阴。阴者主夜,夜者主卧。""阳气尽,阴气盛,则目瞑;阴气尽而阳气盛,则寤矣。"《灵枢·寒热病》又说:"阴跷阳跷,阴阳相交,阳入阴,阴出阳,交于目锐眦,阳气盛则瞋目,阴气盛则瞑目。"联系本段文意,可知卫气白天行于阳分二十五度,可使阳跷脉满,阳跷脉阳气旺盛则人精神旺;夜晚卫气行于阴分二十五度,可使阴跷脉满,阴跷满则入闭目睡眠。卫气昼行阳、夜行阴,故人体昼寤夜眠(寐),这是正常的生命规律。

2.邪客脏腑,使卫气运行失常,是失眠的基本病机。"今厥气客于五藏六府,则卫气独卫其外,行于阳,不得入于阴。行于阳则阳气盛,阳气盛则阳跷陷,不得入于阴,阴虚故目不瞑。"《灵枢·大惑论》又说:"病而不得卧者何气使然?岐伯曰:卫气不得入于阴,常留于阳,留于阳则阳气满,阳气满则阳跷盛,不得入于阴则阴气虚,故目不瞑矣。"由于邪气侵袭人体,留滞于脏腑,势必影响到卫气的正常运行。使卫气独行于阳而不得入其阴,从而阳盛阴虚,阳跷脉的阳气亢盛,阴跷脉的脉气不足,阴不恋阳,神不归脏,所以夜晚目不瞑而失眠。

(五)失眠的治疗

1.治疗法则:"补其不足,泻其有余,调其虚实,以通其道而去其邪。"即补阴跷的不足,泻阳跷之有余,调整机体虚实之偏盛偏衰,就可以使卫气运行的道路畅通,并且祛除所客之邪气。这是根据阳盛阴虚失眠证病机所确立的治疗法则。

2.方剂及用法:"饮以半夏汤一剂,阴阳已通,其卧立至。"

半夏汤及半夏秫米汤,该方由制半夏五合,秫米一升组成。煎药时先取千里长流水八升,反复搅拌万遍,使之成甘澜水,沉淀后取五升;以苇薪作燃料,先把水烧开,然后放入秫米、半夏两味药;慢火久煎,煮取一升半药液,去掉药渣。每次喝一小杯,每天服三次,也可逐渐增加服药量,以见效为标准。

本方的疗效良好。如果是新患之病,一般服两杯药就能睡觉,出一点汗病就好了。如果是久病患者,服三剂药即可治愈。

【临床应用】

一、关于宗气的不同含义

在《内经》中,多篇都提及"宗气"这一概念,但含义不尽相同。根据原文所述。归纳"宗气"的含义有以下几种:

其一,指水谷之精气。如本篇说:"五谷入于胃也,其糟粕、津液、宗气分为三隧。"可见,宗气当来源于水谷,是水谷除糟粕、津液之外的精气。那么,从该含义上,宗气就应包括营气和卫气。因为营卫之气皆来源于水谷,"其清者为营,浊者为卫"。

其二,指肺气。《灵枢·邪气藏府病形》篇说:"其宗气上出于鼻而为臭";《灵枢·脉度》篇又说:"故肺气通于鼻,肺和则鼻能知臭香矣"。鼻为肺之窍,肺主气;从上述两段原文来看,宗气即指肺气。

其三,指脉气之宗。《素问·平人气象论》曾说:"胃之大络,名曰虚里,贯膈络肺,出于左乳下,其动应衣,脉宗气也。""乳之下,其动应衣,宗气泄也。"这里的宗气,是指左乳下心尖搏动处。古人观察到,脉搏的搏动与虚里心尖搏动是一致的,为脉气之宗,故也称为"宗气"。

其四,指水谷精气与吸入清气结合而成之气。这是目前对宗气比较一致的理解。它总合水谷精微化生的营卫之气与肺所吸入的清气而成,积于胸中,是人体一身之气运动输布的出发点,有"气之宗"的含义,故名宗气。宗气的功能如本篇所述"出于喉咙,以贯心脉,而行呼吸焉。"即上出喉咙,以助肺司呼吸,并影响声音的强弱;下贯心脉,以助心行气血,对能量的供应、寒温的调节和肌体的运动都有重大的影响。

二、半夏秫米汤方义及应用

半夏秫米汤是《内经》十三方之一,专门用于治疗邪气留滞,营卫失调之失眠证。关于半夏秫米汤方义,张骥《内经方集释》曾说:"人之所以不得卧者,正由卫气独行,阳不入阴,不与营气相和,故气为厥逆。半夏味辛,气平,体滑,性燥,故其为用,辛能开结,平能止逆,滑能入阴,燥能助阳。""饮以半夏汤开其结,止其逆,滑之燥之,所谓决渎壅塞,经络大通,阴阳和得者也。阴阳和,则其卧立至。"秫米,别名粟米、黄米、小米等,味甘微寒,和胃安眠止泄。李时珍《本草纲目》说:"秫,治阳盛阴虚,夜不得眠,半夏汤中用之,取其益阴气而利大肠也,大肠利则阳不盛矣。"千里长流水,即甘澜水,取其性柔,有调和阴阳的作用;取苇火煎药,火不盛而势缓,亦取缓调阴阳之旨。诸药相合,具有泄阳补阴,调和阴阳的作用。故能治疗卫气失常之阳盛阴虚的不眠证。

唐孙思邈《千金方》中有千里流水汤、温胆汤,即以此为祖方,治疗胃肠痰浊壅盛所致的失眠。

清张璐《张氏医通》在半夏秫米汤条下说:"此《灵枢》方,后世方书以此汤加入黄连、远志、生地、枣仁、干生姜,仍用流水煎服。"

张宝文在《内经新论》"和胃安寐丸治疗不寐之探讨"一文中,用半夏秫米汤加制南星、茯苓、麦冬治疗 120 例不寐患者,有效率达 77.7%。

通天第七十二

【要点解析】

一、首先提出人的体质性格可以划分太阴、少阴、太阳、少阳、阴阳和平五种类型,并分别说明五种类型人的性情的特点。

二、其次说明这五种类型人患病治疗上应有所不同,如不注意到生理上的特点,便可能产生严重的副作用。

三、最后又分别说明阴阳五态之人在体态与行动表现上的特征。

【内经原典】

黄帝问于少师曰:余尝闻人有阴阳,何谓阴人,何谓阳人?少师曰:天地之间,六合之内,不离于五,人亦应之,非徒一阴一阳而已也,而略言耳,口弗能遍明也。黄帝曰:愿略闻其意,有贤人圣人,心能备而行之乎?少师曰:盖有太阴之人,少阴之人,太阳之人,少阳之人,阴阳和平之人。凡五人者,其态不同,其筋骨气血各不等。黄帝曰:其不等者,可得闻乎?少师曰:太阴之人,贪而不仁,下齐湛湛①,好内而恶出,心和而不发,不务于时,动而后之,此太阴之人也。少阴之人,小贪而贼心,见人有亡,常若有得,好伤好害,见人有荣,乃反愠怒,心疾而无恩,

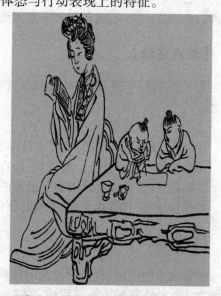

阴阳和平的人,生活安静自处,不介意个人名利,心安而无所畏惧,寡欲而无过分之喜,顺从事物发展的自然规律,善于适应形势的变化。

此少阴之人也。太阳之人,居处于于②,好言大事,无能而虚说,志发于四野,举措不顾是非,为事如常自用,事虽败而常无悔,此太阳之人也。少阳之人,谛谛③好自贵,有小小官,则高自宜,好为外交而不内附,此少阳之人也。阴阳和平之人,居处安

静,无为惧惧,无为欣欣,愧然从物,或与不争,与时变化,尊则谦谦,谭而不治,是谓至治。古之善用针艾者,视人五态乃治之,盛者泻之,虚者补之。

黄帝曰:治人之五态奈何? 少师曰:太阴之人,多阴而无阳,其阴血浊,其卫气涩,阴阳不和,缓筋而厚皮,不之疾泻,不能移之。少阴之人,多阴多阳,小胃而大肠,六府不调,其阳明脉小而太阳脉大,必审调之,其血易脱,其气易败也。太阳之人,多阳而少阴,必谨调之,无脱其阴,而泻其阳,阳重脱者易狂,阴阳皆脱者,暴死不知人也。少阳之人,多阳少阴,经小而络大,血在中而气外,实阴而虚阳,独泻其络脉则强,气脱而疾,中气不足,病不起也。阴阳和平之人,其阴阳之气和,血脉调,谨诊其阴阳,视其邪正,安其容仪,审有余不足,盛则泻之,虚则补之,不盛不虚,以经取之。此所以调阴阳,别五态之人者也。

黄帝曰:夫五态之人者,相与毋故,卒然新会,未知其行也,何以别之? 少师答曰:众人之属,不如五态之人者,故五五二十五人,而五态之人不与焉。五态之人,尤不合于众者也。黄帝曰:别五态之人奈何? 少师曰:太阴之人,其状黮黮然④黑色,念然下意,临临然长大,䐃然未偻,此太阴之人也。少阴之人,其状清然窃然,固以阴贼,立而躁嶮,行而似伏,此少阴之人也。太阳之人,其状轩轩储储。反身折䐃,此太阳之人也。少阳之人,其状立则好仰,行则好摇,其两臂两肘则常出于背,此少阳之人也。阴阳和平之人,其状委委然,随随然,颙颙然⑤,愉愉然,暶暶然,豆豆然⑥,众人皆曰君子,此阴阳和平之人也。

【难点注释】

①下齐湛湛:下齐,形容外表恭谦整齐;湛湛,深沉不可测的样子,比喻深藏险恶之心。

②于于:安然自得,自鸣得意的样子。

③谩谛:做事谨慎仔细,反复进行审查。

④黮黮然:黮,深黑色。黮黮然,形容肤色黑暗无光泽。

⑤颙颙然:形容态度严肃而又温和的样子。

⑥豆豆然:形容举止大方,光明磊落的样子。

【白话精译】

黄帝向少师问道:我曾听说人的体质类型有阴阳之分,那么,什么样的人算是阳性之人? 什么样的人算是阴性之人?

少师回答说:在天地之间,上下四方之内,任何事物都离不开"五"这个数,那么,人体类型也跟"五"这个数字是相应的,不仅仅是单一的阴性之人和阳性之人。这方面的详情只能大略地谈谈,因为语言是无法全面表明这些情况的。

黄帝说:既然如此,我就大略地了解一下这方面的情况吧。另外,如果一个人具备了像圣人或贤人那样的品质,能够兼备阴阳之性而周行天下吗?

少师说:就人的类型而言,大致有"太阴之人""少阴之人""太阳之人""少阳之人"和"阴阳和平之人",总共是五种类型,而他们的筋骨气血是各不相同的。

黄帝问道:这五种类型的人在心地性格方面的差异,可以给我讲讲吗?

少师回答说:所谓"太阴之人",也就是禀赋纯阴无阳的,他们为人处事贪婪而不顾道德,外表上谦恭周正,内心里却深藏机虑,贪求获取,厌恶付出,遇到喜怒之事,心气平和而不形于色,一般不去追求时兴的事物,遇事行动迟缓,常常落后于他人。这便是"太阴之人"在心性方面的特点。

所谓"少阴之人",也就是禀赋阴多阳少的人,他们为人处事喜贪小利而内心残忍狠毒,看到他人有什么损失,常常表现得像是自己得了好处一般,喜欢伤害他人,看到他人有什么荣耀,却反而心中恼恨,心性善于嫉妒,对人没有情义。这便是"少阴之人"在心性方面的特点。

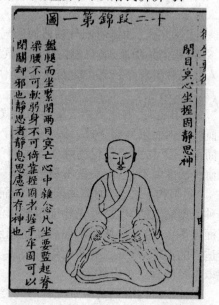

清代潘霨《十二段锦》第一图,闭目冥心坐握固静思神之图。

所谓"太阳之人",也就是禀赋纯阳无阴的人,他们为人处事显得安然自足,喜欢谈论大事,尽管没有真才实学,却喜欢空谈空议,功名意气甚至要吞并天下四方,举止行为不顾忌是非道德,做事常常自以为是,即使事业失败了也还没有悔悟之心。这便是"太阳之人"在心性方面的特点。

所谓"少阳之人",也就是禀赋阳多阴少的人,他们为人处事谨慎小心,常要反复审察,喜欢自己抬高自己,有了小小的官职,就高傲自得,喜欢对外交际,而不善于团结内部的人。这便是"少阳之人"在心性方面的特点。

所谓"阴阳和平之人",也就是阴阳和谐,无所偏颇的人,他们为人处事安和宁静,没有什么可以使他们恐惧不宁,也没有什么可以使他们欣喜难安,能够心境和顺地适应周围的事物,与人相处而不与人相争,安处人世而能依随世事的变迁,即使有了尊贵的身份,仍然非常谦逊,能够以道理说服他人,而不是依势而统治他人,这也就是治理天下的最高境界了。这便是"阴阳和平之人"在心性方面的特点。

古时候善于使用针法和艾灸的人,首先要明察病人属于这五种类型中的哪一种,而后才施行治疗,对邪气盛实的人施用泻法,对正气不足的人施用补法。

黄帝问道:如何来分别治疗属于五种不同类型的病人呢?

少师回答说:"太阴之人"的体质阴气独盛而阳气潜藏,他们的阴血稠浊而卫气涩少,阴阳二气不能和调,筋膜弛缓,皮肤厚实。医生在治疗这种类型病人的时候,若不急用泻法,就不能使凝滞的阴邪散除。

"少阴之人"的体质阴气偏盛而阳气偏弱,胃腑较小而小肠较大,六腑的功能不易和谐,而且足阳明胃的脉气弱小,手太阳小肠的脉气盛大。医生在治疗这种类型病人的时候,一定要审慎地予以调治,因为这种病人的阴血易于外脱,阳气易于耗伤。

"太阳之人"的体质阳气独盛而阴气敛藏,因而医生在治疗时必须谨慎予以调治,不可耗伤其阴血,而只能泻除其阳气,但若泻除太过也会导致阳气的严重损耗,病人就容易出现癫狂之类的病症,若是阴血阳气都被耗伤而外脱,病人就会突然昏厥,不省人事。

"少阳之人"的体质阳气偏盛而阴气偏弱,经脉较为细小,络脉相对粗大,因而阴血弱于内而阳气盛于外。医生在治疗这种类型病人的时候,应该一面补其阴血,一面泻其阳气,如果仅仅泻除络脉的阳气,就会迫使阳气很快地散越于外,内在的阴血仍然虚弱不足,疾病就不易治愈了。

"阴阳和平之人"的体质阴阳和谐而无所偏颇,因而其血脉和调。医生在治疗这种类型病人的时候,首先要谨慎地诊测其阴阳的变化,了解其邪正的盛衰,观察其面容举止的特点,从而掌握病变是属邪气有余,还是属正气不足,然后再据此给予适当的治疗,若邪气盛实就用泻法,若正气不足就用补法,若既非邪实也非正虚,就取本经的腧穴予以调治。

上述这些内容便是区别五种不同类型的病人并据以调理其阴阳盛衰的方法。

黄帝问道:这五种类型的人,医生跟他们接触之前并没有故交,乍一相见,并不能即刻了解他们的心性,那么医生根据什么来区别他们呢?

少师回答说:一般的众人并不适宜于用这五种类型来区分,因而才有五五二十五人的分类方法,这五种类型的人跟二十五人并没有什么关系,五种类型的分法完全不适合一般的众人。

黄帝问道:那么,怎样从形色举止方面来区别这五种类型的人呢?

少师回答说:"太阴之人"的肤色一般呈较深的黑色,心多机谋而外表谦恭,身形比较高大,却常屈膝卑躬之态,实则并没有佝偻之病。这便是"太阴之人"在形色举止方面的特点。

"少阴之人"一般貌似公正而守身不乱,实则内心怀藏着阴险残忍的想法,站立时躁动不安,动作怪僻,行走时曲背弯腰,犹如匍匐一般。这便是"少阴之人"在形色举止方面的特点。

"太阳之人"一般昂首自大,盈盈自得,挺胸凸腹,以致膝腘弯曲。这便是"太阳之人"在形色举止方面的特点。

"少阳之人"一般站立时喜欢仰首,行走时喜欢摆身,两臂两肘常常挽在背后。这便是"少阳之人"在形色举止方面的特点。

"阴阳和平之人"一般举止安详而随和,表情温和而愉悦,目光柔和,举止有度,人们都称他为君子。这便是"阴阳和平之人"在形色举止方面的特点。

【专家评鉴】

"人以天地之气生,四时之法成"。人类生存在天地之间,禀受自然之气而长成。由于每个人所禀赋天地阴阳盛衰不同,故在其性格品质、心理素质、外形特征等各个方面都存在着一定的差异。本篇即根据上述差异,把人区分为太阴人、少阴人、太阳人、少阳人、阴阳和平之人等五种形态类型,借以说明各类人的生理、病理特点,为临床辨证施治提供依据。

【临床应用】

一、五态人的分类依据和太阳型人"多阳而少阴"的问题

综观全文,本篇对五态人的分类,主要是以其所禀受天地阴阳气的多少而划分的。

"太",有"巨、大"之意;"少",有"小、幼"之意;太、少并言,含有量之多少之意,属定量之辞。阴、阳,概括事物的属性,是定性之辞。本篇以太阴、少阴、太阳、少阳及阴阳和平命名,即就是将阴阳可分原则的定性与定量结合起来的分类法。例如多阴而无阳者,为太阴型人;阴多而阳少者,为少阴型人;阳多而阴少者,为少阳型人;阴阳平衡,无偏多偏少者即为阴阳和平之人。由此可见,阴阳气的多少是本篇五态人的分类依据。

关于原文中"太阳之人,多阳而少阴"一句,不仅与文意精神不符,而且与下文少阳之人无异。考《针灸甲乙经》卷一第十六将"少阴"作"无阴",则与文意精神相符,且与下文少阳之人"多阳少阴"有别,也与上文"太阴之人,多阴而无阳"相对应。故从之。

二、五态人与人格体质分型

本篇以阴阳气之多少为依据,对五态人的分类,实际含有丰富的人格体质分型的内容。

人格是心理学研究的重要内容,包括个性倾向性和个性心理特征两方面。主要表现为个人在对己、对人、对事、对物等各方面适应时所形成的态度、趋向和所显示的独特个性。体质,属于生理和病理学的范畴,主要指遗传生理素质等多方面的个体差异。

在《内经》中,有很多篇章的讨论涉及人格,但多结合人的体质一起讨论。实际上,这反映了《内经》一贯的形神合一辨证观。同时也有利于帮助人们从个性心理的差异中去探求不同的病因病机,掌握个体差异,从而指导治疗。因此,《内经》在论述各种人格体质类型时,又提出相应的调治原则。

《内经》对人格体质类型的划分,除围绕人格体质的特征外,又主要以阴阳五行为依据。如本篇根据所禀阴阳气之多少,提出阴阳五态人的人格类型。由于太阴之人"多阴而无阳,其阴血浊,其卫气涩,阴阳不和"。所以他们表现为"贪而不仁,下齐湛湛,好内而恶出,心和而不发,不务于时,动而后之"等人格的心理特征。少阴之人,"多阴少阳,小胃而大肠,六府不调"。所以表现为"小贪而贼心,见人有亡,常若有得,见人有荣,乃反愠怒,心疾而无恩"等人格的心理特征。由于太阳之

人"多阳而少(无)阴";所以他们"居处于于,好言大事,无能而虚说,志发于四野,举措不顾是非,为事如常自用,事虽败而常无悔"。由于少阳之人"多阳少阴,经小而络大,血在中而气(在)外"。所以他们表现为"锓谛好自贵,有小小官,则高自宜,好为外交而不内附"等人格的心理特征。阴阳平和之人由于"阴阳之气和,血脉调"。因此他们表现为"居处安静,无为惧惧,无为欣欣,婉然从物,或与不争,与时变化,尊则谦谦,谭而不治,是谓至治"等人格的心理特征。

本篇还分析了五态人的体质形态特征和治法。指出"太阴之人,其状黮黮然黑色,念然下意,临临然长大,䐃然未偻";"缓筋而厚皮"。其治疗"不之疾泻,不能移之"。少阴型人"其状清然窃然,固以阴贼,立而躁险,行而似伏";"其阳明脉小而太阳脉大"。治疗"必审调之,其血易脱,其气易败也"。太阳型人"其状轩轩储储,反身折䐃"。治疗"必谨调之,无脱其阴,而泻其阳"。少阳型人"其状立则好仰,行则好摇,其两臂两肘则常出于背";治疗当"独泻其络脉"。阴阳和平型人"其状委委然,随随然,颙颙然,愉愉然,暶暶然,豆豆然"。治疗宜"谨诊其阴阳,视其邪正,安容仪,审有余不足,盛则泻之,虚则补之,不盛不虚,以经取之"。

本篇五态人的分类,虽然综合了心理素质和身体素质的内容,但究其实质,主要是人格的阴阳分类,层次较高,比较典型而抽象,但具体针对性不太强。正如篇中黄帝所说:"五态之人者,相与毋故,卒然新会,未知其形",就难以区别确定了。针对"众人之属,不如五态之人者,故五五二十五人",《灵枢·阴阳二十五人》篇又具体论述了二十五种人格体质类型。

《灵枢·阴阳二十五人》篇主要运用五行学说,取类比象地把人分成木、火、土、金、水五种类型,再根据青、赤、黄、白、黑五色,角、徵、宫、商、羽五音等与五行的类比,将五种类型的每一型分成一个具有典型特征的主型和四个各与主型不同、又各自互有区别的亚型,于是共得出二十五种类型,用以说明不同类型人员的人格体质类型。如以木形人为例,文中说:"木形之人,比于上角,似于苍帝。其为人苍色、小头、长面、大肩背、直身、小手足、好有才、劳心、少力,多忧劳于事。能春夏不能秋冬,感而病生,足厥阴佗佗然。大角之人,比于左足少阳,少阳之上遗遗然;左角之人,比于右足少阳,少阳之下随随然;钛角之人,比于右足少阳,少阳之上推推然;判角之人,比于左足少阳,少阳之下栝栝然。"这里明确指出木型之人主型的形态特征、个性特征及其对时令的适应性,对其余四个亚型也指出各自的个性特征。此外,《灵枢·阴阳二十五人》篇还讨论了各型人的生理、病理特点,针刺治法原则等。

总之,《灵枢·通天》和《灵枢·阴阳二十五人》两篇,含有丰富的身体素质、心理素质等医学心理学、体质学说的内容,集中体现了《内经》的人格体质分型法。欲全面了解这一课题,可将两篇内容结合起来学习。本篇内容为今之中医体质学、中医心理学内容奠定了基础。

灵枢卷之十

官能第七十三

【要点解析】

一、说明针刺必须知道形与气的关系，注意左右、上下、阴阳、表里，以及各经气血的多少、运行的顺逆、出入流注交会等，以便取穴针治。

二、掌握五腧穴的生理状况，以及阴阳五行，四时八风、五脏六腑等理论，并结合面部的气色，以断定病变的性质和病灶所在。

三、说明凡是太寒在里、阴阳俱虚，以及经气下陷等症，都宜用灸治。

四、说明针刺补泻的手法。

五、说明带徒的原则，必须根据每个人的能力、性情、志趣和特点，分别传授不同的技术。特别对徒弟要慎重选择，提出：得其人乃传，非其人勿言。

【内经原典】

黄帝问于岐伯曰：余闻九针于夫子，众多矣不可胜数，余推而论之，以为一纪①。余司诵之，子听其理，非则语余，请正其道，令可久传，后世无患，得其人乃传，非其人勿言。岐伯稽首再拜曰：请听圣王之道。黄帝曰：用针之理，必知形气之所在，左右上下，阴阳表里，血气多少，行之逆顺，出入之合，谋伐有过。知解结，知补虚泻实，上下气门，明通于四海，审其所在，寒热淋露，以输异处②，审于调气，明于经隧，左右支络，尽知其会。寒与热争，能合而调之，虚与实邻，知决而通之，左右不调，犯而行之，明于逆顺，乃知可治，阴阳不奇，故知起时，审于本末，察其寒热，得邪所在，万刺不殆，知官九针，

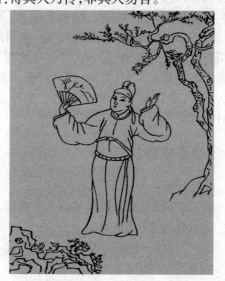

四时八节的风，都有阴阳之分，各自侵犯人体的一定部位和脏腑，都会表现在面部的一定部位，显现出不同的色泽。

刺道毕矣。明于五输，徐疾所在，屈伸出入，皆有条理，言阴与阳，合于五行，五藏六府，亦有所藏，四时八风，尽有阴阳，各得其位，合于明堂，各处色部，五藏六府，察其所痛，左右上下，知其寒温，何经所在，审皮肤之寒温滑涩，知其所苦，膈有上下，知其气所在。先得其道，稀而疎之，稍深以留，故能徐入之。大热在上，推而下之，从下上者，引而去之，视前痛者，常先取之。大寒在外，留而补之，入于中者，从合泻之。针所不为，灸之所宜，上气不足，推而扬之，下气不足，积而从之，阴阳皆虚，火自当之③，厥而寒甚，骨廉陷下，寒过于膝，下陵三里，阴络所过，得之留止，寒入于中，推而行之，经陷下者，火则当之，结络坚紧，火所治之。不知所苦，两跻之下，男阴女阳。良工所禁，针论毕矣。用针之服，必有法则，上视天光，下司八正，以辟奇邪，而观百姓，审于虚实，无犯其邪。是得天之露，遇岁之虚，救而不胜，反受其殃，故曰：必知天忌，乃言针意。法于往古，验于来今，观于窈冥④，通于无穷，粗之所不见，良工之所贵，莫知其形，若神髣髴。邪气之中人也，洒洒动形。正邪之中人也微，先见于色，不知于其身，若有若无，若亡若存，有形无形，莫知其情。是故上工之取气，乃救其萌芽；下工守其已成，因败其形。是故工之用针也，知气之所在，而守其门户，明于调气，补泻所在，徐疾之意，所取之处。泻必用员，切而转之，其气乃行，疾而徐出，邪气乃出，伸而迎之，摇大其穴，气出乃疾。补必用方，外引其皮，令当其门，左引其枢，右推其肤，微旋而徐推之，必端以正，安以静，坚心无懈，欲微以留，气下而疾出之，推其皮，盖其外门，真气乃存。用针之要，无忘其神。

雷公问于黄帝曰：针论曰：得其人乃传，非其人勿言。何以知其可传？黄帝曰：各得其人，任之其能，故能明其事。雷公曰：愿闻官能奈何？黄帝曰：明目者，可使视色。聪耳者，可使听音。捷疾辞语言，可使传论。语徐而安静，手巧而心审谛⑤者，可使行针艾，理血气而调诸逆顺，察阴阳而廉诸方。缓节柔筋而心和调者，可使导引行气。疾毒言语轻人者，可使唾痈呪病。爪苦手毒，为事善伤人者，可使按积抑痹。各得其人，方乃可行，其名乃彰。不得其人，其功不成，其师无名。故曰：得其人乃言，非其人勿传，此之谓也。手毒者，可使试按龟，置龟于器下而按其上，五十而死矣；手甘者，复生如故也。

【难点注释】

①纪：纲纪。
②以输异处：指邪气侵犯的部位不同。
③火自当之：此指灸法。
④窈冥：指一些微妙难以察到的变化。
⑤审谛：详细地诊察。

【白话精译】

黄帝向岐伯问道：我从先生这里获得了许多有关九针的知识，难以一一列举。我推究其中的道理，经过归纳整理，成为系统的理论，并编成一篇文字，现在我读出来给先生听,如果有错误的地方,就请告诉我并加以修正,以使它得以长久流传,使后世的人们不受疾患的祸害。当然,要传给合适的人,不能传给那些不适合学习继承的人。

岐伯拜了两拜说:圣王请讲。

黄帝说:用针刺治病的法则,是必须知道形气所在的上下左右、阴阳表里、经脉气血的多少、经气运行的逆顺、血气出入交会的腧穴等,这样才能正确施治,攻治病邪。又要知道解除结聚的方法,懂得补虚泻实的原则、各经腧穴的主治功用,明确经脉与气海、血海、髓海、水谷之海相通相应的关系。观察疾病的所在,以及病发寒热、赢弱疲困等的虚实症状与病理机转。治疗时要依据各经荥、输诸穴的功用与部位以选取相应的穴位,并且精审地调理脉气。还要明确经气流行的通道及其散在左右的支络,全部了解它们的并合聚会之处。

寒热交争的病症,要能参合各种因素加以调治;虚实疑似的病症,要能辨别清楚而通调平定;左右不协调的病症,要用左病刺右、右病刺左的缪刺法治疗;区分了疾病的属逆属顺,就能知道可以刺治或不可刺治;辨明了脏腑阴阳已经调和,就可知病愈之时;审查清楚了疾病的标本、寒热属性,确定了邪气的所在部位,针刺治疗就不会出现差错;懂得了九针的不同性能,并可各尽其用,就可以说全面掌握了针刺治法。

要明确手足十二经五腧穴的主治范围,徐疾补泻手法的施用,及针刺时患者体位屈伸的选择和进针、出针都有一定规律可循。五脏六腑合于天地阴阳五行,五脏贮藏精气,六腑传化水谷。四时之气与八节之风都有阴阳之分,伤人部位各有不同,却能集中于明堂部位而表现出相应的颜色;同时五脏六腑的病变,也分别在各自相应的颜面部位表现出病色。根据这些就可以知道病位的上下左右,探明病性的寒热,以及邪犯的所在经脉;察审皮肤的寒温滑涩状况,就可知病的阴阳虚实;膈上为心肺所居,膈下为肝脾肾所居。审察膈膜的上下,可知病气所在部位。

先掌握经脉循行的规律,然后可以用针。要根据病情,正确选取穴。若正气不足的,用针宜少而进针要慢,进到一定深度后,久留其针;大热在上半身的,用高者抑之的治法,推热下行,使下和于阴;热由下而上的,当引导其上逆的邪气逐渐散去。病分先后,一般来说,先病的当先治。大寒在表的,当留针以补阳,助阳以胜寒;如寒邪入于里的,宜取合穴使寒邪泻出。至于针法不能治疗的病症,常常是灸法所适用的情况。上气不足的,可以用引导推补的方法使其气充盈;下气不足的,可用留针随气的方法以补之。阴阳两虚的病症,不能用针刺治疗,而当用艾灸治。如果经气厥逆而阴寒极甚,或骨侧的肌肉陷下,或寒冷过于膝部的,要灸足三里穴。寒邪从阴络经过,得之而停留不去,如果寒邪入于经脉,当用针行散;如果寒邪凝结而使经气下陷的,当用火灸治,以散寒邪;若络脉结而坚紧的,也用灸法治疗;如果病人苦楚莫名,难以描述,应选取阳跷脉交会的申脉穴和阴跷脉交会的照海穴。至于男子患病取阴跷而女子患病取阳跷,那是高明的医生所禁忌的。有关针灸方法的论述至此就算是全部讲完了。

用针治病必须有一定法则,还要观察日月星辰的运行变化,以及四时之气、八方之风的不同，避免不正之邪的侵袭，并且昭示百姓，注意不正之邪的侵害，随时防御，以免受邪发病。如果遇到自然界不应时令的气候变化，或遭遇当年岁气不及而见的反常气候，医者若不通晓自然变化，就不能有效求治反常气候所致的病变，那么病势就会加重。因此必须知道天时的顺逆宜忌，才可以谈及针治道理。取法古人的理论经验，验之于临床实践。还要吸取现代治疗经验，仔细观察微渺难见的形迹，才可以通达医理而治疗变化无穷的疾病。技术粗疏的医生注意不到这些方面，高明的医生却十分珍视它。如果诊察不到微小的形迹变化，那么疾病就显得神秘莫测，难以把握了。

虚邪伤害人体，发病时恶寒战慄；正邪伤犯人体，发病时面色微有改变，身上没有特殊感觉，邪气似有似无，若亡若存，症状也不明显，很难认识清楚，因而不能知道确切的病情。所以上等医生治病是根据邪气伤人的微小变化，在疾病初始时就进行治疗；下等医生不懂得这个方法，到病已成才进行施治，常会导致病情恶化而伤损身体。所以医生用针刺治病时，首先要知道脉气运行的所在，而守候其循环出入的门户；其次要明白调理气机的方法，宜补还是宜泻，进针的快慢，以及应取的穴位等。

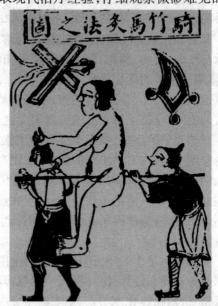

明代朱鼎臣《针灸全书》中的骑竹马灸法之图

如果泻除邪气，必须用圆活流利的针法，逼近病所捻转行针，这样，经气就能通畅；快速进针而缓慢出针，就能够引邪气外出；运用刺迎经气运行方向、出针时摇大针孔的手法，邪气就会随针而很快外散。如果补益正气，针法必须端静从容和缓，先按抚皮肤，便于确定穴位，用左手按引，使周围平展，右手推循着皮肤，轻轻地捻转，徐徐将针刺入，姿势要端正，心静安和，专心致志，不可懈怠。气至之后，要留针少时，待经气流通就快速出针，并揉按皮肤，摩闭针孔，使真气留存于内而不外泄。用针的要妙，在于调养神气，推动生机以扶正祛邪，千万不要忽略。

雷公向黄帝问道：《针论》上说：遇上合适的人才可传授，不合适的不能传于他。那么，怎样知道谁是可以传授的合适人选呢？

黄帝说：求得不同方面的适当人员，量材取用，他们就能够精通其事。

雷公说：我想听听是怎样量材取用的。

黄帝说：眼睛明亮、视力好的人，可以教他们候视颜色；听觉灵敏的人，可以教他们辨听声音；说话流利、思维敏捷的人，可以教他们传讲理论；言语缓慢、行动安静、手巧心细的人，可以教他们针灸，以理正血气、调治各种逆乱不顺的病症，并教他们观察阴阳变化以及从事处方用药的工作；肢节缓和、筋骨柔顺、心气平和的人，可以教他们导引按摩；嫉妒成性、口舌恶毒、言语轻薄的人，可以教他们唾痈咒病的祝由科工作；手重脚狠、做事经常损坏器具的人，可以教他们按摩积聚、抑制痹痛。各人的所长适得其用，各种治疗方法才可以推行，名声才可以显扬。如果传授不得其人，其功业不能成就，老师也得不到荣誉。所以说，遇到合适的人才能教他，不是合适的人选就不能教，就是这个道理。识别手狠的人，可以试让他们按压乌龟：将乌龟放在器具下面，叫他们用手从上按压，到50天乌龟就会死掉；如果手不狠而柔顺的人，则乌龟不会死去，依然像原来那样活着。

【专家评鉴】

针灸是中医传统的治疗手段，针灸医师应该掌握的理论、技能及培养这种学识的教授方法，可以说对所有专业的业内人士都具有指导意义。

一、针灸师应通晓的基本理论

（一）须知脏腑部位和表里关系

原文："用针之理，必知形气之所在，左右上下，阴阳表里。"明确脏腑的左右上下部位是诊断和鉴别诊断必须具备的知识。杨上善注云："肝生于左，肺藏于右，心部于表，肾治于里，男左女右，阴阳上下，并得知之。"明确脏腑的部位对于理解临床症状是基础知识，其次对治疗取穴也有帮助，如胁肋隐痛不适，胸闷脘痞，就可以从疏肝理气角度选取肝经穴位或肝胆表里配穴。其三也可以防止针刺时误伤内脏。病在表，当汗而发之，病在里，当清之泻之；脏腑互为表里，脏病治腑，腑病治脏，经络分有表里，足太阳少阴为表里，阳明太阴为表里，少阳厥阴为表里等。阴经病刺阳经，阳经有病刺阴经等这条道理在针刺治疗中具有重大意义。循经取穴、表里配穴、远近配穴等都是建立在对脏腑经络表里关系熟练掌握的基础之上的。

（二）须明行之顺逆和出入之合

原文："血气多少，行之逆顺，出入之合，谋伐有过。"脏腑气血多少有异，如阳明为多气多血之腑，太阴为多气少血之脏。张介宾言："十二经血气各有多少不同，乃天禀之常数，故凡用针者，但可写其多，不可写其少，当详察血气而为之补写也。"至于气血多少的常数，《素问·血气形志》曰："夫人之常数，太阳常多血少气，少阳常少血多气，阳明常多气多血，少阴常少血多气，厥阴常多血少气，太阴常多气少血。"根据经脉的气血多少才能准确掌握谋伐有过、泻其有余的法度。"行之逆顺，出入之合"就是要掌握经脉循行的次序和出入交会的部位。如手太阴肺经→手阳明大肠经→足阳明胃经→足太阴脾经→手少阴心经→手太阳小肠经→足太阳膀胱经→足少阴肾经→手厥阴心包经→手少阳三焦经→足少阳胆经→足厥阴肝经→手太阴肺经。这就是十二经脉正常的循行次序。至于经脉的交会部位就更多。学习针灸就要求熟练掌握这些知识，并根据其循行路线上反映出来的征象探测病变演变，这种方法称为经络辨证。在治疗方面，循经取穴更离不开经。李梴曾言："医者不明经络，犹人夜行无烛。"出入之合也有特定穴位，如肺出太渊，心出大陵，肝出太冲，脾出太白，肾出太溪。这些都需要熟悉。

二、针灸师应熟悉的治疗原则

针刺治疗既要通晓基本理论,也要掌握针刺手法。而手法是实现补泻的重要环节。《内经》总结了很多针刺方法,现将本篇涉及的方法方绍如下:

（一）先得其道,稀而疏之

原文:"膈有上下,知其气所在,先得其道,稀而疏之,稍深以留,故能徐入之。"接前文观察皮肤的情况以判断其问题癥结所在,阻隔有上有下,知道其气机郁滞在何处。先要弄清楚经脉之道,然后才可以用针,采取选穴少、深刺留针的针刺方法,慢进针使其气徐徐而至,长时间留针亦有结其气的意思。马莳曰:"先得其经脉之道,然后可以用针。稀者,针之少也;疏者,针之阔也;深者,深入其针也;留者,久留其针也。"

（二）治疗热症,推而下之

原文:"大热在上,推而下之,从下上者,引而去之,视前痛者,常先取之。"其意即指治疗热症的时候,如果热在上者,采用泻法将邪势降下来;如果热势从下炎上者,可采用引火归元的办法使热势潜下来;观察其开始疼痛的部位,并在该处针刺以治其本。由此可见,"推而下之"是指治疗实火而言,而"引而去之"是指治疗虚火而言。

（三）治疗寒症,留而补之

原文:"大寒在外,留而补之,入于中者,从合泻之,针所不为,灸之所宜。"指的是治疗寒症,如果寒邪在表,宜留针以补其阳;如果寒邪在中,宜散寒,从寒凝脏腑的合穴采取泻法;如果针刺不能达到目的,可以配合灸法。

【临床应用】

一、辨别标本缓急在针灸治疗中的意义

标本的概念是中医学中广泛使用的一个概念。本篇原文提道:"审于本末,察其寒热,得邪所在,万针不殆。"说明辨别标本对于治疗至关重要。故《素问·标本病传论》曰:"知标本者,万举万当,不知标本,是谓妄行。"在针灸治疗方面,辨别标本缓急的法则有以下四点:

（一）治病求本

治病求本就是针对疾病的本质进行治疗。临床症状只是疾病反映于外的现象,通过辨证,由表及里、由现象到本质的分析,找出疾病发生的原因、病变的部位,归纳为一个证型,这个证型大体上就概括出了疾病的本质。然后再针对这个证型立法处方施针,达到治病求本的目的。比如头痛,如果仅用止痛的方法选取局部腧穴治疗,虽可起到缓解疼痛的作用,但容易复发。根据治病求本的原则,分析其是外感还是内伤,是外感还要区分风寒、风热、风湿,是内伤还要区别是肝阳、瘀、血虚、肾虚或痰浊,辨清楚病因病机之后,再配合相关的穴位解除其病理因素,疗效要好得多。这种疏风、散寒、祛湿、养血、补肾益髓、平肝潜阳、活血化瘀、化痰升清等

法则,从根本上消除了引起头痛的原因,所以痛止之后相对而言复发就较少。

（二）急则治标

有时候的标本关系往往互相夹杂,其症候表现为标病急于本病,如不及时处理,标病可能转变为危重病症。这时候就不能拘于治病求本的束缚,而应当随机应变,先治其标,等待将标病基本缓解之后,再回过头去治本。比如治疗臌胀合并吐血便血时,就应当先治其出血,待血止后根据气、血、水偏盛的情况再图其本。这个急则治标的原则集中体现了辨证法思想,和现代医学对疾病防治中的某些观点是不谋而合的。

（三）缓则治本

在多数情况下,本病比较稳定,虽然也有可能发生转变,但无危急症候出现。或者是在急则治标,标证缓解之后,均可考虑治疗本病或病机关键。比如便秘,情况较急经通便处理之后,就要分析是何种原因引起的便秘:是气滞、热结、痰阻、瘀血,还是气虚、血虚、阳虚、阴亏。针对这些原发因素采取治法,可望从根本上治愈疾病。

（四）标本兼治

当标病与本病都很危急的情况出现时,就要采取兼而治之之法。例如热病中出现高热、神昏,又兼见小腹胀满、小便不通时,既要泻热开窍,又要通利小便。有时还要考虑因毒致厥,因厥致脱的倾向,并在治疗中加以重视。标本兼治是中医治疗危重病或复杂疾病时很常用的治法。

二、辨别虚实在针灸治疗中的意义

虚实是中医认识疾病本质的常用术语,也是区别病理性质的重要类别,补虚泻实又是针灸治疗的基本原则。运用补虚泻实这个原则,除正确掌握针灸补泻的操作方法外,还必须熟悉本经补泻、异经补泻和子母补泻等方法。

（一）补虚

针灸补虚主要通过补其本经、补其表里经和虚则补其母的方法选穴配伍,并结合针刺手法中的补法来达到补虚的目的。一般来讲,某个脏腑的虚症,尚未涉及到其他脏腑者,均可选用本经腧穴,施行补法。例如,肺虚者取其肺经腧穴、大肠虚者取其大肠经腧穴等。如果涉及与之相表里的脏腑,均可选取与之相表里的经脉腧穴。此外,还可以根据五行生克理论,采取虚则补其母的方法。

（二）泻实

针灸泻实主要通过泻其本经、泻其表里经和实则泻其子的方法选穴配伍,并结合针刺手法中的泻法达到泻实的目的。一般来说,某个脏腑的实症,未涉及到其他脏腑者,均可采取本经腧穴,施以泻法治疗。例如肝实者取肝经腧穴以泻之,胆实者取胆经腧穴以泻之等。泻其本经,多取本经合穴和募穴。如果系急症属实,可取本经郄穴和井穴。若涉及与之相表里的脏腑,均可选取相表里经脉的腧穴,施以泻法进行治疗。此外,还可以根据五行的生克制化,采取实则泻其子的方法。

（三）补泻兼施

临床上有些时候,疾病的症候表现为虚实并急、并重的时候,就要采取补泻兼施的治法。例如肝郁脾虚症,症见胁肋胀痛、嗳腐吞酸的肝实征象,又见腹痛便溏、食欲不振的脾虚表现。治疗时应泻足厥阴肝经和足少阳胆经,补足太阴脾经和足阳明胃经。这样补泻兼施的治疗可以使两方面的问题同时解除。补泻兼施为临床所常用,同时还应该区分补和泻的多少比例或补与泻的先后次序,以便更恰当地适应病情。

论疾诊尺第七十四

【要点解析】

一、论述了诊尺肤的范围及其诊断价值。说明从尺肤的滑涩、大小、寒热等不同变化。以"从外知内"的原理,可以了解疾病虚实,寒热的属性,表里、上下的部位等。

二、观察眼睛所现的五色,可以了解病属何脏:从目中赤脉延伸的方向,以了解目痛病属何经;从赤脉出现在瞳子上的多少,以预测寒热病死期的长短。

三、简述龋齿、黄疸、妊娠等的诊断方法,以及血脉变化在诊断上的价值。

四、运用阴阳消长、转化的规律,说明四时寒暑胜复的变化,由于四季各由不同的气候,所以受邪后至下一季节,可以产生不同的病变。

【内经原典】

黄帝问于岐伯曰:余欲无视色持脉,独调其尺①,以言其病。从外知内,为之奈何? 岐伯曰:审其尺之缓急、小大、滑涩,肉之坚脆,而病形定矣。视人之目窠上微痈,如新卧起状,其颈脉动,时咳,按其手足上,窅而不起者,风水肤胀也。尺肤滑其淖泽者,风也。尺肉弱者,解㑊②,安卧脱肉者,寒热,不治。尺肤滑而泽脂者,风也。尺肤涩者,风痹也。尺肤粗如枯鱼之鳞者,水泆饮也。尺肤热甚,脉盛躁者,病温也,其脉盛而滑者,病且出也。尺肤寒,其脉小者,泄少气;尺肤炬然,先热后寒者,寒热也;尺肤先寒,久大之而热者,亦寒热也。肘所独热者,腰以上热;手所独热者,腰以下热。肘前独热者,膺③前热;肘后独热者,肩背热。臂中独热者,腰腹热;肘后粗之下三四寸热者,肠中有虫。掌中热者,腹中热;掌中寒者,腹中寒。鱼上白肉有青血脉者,胃中有寒。尺炬然热,人迎大者,当夺血。尺坚大,脉小甚,少气,悗有加,立死。目赤色者病在心,白在肺,青在肝,黄在脾,黑在肾。黄色不可名者,病在胸中。诊目痛,赤脉从上下者,太阳病;从下上者,阳明病;从外走内者,少阳病。诊寒热,赤脉上下至瞳子,见一脉一岁死,见一脉半一岁半死,见二脉二岁死,见二脉半二岁半死,见三脉三岁死。诊龋齿痛,按其阳之来,有过者独热,在左左热,在右右热,在上上热,在下下热。诊血脉者,多赤多热,多青多痛,多黑为久痹,多赤、多黑、多青皆见者,寒热身痛而色微黄,齿垢黄,爪甲上黄,黄疸也,安卧,小便黄赤,脉小而涩者,不嗜食。人病,其寸口之脉,与人迎之脉小大等及其浮沉等者,病难已也。女子手少阴脉动甚者,妊子。婴儿病,其头毛皆逆上者,必死。耳间青脉起者,掣痛。大便眯瓣飧泄,脉小者,手足寒,难已;飧泄,脉小,手足温,泄易已。四时之变,寒暑之胜,重阴必阳,重阳必阴,故阴主寒,阳主热,故寒甚则热,热甚则寒,故曰:寒生热,热生寒,此阴阳之变也。故曰:冬伤于寒,春生瘅热;春伤于风,夏生飧泄肠澼;夏伤于暑,秋生痎疟;秋伤于湿,冬生咳嗽。是胃四时之序也。

【难点注释】

①尺:尺肤部。前臂内侧从肘至腕的皮肤。
②解㑊:身体困倦,懈怠无力。
③膺:胸部。

【白话精译】

黄帝向岐伯问道:我打算既不望色,也不按脉,而是单独诊测病人的尺肤,来探讨他的病情,也就是根据尺肤的外在表现来测知内脏的病变,那将如何来进行呢?

岐伯回答说:审察尺肤皮肤的弛缓或紧急,尺肤肌肉的丰隆或瘦削,尺肤皮肤的滑润或干涩以及尺肤肌肉的坚实与松软,疾病的性质部位就可以确定了。如果发现病人的眼胞微微肿起,就像是刚刚睡醒起床的样子,而且他的颈脉搏动明显,时时咳嗽,按压他的手足,凹陷而不能即起,这便是风水肤胀的病症。

如果尺肤的皮肤光滑或者湿润,这是风气导致的病症;如果尺肤的肌肉柔弱无力,身体懈怠困乏,喜欢眠卧,肌肉瘦削如脱,这是寒热病症,已经不能治愈了;如果尺肤的皮肤光滑而润泽,就像油脂一般,这是风气导致的病症;如果尺肤的皮肤不光滑,这是风痹病症;如果尺肤的皮肤粗糙,就像干鱼的鳞片一般,这是水液内盛的饮症;如果尺肤的皮肤很是灼热,而且脉象盛大而躁动,这是由于患了温热病的原因,若是脉象盛大而滑利,则是疾病将要痊愈了;如果尺肤的皮肤凉冷,而且病人的脉象弱小,这是腹泄少气的病症;如果尺肤的皮肤灼热如火烧一般,先感灼热后觉凉冷,这是寒热病症;如果尺肤的皮肤刚刚触及感到凉冷,等待稍久却感觉灼热,这也是寒热病症。

如果肘部单独灼热,这是腰以上的部位有热;如果手部单独灼热,这是腰以下的部位有热;如果肘部内侧单独灼热,这是前胸部位有热;如果肘部外侧单独灼热,这是肩背部位有热;如果前臂中段单独灼热,这是腰腹部位有热。如果肘部外侧皮肤粗糙,肘部以下三四寸有灼热感,这是肠中有虫的病症。如果手掌中灼热,这是腹中有热的病症;如果手掌中凉冷,这是腹中有寒的病症。如果手鱼际上白肉部分有青色的血脉,这是胃中有寒的病症。如果尺部灼热如火烧,人迎脉盛大,必定是脱血的病症;如果尺部肌肉坚满而脉搏却很是弱小,这是气虚不足的病症,若是烦闷难安说明病情加重,甚至会立即死亡。

如果白睛见赤色,是病在心脏;见白色,是病在肺脏;见青色,是病在肝脏;见黄色,是病在脾脏;见黑色,是病在肾脏。如果目色虽黄,又杂以他色,以致色泽怪异,难以名状,是病在胸中。诊得病人目睛疼痛,若有赤色脉络从上睑向下睑伸延,是太阳病;若有赤色脉络从下睑向上睑伸延,是阳明病;若有赤色脉络从外眦向内眦伸延,是少阳病。诊得病人寒热发作,并有赤色脉络从上睑向下伸延到瞳子,若发现一条赤脉,病人一年后死亡;若发现一条半赤脉,病人一年半后死亡;若发现两条赤脉,病人两年后死亡;若发现两条半赤脉,病人两年半后死亡;若发现三条赤脉,病人三年后死亡。

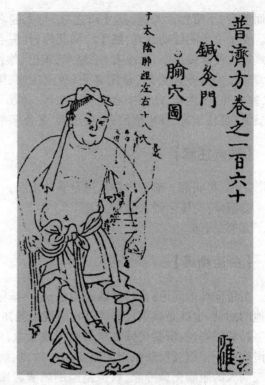

明抄本《普济方》中的腧穴图

诊得病人龋齿疼痛,便要诊按他的手足阳明脉的搏动情况,如果脉气失常,那只可能是热郁脉中。若龋齿部位在左,则为左侧阳明经有热;若龋齿部位在右,则为右侧阳明经有热;若龋齿部位在上,则为手阳明经有热;若龋齿部位在下,则为足阳明经有热。

诊察病人肤表的血络,色常赤的多属于热症,色常青的多属于痛症,色常黑的多属于经久不愈的痹症,赤黑青色并见的多属于寒热身痛的病症。如果面色微黄,牙齿色黄而污浊,爪甲之上也呈现黄色,这便是黄疸之症,病人一般身体倦怠而嗜睡,小便黄赤,脉小而涩,不欲饮食。

病人患病以后,如果寸口脉跟人迎脉的大小相同,而且浮沉类似。这种病便难以治愈。

女子的手少阴脉搏动较甚,这是怀育胎儿的征象。

婴儿患病以后,如果头发都逆而上指,这婴儿必会死亡。如果耳部有青色脉络凸起,这是抽掣疼痛一类的病症。如果大便色赤而形如瓣状,完谷不化,脉搏弱小,手足冰凉,这种病难以治愈;如果泻泄水谷不化,脉搏弱小,但手足犹然温暖,这种泻泄则容易治愈。

四季气候的变化,乃是由于阴寒之气与阳热之气相互克制的结果,因为阴寒之气过甚,必会受到阳热之气的制约而转化为阳,而阳热之气过甚,也会受到阴寒之气的制约而转化为阴。这样说来,阴气虽然主寒,阳气虽然主热,但寒气过甚便会转化为热,而热气过甚也会转化为寒,因此也可以这样说:寒气生热,热气生寒。这

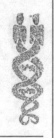

便是阴阳变化的基本道理。所以,从医学的角度来说:冬季若被寒气伤害,到了春天就会发生温热病;春季若被风气伤害,到了夏天就会发生泻泄痢疾之类的病症;夏天若被暑气伤害,到了秋天就会发生疟疾之类的病症;秋季若被湿气伤害,到了冬天就会发生咳嗽之类的病症。这便是四季发病的规律。

【专家评鉴】

一、诊尺辨疾

(一)诊尺辨病因病性
(二)诊尺辨病位

肘至手的不同部位分属人体整体的不同部位,所以前臂的不同变化,亦反映人体不同部位的病变。《灵枢集注》曰:"盖以两手下垂,上以候上,下以候下,前以候前,后以候后也。夫所谓肘所,手所者,论手臂之背面;臂中,掌中、鱼上,乃手臂之正面。背面为阳,故候形身之外;正面主阴,故候腰腹肠胃之内。"根据原文精神,归纳如下:

表 74-1　尺肤主病表

尺肤变化	机　　　理	病因病性
尺肤滑(淖泽、泽脂)	风性开泄,在肌肤则腠理开泄,津准外泄,故皮肤润泽光滑	风邪为病
尺肤涩	风邪闭阻,气机不畅,气血不能输达肌肤,肌肤失气血濡润,故粗糙涩滞不润滑	风痹
尺肤粗如枯鱼之鳞	脾胃虚损,失其健运,肌肤失濡润,津液内停,水饮泛溢肌表,故皮肤粗糙如鱼鳞	溢饮症
尺肉弱	脾胃乃气血化生之源,主肌肉四肢。脾胃虚衰,气血化生无源,肌肉四肢失养,故肌肉消瘦,软弱无力	解㑊(气血不足)
尺肉脱、安卧	阳气衰少,失于鼓动振奋温煦,故昏沉嗜睡畏寒;阴血衰少,失于滋养,故肌肉消瘦脱失;虚阳上升,故发热;阴阳气血衰竭,病情危重凶险,故"不治"	不治(气血衰败阴阳俱竭)
尺肤先热后寒或先寒后热	邪在少阳	寒热(寒热往来)

肘——应腰以上——肘部独热——主腰以上有热　总的精神：
手——应腰以下——手臂背独热——主腰以下有热　上以候上
肘前——应胸——肘内侧独热——主胸膺有热　　　下以候下
肘后——应背——肘背侧独热——主肩背有热　　　前以候前
臂中——应腰腹——臂中间部独热——主腰腹有热　后以候后

掌——应腹 { 手掌发热——主腹中有热　　尺肤热主热（热盛阴虚）
　　　　　 手掌发凉——主腹中有寒　　尺肤寒主寒（寒盛阳虚）

手鱼白肉部出现青色脉络——主胃中有寒
肘后廉——三四寸热——主肠中有虫（《类经》曰："三里以下,内关以上之所,此阴分也,阴分有热,故应肠中有虫"）

二、尺脉合参

尺肤诊是诊察判断疾病的方法之一,只有和其他诊法密切配合,相互参伍,才能对疾病做出正确判断,意在强调说明"四诊合参"在诊察疾病中的重要性。如文中举例指出:

尺肤热甚 { 脉盛躁——阳热亢盛——为温热病
　　　　　 脉盛而滑——正胜邪退——主病将愈
尺肤寒——脉小——阳气衰少,阴寒偏盛——主泄泻,阳气不足
尺肤炬然热（灼热）——人迎大——阳热极亢、阴血耗伤——主失血
尺坚大——脉小甚（极细小）——兼见少气、烦闷——阳盛极而阴竭绝——主立死

三、诊目辨疾

(一)目色主病

五色应五脏,目部五色的变化,反映五脏的病变。目色赤主病在心,色白主病在肺。色青主病在肝,色黄主病在脾,色黑主病在肾;色黄但兼见它色而不易辨者主病在胸中。

(二)目络主病

根据经络的循行分布规律,指出目部赤脉走向不同,可反映不同经络的病变。
从上向下行走——太阳为目上纲——主病在太阳经
从下向上行走——阳明为目下纲——主病在阳明经
从外(目外眦)走向内——少阳经起于目外眦(瞳子髎)——主病在少阳经

从上向下延伸至瞳子
(瞳子属肾,为肾精所聚,
赤脉为心中火毒亢盛,
赤脉贯瞳,为火毒入肾)
{ 见一脉——邪毒力量集聚——主一岁死
　见一脉半
　见二脉　　邪毒力量分散 { 主一岁半死
　见二脉半　　　　　　　　　主二岁死　　} 预后凶
　见三脉　　　　　　　　　　主二岁半死
　　　　　　　　　　　　　　主三岁死

【临床应用】

一、有关尺诊的问题

(一)诊尺肤的机理及内容

尺肤诊法除本篇专论外,《内经》其他各篇也散有所论,可见《内经》对尺肤诊法也很重视。对于诊尺肤的机理,张志聪做了明确的阐述,他说:"夫胃者,水谷血气之海也,故行于脉中者,至手太阴之两脉口,持其脉,以知藏府之病。血气之行于脉外者,从手阳明之大络,循经脉之五里而散行于尺肤,故审其尺之缓急大小滑涩,肉之坚脆,而病形定矣。盖太阴主阴,阳明主阳,藏府雌雄相合,气血色脉之相应也。"因此,诊尺肤与诊寸口脉是一致的,均能反映人体气血阴阳、脏腑经络的变化及邪之性质、深浅等情况。

至于尺诊的内容,通观《内经》所论,应包括通过望诊和按诊来诊察尺部的皮肤、肌肉、络脉等的不同变化,以了解病情。

(二)尺肤诊法的指导意义

尺肤诊法,当今临床应用甚少,但作为诊察疾病的方法之一,如能深入研究,加以推广应用,无疑对协助疾病的正确诊断是有益的。近年来国内外已有有关这方面的研究报道。

二、关于水肿病之特征

"视人之目窠上微痈……风水肤胀也",论述了水肿病之临床特征,说明发生水肿时,首先见到的症状为眼睑或下肢肿胀,先累及的脏腑为肺脾。肺失宣降,肺气上逆,脾失运化,阳明气逆,水液代谢失常,故眼睑或下肢肿、咳、人迎脉动甚。《内经》所述特征,直至今天,对于水肿病之诊断和治疗均具重要指导意义。另外,对"颈脉",王冰曰:"谓耳下及结喉傍人迎脉也。"王氏所指为颈静脉之位,与临床相符。

刺节真邪第七十五

【要点解析】

一、论述针法中刺五节的取穴及其治疗作用。

二、具体说明刺五节所治的病候和主要穴位。

三、介绍了刺五邪的作用和刺法。

四、说明铍针、锋针、员利针、镵针等各种针具使用的适应证。

五、详述了真气的来源与功能;对正气、邪气与疾病的关系进行了分析;列举正不胜邪,经脉受病,可产生的疼痛、痹、骨疽、肉疽等十五个病症和致病原因。

【内经原典】

黄帝问于岐伯曰:余闻刺有五节奈何? 岐伯曰:固有五节:一曰振埃,二曰发蒙,三曰去爪,四曰彻衣,五曰解惑。黄帝曰:夫子言五节,余未知其意。岐伯曰:振埃者,刺外经,去阳病也。发蒙者,刺府输,去府病也。去爪者,刺关节肢络也。彻衣者,尽刺诸阳之奇输也。解惑者,尽知调阴阳,补泻有余不足,相倾移也。

黄帝曰:刺节言振埃,夫子乃言刺外经①,去阳病,余不知其所谓也,愿卒闻之。岐伯曰:振埃者,阳气大逆,上满于胸中,愤瞋肩息②,大气逆上,喘喝坐伏,病恶埃烟,饲不得息③,请言振埃,尚疾于振埃。黄帝曰:善。取之何如?岐伯曰:取之天容。黄帝曰:其咳上气穷诎④胸痛者,取之奈何?岐伯曰:取之廉泉。黄帝曰:取之有数乎?岐伯曰:取天容者,无过一里,取廉泉者,血变而止。帝曰:善哉。

黄帝曰:刺节言发蒙,余不得其意。夫发蒙者,耳无所闻,目无所见。夫子乃言刺府输,去府病,何输使然?愿闻其故。岐伯曰:妙乎哉问也!此刺之大约,针之极也,神明之类也,口说书卷,犹不能及也,请言发蒙耳,尚疾于发蒙也。黄帝曰:善。愿卒闻之。岐伯曰:刺此者,必于日中,刺其听宫,中其眸子,声闻于耳,此其输也。黄帝曰:善。何谓声闻于耳?岐伯曰:刺邪以手坚按其两鼻窍而疾偃,其声必应于针也。黄帝曰:善。此所谓弗见为之,而无目视,见而取之,神明相得者也。

黄帝曰:刺节言去爪,夫子乃言刺关节肢络,愿卒闻之。岐伯曰:腰脊者,身之大关节也。肢胫者,人之管以趋翔也。茎垂者,身中之机,阴精之候,津液之道也。故饮食不节,喜怒不时,津液内溢,乃下留于睾,血道不通,日大不休,俯仰不便,趋翔不能,此病荣然有水,不上不下,铍石所取,形不可匿,常不得蔽,故命曰去爪。帝曰:善。

黄帝曰:刺节言彻衣,夫子乃言尽刺诸阳之奇输,未有常处也,愿卒闻之。岐伯曰:是阳气有余而阴气不足,阴气不足则内热,阳气有余则外热,内热相搏,热于怀炭,外畏绵帛近,不可近身,又不可近席,腠理闭塞,则汗不出,舌焦唇槁,腊干嗌燥,饮食不让美恶。黄帝曰:善。取之奈何?岐伯曰:取之于其天府、大杼三痏,又刺中膂以去其热,补足手太阴以去其汗,热去汗稀,疾于彻衣。黄帝曰:善。

黄帝曰:刺节言解惑,夫子乃言尽知调阴阳,补泻有余不足,相倾移也,惑何以解之?岐伯曰:大风在身,血脉偏虚,虚者不足,实者有余,轻重不得,倾侧宛伏⑤,不知东西,不知南北,乍上乍下,乍反乍复,颠倒无常,甚于迷惑。黄帝曰:善。取之奈何?岐伯曰:泻其有余,补其不足,阴阳平复,用针若此,疾于解惑。黄帝曰:善。请藏之灵兰之室,不敢妄出也。

黄帝曰:余闻刺有五邪,何谓五邪?岐伯曰:病有持痈者,有容大者,有狭小者,有热者,有寒者,是谓五邪。黄帝曰:刺五邪奈何?岐伯曰:凡刺五邪之方。不过五章,瘅热消灭,肿聚散亡,寒痹益温,小者益阳,大者必去,请道其方。凡刺痈邪无迎陇,易俗移性不得脓,脆道更行去其乡,不安处所乃散亡。诸阴阳过痈者,取之其输泻之。凡刺大邪日以小,泄夺其有余,乃益虚,剽其通,针其邪肌肉亲,视之毋有反其真。刺诸阳分肉间。凡刺小邪日以大,补其不足乃无害,视其所在迎之界,远近尽至,其不得外,侵而行之乃自费⑥。刺分肉间,凡刺热邪越而苍,出游不归乃无病,为开通辟门户,使邪得出,病乃已。凡刺寒邪日以徐,徐往徐来致其神,门户已闭气不分,虚实得调其气存也。黄帝曰:官针奈何?岐伯曰:刺痈者用铍针,刺大者用锋针,刺小者用员利针,刺热者用镵针,刺寒者用毫针也。

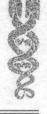

请言解论,与天地相应,与四时相副,人参天地,故可为解。下有渐洳⑦,上生苇蒲,此所以知形气之多少也。阴阳者,寒暑也,热则滋雨而在上,根荄少汁。人气在外,皮肤缓,腠理开,血气减,汗大泄,皮淖泽。寒则地冻水冰,人气在中,皮肤致,腠理闭,汗不出,血气强,肉坚涩。当是之时,善行水者,不能往冰;善穿地者,不能凿冻;善用针者,亦不能取四厥;血脉凝结,坚抟不往来者,亦未可即柔。故行水者,必待天温冰释冻解,而水可行,地可穿也。人脉犹是也,治厥者,必先熨调和其经,掌与腋、肘与脚、项与脊以调之,火气已通,血脉乃行,然后视其病,脉淖泽者,刺而平之,坚紧者,破而散之,气下乃止,此所谓以解结者也。用针之类,在于调气,气积于胃,以通营卫,各行其道。宗气流于海,其下者注于气街,其上者走于息道。故厥在于足,宗气不下,脉中之血,凝而留止,弗之火调,弗能取之。用针者,必先察其经络之实虚,切而循之,按而弹之,视其应动者,乃后取之而下之。六经调者,谓之不病,虽病,谓之自已也。一经上实下虚而不通者,此必有横络盛加于大经,令之不通,视而泻之,此所谓解结也。上寒下热,先刺其项太阳,久留之,已刺则熨项与肩胛,令热下合乃止,此所谓推而上之者也。上热下寒,视其虚脉而陷下于经络者取之,气下乃止,此所谓引而下之者也。大热遍身,狂而妄见、妄闻、妄言,视足阳明及大络取之,虚者补之,血而实者泻之,因其偃卧,居其头前,以两手四指挟按颈动脉,久持之,卷而切之,下至缺盆中,而复止如前,热去乃止,此所谓推而散之者也。

黄帝曰:有一脉生数十病者,或痛、或痈、或热、或寒、或痒、或痹、或不仁,变化无穷,其故何也? 岐伯曰:此皆邪气之所生也。黄帝曰:余闻气者,有真气,有正气,有邪气,何谓真气? 岐伯曰:真气者,所受于天,与谷气并而充身者也。正气者,正风也,从一方来,非实风,又非虚风。邪气者,虚风之贼伤人也,其中人也深,不能自去。正风者,其中人也浅,合而自去,其气来柔弱,不能胜真气,故自去。虚邪之中人也,洒淅动形,起毫毛而发腠理。其入深,内抟于骨,则为骨痹。抟于筋,则为筋挛。抟于脉中,则为血闭不通,则为痈。抟于肉,与卫气相抟,阳胜者则为热,阴胜者则为寒,寒则真气去,去则虚,虚则寒。抟于皮肤之间,其气外发,腠理开,毫毛摇,淫气往来行,则为痒。留而不去,则痹。卫气不行,则为不仁。虚邪偏客于身半,其入深,内居荣卫,荣卫稍衰,则真气去,邪气独留,发为偏枯⑧。其邪气浅者,脉偏痛。虚邪之入于身也深,寒与热相抟,久留而内著,寒胜其热,则骨疼肉枯,热胜其寒,则烂肉腐肌为脓,内伤骨,内伤骨为骨蚀。有所疾前筋,筋屈不得伸,邪气居其间而不反,发于筋溜。有所结,气归之,卫气留之,不得反,津液久留,合而为肠溜,久者数岁乃成,以手按之柔。已有所结,气归之,津液留之,邪气中之,凝结日以易甚,连以聚居,为昔瘤,以手按之坚。有所结,深中骨,气因于骨,骨与气并,日以益大,则为骨疽。有所结,中于肉,宗气归之,邪留而不去,有热则化而为脓,无热则为肉疽。凡此数气者,其发无常处,而有常名也。

【难点注释】

①外经:指行于四肢及浅表部位的经脉。
②愤䐜肩息:胸部胀满,抬肩呼吸。

③饶不得息:饶,即古噎字,钧不得息,咽部阻塞,难以呼吸。

④穷诎:形容呼吸不畅,语言不利。

⑤宛伏:宛,屈曲。指病人的身体屈曲前倾。

⑥自费:邪气自行消散。

⑦渐洳:低洼潮湿之处。

⑧偏枯:半身不遂。

【白话精译】

黄帝向岐伯问道:我听说刺法有所谓的"五节",这是怎么一回事呢?

岐伯回答说:刺法中的确有"五节",第一叫"振埃",第二叫"发矇",第三叫"去爪",第四叫"彻衣",第五叫"解惑"。

黄帝说道:先生只是说了"五节"的名称,我还没有搞清它们各自的含义。

岐伯回答说:所谓"振埃",就是针刺四肢及体表的脉络,来治疗病位表浅病变的方法。所谓"发矇",就是针刺六腑的五腧穴等,来治疗六腑病变的方法。所谓"去爪",就是针刺四肢关节络脉的方法。所谓"彻衣",就是遍刺各条阳经别络的方法。所谓"解惑",就是彻底洞察阴阳的变化并予以调理,补其不足,泻其有余,使不足者充溢,有余者散除,两相变易而恢复正常的针刺方法。

黄帝说道:刺节上说的是振去尘埃,您却说的是针刺四肢及体表的脉络,来治疗病位表浅的病变,我不明白这两者之间的关系,想要彻底了解这其中的情由。

岐伯回答说:所谓振去尘埃,是用来比喻针刺方法的。如果病人的阳气亢盛,上逆并壅滞于胸中,便会表现为胸中气郁而支撑胀满,宗气向上冲逆,便会表现为气喘喝喝,喜坐喜伏,厌恶尘埃和烟气,喉咙噎阻,呼吸不利。当此之时,就要用"振埃"的方法来治疗。我只是用振去尘埃来做个比喻,它的实际疗效比振去尘埃还要迅捷呢。

黄帝说道:先生讲得真好! 那么,具体是如何来取穴治疗呢?

岐伯回答说:应该取天容穴来治疗。

黄帝问道:如果病人咳嗽上气,胸部痛痹,以致身体屈曲,如何来取穴治疗呢?

岐伯回答说:应该取廉泉穴来治疗。

黄帝问道:那么,在选用这些穴位治疗时有什么法度吗?

岐伯回答说:如果针刺天容穴,不能深过一寸;如果针刺廉泉穴,血色变浅而脉络通畅就要止针。

黄帝说:先生讲得真好!

黄帝又问道:尽管刺节中讲去除翳障,我却不太明白它的含义。我认为"发矇"应该是针对耳聋无所闻,目盲无所见之类的病变而言的,先生却说是针刺六腑的五腧穴等,来治疗六腑的病变,那么,哪些腧穴能有如此的疗效呢? 我想听听其中的情由。

岐伯回答说:您问得真是妙呀! 这个问题正是刺法的大纲,针术的极致,甚至是与神明相通的事情,它的内容即使是口授书载,也还不能表达清楚。我只是用去除翳障来做个比喻,它的实际疗效比去除翳障还要迅捷呢!

黄帝说:先生讲得真好!那么,我想要彻底了解这方面的内容。

岐伯说道:若想要验证这种刺法,必须是在日中时分,针刺病人的听宫穴,并让针感传导到眼珠,与此同时,就有声音回传到耳中。这说明所刺的穴便是当取的穴。

黄帝说道:您讲得很好!那么,怎么样才能使声音回传到耳中呢?

岐伯回答说:进针时稍向前斜,让病人用手紧紧地按压两侧鼻孔,并且迅速闭口鼓气而不出声,这时,必定会在针刺部位有所反应。

黄帝说道:先生讲得真好!这大概就是人们常说的,不必视见其形迹便可施行正确的治法,不须用眼睛去诊视就可去除病气,犹若神明在暗中控制一般。

黄帝又问道:刺节上说的是剪去

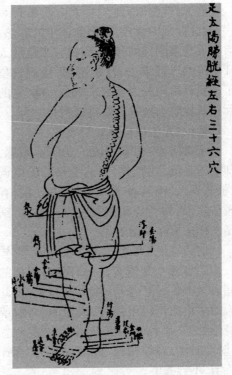

明抄本《普济方》中的足太阴膀胱经左右三十六穴图

爪甲,您却说的是针刺四肢关节的络脉,我想要彻底了解这其中的情由。

岐伯回答说:腰脊是人体的主要关节所在,下肢胫骨是人体主管行走的器官,而阴茎和睾丸则是人体的枢要,阴精的外候,津液的通道。因此,如果饮食没有节制,喜怒不合时宜,便会导致水湿内盛而流溢,向下流注于阴部,由于水道不通,阴囊便一天天地无休无止地肿大起来,致使病人俯仰不便,行走困难。这种病变是由于水液聚积,以致在上气息不利,在下小便不通,应该用铍针、砭石来进行治疗。由于这种病人阴部肿大的形状显露难藏,即使是宽松的下衣也不易遮掩,所以把治疗这种病的方法称为"去爪",就像是剪去多余的爪甲一样。

黄帝说:您说得真好!

黄帝又问道:刺节上说的是脱去外衣,您却说的是遍刺各条阳经的别络,可是,别络并没有固定的部位,我想要彻底了解这方面的情况。

岐伯回答说:"彻衣"这种方法是针对阳气亢盛有余而阴气虚弱不足的病症而言的。如果阴气虚弱不足,便内生虚热;如果阳气亢盛有余,便外见实热。若是内外两热相互抟聚,病人便会热势鸱张,比怀抱炭火还要厉害,在外害怕接触绵帛衣被之类,不愿挨近他人身体,也不愿贴近床褥,由于腠理闭塞,病人也不见汗出,在内感到口舌焦渴。嘴唇干燥,皮肤枯裂,咽喉干涩,而且不能辨别饮食的滋味。

黄帝说:先生讲得真好!那么,怎样来取穴治疗呢?

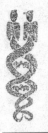

岐伯说：首先取天府、大杼二穴，各针刺三次；然后针刺中膂穴，来泻除体中的邪热；最后取手足太阴经的穴施行补法，来使病人出汗。等到热势退去，汗出清稀，疾病就痊愈了。我只是用脱去外衣来做个比喻，它的实际疗效比脱去外衣还要迅捷呢！

黄帝说：先生讲得真好！

黄帝又问道：刺节上说的是解除疑惑，您却说的是彻底洞察阴阳的变化并予以调理，补其不足，泻其有余，使不足者充溢，有余者散除，两相变易而恢复正常。那么，到底是怎样来解除疑惑的呢？

岐伯回答说：大风之邪侵入人体，会导致人体的血脉一侧偏实，一侧偏虚，偏虚的一侧血气不足，偏实的一侧血气有余，因此病人的举止动作轻重失宜，或歪向一侧，或屈身俯卧，或者不知东西，难辨南北，忽起忽坐，时仰时伏，心神错乱，喜怒无常，甚至神志不清，不省人事。

黄帝说：先生讲得很好！那么，应该怎样治疗呢？

岐伯说：泻除有余的邪气，补益虚弱的气血，使人身的阴阳恢复正常。如果医生能根据这样的原则取穴施治，取得疗效比解除疑惑还要迅捷呢！

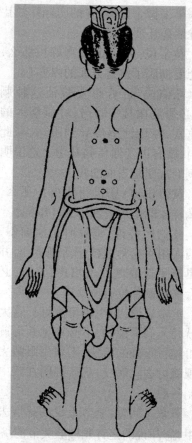

宋代《圣济总录》中的取四花穴法图，四花灸是我国古代劳疾的一种特殊灸法。

黄帝说：先生讲得真是太好了！请让我把这些内容记录下来，并收藏在灵兰之室内。如果不是遇到合适的人，绝对不敢随便出示。

黄帝又问道：我听说在刺法中有"五邪"的说法，请问什么是"五邪"呢？

岐伯回答说：在各种病变中，有缠绵持久的痈邪，有邪盛正强的实邪，有邪弱正亏的虚邪，有痹阻的寒邪，有鸱张的热邪，这便是常说的"五邪"。

黄帝问道：那么，怎样来用针法治疗这五种邪气导致的病变呢？

岐伯回答说：通过针刺治疗五邪之病的方法，不过是如下的五条：凡属热邪鸱张者必须消灭热邪，凡属痈邪凝滞者必须消散痈邪，凡属寒邪痹阻者必须祛散寒邪，凡属邪弱正亏者必须温养正气，凡属邪盛正强者必须攻除邪气。请允许我来详细说明这些方法。

凡是针刺痈邪凝滞的病变，关键在于不可迎着邪气的亢盛之势使用泻法，因此要改变常规的治法，转换治疗的思路。痈邪若还没有成脓，就必须变易常规，另出新法，使痈邪离开所趋之处，不能留滞于患部，便可散去消亡。如果阴阳各经通过痈邪所在之处,就要选取该经的腧穴来施行泻法。

凡是针刺邪盛正强的病变,关键在于使邪气一天天地逐渐消散,因此首先要泻除其有余的实邪,然后才可以调补被邪气伤损的正气。在邪气往来的通道上用针法攻散盛实有余的邪气,肌肉就会亲和而致密,经过诊察邪气已经消散无存,再转而调补受伤的正气。这种方法应该在各阳经的分肉之间取穴针刺。

凡是针刺邪弱正亏的病变,关键在于使正气一天天地逐渐充盛,因此首先要补益其不足的正气,才不会有大的妨害。察明邪气所在的部位,并向此范围内招聚正气,这样,远近的正气都会聚在病部,使邪气不得向外侵扰而转行他处,从而就自行消散。这种方法应该在分肉之间取穴针刺。

凡是针刺热邪鸱张的病变,关键在于使热邪散越于外而使体中转凉,只有热邪外散而不再壅滞,才不会有大的妨害。通过施行针法为热邪畅通去路,开辟门户,使热邪能够外出而散越,病变就可以痊愈了。

凡是针刺寒邪痹阻的病变,关键在于使阳气一天天地逐渐充盛,因此在针刺时要用徐来徐往的手法招引阳气,出针后要闭合针孔,使阳气不会从针孔外散,这样,阳气得以温散寒邪,而且自身内守不虚。

黄帝问道:要针刺这五邪之病,怎样来选用针具呢?

岐伯回答说:针刺痈邪凝滞的病变,要用宽身似剑的铍针;针刺邪盛正强的病变,要用圆身锐尖的锋针;针刺邪弱正亏的病变,要用细身圆尖的员利针;针刺热邪鸱张的病变,要用大头锐末的镵针;针刺寒邪痹阻的病变,要用细如蚊喙的毫针。

请允许我再来谈谈关于解结的理论。人体与天地是相配合的,跟四季是相称应的。既然人体跟天地自然相参应,所以就可以用天地自然来解说人体。比如说在自然之中,在下若有湿润的泥土,在上就会长出茂盛的苇蒲,这也正是依照外在征象就可以了解内在血气的原因。阴阳二气的运动变化,导致了冬寒夏暑的气候变迁。若是天气炎热,就会蒸发水湿向上升腾,草木的根茎自然也就缺少汁液,而此时人体的阳气也浮而在表,因而皮肤弛缓,腠理开疏,血气消减,汗液大泄,肤表湿滑;若是天气寒冷,就会使土地冻结,水凝成冰,而此时人体的阳气也沉而在里,因而皮肤致密,腠理闭合,汗液不出,血气充盈,肌肉坚紧。在这寒冷的季节里,即使是善于游水的人也不能在冰中往来,即使是善于掘地的人也不会去开凿冻土。那么,同样的道理,在阴寒内盛的情况下,即使是善于用针的人也不能直接治疗四肢厥冷的病症,因为此时血脉凝滞坚聚,血气不能流畅地运行,即使施行针法也不能使之即刻畅通。所以,游水的人必须等到天气温暖,河冰消融,然后才可以在水中游行;掘地的人也必须等到天气温暖,冻土松解,然后才可以去挖掘土地。那么,人的血脉也是如此,要想治疗四肢厥冷的病症,必须先用温熨的方法调和病人的经气,在手掌、腋下、肘部、脚部、项部以及脊背施用熨法,等到温热之气通达各处,血脉就流畅无阻了,然后再根据不同的病情施用不同的针法。如果脉搏濡软弱小,犹若潭中软泥,就用针刺的方法使之恢复;如果脉搏坚实紧急,就用破除的方法使之消散,直到厥逆之气下行才可停针。这便是所谓解结的方法。

凡属用针法来治病,关键在于调理气机。水谷饮食所化的精微之气积贮于胃

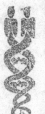

腑之中,补充营卫并使之流畅通达,各行其道。至于宗气,则贮积在气海之中,其中下行的部分流注到气街,其中上行的部分贯行于息道。因此,若是厥冷之病发生在足部,宗气就不能正常地下行,脉络中的血液就会凝结留滞,像这样的病变如果不先用温熨的方法来温通气血,就不能取穴治疗。因而在用针法治病之前,一定要首先诊察病人经络的虚实通塞,或触摸,或抚摩,或按压,或弹动,分别观察经络的反应,然后取穴施治而散除病气。若是手足六经均和调通达,一般而言就没有什么病患,即使有病也会自行痊愈。若是某一经脉上部盈满而下部瘪凹,而且流通不利,这必定是有一条横络盛满而且阻滞了这条经脉,使之流通不利,对此,医生应该详加诊视并泻除横络中的实邪。这也是所谓解结的方法。

如果腰以上部位有寒,腰以下部位有热,就要首先针刺足太阳膀胱经,而且要较长时间留针,针刺过后再温熨项部和肩胛部,务必要使熨帖的温热下行,上寒下热交合而平复,才可以停用熨法。这便是所谓"推而上之"的治法。

如果腰以上部位有热,腰以下部位有寒,就要察明病人的虚脉,也就是较其他经络凹陷的脉,并且取穴针刺,等到在上的热气下行,才可以停用针法。这便是所谓"引而下之"的治法。

如果亢盛的邪热充斥全身,病人的神志狂乱而出现妄见、妄闻、妄言,就要察明足阳明经及其大络的情况,然后取穴针刺,若属虚症便用补益的方法,若有瘀血而属实症便用攻邪的方法。或者是让病人仰卧,医生坐在病人的头顶之前,用两手的拇指和食指从两边抚按他的颈动脉,先是较长时间的按压,然后弯曲手指进行抚摩,向下按到缺盆部就停止,而后重复上述动作,等到热邪散去,才可以停止安抚。这便是所谓"推而散之"的治法。

黄帝问道:有时候病位在同一经,却会发生几十种病变,或是疼痛,或是痈疽,或是发热,或是恶寒,或是瘙痒,或是痹痛,或是不知痛痒,不能活动,而且变化多端,这其中的缘故是怎样的呢?

岐伯回答说:这些病变都是由于邪气的侵害而产生的。

黄帝问道:我听说所谓的"气"有真气,有正气,还有邪气,那么,什么叫真气呢?

岐伯回答说:所谓真气,是禀受于先天之精气,与水谷精微之气相合而充养于周身的一种气。而正气,则指的是四时正常气候,它从正方正时而来,既不是过于剧烈的实风,也不是非时而来的虚风。至于邪气,就是非时而来,易伤人体的虚风。虚风伤害人体的部位比较深在,因而不能自行散除;正风伤害人体的部位比较表浅,与真气相遇便自行散去,这是由于正风的来势相对柔弱,不能战胜人体的真气,所以才会自行散去。

四时不正之气伤害人体,会使人身感恶寒而战栗不止,毫毛竖立而腠理开泄。如果它侵害的部位较深并向内凝滞于骨骼,就发为骨骼痹痛;如果凝滞于筋膜,就发为筋膜挛缩;如果凝滞于经脉之中,就会造成气血闭阻不通,进而引发痈疽;如果凝滞于肌肉并与卫气相抟,阳邪偏胜的就出现热象,阴邪偏胜的就出现寒象,因为阴寒偏胜会使真气退却,真气退却就等于正气亏虚,而正气亏虚就会出现寒象;如果凝滞于皮肤之间,人体的卫气就向外发泄,导致腠理开疏,毫毛摇动,邪气往来游行于皮肤之中,就会发为瘙痒,留止而不动,就会发为痹痛,而卫气若凝滞不行,就会发生不知痛痒,不能活动。

四时不正之气若是偏伤于半身,由于它具有伤害部位深的特性,就会向内侵入营卫二气的分部,致使营卫二气日渐虚衰,真气也随之而退却,邪气单独停留于半身,就发为半身偏枯不遂的病症。若是邪气较为轻微,也会导致脉气不通,半身偏痛。

四时不正之气侵害人体的部位比较深在,而寒邪与热邪相互抟结,郁久不解,自会停着于内。若寒邪胜过热邪,就会出现骨骼疼痛,肌肉枯萎;若热邪胜过寒邪,就会出现肌肉腐烂,化而成脓,再进一步还会内伤骨骼,骨骼内伤便发为骨质侵蚀的"骨蚀"症。若四时不正之气伤损到人体的筋膜,就会出现筋膜挛缩,不能伸展,邪气单独留滞在筋膜之间而不外散,就会发为筋膜的赘瘤之病。四时不正之气凝滞于体内,真气随之而归趋于内,卫气也留滞局部,不能宣散,津液留聚日久,与邪气相合而发为肠间的赘瘤之病,病势发展较慢的几年后才可以长成,用手按压质软而较柔。四时不正之气凝滞在体内,真气随之而归趋于内,津液也留聚不行,若此时再次感受邪气,便会凝滞阻结,一天天地变得更为严重,赘瘤相连而呈群居之势,这便是那种起病缓慢,病程较久的赘瘤,用手按压质硬而较坚。四时不正之气凝滞在体内较深的骨骼,邪气滞留在骨中,骨中的真气与邪气相结相聚,病变部位一天天地增大,就会发展成骨疽。四时不正之气凝滞在体内的肌肉,宗气随之而归趋于肌肉,邪气留滞而不散,若有热邪便化而为脓,若无热邪便发为肉疽。所有这些由四时不正之气导致的病变,其发病没有固定的部位,但各部之病却都有固定的病名。

【专家评鉴】

一、五节病症以及针刺部位,施治方法

（一）振埃

1.含义:振即弹去、抖掉的意思。埃即尘埃、灰尘。张介宾:"振埃者,犹振落尘埃。"振埃在刺法中有二层意思,一指病位表浅,其浅如灰尘落在物体的表面上;二指针刺治疗时不必刺之过深,由此可知,振埃是指针刺浅表的经脉,以治疗阳病的一种方法。

2.适应证:振埃刺法适用于胸中满闷,耸肩呼吸,气喘喝喝有声,不能平卧,咽喉犹如东西堵塞,感到呼吸困难一类病症。即"愤䐜肩息""喘喝坐伏,病恶埃烟,饲不得息。"此症是由于阳邪侵入胸中,使宗气循行失常,肺气失其宣发肃降,壅遏上焦所致。

3.选穴及针刺时间:在阳（外经）上选穴。主穴用天容,留针时间约五分钟（"无过一里",张介宾:"无过一里,如人行一里许也。"行一里约五分钟左右。又《太素》:"一里,寸也。"此指针刺深度,可参。）

（二）发蒙

1.含义:发,启也;矇,指视力模糊。发矇,指治疗时去除"耳无所闻,目无所见"病症的一种针刺方法。

2.适应证:发矇刺法适用于因六腑病变引起的"耳无所闻,目无所见"的病症。六腑以通为用,以降为顺。浊气不降,上犯清窍,则视力不清,听力减退。故有"九窍不利,肠胃之所生也"之论。

3.选穴及针刺时间:选用腑腧。取手太阳小肠经的听宫穴,主治耳鸣耳聋。因小肠经的支脉上至目外眦,故本穴又可治目疾。针刺时,"以手坚按其两鼻窍而疾偃其声。"即让患者闭口按鼻,鼓气,不使声音外出,此种辅助手法,旨在提高疗效。针刺时间在"日中"进行。为何取日中,张介宾说:"日中,阳旺气行之时也。"张志聪说:"在上之七窍不通,独取手太阳以通心神之气,而七窍皆利,是神明之通于七窍也。心为阳中之太阳,故必于日中取之。"也就是说,耳闻目睹乃神(心)气之所使,故在日中阳气最盛之时刺之疗效好。

(三)去爪

1.含义:张介宾:"去爪者,犹脱去余爪。"去爪,比喻治疗阴囊水肿时,排除积聚的水液,犹如在人体去除了多余的爪甲一样。因此,去爪指治疗水肿的一种针刺方法。

2.适应证:本法适应于阴囊日渐肿大,俯仰活动不便,行走困难的病症。本症是因"饮食不节,喜怒不时,津液内溢,乃下留于睾,血道不通"所致。张介宾说:"饮食不节,病在太阴、阳明。喜怒不时,病在少阴、厥阴。故其津液内溢则下留于睾,为日大不休,不可蔽匿等症,盖即癥疝之类。"

3.治法:针刺用"铍石",即铍针和砭石。铍针为九针之一,长四寸,宽2.5分,其形如剑,是一种切疮疡排脓放血的工具。原文未指出针刺的穴位,只提出刺关节肢络的部位。

(四)彻衣

1.含义:彻,有去除之意。彻衣是指治疗奏效快,犹如脱衣一样,故原文曰:"热去汗稀,疾于彻衣。"在此彻衣实指用针刺治疗热病的一种方法。

2.适应证:内外发热,无汗,全身肌肉消瘦,唇焦咽干,欲饮水,舌干,饮食不辨滋味。由于阴亏不制其阳则内热,阳气有余则外热,两热相传热更甚,有如怀抱炭火一般。热势炽盛,故畏绵帛之物,甚者不敢坐席。腠理闭塞故无汗。里热灼盛,消灼阴津而见肌肉消瘦,口咽干燥,舌焦,饮食无味。

3.治法:此因邪热炽盛,阴液耗伤,故宜用消热滋阴法治之。选用天府(属手太阴肺经)、大杼、中膂(均属足太阳膀胱经)三穴,各刺三次。《太素》说:"手太阴主气,足太阴主谷气。此二阴气不足,为阳所乘,阴气不泄以为热病,故泻盛阳,补此二阴,阳去二阴得实,阴气得通流液,故汗出热去得愈。"

(五)解惑

1.含义:惑,迷惑,指神志不清,意识障碍。即"不知东西,不知南北,乍上乍下,乍反乍复,颠倒无常,甚于迷惑"。解惑是指用针刺治疗意识不清病症的一种方法。

2.适应证:适应于身体左右失于平衡,或者倒向一侧,弯曲俯卧的半身不遂,甚者意识不清,不辨方向,症状忽上忽下,反复多变的神志病变较严重的情况。此皆由于感受风邪,使血脉空虚,正气不足,邪气有余所致的中风症候。血脉空虚,肢体失养,故见四肢活动不灵,或屈曲俯卧一侧。神失血之所养,故精神意识失常。

3.治疗:只提出了"泻其有余,补其不足",使阴阳平复的治疗原则,未出针刺穴位,可按此原则选穴。

二、五邪所致病症、治疗原则、针刺方法和针具的选用

（一）何谓刺五邪

本篇所言五邪,是按邪气的性质和盛衰划分的五类致病邪气,具体指痈邪、实邪、虚邪、热邪、寒邪。即"病有持痈者,有容大者,有狭小者,有热者,有寒者,是谓五邪"。刺五邪,即使用针刺来祛除邪气,治疗疾病的五种特殊方法。

（二）刺五邪的原则

"凡刺五邪之方,不过五章",指出刺五邪有五条原则。即"痈热消灭,肿聚散亡,寒痹益温,小者益阳。大者必去。"也就是说,属于温热邪气所致的痈热,用清解法使热邪消退;壅肿结聚,而未成脓者,用疏通消散法使其消散;寒邪所致的痹症,用温通经脉法以祛其寒;虚寒症用益气法的温补;邪盛的实症,则泻其实邪。

（三）刺五邪的方法

1.刺痈邪:痈即壅滞不通,邪气壅滞于机体某一部位,郁久化热,腐败肌肉气血则可成脓。本篇指出了未成脓时的两种具体治法:其一,"去其乡,不安处所乃散亡"。张介宾说:"乡,向也。安,留聚也。去其毒气所向,不使安留处所,乃自消散矣。"即因势利导,不使邪气集聚,而使之自行消散。其二,"诸阴阳过痈者,取之其输泻之。"指在各条阴经或阳经上,如出现壅滞而与痈毒有关的现象,即当循经取穴以泻之。总之,不要在邪盛时强制治疗,根据痈肿所处不同阶段,有步骤耐心地调治,或另用别法刺治,即所谓"无迎陇,易俗移性"。

2.刺大邪:大邪指邪气亢盛。《素问·通评虚实论》说:"邪气盛则实",实则泻之,"泄夺其有余",祛除邪气时,在诸阳经取穴针刺。注意观察病人肌肉变化,要诊断准确,防止误伤真气。

3.刺小邪:小邪,言其邪气不盛,但正气亦虚,治疗时从扶正着手,即"日以大,补其不足"。在分肉间取穴针刺,同时注意邪虚所在部位,泻其偏盛,补其不足,使邪不得侵入而自行消散。

4.刺热邪:针刺时摇大针孔,起针不按压,以开通壅滞,为驱邪开辟道路,使热邪得以发散外泄。据《素问·生气通天论》"体若燔炭,汗出而散"来看,刺热邪的方法当为汗法。

5.刺寒邪:用针徐缓,慢进慢出,闭塞针孔,使正气不得外泄而逐渐恢复,使虚实得以调和。

（四）针具的选择

根据疾病的邪正虚实情况,选用相宜的针具。刺痈邪用铍针;刺大邪用锋针;刺小邪用员利针;刺热邪用镵针;刺寒邪用毫针。以上各针的具体用途可参阅《灵

【临床应用】

一、指导意义

本篇提出的刺五节、刺五邪、解结等都属古代针刺治病的方法。每种方法各具有不同的适应证。并且指出了针刺的原则和具体实施方法、步骤和针刺部位。这些方法虽然目前已很少采用,但仍有一定的借鉴意义。如发蒙法治疗"耳无所闻"病症,针刺前先让患者闭嘴鼓气,这种方法,目前治疗鼓膜凹陷仍在采用。其他治法,如刺痈邪"无迎陇","脆道更行"的原则,对治疗痈证仍有指导意义。解结法治疗"血脉凝结"时,先温熨经脉,使"火气(阳气)已通,血脉乃行"之后,再随症治之,都是宝贵的经验之谈,这些都有重要参考价值和临床指导意义。

二、关于正邪和虚邪问题

邪是邪气的简称,泛指各种致病因素。本篇又将邪分为正邪和虚邪,说明二者具有不同的含义和特点。

所谓正邪,是指八方之正风,如春之东风,夏之南风等。如《素问·八正神明论》说:"正邪者,身形若用力汗出,腠理开,逢虚风,其中人也微,故莫知其情,莫见其形。"张介宾说:"正邪,即八方之正风也。盖正风之大者,为实风,微者即正风。虽为正风,亦能伤人,故曰正邪。"王冰说:"正邪者,不从虚之乡来也。"正邪同时又区别于实风和虚风,如本篇云:"正气(邪)者,正风也,从一方来,非实风,又非虚风也。"正风在一般情况下是不导致疾病的,所以,又称之为正气。但是,因某种原因,使腠理开泄,肌表偏虚,正风乘虚而入,这时正风也就构成了致病因素,所以说,正风就是正邪。正邪是指四时正常之风。实际上,正邪也应包括实风。因为实风也属于四时正常之风。如《灵枢·九宫八风》说:"风从所居之乡来为实风,主生长养万物。"正风与实风都是符合时令适至的风,二者只不过有强弱程度上的差异。张介宾认为:"正风实风,本同一方……认正风之来徐而和……实风之来暴而烈。"就是说,正风实风所产生的方位和时间是一样的,来势和缓的为正风,来势猛烈的为实风。当人体偏虚时,无论是正风还是实风均可乘虚而入。正风中人浅,症状轻微,能自去。实风中人稍重,症状稍显,需要药物调治,以助祛邪之力。正邪的致病特点可归纳为两个方面:其一,中人表浅,其症轻微;其二,邪可自去,病可自愈。这些特点是与正邪的性质和机体偏虚程度有关。这是因为正邪本身致病作用不强烈,机体只是由于"汗出腠理开"表现为表虚而里实,正邪不可能初犯即内侵入里,故本篇明示:"正风(邪)者,其中人也浅。"另外,病症是邪正斗争的临床表现,正邪"其气柔弱",与体内正气斗争不剧烈,所以其临床反应也不显著,病症也较轻微。如《灵枢·官能》说:"正邪之中人也微先见于色,不知于其身,若有若无,若亡若存,有形无形,若知其情。"再者,正与邪斗争的过程,是互为消长变化的。正胜则邪退,邪胜则正衰。正邪致病,只是肌表偏虚而真气(正气)未虚,正气可以驱邪外出,使邪祛而病愈。故本篇又说:"正风(邪)者……其气来柔弱,不能胜真气,故自愈。"关于正邪的概念,在《内经》中又指能够刺激和干扰身心正常活动的各种因素,如情志活动、饥饱、劳逸等。《灵枢·淫邪发梦》说:"正邪从外袭内,而未有定舍。"张介宾说:"正邪者,非正风之谓,凡阴阳劳逸之感于外,声色嗜欲之动乎内,但有于身心者,皆谓之正邪,亦无从外袭内者也。"

所谓虚邪,是指四时不正之气,如《素问·八正神明论》说:"虚邪者,八正之虚邪也。"本篇说:"邪气(虚邪)者,虚风之贼伤人也。"更明确指出,虚风之贼就是贼风,叫作虚邪。虚邪致病特点:其一,中人深,不能自去;其二,传变无穷,变化多端,伤害正气程度重。虚邪中人的传变过程和规律,总的来说,是由浅入深,由表及里,先伤皮毛筋骨,后及五脏六腑,所致病症多种多样。如《灵枢·百病始生》说:"是故虚邪之中人也,始于皮肤……留而不去,则传舍于络脉……留而不去,传舍于经……留而不去,传舍于俞……留而不去,传舍于伏冲之脉……留而不去,传舍于肠胃……留而不去,传舍于肠胃之外,募原之间……邪气淫泆,不可胜论。"又如《素问·八正神明论》总结:"其气至骨,入则伤五藏。"虚邪传变无穷,所致病症更是变化多端。如本篇说:"有一脉生数十病者,或痛,或痈,或热,或寒,或痒,或痹,或不仁,变化无穷……此皆邪气之所生也。"

正邪与虚邪致病尽管各有特点,但也有共同之点,即二者都是乘人体之虚入侵而致病的。人体之虚是邪气致病的内在因素。因此,中医防治学强调,既要做到"虚邪贼风,避之有时",防止四时之风侵入而生病,又要注意保护人体正气,即所谓:"正气存内,邪不可干"。这样才能真正理解中医防治学的内涵和精神。

卫气行第七十六

【要点解析】

一、说明卫气在人体昼夜运行的概况和循行于经脉的次序。

二、指出针刺治疗掌握卫气运行规律的重要性,提出了"谨候其时,病可与期,失时反候者,百病不治"的观点。

三、具体说明人气(卫气)在一日一夜水下百刻时间内,卫气在人体三阳、三阴经的时刻。

【内经原典】

黄帝问于岐伯曰:愿闻卫气之行,出入之合①,何如? 岐伯曰:岁有十二月,日有十二辰,子午为经,卯酉为纬②。天周二十八宿,而一面七星,四七二十八星,房昴为纬,虚张为经。是故房至毕为阳,昴至心为阴,阳主昼,阴主夜。故卫气之行,一日一夜五十周于身,昼日行于阳二十五周,夜行于阴二十五周,周于五藏。是故平旦阴尽,阳气出于目,目张则气上行于头,循项下足太阳,循背下至小指之端。其散者,别于目锐眦,下手太阳,下至手小指之间外侧。其散者,别于目锐眦,下足少阳,注小指次指之间。以上循手少阳之分侧,下至小指之间。别者以上至耳前,合于颔脉③,注足阳明,以下行至跗上,入五指之间。其散者,从耳下下手阳明,入大指之间,入掌中。其至于足也,入足心,出内踝行,下阴分,复合于目,故为一周。是故日行一舍④,人气行一周与十分身之八;日行二舍,人气行二周于身与十分身之六;日行三舍,人气行于身五周与十分身之四,日行四舍,人气行于身七周与十分身之二;日行五舍,人气行于身九周;日行六舍,人气行于身十周与十分身之八;日行七舍,人气行于身十二周在身与十分身之六;日行十四舍,人气二十五周于身有奇分与十分身之四,阳尽于

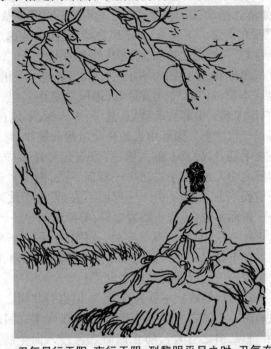

卫气昼行于阳,夜行于阴,到黎明平旦之时,卫气在阴分已行尽二十五周次,出于目,眼睛张开,卫气开始从目内眦上行于头部,沿项后足太阳经的通路下行,沿背部向下到足小趾外侧端(至阴穴)。

阴,阴受气矣。其始入于阴,常从足少阴注于肾,肾注于心,心注于肺,肺注于肝,肝注于脾,脾复注于肾为周。是故夜行一舍,人气行于阴藏一周与十分藏之八,亦如阳行之二十五周,而复合于目。阴阳一日一夜,合有奇分十分身之四,与十分藏之二,是故人之所以卧起之时有早晏者,奇分不尽故也。

黄帝曰:卫气之在于身也,上下往来不以期,候气而刺之奈何?伯高曰:分有多少⑤,日有长短,春秋冬夏,各有分理,然后常以平旦为纪,以夜尽为始。是故一日一夜,水下百刻,二十五刻者,半日之度也,常如是毋已,日入而止,随日之长短,各以为纪而刺之。谨候其时,病可与期,失时反候者,百病不治。故曰:刺实者,刺其来也;刺虚者,刺其去也。此言气存亡之时,以候虚实而刺之。是故谨候气之所在而刺之,是谓逢时。在于三阳⑥,必候其气在于阳而刺之;病在于三阴,必候其气在阴分而刺之。水下一刻,人气在太阳;水下二刻,人气在少阳;水下三刻,人气在阳明;水下四刻,人气在阴分。水下五刻,人气在太阳;水下六刻,人气在少阳;水下七刻,人气在阳明;水下八刻,人气在阴分。水下九刻,人气在太阳;水下十刻,人气在少阳;水下十一刻,人气在阳明;水下十二刻,人气在阴分。水下十三刻,人气在太阳;水下十四刻,人气在少阳;水下十五刻,人气在阳明;水下十六刻,人气在阴分。水

下十七刻,人气在太阳;水下十八刻,人气在少阳;水下十九刻,人气在阳明;水下二十刻,人气在阴分。水下二十一刻,人气在太阳;水下二十二刻,人气在少阳;水下二十三刻,人气在阳明;水下二十四刻,人气在阴分。水下二十五刻,人气在太阳,此半日之度也。从房至毕一十四舍,水下五十刻,日行半度,回行一舍,水下三刻与七分刻之四。大要曰常以日之加于宿上也,人气在太阳。是故日行一舍,人气行三阳行与阴分,常如是无已,天与地同纪,纷纷盼盼⑦,终而复始,一日一夜,水下百刻而尽矣。

【难点注释】

①出入之合:《甲乙》作"会"。"会""合"义同。本句指卫气出入及会合的情况。

②子午为经,卯酉为纬:子为北,午为南,从北到南的连线称为经线;卯为东,酉为西,从东到西的连线称为纬线。

③额脉:循行于额部的经脉。额,指腮下。

④日行一舍:按,古人指太阳运转为"日行"。"舍"犹"宿"也。"一舍"指又十八宿之一宿。

⑤分有多少:分,指昼、夜之分。分有多少,即四季昼、夜阴阳多少各不同。

⑥在于三阳:《甲乙经》"在"字前有一"病"字。

⑦纷纷盼盼:纷纷,指事物纷繁复杂;盼盼,整齐不乱。本句指卫气的运行看起来紊乱,实质上是有条理的。

【白话精译】

黄帝向岐伯问道:我想要了解一下卫气的运行及其出入的会合之处是怎样的。

岐伯回答说:一年之中有十二个月,一天之中有十二时。在十二支中,子位为北,午位为南,相对而成纵向之经线;卯位为东,酉位为西,相对而成横向之纬线。在一周天共有二十八个星座,东南西北每一方各为七星,四七共二十八星。在二十八星之中,房宿居东,昴宿居西,相对而成横向之纬线;虚宿居北,张宿居南,相对而成纵向之经线。因此,有房宿至毕宿凡十四宿均位在南方,时应白昼,为阳;自昴宿至心宿凡十四宿均位在北方,时应黑夜,为阴。由于阳主白昼,阴主黑夜,所以卫气的运行,在一个昼夜间循环全身五十周,其中白昼循行在阳分二十五周,夜间循行在阴分二十五周,也就是在五脏间循行二十五周。因此,在清晨之时,卫气循行于阴分已经终结,于是,卫气出于目内眦的睛明穴,并从此处开始在阳分的循行。每当清晨之时人刚刚睁开眼睛,卫气就由目内眦向上循行到头部,再经项部沿着足太阳经下行,经过背部向下到达足小趾的顶端,这其中散行的部分则从目外眦分出,向下沿着手太阳经循行,最终到达手小指的外侧端。另一部分散行的卫气也是从目外眦分出,一面向下沿着足少阳经循行,注入足小趾和足第四趾之间,一面向上沿着手少阳经的分部循行,向下到达手小指和手第四指之间。更有别行的卫气向上到达耳前,与颔部的经脉相会合,注入足阳明经,然后沿经下行,到达足背,再循行到足第二趾和足第三趾之间,其中散行的部分则从耳部下行,沿手阳明经循行到手大指和食指之间。凡卫气循行到手部的都由掌中入于阴分,循行到足部的都入于足心,再出内踝,然后入于阴分,最后再由阴分上合于目,因此说卫气循行是一个循环的周次。

当太阳运行一宿,人体的卫气就在体中循行一周零十分之八周;当太阳运行二宿,人体的卫气就在体中循行三周零十分之六周;当太阳运行三宿,人体的卫气就在体中循行五周零十分之四周;当太阳运行四宿,人体的卫气就在体中循行七周零十分之二周;当太阳运行五宿,人体的卫气就在体中循行九周;当太阳运行六宿,人体的卫气就在体中循行十周零

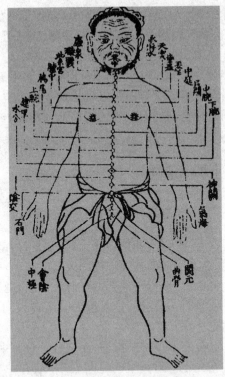

《十四经发挥》书中的任脉之图

十分之八周;当太阳运行七宿,人体的卫气就在体中循行十二周零十分之六周;当太阳运行十四宿,人体的卫气就在体中循行二十五周。但是,卫气每循行二十五周,就有大约人身一周十分之二的余数。当卫气在阳分的循行终结,便入于阴分,而五脏则开始容受卫气。卫气最初进入阴分,一般是从足少阴经注入肾脏,再由肾脏注入心脏。再由心脏注入肺脏,再由肺脏注入肝脏,再由肝脏注入脾脏,再由脾脏回注到肾脏,这便是卫气在阴分循行的一周。因而,夜间经过太阳运行一宿的时间,人体的卫气就在五脏循行一周零十分之八周,也跟其在阳分循行的情况相同,循行二十五周以后又归到目内眦。但是,卫气在阴分和阳分循行一昼夜,共计余数是人身一周的十分之二和五脏一周的十分之二。据此,人们眠卧劳作之所以有早有晚,正是由于卫气循行有余数未尽的原因。

黄帝问道:卫气在人体之中上下往来地循环运行而且极有时间规律,那么,医生若不依照卫气循环的规律去诊察病情并进行针刺,情况会怎么样呢?

伯高回答说:在不同的季节里,昼夜时分的多少并不相等,白昼黑夜的长短各不相同,因而春夏秋冬四季各有划分时分和昼夜的标准。通常是平旦来作为一天起始的标记,而以夜尽昼来作为新的一天的开始。在一日一夜之间,漏壶的水下落一百个刻度,那么二十五刻恰好是半个白昼的度数。漏壶的水就这样有规律的下落而不停止,到了日落时分就算是白昼终结了。医生要根据白昼在四季中长短不同的情况,分别以四季日落的时间为标准来取穴针刺。如果能够谨密地诊候卫气

循行的时间并据以针刺,疾病的痊愈便可以计以时日;如果违背卫气循行的时间而妄施针法,任何疾病都不可能治愈。因此有这样的说法:针刺邪气盛实的病症,要等到卫气来至之时施行针法;针刺正气亏虚的病症,要等到卫气离去之时施行针法。这说的就是要根据卫气来至或离过的情况,诊察病情的虚实,而后再施行针法。因此,谨密地诊候卫气循行的部位而后施行针法,这才称得上是迎合了卫气循行的时间规律。如果病变发生在三阳经,就必须等到卫气循行于阳分的时候再施行针法;如果病变发生在三阴经,就必须等到卫气循行于阴分的时候再施行针法。

在漏壶的水下落第一刻的时间中,人体的卫气循行在太阳经;在漏壶的水下落第二刻的时间中,人体的卫气循行在少阳经;在漏壶的水下落第三刻的时间中,人体的卫气循行在阳明经;在漏壶的水下落第四刻的时间中,人体的卫气循行在属于阴分的足少阴肾经,这便完成了一次循环。在漏壶的水下落第五刻的时间中,人体的卫气又循行在太阳经;在漏壶的水下落第六刻的时间中,人体的卫气又循行在少阳经;在漏壶的水下落第七刻的时间中,人体的卫气又循行在阳明经;在漏壶的水下落第八刻的时间中,人体的卫气又循行在属于阴分的足少阴肾经,这又完成了一次循环。在漏壶的水下落第九刻的时间中,人体的卫气又循行在太阳经;在漏壶的水下落第十刻的时间中,人体的卫气又循行在少阳经;在漏壶的水下落第十一刻的时间中,人体的卫气又循行在阳明经;在漏壶的水下落第十二刻的时间中,人体的卫气又循行在属于阴分的足少阴肾经,这又完成了一次循环。在漏壶的水下落第十三刻的时间中,人体的卫气又循行在太阳经;在漏壶的水下落第十四刻的时间中,人体的卫气又循行在少阳经;在漏壶的水下落第十五刻的时间中,人体的卫气又循行在阳明经;在漏壶的水下落第十六刻的时间中,人体的卫气又循行在属于阴分的足少阴肾经,这又完成了一次循环。在漏壶的水下落第十七刻的时间中,人体的卫气又循行在太阳经;在漏壶的水下落第十八刻的时间中,人体的卫气又循行在少阳经;在漏壶的水下落第十九刻的时间中,人体的卫气又循行在阳明经;在漏壶的水下落第二十刻的时间中,人体的卫气又循行在属于阴分的足少阴肾经,这又完成了一次循环。在漏壶的水下落第二十一刻的时间中,人体的卫气又循行在太阳经;在漏壶的水下落第二十二刻的时间中,人体的卫气又循行在少阳经;在漏壶的水下落第二十三刻的时间中,人体的卫气又循行在阳明经;在漏壶的水下落第二十四刻的时间中,人体的卫气又循行在属于阴分的足少阴肾经,这又完成了一次循环。在漏壶的水下落第二十五刻的时间中,人体的卫气又循行到了太阳经,这便是卫气在半天之中循行的规律。从房宿到毕宿共十四宿,漏壶的水下落五十刻度,太阳运行了半个周天。

太阳每运行一宿,漏壶的水要下落三刻零七分之四刻。《大要》上说:通常在太阳运行到星宿所在位置时,人体的卫气也循行到太阳经。所以,太阳每运行一宿,人体的卫气要在太阳、少阳、阳明三经和阴分循环一个周次。卫气就是这样与日相应而循环不休,就像天和地纲纪相同一样,尽管貌似纷乱,但实际上有纲有序,终而复始。在一昼夜之间漏壶的水下落一百刻,而卫气在人体中五十周的循环就完成了。

【专家评鉴】

本篇主要论述了卫气在人体内的具体运行规律,以及掌握这种规律对治疗疾病的重要性,并提出了卫气之行"与天地同纪"的思想。

一、二十八宿的阴阳划分

二十八宿属天文学中的名词。早在殷商时代,我国劳动人民从农业生产的需要出发,为搞清日照强弱,温度高低,雨量多寡,霜降长短而不误农时,便逐渐开始注意到星辰的出没和季节的变化之间有着内在联系。随着观察的不断深入精细,到了西周时期,人们便将太阳和月亮所经天区的恒星划分成二十八个不等分,作为坐标,称为二十八宿,同时根据二十八宿的位置,结合十二地支的主时,进行了阴阳属性的划分。现将本篇有关内容予以总结归纳。(见图76-1)

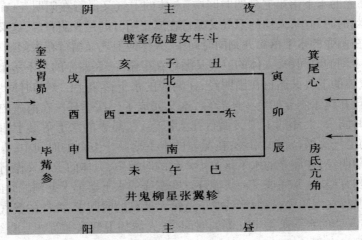

图76-1 二十八宿与十二地支关系示意图

二、卫气循行规律

通过长期的生活和医疗实践,《内经》不仅对卫气的生成、特性、作用有着清楚的认识,同时在本篇对其在人体的具体运行和状态也有详细记载,认为卫气之行一昼夜五十周次于身,"昼日行于阳二十五周,夜行于阴二十五周",循环往复,无有终时。

(一)昼行于阳

平旦人醒之时,卫气循阴分二十五周已尽,从目内眦出阴入阳,上行头部,同时按着手足三阳经的路线由上向下运行,然后从足三阳抵达足底进入足心,行于足少阴经,循足少阴之别跷脉,上行再返回眼睛,是为卫气行于阳之一周。正如张介宾所言:"言卫气昼行于阳分,始于足太阳经以周六腑而及于肾经,是为一周……此卫

气昼行之序,自足手太阳经而终于足少阴肾,乃为一周之数也。"(见图76-2)

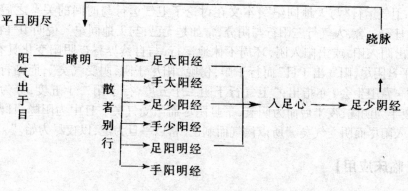

图76-2 卫气昼行于阳示意图

（二）夜行于阴

入夜"阳尽于阴,阴受气矣",卫气从足少阴经注于肾,然后到心→肺→肝→脾,再复还于肾,如此以五脏相克为序,运行二十五周次,昼夜合为五十周次。如张介宾所言:"此言卫气行于阴分,始于足少阴肾经以周五脏,其行也以相克为序,故肾心肺肝脾相传为一周,而复注于肾也。"

（三）卫气运行与时间的关系

任何物质的运动均离不开时空范围,卫气之行亦与时间关系十分密切,本文以日行二十八舍和滴水计时为时间指标,具体论述了卫气在人体的运行情况。

1.日行二十八舍与卫气运行:地球自转一周为一昼夜,古人认为是太阳运转,每昼夜转过二十八宿周天,而同时每昼夜卫气行身五十周,故文中采用四舍五入的计算方法概定,日行一舍,白昼卫气运行于身一又十分之八周,夜晚行于五脏亦为一又十分之八周,即说明了卫气运行与日行二十八舍之关系。但是文中所言"阴阳一日一夜,合有奇分十分身之四（二）,与十分脏之二,是故人之所以卧起之时有早晏者,奇分不尽故也。"这种把四舍五入的概算法所造成的误差,作为实际的运行周数来计算,则不尽合理,以此做为人之所以卧起之时有早晚的根据,则不足取。

2.水下百刻与卫气行经:"水下一刻,人气在太阳;水下二刻,人气在少阳;水下三刻,人气在阳明;水下四刻,人气在阴分。"说明了一日水下百刻中,卫气循行的具体经脉,从手足太阳经→手足少阳→手足阳明→足少阴肾经,每经占有一刻,再复还于手足太阳,如此往复,循行不已。正如马莳说:"方漏水下一刻,则卫气在足手太阳经,漏水下二刻,则卫气在足手少阳经,漏水下三刻,则卫气在足手阳明经,然卫气慓悍疾利,故日间虽当行于阳经而又于漏水下四刻之时,则入足少阴肾经。"

3.日行一舍与水下百刻的关系:原文指出:"回行一舍,水下三刻与七分刻之四。"即天体运行每昼夜二十八舍,每舍运行时间为三又七分之四刻。所以张介宾说:"此言日度回行一舍,则漏水当下三刻与七分刻之四。若以二十八归除分百刻之数,则每舍当得三刻与十分刻之五分七厘一毫四丝有奇,亦正与七分刻之四毫忽

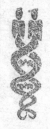

无差也。"

4.卫气运行"与天地同纪"：本文在讨论了卫气运行与时间的关系之后，指出"是故日行一舍，人气行三阳行与阴分，常如是无已，与天地同纪"，说明卫气在人体内，或出阴入阳，或出阳入阴，环周不休地运行，与自然界昼夜阴阳变化具有同步性，"平旦阴尽，阳气出于目"而行于阳，傍晚"阳尽于阴，阴受气矣"，而循行于阴。《灵枢·营卫生会》亦指出："卫气行于阴二十五度，行于阳二十五度，分为昼夜。……夜半为阴陇，夜半后而为阴衰，平旦阴尽而阳受气矣。日中为阳陇，日西而阳衰，日入阳尽而阴受气矣。"所以候气而刺也"常以平旦为纪，以夜尽为始。"

【临床应用】

一、二十八宿及其与营卫行度

二十八宿又名二十八舍，是古人编制历法，判断季节，划分二十四节气的标志，也是归算太阳、月亮、五大行星乃至流星、满天星斗位置的标准。二十八宿体系的起源及形成的时限说法不一，据湖北随县擂鼓墩曾侯乙墓所出土的战国初期漆箱盖上，已列有完备的二十八宿宿名，两端还绘有苍龙与白虎，位置与二十八宿相配，说明我国二十八宿体系创立的时代下限是战国初期，上限起码在战国以前，至迟在殷周之交。二十八宿分为四群的思想形成也很早，《尚书·尧典》的四仲星已有周天恒星分为四方的意思，到《淮南子·天文训》则确定下来，一般认为四象最早出现的时代在战国初期。四象的划分是以古代春分前后初昏时的天象作为依据，在古代，春分前后初昏时，南方七宿的中心宿张正当南中天，东方七宿的中心宿房处于东方的地平线附近，西方七宿的中心宿昴处于西方地平线附近，北方七宿的中心宿虚处于地平线下与张相应的位置（下中天）上，此即"房昴为纬，虚张为经"之由来。

二十八宿是把沿着黄道和赤道附近的星象分为二十八个不等的部分，其划分的依据至今仍无定论，有恒星月周期说、土星周期说之争。

《内经》根据天人合一的理论，一方面从天有二十八宿，推论出人有二十八脉（《灵枢·五十营》："日行二十八宿，人经脉上下、左右、前后二十八脉。"），并以此计算周身经脉的长度。更重要的是利用二十八宿为标志，观测太阳的行度，以阐明人体气的运行节律。但《内经》舍去了距离宽窄不等的二十八宿距星，把天球赤道等分为二十八舍，来节度太阳运行，如《灵枢·五十营》说："天周二十八宿，宿三十六分，人气行一周，千八分。"根据《灵枢·五十营》和本篇提供的数据，推算人身二十八脉的总长度、营卫行度、漏壶计时与卫气运行于经脉的对应关系方法如下：

其一，推算人身二十八脉总长度

昼夜呼吸次数13500息，卫气行身50周，一息气行0.6尺，则人身二十八脉的总长度为：

$$13500 \times 0.6 \div 50 = 162（尺）$$

其二，推算人身营卫之气的行度

《内经》中人身营卫的行度，有日行一舍人气行度、水下一刻卫气行度和日过一

辰卫气行度三种。日行二十八宿,卫气行身 50 周,则日行一舍的卫气行度为:

50÷28＝1.7857(周)

按四舍五入法,将 1.7857 周拟定为 1.8 周,昼夜日行各 14 舍,则卫气昼行于身、夜行于脏各 25.2 周,比实际周数各多出 0.2 周,故有"阴阳一日一夜,合有奇分十分身之四(二),与十分脏之二"之说。

以铜壶滴水计时,一昼夜分为 100 刻,二十八宿每宿之间相距度数为 36 分,总计 1008 分,则气行一周于身的日行度为:

1008÷50＝20.16(分)

故《灵枢·五十营》说:"气行交通于中,一周于身,水下二刻,日行二十五分。"据《甲乙经》当校为"日行二十分有奇",张介宾注为"二十分一厘六毫",当从。

然本篇言:"水下一刻,人气在太阳;水下二刻,人气在少阳;水下三刻,人气在阳明;水下四刻,人气在阴分。"行完三阳分与阴分,水下四刻,日行 1.12 宿。按四舍五入法,将 1.12 宿拟定为 1 宿,100 刻连续行完三阳与阴分 25 次,故说:"常以日之加于宿上也……是故日行一舍,人气行三阳行与阴分。"

二、卫气行度与时间医学

本篇主要阐述了卫气在人体内的运行规律及与时间的关系,指出卫气之行"与天地同纪",并具体说明了卫气在一日不同时间内的运行经脉。虽然其实质尚未明了,有待进一步研究,然其所述却体现了时间医学的思想,可谓时间生理学的最早阐述,对于现代研究人体生命节律有启迪的作用和一定的指导意义。另外,在论述卫气运行与时间关系的基础上,提出了"候气而刺"的观点,指出针刺治疗应当根据卫气运行的时间节律,候其气之所在而刺之。"谨候其时,病可与期;失时反候,百病不治。"这些均反映了时间治疗学的思想,后世的子午流注针法即在此种思想的指导下形成的。但本篇所强调的"分有多少,日有长短,春秋冬夏,各有分理,然后常以平旦为纪,以夜尽为始",明显是以按照太阳的运行规律与日影的变化来制定的地方时为标准,人体脏腑气血的盛衰变化也当与地方时相对应。子午流注针法据考证起源于宋嘉祐年间至元贞癸酉年(即公元 1056~1153 年),后世应用均以北京时(标准时)对应十二时辰,以 23~1 时为子时,余以次类推。如此则与不同地域人体昼夜脏腑气血盛衰变化不符,违背了"法天则地"的原则,有必要予以校正。北京时间是东经 120°经线上的地方平时,故我国各大城市由北京时换算为地方时应加酌改正为经度差 1 度,时间差 4 分,在东经 120°以西者为加,在东者为减。(见表 76-1)

表 76-1　地方时对标准时的换算表

地　点	差　值	地　点	差　值
乌鲁木齐	+130 分	武　汉	+23 分
拉　萨	+116 分	石家庄	+22 分
西　宁	+72 分	北　京	+15 分
昆　明	+69 分	济　南	+12 分

地　点	差　值	地　点	差　值
成　都	+64 分	合　肥	+11 分
兰　州	+64 分	天　津	+11 分
银　川	+55 分	南　昌	+6 分
贵　阳	+53 分	南　京	+5 分
南　宁	+47 分	福　州	+8 分
西　安	+44 分	杭　州	-1 分
呼和浩特	+33 分	上　海	-6 分
太　原	+30 分	台　北	-6 分
长　沙	+29 分	沈　阳	-14 分
广　州	+27 分	长　春	-21 分
郑　州	+25 分	哈尔滨	-27 分

九宫八风第七十七

【要点解析】

一、论述太一(北斗)在一年中,从中央和八方的九宫方位,按次移行,每一方各配三个节气,约 46 天强,八方共为全年的二十四节气,365 天强。

二、论述交换节气之日,如当天和前后几天的气象有变化,可预测风雨是否调和,水旱等灾害是否发生,以及可能流行某种疾病。

三、说明八风有符合季节时令的实风,主长养万物;有与季节时令相反的虚风,主收杀万物。

四、指出虚人逢虚年,遭遇虚风。三虚相搏为害的严重性;强调避免虚风的侵袭,提出"圣人避风,如避矢石"的论点。

【内经原典】

太一①常以冬至之日,居②叶蛰之宫四十六日,明日③居天留四十六日,明日居仓门四十六日,明日居阴洛四十五日,明日居天宫④四十六日,明日居玄委四十六日,明日居仓果四十六日,明日居新洛四十五日,明日复居叶蛰之宫,曰冬至矣。太一日游,以冬至之日,居叶蛰之宫,数所在,日从一处,至九日⑤,复反于一,常如是无已,终而复始。太一移日,天必应之以风雨,以其日无雨则吉,岁美民安少病矣,先之则多雨,后之则多汗⑤。太一在冬至之日有变,占⑦在君;太一在春分之日有变,占在相;太一在中宫之日有变,占在吏;太一在秋分之日有变,占在将;太一在夏至之日有变,占在百姓。所谓有变者,太一居五宫之日,病风折树木,扬沙石。各以其所主占贵贱,因视风所从来而占之。风从其所居之乡来为实风,主生长,养万物。

从其冲后来为虚风,伤人者也,主杀主害者。谨候虚风而避之,故圣人曰:避虚邪之道,如避矢石然,邪弗能害,此之谓也。

是故太一徙立于中宫,乃朝八风,以占吉凶也。风从南方来,名曰大弱风,其伤人也,内舍于肝,外在于脉,气主热。风从西南方来,名曰谋风,其伤人也,内舍于脾,外在于肌,其气主为弱。风从西方来,名曰刚风,其伤人也,内舍于肺,外在于皮肤,其气主为燥。风从西北方来,名曰折风,其伤人也,内舍于小肠,外在于手太阳脉,脉绝则溢,脉闭则结不通,善暴死。风从北方来,名曰大刚风,其伤人也,内舍于肾,外在于骨与肩背之膂筋,其气主

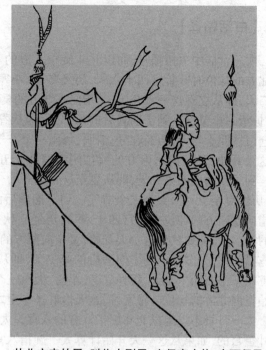

从北方来的风,叫作大刚风,它侵害人体,内可侵及于肾,外则留于骨骼与肩背的膂筋部位,其气主寒性病。

为寒也。风从东北方来,名曰凶风,其伤人也,内舍于大肠,外在于两胁腋骨下及肢节。风从东方来,名曰婴儿风,其伤人也,内舍于肝,外在于筋纽,其气主为身湿。风从东南方来,名曰弱风,其伤人也,内舍于胃,外在肌肉,其气主体重。此八风皆从其虚之乡来,乃能病人。三虚相搏,则为暴病卒死。两实一虚,病则为淋露寒热。犯其雨湿之地,则为痿。故圣人避风,如避矢石焉。其有三虚而偏中于邪风,则为击仆偏枯矣。

【难点注释】

①太一:指北极星,也叫北辰。张景岳注:"太一,北辰也。"
②居:当理解为所指向的位置。
③明日:指太一游尽一宫的次日。
④天宫:《太素》作"上天"。
⑤九日:不指时日,应当理解为九步。
⑥多汗:汗,原为"旱",据《大素·九宫八风》改。
⑦占:应象、推测的意思。古人常以星象的变化,来推测自然万物吉凶的变化。

【白话精译】

太一常居中央招摇宫，而以北斗旋指八方的八宫，一般从冬至这一天开始，指向北方的坎位时叶蛰宫四十六天，历经冬至、小寒、大寒三个节气。到了期满后的第二天，即从立春这一天开始，又指向东北方的艮位天留宫四十六天，历经立春、雨水、惊蛰三个节气。到了期满后的第二天，即从春分这一天开始，又指向东方的震位仓门宫四十六天，历经春分、清明、谷雨三个节气。到了期满后的第三天，即从立夏这天开始，又指向东南方的巽位阴洛宫四十五天，历经立夏、小满、芒种三个节气。到了期满后的第二天，即从夏至这一天开始，又指向南方的离位上天宫四十六天，历经夏至、小暑、大暑三个节气。到了期满后的第二天，即从立秋这一天开始，又指向西南方的坤位玄委宫四十六日，历经立秋、处暑、白露三个节气。到了期满后的第二天，即从秋分这一天开始，又指向西方的兑位仓果宫四十六天，历经秋分、寒露、霜降三个节气。到了期满后的第二天，即从立冬这一天开始，又指向西北方的乾位新洛宫四十五天，历经立冬、小雪、大雪三个节气。到了期满后的第二天，又开始指向北方的坎位叶蛰宫，而这天恰好是冬至之日。

太一日日不息地以北斗旋指八方的八宫。太一是冬至这一天开始指向北方坎位叶蛰宫的，如果从这一天开始计算太一旋指八宫的日子，等到太一遍游八宫后的第二天，它就又回到了当初所指的位置。太一的运行就是这样永无休止，终而复始的。在太一自上一宫移指下一宫的这一天，天象必定有风雨与之相应。如果在这一天风雨应时而至，那便是吉祥的征兆，预示着收成丰足，百姓安康无病；如果风雨不能应时而至，先期而来则当年多雨，后期而来则当年多旱。

如果在太一指向冬至这一天出现灾异，那么预测这灾异跟国君有关；如果在太一指向春分这一天出现灾异，那么预测这灾异跟宰相有关；如果在太一指向立春、立夏、立秋、立冬这四天出现灾异，那么这灾异跟官吏有关；如果在太一指向夏至这一天出现灾异，那么这灾异跟将军有关；如果在太一指向秋分这一天出现灾异，那么这灾异跟百姓有关。所谓出现灾异，就是在太一指向四方及中宫所应的四隅时出现大风，折断树

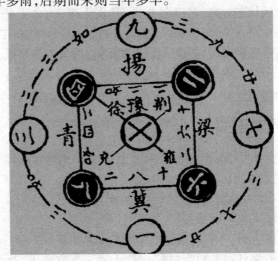

九宫图，选自元代张理《易象图说外篇》

木,飞扬沙石。因此,要分别根据各方之风所对应的情况,来推测不同等级的人物吉凶顺逆,关键还在于判明风所来的方向和时间来进行推测。

凡是风从当时令的方位而来,则称作实风,实风有生长之机,能养育万物;凡是风从不当时令的方位而来,则叫作虚风,虚风是对人体有伤害作用的风,能侵害万物。因此,要谨慎地诊候虚风之所来并且适时地躲避,圣人说:若躲避虚风,就像躲避箭矢擂石一样,那么邪风之气就能不伤害人体。说的就是这个道理。所以,将太一所在之位定在中宫,八方之风就都朝向中宫,也就可以据此来判定方位,推测吉凶了。

如果不当时令而风从南方来,叫作大弱风。大弱风伤害人体时,一般是向内侵入心脏,在外伤于经脉,其性质是引起人体的热症。

如果不当时令而风从西南方来,叫作谋风。谋风伤害人体时,一般是向内侵入脾脏,在外伤于肌肉,其性质是引起人体的虚症。

如果不当时令而风从西方来,叫作刚风。刚风伤害人体时,一般是向内侵入肺脏,在外伤于皮肤,其性质是引起人体的燥症。

如果不当时令而风从西北方来,叫作折风。折风伤害人体时,一般是向内侵入小肠,在外伤于手太阳的经络,若是脉气竭绝则邪气蔓延扩散,若是脉道阻闭则正气郁结不通,病人常会突然死亡。

如果不当时令而风从北方来,叫作大刚风。大刚风伤害人体时,一般是向内侵入肾脏,在外伤于骨骼和肩部、脊背旁侧的筋膜,其性质是引起人体的寒症。

如果不当时令而风从东方来,叫作凶风。凶风伤害人体时,一般是向内侵入大肠,在外伤于两肋两腋的骨下以及四肢关节。

如果不当时令而风从东方来,叫作婴儿风。婴儿风伤害人体时,一般是向内侵入肝脏,在外伤于筋膜的会聚之处,其性质是引起人体的湿症。

如果不当时令而风从东南方来,叫作弱风。弱风伤害人体时,一般是向内侵入胃腑,在外伤于肌肉,其性质是引起身体沉重。

这八种风都是从不当时令的方位而来,所以才伤害人体而致病。如果风气与所当的年、月、时节均相冲逆,就可能突然发病而死亡。如果风气跟当令的年、月、时节中的两个相应而一个不相应,就会因淋雨、露风、感寒、受热而发病。如果触犯了雨湿之邪,就会发生痿症。因此,圣人躲避虚风之邪,就像躲避箭矢擂石一样。如果风气与当令的年、月、时节均相冲逆,而身体被邪风之气侵袭到一侧,就会像被击打一样昏厥于地,或者发生半身不遂的病症。

【专家评鉴】

本篇先以九宫图示表示九宫方位,并论述太一(今多称"太乙")北辰星游宫规律,及太一游宫而引起的自然界正常与异常气候变化,以说明气候变化对人体产生的影响,接着论述了八种虚风侵入人体的不同特点,强调人们要顺应自然界的气候变化,以预防疾病的发生。

一、九宫图说

　　九宫图说导源于河图洛书，河图洛书是两种数字图像的合称，其最早的文献记载见于《尚书·顾命》。据传河图为伏羲氏王天下，龙马负图出于河，身有文如八卦，伏羲则法之，以画八卦；其数一六居下，二七居上，三八居左，四九居右，五十居中。据传洛书是夏禹治水时，神龟负图出洛水，文刊于背，禹取而法之，以作书以成九畴；其数戴九履一，左三右七，二四为肩，六八为足，五居于中。

　　洛书的数字排列即洛书的九数图方阵，又称九宫格，与原文中九宫图示相配，表示四方四隅及其中央的方位，以八卦乾、坎、艮、震、巽、离、坤、兑等名称，分别表示八方方位的特征，用来反映一年之中阴阳消长，升降进退的不同阶段，更好地说明四时季节的气候变迁，故而使一个具有丰富内涵，而又完整的九宫图说的理论体系已初步形成。汉代《易纬·乾凿度》中对九宫图已有明确的记载。《灵枢·九宫八风》篇，是受《易纬·乾凿度》九宫图说以及八卦方位的影响，又吸收了《左传》《吕氏春秋》的八风学说："东北曰炎风，东方曰滔风，南方曰巨风，西南曰凄风，西方曰飚风，西北曰厉风，北方曰寒风"，从而形成了更为完备的九宫八风图说。1977年，阜阳县双古堆发掘的西汉汝阳侯墓，出土文物有"太乙九宫八风占盘"，其内容与《灵枢·九宫八风》篇的记述一致，证实在西汉初，就已运用九宫八风的方法，根据星象来推测气候变化。洛书数列应用于九宫八风，便组成九个宫，即一数叶蛰宫，二数玄委宫，三数仓门宫，四数阴洛宫，五数招摇宫，六数新洛宫，七数仓果宫，八数天留宫，九数上天宫，每宫分别表示各自的方位与时令。各宫名称的意义，与所处的位置及代表的不同时序有关，如倪仲玉说："坎宫名叶蛰者，冬气主蛰封藏，至一阳初动之时，蛰虫始振，故名曰叶蛰。艮宫名天留者，艮为山，正而不动，因以为名。震宫为仓门者，仓，藏也，天地万物之气收藏，至东方春令而始震动开辟，故名仓门。巽宫名阴洛者，洛书以二四为肩，巽宫

位居东南，而主四月，因以为名。离宫名天宫者，日月丽天，主离明在上之象。因以为名。坤宫名玄委者，坤为地，玄，幽远也，委，实也，万物至秋而收藏成实，是以名之。乾宫名新洛者，新，始也，洛书戴九履一，一乃乾之始也。此九宫之位应于八方四时，各随时而命名也。"

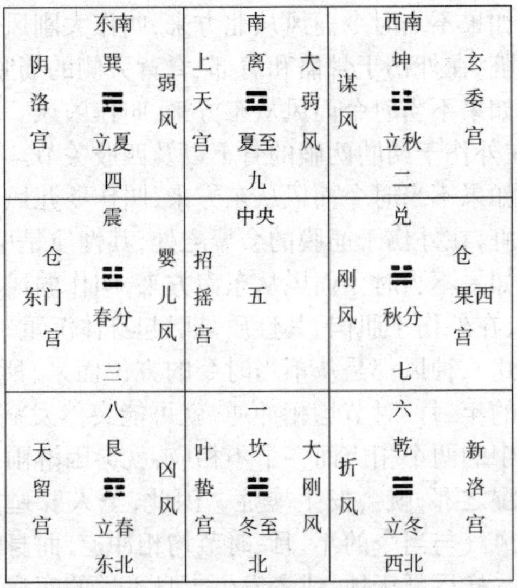

东南 巽 ䷸ 弱风 立夏 四 阴洛宫	南 离 ䷝ 大弱风 夏至 九 上天宫	西南 坤 ䷁ 谋风 立秋 二 玄委宫
仓东门宫 震 ䷲ 婴儿风 春分 三	中央 招摇宫 五	兑 ䷹ 刚风 秋分 七 仓果西宫
天留宫 八 艮 ䷳ 凶风 立春 东北	叶蛰宫 一 坎 ䷜ 大刚风 冬至 北	六 乾 ䷀ 折风 立冬 西北 新洛宫

图 77-1　九宫八风图

由于太一从九宫推移节气开始交换,阴阳始而消长,气候发生变化,各种风向随之而生。如东宫婴儿风、南宫大弱风、北宫大刚风、西宫刚风、西南宫谋风、东南宫弱风、东北宫凶风、西北宫折风,这就是所谓的九宫八风。九宫八风是根据斗纲建月即指太一居中不动,北斗七星围绕太一作顺时针方向运转于外,以太一为标志一年旋指十二辰以建二十四节气。从冬至开始,斗杓从正北坎宫起正月建寅年复一周。并与气象历法、八卦星位、十二辰建月,九宫数列等相配合,把天际分为九宫以应九野,形成了代表四方四隅,每四还于中央,四立二分二至的九宫八风序列运行图,寓日月星辰,方位时令于一体,论述二十四节气的气候变化规律及对人体的影响,以预测自然灾害及疾病。

原文九宫图示上边一行字"合八风虚实邪正",是指九宫方位与八风的虚实邪正相合,以说明每个季节都有时令的风向,即所谓的八正实风与不测的气候八正虚风。用来推断节气交换,四时风向气候的差异,以预测农事和疾病。也可以作为八风的来路方位图解。

九宫图的中央一宫,是周围八宫的核心。古人观测天象时,认为太一位恒居北方,以作为确定方向的唯一标准,正北方的认定,其他方位就随之而确立,自然所说的四面八方也就形成了。依北极星斗柄旋指八宫的方位,便能推知四时节气的变迁及来自八方的气候变化。

九宫数字中,一、三、五、七、九为阳数,二、四、六、八为阴数。阳数为主,位居四正,代表天气;阴数为辅,位居四隅,代表地气;五居一、三、五、七、九的中间,属于土气,为五行生数之祖,位居中宫,寄旺于四隅。这些数字的多寡,标志着四季气候寒温的变化和一天晨昏昼夜光热的强弱。因而,对八方的风向、刚柔、寒热、燥湿等差异的认识提供了方便。

二、太一游宫的规律

太一(北极星)是测定方位的标志与中心,以北斗星围绕其旋转的位置为指针,在一年中依次运行,依原文为太一游宫从冬至之日开始,先居叶蛰宫四十六日,继而居天留宫四十六日,再后依次为分别居仓门、上天、玄委、仓果宫各四十六日,其中阴洛、新洛宫为四十五日,再复归叶蛰宫,如此往复,周而复始。

【临床应用】

一、宇宙天体运行是自然界变化的根本

九宫图说与八风理论内容丰富,包容复杂宽广,极大地丰富了祖国医学内容,为人们认识宇宙天体运行,自然气候变化规律,提供了简便而又实用的方法与依据,对于指导气象预测及人事社会活动、农业生产的安排等方面,有着重要的意义,特别是研究气候变化,对于人体生理病理方面的影响,帮助人们认识疾病的发生、性质、流行等,更有其极为重要的指导意义。

现代科学研究认为,宇宙星体相互位置的运行移动,形成了一年的四季春、夏、

秋、冬周期性规律变化,从而引起了自然界生态物体、环境的变化,这就势必直接影响人体生理改变,通过对宇宙天象的观察,就可预知自然气候的变化规律,以及人体病与不病的具体情况。这些都与九宫八风理论所倡导的基本精神是极为相似的。

二、突出以预防为主的思想

原文通过天体运行变化,充分讨论对四季气候、人事社会及其疾病变化的预测,以预防异常自然变化对人体生存健康造成的不利影响。其预防学思想集中反映在对疾病的预防。原文中一再强调"如避矢石",要适时避其虚邪贼风,这也是中医学一贯主张积极预防疾病思想的又一突出体现,在很大程度上丰富了医学预防学内容。

灵枢卷之十一

九针论第七十八

【要点解析】

一、叙述九针的不同形状及其性能,并列举九针在治疗上不同的适应证候。同时,又从天人相应的观点出发,用取类比象的方法,说明人与自然的关系。

二、指出治疗上应根据病情及生活环境的不同,分别采用针灸、导引、砭石、甘药、按摩、药酒等治法,才能获得较好的疗效。

三、以五脏为中心,联系到周身各组织器官等,说明其生理功能和病理变化。

四、叙述三阳、三阴经气血多少的生理,并指出在针刺治疗时。必需根据各经气血多少的特点进行针治。

【内经原典】

黄帝曰:余闻九针于夫子,众多博大矣,余犹不能寤①,敢问九针焉生?何因而有名?岐伯曰:九针者,天地之大数②也,始于一而终于九。故曰:一以法天,二以法地,三以法人,四以法时,五以法音,六以法律,七以法星,八以法风,九以法野。黄帝曰:以针应九之数奈何?岐伯曰:夫圣人之起天地之数也,一而九之,故以立九野,九而九之,九九八十一,以起黄钟数焉,以针应数也。一者天也,天者阳也,五藏之应天者肺,肺者五藏六府之盖也,皮者肺之合也,人之阳也。故为之治针,必以大其头而锐其末,令无得深入而阳气出,二者地也,人之所以应土者肉也。故为之治针,必箭其身而员其末,令无得伤肉分,伤则气得竭。三者人也,人之所以成生者血脉也。故为之治针,必大其身而员其末,令可以按脉勿陷,以致其气,令邪气独出。四者时也,时者四时八风之客于经络之中,为瘤病者也。故为之治针,必箭其身而锋其末,令可以泻热出血,而瘤病竭。五者音也,音者冬夏之分,分于子午,阴与阳别,寒与热争,两气相搏,合为痈脓者也。故为之治针,必令其末如剑锋,可以取大脓。六者律也,律者调阴阳四时而合十二经脉,虚邪客于经络而为暴痹者也。故为之治针,必令尖如氂,且员且锐,中身微大,以取暴气。七星者也,星者人之七窍,邪之所客于经,而痛痹,舍于经络者也。故为之治针,令尖如蚊虻喙,静以徐往,微以久留,正气固之,真邪俱往,出针而养者也。八者风也,风者人之股肱八节也,八正之虚风,八风伤人,内舍于骨解腰脊节腠理之间,为深痹也。故为之治针,必长其身,锋其末,可以取深邪远痹。九者野也,野者人之节解皮肤之间也,淫邪流溢于身,如风水之状,而溜不能过于机关大节者也。故为之治针,令小大如挺,其锋微员,以取大气之不能过于关节者也。

黄帝曰:针之长短有数乎?岐伯曰:一曰镵针者,取法于巾针,去末寸半,卒锐之,长一寸六分,主热在头身也。二曰员针,取法于絮针,筩其身而卵其锋,长一寸六分,主治分肉间气。三曰锝针,取法于黍粟之锐,长三寸半,主按脉取气,令邪出。四曰锋针,取法于絮针,筩其身,锋其末,长一寸六分,主痈热出血。五曰铍针,取法于剑锋,广二分

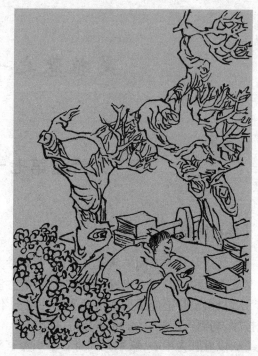

五种劳逸过度所致的损伤:久视伤心血,久卧伤肺气,久坐则伤肌肉,久立则伤骨,久行则伤筋。

半,长四寸,主大痈脓,两热争者也。六曰员利针,取法于氂,针微大其末,反小其身,令可深内也,长一寸六分,主取痈痹者也。七曰毫针,取法于毫毛,长一寸六分,主寒热痛痹在络者也。八曰长针,取法于綦③针,长七寸,主取深邪远痹者也。九曰大针,取法于锋针,其锋微员,长四寸,主取大气不出关节者也。针形毕矣,此九针大小长短法也。

黄帝曰:愿闻身形应九野奈何?岐伯曰:请言身形之应九野也,左足应立春,其日戊寅己丑。左胁应春分,其日乙卯。左手应立夏,其日戊辰己巳。膺喉首头应夏至,其日丙午。右手应立秋,其日戊申己未。右胁应秋分,其日辛酉。右足应立冬,其日戊戌己亥。腰尻下窍应冬至,其日壬子。六府膈下三藏应中州,其大禁,大禁太一所在之日及诸戊己。凡此九者,善候八正所在之处,所主左右上下身体有痈肿者,欲治之,无以其所直之日溃治之,是谓天忌日也。

形乐志苦,病生于脉,治之以灸刺。形苦志乐,病生于筋,治之以熨引。形乐志乐,病生于肉,治之以针石。形苦志苦,病生于咽喝④,治之以甘药。形数惊恐,筋脉不通,病生于不仁,治之以按摩醪药。是谓形⑤。五藏气:心主噫,肺主咳,肝主语,脾主吞,肾主欠。六府气:胆为怒,胃为气逆哕,大肠小肠为泄,膀胱不约为遗溺,下焦溢为水。五味:酸入肝,辛入肺,苦入心,甘入脾,咸入肾,淡入胃,是谓五味。五并:精气并肝则忧,并心则喜,并肺则悲,并肾则恐,并脾则畏,是谓五精之气并于藏也。五恶:肝恶风,心恶热,肺恶寒,肾恶燥,脾恶湿,此五藏气所恶也。五液:心主

汗,肝主泣⑥,肺主涕,肾主唾,脾主涎,此五液所出也。五劳:久视伤血,久卧伤气,久坐伤肉,久立伤骨,久行伤筋,此五久劳所病也。五走:酸走筋,辛走气,苦走血,咸走骨,甘走肉,是谓五走也。五裁⑦:病在筋,无食酸;病在气,无食辛;病在骨,无食咸;病在血,无食苦;病在肉,无食甘。口嗜而欲食之,不可多者,必自裁也,命曰五裁。五发:阴病发于骨,阳病发于血,阴病发于肉,阳病发于夏,阴病发于冬。五邪:邪入于阳,则为狂;邪入于阴,则为血痹;邪入于阳,转则为癫疾;邪入于阴,转则为喑;阳入之于阴,病静;阴出之于阳,病喜怒。五藏:心藏神,肺藏魄,肝藏魂,脾藏意,肾藏志也。五主:心主脉,肺主皮,肝主筋,脾主肌,肾主骨。阳明多血多气,太阳多血少气,少阳多气少血,太阴多血少气,厥阴多血少气,少阴多气少血。故曰刺阳明出血气,刺太阳出血恶气,刺少阳出气恶血,刺太阴出血恶气,刺厥阴出血恶气,刺少阴出气恶血也。足阳明太阴为表里,少阳厥阴为表里,太阳少阴为表里,是谓足之阴阳也。手阳明太阴为表里,少阳心主为表里,太阳少阴为表里,是谓手之阴阳也。

【难点注释】

①寤:通"悟",即领悟、明白的意思。
②大数:指自然界的变化规律。
③綦:指长针。
④咽喝:《素问》"喝"作"嗌"字。
⑤是谓形:《甲乙经》《太素》均作"是谓五形志也"。
⑥泣:《素问·宣明五气篇》《太素》卷六均作"泪"。当从。
⑦裁:节制的意思。

【白话精译】

黄帝说道:我从先生这里了解了九针的刺法,那真是内容丰富,博大精深啊!可是我还没能够完全地领悟。请问九针的刺法是怎样发明的? 又是怎样命名的?

岐伯回答说:九针是取法于"九"这个天地之间的最大之数,而天地间的数理从一开始,到九终结。因此说,一是取法于天,二是取法于地,三是取法于人,四是取法于四季,五是取法于五音,六是取法于六律,七是取法于七星,八是取法于八风,九是取法于九野。

黄帝问道:那么,针法是怎样跟"九"这个数相应的?

岐伯回答说:圣人创立天地之间的数理,从一开始到九结束,因而就以天、地、人、四季、五音、六律、七星、八风和九野来对应。从九开始再到九结束,九九八十一,因而就跟黄钟八十一黍的数来对应。因此,九针是与"九"这个天地之间的最大之数相对应的。

一是比象于天的数。天是属阳的,而人体五脏中跟天相应的是肺脏,因为肺脏居于最上,好像是五脏六腑的顶盖一样。皮肤是肺脏的外合,在人体之中也属于

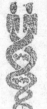

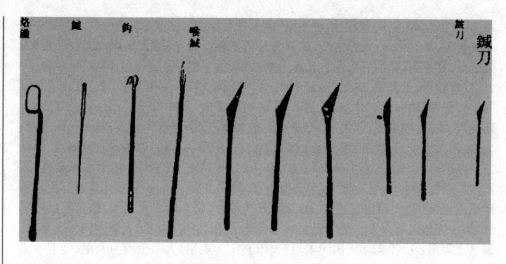

清代孙震元《疡科荟萃》中的针刀图

阳。因此，为治疗肺脏和皮肤的病变而制造针具，一定使针头较大而使针尖锐利，这样便使得针具在使用时不会进得很深而导致阳气外泄。

二是比象于地的数。人体之中跟地相应的是肌肉。因此，为治疗肌肉病变而制造针具，一定要使针身呈圆柱状而使针尖圆滑，这样便使得针具在使用时不会伤及肌肉的分理，若是肌肉的分理被针具刺伤，会导致阳气衰竭。

三是比象于人的数。人体之所以能生长发育，完全是依赖血脉的充养。因此，为治疗血脉病变而制造针具，一定要使针身粗大而使针尖圆滑，这样便使得针具在使用时可以用来在血脉上按压而使邪气不能内陷，来招聚正气，使邪气外出而消散。

四是比象于四季的数。四季之病，一般是四季的八方之风侵入经络而导致经久不愈的痼疾。因此，为治疗四季痼疾而制造针具，一定要使针身呈圆柱状而使针尖锋利，这样便使得针具在使用时可以用来泻除热邪，刺破血络，从而使邪气散尽，痼疾痊愈。

五是比象于五音的数。寒极的冬至和热极的夏至分居正北的子位坎宫和正南的午位离宫，而音之数为五，居于中宫，正在离、坎二宫之间，因而是阴阳分界之处，若寒热相争，两气相抟，会使血气壅滞而发生痈脓。因此，为治疗痈脓之病而制造针具，一定要使针尖像剑锋一样，这样便使得针具在使用时可以用来割破痈脓放脓。

六是比象于六律的数。音律可用以调适阴阳，并与四季相应，在人体之中跟十二经脉相合。若四时不正之气侵入十二经脉，便会导致突发邪气痹阻的病症。因此，为治疗实发邪气痹阻之病而制造针具，一定要使针尖像长毛一样，又长又锐，针身的中部略微粗大，这样便可以用来取穴治疗突发邪气痹阻的病症。

七是比象于七星的数。木、火、土、金、水、日、月七星，跟人体的七窍是相应的。七窍是邪气侵入经脉而导致疼痛痹阻之症的途径，而邪气往往是通过七窍侵入经络的。因此，为秩序疼痛痹阻之症而制造针具，一定要使针尖像蚊虻之类的嘴一样尖细，这样便于静候经气而徐徐入针，微微捻转而久留其针，从而使正气来聚，邪气消散，并可用以补养正气。

八是比象于八风的数。四季八方的正风，跟人体上下肢的八个骨节是相应的。若是八方的非时不正之风侵害人体，常会向内侵入骨缝腰脊关节腠理之间，从而导致邪气深入而痹阻之症。因此，为治疗邪气深入痹阻的病症而制造针具，一定要使针身较长而使针尖锋利，这样便使得针具在使用时可以用来刺疗邪气深入而痹阻的病症。

九是比象于九野的数。九州的分野，跟人体的关节皮肤是相应的。若是亢盛的邪气流溢于周身，病状就像风水一样，水液下流却不能通过大的关节。因此，为治疗邪气流溢之症而制造针具，一定要使针尖像草茎一样柔细，针的尖端微微圆滑，这样便使得针具在使用时可以用来刺疗不能通过关节的亢盛之邪。

黄帝问道：针具的长短有一定的尺寸吗？

岐伯回答说：第一种针名叫镵针。镵针是取法于巾针，在离尖端半寸的位置突然变得细锐，针长一寸六分，主治热在头身的病变。

第二种针名叫员针。员针是取法于絮针，针身呈圆柱状，针尖呈卵圆形，针长一寸六分，主治分肉之间的邪气。

第三种针名叫锓针。锓针是取法于黍粟的圆锐形状，针长三寸半，主要用来按压经脉，以招聚正气，并使邪气外出而消散。

第四种针名叫锋针。锋针也是取法于絮针，针身呈圆柱状，但针尖较为锐利，针长一寸六分，主治邪热壅滞之病，还可以用于刺络放血。

第五种针名叫铍针。铍针是取法于剑的尖锋形状，针身宽二分半，长四寸，主治大痈脓肿等内外邪热抟结的病症。

第六种针名叫员利针。员利针是取法于长毛的形状，针的尖端略大，针身反而较小，以便使针具易于深入，针长一寸六分，主治邪气壅滞痹阻的病症。

第七种针名叫毫针。毫针是取法于毫毛的形状，针长一寸六分，主治邪气在络而致的寒热及疼痛痹阻的病症。

第八种针名叫长针。长针是取法于綦针，针长七寸，主要用于刺疗邪气深入痹阻的病症。

第九种针名叫大针。大针是取法于锋针，针的尖端略圆，针长四寸，主要用来刺疗不能通过关节的亢盛之邪。

针具的形状我已讲解完毕，这些就是九针大小长短的法式。

黄帝说道：我希望能够了解一下人的形体是怎样跟九野相应的。

岐伯回答说：那就让我来为您讲解一下人的形体跟九野相应的情况吧。如果把人体跟九宫相对应，大致是这样的情况，左足在东北方艮宫，跟立春日相应，所值之日是戊寅、己丑二日；左胁在东方震宫，跟春分日相应，所值之日是乙卯；左手在东南方巽宫，跟立夏日相应，所值之日是戊辰、己巳二日；胸膺咽喉头面在南方离宫，跟夏至日相应，所值之日是丙午；右手在西南方坤宫，跟立秋日相应，所值之日是戊申、己未二日；右胁在西方兑宫，跟秋分日相应，所值之日是辛酉；右足在西北方乾宫，跟立冬日相应，所值之日是戊戌、己亥二日；腰臀和下窍在北方坎宫，跟冬至日相应，所值之日是壬子；六腑和胸膈以下的肝、脾、肾三脏位居中宫，属于针法的根本禁忌。一般针法的根本禁忌是指太一自上一宫移指下一宫，也就是八节移交的日子，以及各戊和己日。所有这九种情况，医生要详知明察，并善于诊候八方正风所来的方位及其跟人体左右上下的关系。如果身体患了痈疽脓肿之类的疾病，医生想要治疗，也不能在病处的所值之日来溃破放脓，这也就是所谓的天时禁忌。

如果形体安逸，心志劳苦，病变会发生在经脉，应该用艾灸和针刺来治疗；如果形体劳苦，心志愉

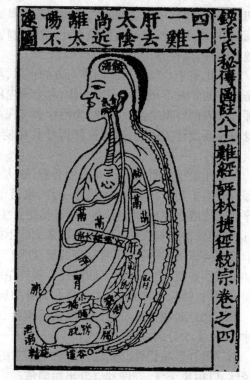

明代王文洁《图注八十一难经评林捷径》中的侧人脏腑图

悦，病变会发生在筋膜，应该用熨法和导引来治疗；如果形体安逸，心志愉悦，病变会发生在肌肉，应该用针法和砭石来治疗；如果形体劳苦，心志也劳苦，病变会发生在咽部，出现气喘喝喝，应该用甘和的药物来治疗；如果多次遇到惊恐，会使筋膜不利，从而出现肌肤不仁的病症，应该用按摩和酒剂来治疗。这便是五种形志病变及其对应的治法。

五脏功能失调引起的气机病变分别是：心气失调表现为嗳气，肺气失调表现为咳嗽，肝气失调表现为语言错乱，脾气失调表现为吞酸，肾气失调表现为呵欠。六腑功能失调引起的气机病变分别是：胆气失调表现为多怒，胃气失调表现为气逆呃逆，大肠和小肠失调表现为泄泻，膀胱不能约束表现为遗尿，或下焦水溢，发为肿胀。

五味跟五脏的关系是：酸味入于肝脏，辛味入于肺脏，苦味入于心脏，甘味入于脾脏，咸味入于肾脏。此外，淡味入于胃腑。这便是五味跟五脏的应合关系。

五脏精气偏聚而导致的病变分别是：精气偏聚于肝脏就表现为多忧，精气偏聚于心脏就表现为多喜，精气偏聚于肺脏就表现为多悲，精气偏聚于肾脏就表现为多恐，精气偏聚于脾脏就表现为多畏。这便是五脏精气偏聚于某一脏所导致的病变。

五脏所憎恶的五气分别是：肝脏憎恶风气，心脏憎恶热气，肺脏憎恶寒气，肾脏憎恶燥气，脾脏憎恶湿气。这便是五脏所憎恶的五气的情况。

五脏所分主的体液分别是：心脏主汗液，肝脏主泪液，肺脏主鼻涕，肾脏主唾液，脾脏主涎液。这便是五液跟所主之脏的关系。

五种劳逸失调所损伤人体的情况分别是：久视会伤血，病在心；久卧会伤气，病在肺；久坐会伤肉，病在脾；久立会伤骨，病在肾；久行会伤筋，病在肝。这便是五种劳逸失调所导致的病变。

五味趋向人体组织的情况分别是：酸味趋向筋膜，辛味趋向卫气，苦味趋向血液，咸味趋向骨骼，甘味趋向肌肉。这便是五味趋向人体组织的不同情况。

五种患病后须减裁饮食的情况分别是：病变若在筋膜，不可食用酸味的食物；病变若在卫表，不可食用辛味的食物；病变若在骨骼，不可食用咸味的食物；病变若在血液，不可食用苦味的食物；病变若在肌肉，不可食用甘味的食物。如果酷嗜某味的食物而想要进食，也不可过量，必须要自我节制，这就叫作"五裁"。

五脏病变好发的部位和季节分别是：肾脏病变多发生在骨骼，心脏病变多发生在血液，脾脏病变多由饮食所伤而发生在肌肉，肝脏病变多发生在冬季，肺脏病变多发生在夏季。

五种邪气侵扰的病变分别是：邪气入于阳分，就表现为神志狂乱；邪气入于阴分，就表现为血脉痹阻；邪气入阳分而抟结不散，就表现为头部的疾患；邪气入阴分而抟结不散，就表现为失音不语；邪气由阳分转入阴分，病人多静默少言；邪气由阴分出于阳分，病人多烦躁喜怒。

五脏藏神的情况分别是：心脏藏神，肺脏藏魄，肝脏藏魂，脾脏藏意，肾脏藏志。

五脏所主的情况分别是：心脏主血脉，肺脏主皮肤，肝脏主筋膜，脾脏主肌肉，肾脏主骨骼。

阳明经血多而气多，太阳经血多而气少，少阳经气多而血少，太阴经血多而气少，厥阴经血多而气少，少阴经气多而血少。因此说，在针刺阳明经时可以放血散气，针刺太阳经时可以放血而不宜散气，针刺少阳经时可以散气而不宜放血，针刺太阴经时可以放血而不宜散气，针刺厥阴经时可以放血而不宜散气，针刺少阴经时可以散气而不宜放血。

足阳明经跟足太阴经相表里，足少阳经跟足厥阴经相表里，足太阳经跟足少阴经相表里，这是足经的阴阳配合；手阳明经跟手太阴经相表里，手少阳经跟手厥阴经相表里，手太阳经跟手少阴经相表里，这是手经的阴阳配合。

【专家评鉴】

一、九针的来源及命名

经文以"黄帝曰：余闻九针于夫子……以针应数也。"论述了九针的产生、命名的道理。提出了九针与天地、人体之间的相互配合和相互配合的命题。"九针者，天地之大数也"说明九针的产生取法于天地自然之数。"始于一而终于九。"这是事物的自然发展规律，即"一"是数字的起始，"九"是数字的终止。九加一为十，又变成一数新的起点。"一以法天……以针应数也。"说明九针的命名应与天地间各种自然现象相配合,以代表多种针具,从一至九,九九八十一而起于黄钟之数,黄钟乃万事之本以针应之,说明九针刺法有很多的变化,能治疗很多种疾病。

二、九针应象而制

原文:"一者天也……以取大气之不能过于关节者也。"主要论述了九针与天地、人体之间的相互关系,认为天地自然界和人体是密切相关的,人生疾病与自然的变化分不开,九针是用来治疗人体百病的,所以九针制作应适应人体与自然界的多种变化。正如张隐庵说"此篇论九针之道,应天地之大数,而合于人,人之身形,应天地阴阳而合计于针,乃交相输应者也","此论九针之道,通于天地人,而各有其式,各有其用也"。经文具体叙述了九针中每一种针具与自然界和人体之间的相互配合关系,对各种针的特点、形状及与人体相应部位和病症都进行了论述,为九针的发展和应用提供了理论根据。

【临床应用】

《灵枢》主要阐述了九针的应用和所形成的理论,后来的针具就是在此理论的基础上发展而来,如镵针,近代发展为皮肤针;锋针,即现代的三棱针;现代所用的毫针就是在古代毫针的基础上改进的;现代所用的芒针就是古代长针的演变;古代的铍针,则是皮肤科切开脓疮的手术刀的前身;大针,即现代的火针;员针则演变为按摩用具等。九针之中,毫针应用最多最广,正如窦汉卿在《标幽赋》中说:"观其九针之针,毫针最微,七星上应,众穴主持。"当然随着现代科学技术的发展,现代的针具远比古代的更为精致和适用。而针刺治病的机理也不断被现代科学所阐明,其在人类的防病、治病中的作用,越来越引起世界医家的瞩目。

岁露论第七十九

【要点解析】

一、阐述了疟疾的病机,并说明疟疾发作时间有迟有早的原因。

二、论述贼风邪气的戕贼人体,以及寒风、暑气能伤形;提出三虚、三实的概念,并对外邪在疾病发生中的作用,作了确当的说明。

三、从正月逆日的各种风向,来预测一年中人体所受的影响,可能发生的流行性疾病,以及造成的各种自然灾害。

【内经原典】

黄帝问于岐伯曰:经言夏日伤暑,秋病疟,疟之发以时,其故何也? 岐伯对曰:邪客于风府,病循膂而下,卫气一日一夜,常大会于风府,其明日日下一节[①],故其日作晏②。此其先客于脊背也，故每至于风府则腠理开，腠理开则邪气入，邪气入则病作，此所以日作尚晏也。卫气之行风府，日下一节，二十一日下至尾骶，二十二日入脊内，注于伏冲之脉③，其行九日，出于缺盆之中，其气上行，故其病稍益至④。其内搏于五藏，横连募原，其道远，其气深，其行迟，不能日作，故次日乃蓄积而作焉。黄帝曰：卫气每至于风府，腠理乃发，发则邪入焉。其卫气日下一节，则不当风府奈何？岐伯曰：风府无常，卫气之所应，必开其腠理，气之所舍节，则其府也。黄帝曰：善。夫风之与疟也，相与同类，而风常在，而疟特以时休何也？岐伯曰：风气留其处，疟气随经络沉以内搏，故卫气应乃作也。帝曰：善。

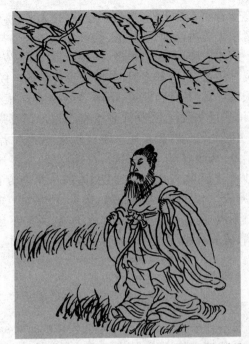

正值岁气旺盛之年，又逢月亮圆满，加上气候正常调和，那么即使有虚邪贼风，也不能危害人体，这叫作三实。

黄帝问于少师曰：余闻四时八风之中人也，故有寒暑，寒则皮肤急而腠理闭，暑则皮肤缓而腠理开。贼风邪气，因得以入乎？将必须八正虚邪，乃能伤人乎？少师答曰：不然。贼风邪气之中人也，不得以时。然必因其开也，其入深，其内极病，其病人也卒暴；因其闭也，其入浅以留，其病也徐以迟。黄帝曰：有寒温和适，腠理不开，然有卒病者，其故何也？少师答曰：帝弗知邪入乎？虽平居，其腠理开闭缓急，其故常有时也。黄帝曰：可得闻乎？少师曰：人与天地相参也，与日月相应也。故月满则海水西盛，人血气积，肌肉充，皮肤致，毛发坚，腠理郄，烟垢⑤著。当是之时，虽遇贼风，其入浅不深。至其月郭空，则海水东盛，人气血虚，其卫气去，形独居，肌肉减，皮肤纵，腠理开，毛发残，焦理⑥薄，烟垢落。当是之时，遇贼风则其入深，其病人也卒暴。黄帝曰：其有卒然暴死暴病者何也？少师答曰：三虚者，其死暴疾也；得三实者，邪不能伤人也。黄帝曰：愿闻三虚。少师曰：乘年之衰，逢月之空，失时之和，因为贼风所伤，是谓三虚。故论不知三虚，工反为粗。帝曰：愿闻三实。少师曰：逢年之盛，遇月之满，得时之和，虽有贼风邪气，不能危之也。黄帝曰：善乎哉论！明乎哉道！请藏之金匮，然此一夫之论也。

黄帝曰：愿闻岁之所以皆同病者，何因而然？少师曰：此八正之候也。黄帝曰：候之奈何？少师曰：候此者，常以冬至之日，太一立于叶蛰之宫，其至也，天必应之以风雨者矣。风雨从南方来者，为虚风，贼伤人者也。其以夜半至者，万民皆卧而弗犯也，故其岁民少病。其以昼至者，万民懈惰，而皆中于虚风，故万民多病。虚邪入客于骨而不发于外,至其立春,阳气大发,腠理开,因立春之日,风从西方来,万民又皆中于虚风,此两邪相搏,经气结代者矣。故诸逢其风而遇其雨者,命曰遇岁露焉。因岁之和,而少贼风者,民少病而少死;岁多贼风邪气,寒温不和,则民多病而死矣。黄帝曰:虚邪之风,其所伤贵贱何如?候之奈何?少师答曰:正月朔日,太一居天留之宫,其日西北风,不雨,人多死矣。正月朔日,平旦北风,春,民多死。正月朔日,平旦北风行,民病死者十有三也。正月朔日,日中北风,夏,民多死。正月朔日,夕时北风,秋,民多死。终日北风,大病死者十有六。正月朔日,风从南方来,命曰旱乡,从西方来,命曰白骨,将国有殃,人多死亡。正月朔日,风从东方来,发屋,扬沙石,国有大灾也。正月朔日,风从东南方行,春有死亡。正月朔日,天和温不风,籴贱⑦,民不病;天寒而风,籴贵,民多病。此所谓候岁之风,残务伤人者也。二月丑不风,民多心腹病。三月戌不温,民多寒热。四月巳不暑,民多瘅病。十月申不寒,民多暴死。诸所谓风者,皆发屋,折树木,扬沙石,起毫毛,发腠理者也。

【难点注释】

①节:王冰注:"谓脊骨之节。"
②日作晏:晏,晚也。指疟疾发作的时间每日向后延迟。
③伏冲之脉:即冲脉伏行于脊背中的一条分支。
④故其病稍益至:《甲乙经》至,作"早"。
⑤烟垢:指人皮肤表面产生的油脂。
⑥焦理:指肌肤肌肉上的纹理。
⑦籴贱:籴,买谷米的意思。贱,指谷米的价格较低。本句的意思是指没有贼风的丰收年。

【白话精译】

黄帝向岐伯问道:医经中说:如果夏季被暑邪伤害,秋季就会发生疟疾。那么,疟疾的发作有一定的时间规律,其中的机理是怎样的呢?

岐伯回答说:疟邪侵入风府以后,会沿着脊椎下行,而卫气一昼夜之间循行人体五十周,也常常在风府会合。因为从卫气会于风府的第二天起,卫气的会合之处每天要下移一个椎节,所以疟邪发作的时间一天迟于一天,这是由于疟邪已经先侵入脊背的原因。每当卫气在风府会合时,都会出现腠理开泄的生理现象,而腠理开泄时疟邪会乘隙侵入,疟邪侵入则会导致疟疾发作,这也正是疟疾发作一天迟于一天的原因。人体的卫气在风府会合,每天要下移一个椎节,到了第二十一天,就下移到了尾骶部,第二十二天时卫气的会合处便转入脊椎之内,注入伏行的冲脉,而后沿脊椎上移九天,就转出缺盆之中。在这段时间内卫气循行中的会合之处逐日上移,所以疟疾发作的时间就一天早于一天。至于疟邪向内侵入五脏,横向牵累募原以后的发作情况,由于侵害的部位比较远,疟邪的位置比较深,而且往来迟缓,所以当疟邪侵入五脏,横连募原以后,疟疾便不再是每天发作,到了第二天等疟邪蓄积已足，才可能发作。

黄帝问道：每当卫气循行到风府并在风府会合时，就会出现腠理开泄的生理现象，而腠理开泄时疟邪就乘隙侵入，从而发生疟疾。可是，卫气在风府会合，每天要下移一个椎节，这时卫气的会合之处就不再正当风府，那又是怎么一回事呢？

岐伯回答说：所谓风府，并没有固定的位置。当卫气在循行中会合于某个椎节，必定会导致这个椎节部位的腠理开泄，而疟邪恰好就侵入这个部位，因此，卫气所会的椎节，就是疟邪所伤的椎节，而这个椎节就是风府。

黄帝说：您讲得很好。那么，风邪和疟邪性质相似而同属外邪，可是风病的临床表现一般

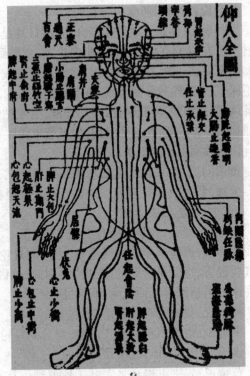

明代张景岳《类经图翼》中的仰人全图

持续存在，而疟疾的临床表现却休作有时，这又是什么原因呢？

岐伯说：风邪一般滞留在它所侵入的体表部位并与卫气抟结，所以症状持续存在；而疟邪则一般沿着经络深入而内抟于脏腑，所以只是当与卫气抟结的时候才有症状发作。

黄帝说：您讲得真好！

黄帝向少师问道：我听说四季中八方正风侵害人体时，一定要以过寒或过热的气候变化为其侵入人体的条件。若是过于寒冷，皮肤就紧急，腠理就闭塞，若是过于炎热，皮肤就弛缓，腠理就开泄。那么，是四时八方的实邪凭借这些气候条件而侵入人体呢？还是一定要有八方的虚邪，也就是不当时令的不正之气，才能伤害人体而致病呢？

少师回答说：不完全是如此。八方的实邪侵害人体，跟寒暑时节并没有关系。但是，如果当时病人的腠理开泄，实邪侵入的部位就较深，因而内脏的病变较为深重，而且此时实邪伤人致病也比较急暴；如果当时病人的腠理闭塞，实邪侵入的部位就较浅并且只是留滞在局部，而且此时实邪伤人致病也比较徐缓。

黄帝问道：有时候气候的寒温适宜，人们的腠理也并非开泄，却仍然有人突发病患，这其中的原故又是什么呢？

少师回答说：陛下不知道邪气侵害人体的原因吗？人们即使是起居劳逸调适无偏，腠理的开闭缓急也是有时间规律的。

黄帝说：我可以听您讲一讲吗？

少师说：人体跟天地是相参合的，跟日月是相称应的。当月轮圆满的时候，海水盈盛于西方，人体的血气充盈，肌肉丰满，皮肤致密，毛发柔韧，腠理周密，肤色较深，犹如烟熏垢腻一般，在这个时候，即使遭逢伤残人体的邪风之气，侵害的部位也浅在而不深；至于月轮残亏的时候，海水盈盛于东方，人体的血气衰减，卫气消散而身形独挡邪风，肌肉瘦弱，皮肤松弛，腠理开泄，毛发枯悴，皮肤肌肉的纹理疏浅，肤色较浅，犹如烟垢退去一般，在这个时候，如果遭逢伤残人体的邪风之气，侵害的部位就较深，而且伤人致病也比较急暴。

黄帝问道：如果有人猝然发病并突然死亡，是什么原因呢？

少师回答说：如要遭逢"三虚"，病人就会猝然发病并突然死亡；如果得遇"三实"，邪气并不能侵害人体。

黄帝说：那么，我想听听什么是"三虚"。

少师说：遭逢当年的岁气不足，当月的月轮亏空，当季的气候失常，因而被邪风之气所侵害，这便是所谓的"三虚"。因此，论说病情而不懂得"三虚"的道理，即使在理论上再精深也反而成为拙劣的医生。

黄帝说：我再听听什么是"三实。"

少师说：得遇当年的岁气盈盛，当月的月轮圆满，当季的气候和调，即使有邪风之气也不能侵害人体，这便是所谓的"三实"。

黄帝说：先生讲得真是太好了！道理论述得太透彻了！请让我把它记录下来并藏在金匮之中。但是，这只是关于一人发病的理论。

黄帝又说：我还想了解在一年之中许多人同时发病的情况，那又是什么原因导致的呢？

少师说：这乃是八方虚邪导致的病候。

黄帝问道：那么，怎样来诊察这一类病候呢？

少师回答说：诊察这一类病候，一般要根据冬至这一天的情况。在冬至这一天，太一指向北方坎位叶蛰宫，当时分来临之际，天象必定会以风雨来与之相应。如果这一天的风雨从南方而来，那便是不当时令的虚邪，也就是伤害人体的不正之气。如果这风雨在半夜时分来临，百姓们大都眠睡在室内而没有触犯到邪气，故而在这年百姓们只有少数发病；如果这风雨在白昼时分来临，百姓们大都身处室外且懈怠无备，被邪气所侵害，故而在这年百姓们就会多数患病。如果冬至这天不当时令虚邪侵入骨骼而不向外发作，到了立春的时节，阳气大盛，腠理开泄，而且立春这一天风雨从西方而来，百姓们又被立春这天不当时令的虚邪所侵害，这样，两次的虚邪相互抟结，经脉之中邪气郁滞并交替为病。因此，凡在冬至、立春、春分、立夏、夏至、立秋、秋分、立冬八节遭逢不当时令的风雨，都可以称为遇"岁露"，亦即遭受非时不正之气。如果当年气候和调，少有贼风邪气，百姓们就很少发病，很少死亡；如果当年多有贼风邪气，气候寒温不调，百姓们就多有疾病，多有死亡。

黄帝问道：八方不正之气伤害人体的轻重程度怎样？

少师回答说：每年的正月初一日，太一指向东北方艮位天留宫。如果在这一天风从西北方而来,并且无雨,当天就会有许多人发病而死。如果当年正月初一日平旦时分风从北方而来,到春天就会有许多人发病而死。如果当年正月初一日平旦时分风从北方来,百姓们患病的会多达十分之三。如果当年正月初一日中午时分风从北方来,到夏天就会有许多人发病而死。如果当年正月初一日傍晚时分风从北方来,到秋天就会有许多人发病而死。如果当年正月初一日全天都是风从北方来,年内百姓们就会普遍患病,而且病死的人会占到病人的十分之六。如果正月初一日风从南方而来,称之为"旱乡",因为南方属火而炎热;如果正月初一日风从西方来,称之为"白骨",因为西方属金色白而主肃杀。上述两种情况预示国家将有灾祸,百姓多病死亡。如果正月初一日风从东方而来,掀起屋顶,飞扬沙石,预示国家将会有大的灾祸。如果正月初一日风从东南方而来,到春天就会有人发病而死。如果正月初一日气候温和,预示当年收成丰足而粮价廉平,百姓们也会健康无病;如果正月初一日天气寒冷而多风,预示当年收成不足而粮价昂贵,百姓们也会体弱多病。以上这些便是诊察八方虚风如何伤人致病的大概情况。

如果二月的丑日无风,预示当年百姓们多患心腹之病;如果三月的戌日不暖,预示当年百姓们多患寒热之病;如果四月的巳日不热,预示当年百姓们多患黄疸之病;如果十月的申日不冷,预示当年百姓们多患暴死之病。

另外,此上所说的风,都指的是那些能够掀起屋顶,折断树木,飞扬沙石,使人毫毛竖立,腠理开泄的暴烈之风。

【专家评鉴】

一、疟疾发作的机理

有关于疟疾的病因病理,临床表现以及治疗等内容,在《素问·疟论》有专论。本篇对疟疾发作有迟有早、间日疟、以时作之的机理进行了进一步阐发。

疟疾的发作是卫气与邪气相搏结的表现。卫气运行一日一夜而会于风府,使腠理开,客于脊间的邪气因人而与卫气相搏,疟始发作。因卫气循脊日下一节,故与邪气相遇搏结的时间就一天晚于一天,疟疾发作的时间也就一天比一天晚些。卫气下至二十一节到尾骶,二十二日转入脊椎之内,则注入伏冲脉,转而上行,故使疟疾的发作时间又开始一天早于一天。间日疟发作的机理是,邪气深入,内迫脏腑,横连募原,离体表较远,行动较迟缓,不能当日与卫气相遇而搏结,所以才间日发作一次。同时,风邪侵入人体,并无固定部位,但卫气行至邪侵部位,都与卫搏,疟疾即作,所以疟疾的发作时间规律与疟邪侵入部位有关。虽然,风邪与疟邪是"相与同类",但发病机理与临床表现不同。风邪常停留于肌表,致病出现的症状往往持续存在。疟邪则随经络循行逐渐深入,依次侵入内脏,与卫气相搏则疟疾发作,因此疟疾在临床上表现为定时发作,定时休止。

二、人的腠理有固密与疏松的不同,发病就有轻重、浅深、徐暴之异

贼风邪气伤害人体,没有时间性,但必须在人的皮肤疏松,腠理开泄,卫外功能

差的情况下，才能乘虚侵入而发病。人的气血内外虚实、皮肤的致密与疏松，又与自然界月之满缺，海水之潮落变化有关，人与天地日月相应。当月满，海水涨潮时，人的气血充实于肌表，肌肉充实，皮肤致密，毛发坚实，腠理闭，体肥表固，由于正气较强，腠理固密，即使邪气侵入人体，也部位表浅，起病较轻，徐缓。当月缺空，海水落潮时，人的气血在体表较少，卫气未能循行于体表，肌肉不够充实，皮肤松弛，毛发不坚实，腠理疏薄，体表不固，正气不足，邪气侵入，部位较深，起病急暴。

【临床应用】

一、用整体观念认识外感疾病

外感疾病的产生，主要是由于感受了外邪的侵袭，外邪的产生与自然界气候变化有关，本篇把自然界气候的影响，归纳为"三虚""三实"，"乘年之衰，逢月之空，失时之和"为三虚，遇"三虚者，其死暴疾"。"逢年之盛，遇月之满，得时之和"为三实，"得三实者，邪不能伤人"。同时文章最后还强调了各个季节，出现不符合时令的反常气候，产生疾病不同。并强调"因岁之和，而少贼风者，民少病而少死；岁多贼风邪气，寒温不和，则民多病而死矣。"这些都是外感发病的必要条件，但外邪袭人，是否致病，以及既病后病情的轻重缓急，又取决于人体正气的强弱。人体正气强盛，血气充盈，卫外固密，外邪无空入侵，疾病也就无从可生。只有在人体正气虚弱，腠理疏松，卫外无力，开合失常的时候，外邪才能乘虚而入。

人体正气的强盛，气血的充盈，腠理的疏松，不但与劳逸起居有关，同时与自然界各种变化有千丝万缕的联系。如气候寒暑对人体有一定影响，"寒则皮肤急而腠理闭，暑则皮肤缓而腠理开。"还随着月亮的圆缺，海水潮汐的涨落而变化，从而也就导致了外感疾病的发病时间、流行情况也随之有一定的起伏变化。

这种既重视外界致病因素，更重视人体正气的防御，既注意人体气血盛衰，劳逸起居，也注意到气候时令，寒暑变化对人体的影响，充分体现了整体观的思想方法，对我们认识外感疾病，采取有效预防措施和治疗方法，提供了理论依据。这与《内经》强调"治未病"的精神也是一致的，为后人采取多种方法预防疾病，特别是避免时令病邪的侵害指出了方向。

近年来，多学科对《内经》的研究和研究生命时间特性的新兴学科——"时间生物学"的蓬勃发展，表明人体的生命活动确实具有和外界环境周期性变化基本上相适应的昼夜变动特点，为本篇论述的人与自然界日月星辰、气候、环境等密切相关，提供了科学证据。

二、虚风与虚邪贼风不同

本篇论述的虚风与一般所论述的虚邪贼风不同。因本篇的虚风"而皆中于虚风，故万民多病"，说明了虚风的致病有强烈的传染性，与后世的"疫疠"有相似之处。因此，有人认为本篇有关虚风的论述，是后世温病学说的理论基础，有待于进一步研究。

大惑论第八十

【要点解析】

一、论述了产生"迷惑"的机理。

二、说明眼睛的功能是渊源于五脏六腑之精的,其间存在着内部的联系,同时又指出了眼睛的各部组织结构与五脏的联系。

三、叙述了健忘、善饥、多卧、不眠等病的症状,并阐述了病机和治疗原则。

【内经原典】

黄帝问于岐伯曰:余尝上于清冷之台①,中阶而顾,匍匐而前②则惑③。余私异之,窃内怪之,独瞑独视,安心定气,久而不解。独转独眩,披发长跪,俯而视之,后久之不已也。卒然自上,何气使然?岐伯对曰:五藏六府之精气,皆上注于目而为之精。精之窠为眼,骨之精为瞳子,筋之精为黑眼,血之精为络,其窠气之精为白眼,肌肉之精为约束,裹撷筋骨血气之精而与脉并为系④,上属于脑,后出于项中。故邪中于项,因逢其身之虚,其入深,则随眼系以入于脑,入于脑则脑转,脑转则引目系急,目系急则目眩以转矣。邪其精,其精所中不相比也则精散,精散则视歧,视歧见两物。目者,五藏六府之精也,营卫魂魄之所常营也,神气之所生也。故神劳则魂魄散,志意乱。是故瞳子黑眼法于阴,白眼赤脉法于阳也,故阴阳合传而精明也。目者,心使也,心者,神之舍民,故神精乱而不转,卒然见非常处,精神魂魄,散不相得,故曰惑也。黄帝曰:余疑其然。余每之东苑,未曾不惑,去之则复,余唯独为东苑劳神乎?何其异也?岐伯曰:不然也。心有所喜,神有所恶,卒然相惑,则精气乱,视误故惑,神移乃复。是故间者⑤为迷,甚者为惑。

黄帝曰:人之善忘者,何气使然?岐伯曰:上气不足,下气有余,肠胃实而心肺虚,虚则营卫留于下,久之不以时上,故善忘也。黄帝曰:人之善饥而不嗜食者,何气使然?岐伯曰:精气并于脾,热气留于胃,胃热则消穀,穀消故善饥。胃气逆于上,则胃脘寒,故不嗜食也。黄帝曰:病而不得卧者,何气使然?岐伯曰:卫气不得入于阴,常留于阳。留于阳则阳气满,阳气满则阳跷盛,不得入于阴则阴气虚,故目不瞑矣。黄帝曰:病目而不得视者,何气使然?岐伯曰:卫气留于阴,不得行于阳。留于阴则阴气盛,阴气盛则阴跷满,不得入于阳则阳气虚,故目闭也。黄帝曰:人之多卧者,何气使然?岐伯曰:此人肠胃大而皮肤涩,而分肉不解焉。肠胃大则卫气留之,皮肤涩则分肉不解,其行迟。夫卫气者,昼日常行于阳,夜行于阴,故阳气尽则卧,阴气尽则寤。故肠胃大,则卫气行留久;皮肤涩,分肉不解,则行迟。留于阴也久,其气不清,则欲瞑,故多卧矣。其肠胃小,皮肤滑以缓,分肉解利。卫气之留于阳也久,故少瞑焉。黄帝曰:其非常经也,卒然多卧者,何气使然?岐伯曰:邪气留于上焦,上焦闭而不通,已食若饮汤,卫气久留于阴而不行,故卒然多卧焉。黄帝曰:善。治此诸邪奈何? 岐伯曰:先其藏府,诛其小过,后调其气,盛者泻之,虚者补之,必先明知其形志之苦乐,定乃取之。

【难点注释】

①清冷之台:指很高的台阶。《灵枢集注》卷九注:"清冷之台,东苑之台名也。"可从。

②匍匐而前:即爬行。

③惑:眩晕而心中烦乱的病症。

④系:即目系。连于眼球,通于脑的脉络。

⑤间者:指病情轻的。

【白话精译】

黄帝向岐伯问道:我曾有一次在登上清冷的高台时,上到中阶向下回顾,赶快就匍匐着向上攀行,当时感到心神不定。我心中暗自诧异不已,就独自一人时而闭上眼睛,时而张目审视,同时尽力地安定心神,摄定气息,但久久不能缓解,只是感到一阵阵的昏眩,于是我就散开头发,直身而跪,俯首直视地面,但仍然不能缓解。可是,在突然之间,所有的不适感觉就又全部自然消失了。这是什么原因造成的呢?

岐伯回答说:五脏六腑的精气都向上输注于目而使目能明察,所以说人体精气的会聚之处就是眼睛。肾脏的精气会聚于瞳子,肝脏的精气会聚于黑睛,心脏的精气会聚于目眦的血络,肺脏的精气会聚于白睛,脾脏的精气会聚于眼胞。眼睛包裹网罗了肝肾心肺等脏的精气,与脉络合并而成为目系。目系向上跟脑相连属,向后又出于项部,所以邪气侵害到项部,又适逢此人身体虚弱,邪气侵入的部位就较深,并随着目系侵入脑中。邪气侵入脑部则会使髓海动荡,髓海动荡则会牵引目系而使目系紧急,目系紧急就会出现头目昏眩而视物旋转。如果邪气侵害目睛,目睛的精气被邪气所伤动而不能周密内蓄,于是精气离散于外,而精气离散就会出现"视歧"。所谓"视歧",就是把一件物品看成两件。

眼睛是五脏六腑精气的会聚之处,受营卫二气的营养和魂魄两神的支使,因而也是人体神气的外应。因此,若神气过劳,就会使魂魄离散,志意错乱。因为瞳子和黑睛取法于阴,白睛和目眦血络取法于阳,所以阴阳和调而会聚,才会使目睛明亮。眼睛是心神所支使的器官,而心脏是心神的所藏之处,因此,当精神离散,以致精气紊乱而不能会聚于目睛的时候,突然遭逢非常之处,就会使精神魂魄离散而不能和调,从而出现心神不定的感觉。

黄帝问道:我怀疑您的说法是否正确。我每次前往东苑,没有一次不出现心神不定的,等到离开那里以后就又恢复正常。难道我仅仅是因为前往东苑而劳神吗? 怎么会有如此怪异的事情呢?

岐伯回答：并非如此。人心既有所喜好，也有所厌恶！若是喜恶之情突然触动心神，便会使精气逆乱，并且影响眼睛的功能而出现视觉错乱，因而出现心神不定的感觉，等到情绪转移后就会恢复正常。这种情况中较轻的称为"迷"，较重的称为"惑"。

黄帝问道：有的人容易忘事，是什么原因造成的呢？

岐伯回答说：这是由于上部之气不足，下部之气有余，也就是肠胃壅实而心肺亏虚。因为下实而上虚，营卫二气就久久滞留于肠胃而不能依时上输于心肺，从而使心神失养而容易忘事。

黄帝问道：有的人常感饥饿却不思饮食，这又是什么原因造成的呢？

岐伯回答说：这是由于胃腑之阴气离聚于脾脏，而阳热之气独留于胃腑。因为胃腑有热，过度地消克水谷，而水谷过度地消克就会常感饥饿；因为胃气上逆，就会使胃脘滞塞，故而不思饮食。

黄帝问道：有人患病而不能合目入眠，这是什么原因造成的呢？

岐伯回答说：这是由于卫气不能入于阴分，时常滞留在阳分。因为卫气滞留在阳分，就使阳气盈满，而阳气盈满会使阳跷脉盛实有余，同时，卫气不能入于阴分又使阴气亏虚，故而不能合目入眠。

黄帝问道：有人患病而不想张目视物，这是什么原因造成的呢？

岐伯回答说：这是由于卫气滞留在阴分，不能出而循行于阳分。因为卫气滞留在阴分，就使阴气盛实，而阴气盛实会使阴跷脉盈满有余，同时，卫气不能出行阳分又使阳气亏虚，故而闭目不欲视物。

黄帝问道：有的人时时困倦思卧，这是什么原因造成的呢？

岐伯回答说：这类人一般肠胃宽大，皮肤涩滞，分肉不够滑利。由于肠胃宽大，卫气就久久滞留于肠胃之中；由于皮肤涩滞，分肉自然不够滑利。这样，卫气的循行就迟滞不畅。卫气一般在白昼时循行于阳分，夜晚间循行于阴分，故而卫气在阳分循行终结，人便困倦思睡，在阴分循行终结，人便睡醒神清。如果肠胃宽大，卫气便会久久滞留于肠胃之中，同时，皮肤涩滞，分肉不够滑利，也会使卫气的循行迟滞不畅。由于卫气久久滞留于阴分，不能使精神清爽，所以病人就老想闭目而困倦思卧。如果肠胃窄小，皮肤滑润而舒缓，分肉滑利流畅，卫气便会久久循行在阳分，此人就很少闭目而精神清爽。

黄帝问道：如果此人往日并非时时好睡，却突然出现困倦多眠，这又是什么原因造成的呢？

岐伯回答说：这是由于邪气滞留在上焦，上焦之气闭塞不通，同时，又刚刚用过饭食或汤饮，卫气久久滞留于阴分而不能外出于阳分，所以突然出现困倦多眠的现象。

黄帝说：先生讲得真好！那么，怎样来治疗这些病变呢？

岐伯说：首先诊视五脏六腑，去除其间的微邪，然后再调理卫气。若是邪气亢盛就使用泻法，若是正气不足就使用补法。但是，一定要先审明病人形体情志的苦乐，确定之后才可以着手施治。

【专家评鉴】

一、论惑

原文："黄帝问于岐伯曰：余尝上于清泠之台……是故间者为迷，甚者为惑。"本段以黄帝登高台而发生眩晕迷惑的感觉为题，从眼睛的组织结构、与脏腑的关系、生理功能等入手，深入探讨眩惑产生的病因病机。

（一）提出登高而惑的问题

"黄帝问于岐伯曰：余尝上于清泠之台，中阶而顾，匍匐而前则惑。余私异之，窃内怪之，独瞑独视，安心定气，久而不解。独博（转）独眩，披发长跪，俯而视之，后久之不已也。卒然自上，何气使然？"这里，黄帝提出由于登高台而环顾俯视，导致头晕目眩、神乱迷惑等现象，并询问其产生的机理。

（二）眼睛的生理构造

"岐伯对曰：五藏六府之精气……上属于脑，后出于项中。"上述"惑"之产生，涉及登高而顾视，且伴有目眩而转，与眼睛有直接的关系。所以，岐伯首先介绍眼睛与脏腑的关系、组织结构及其功能等。

1. 眼睛与脏腑的关系："五藏六府之精气皆上注于目而为之精。精之窠为眼，骨之精为瞳子，筋之精为黑眼，血之精为络，其窠气之精为白眼，肌肉之精为约束"指出眼睛虽是体表局部的一个器官，但与脏腑气血皆有密切的关系。五脏六腑的精气都通过经络的联系而向上贯注于目，才构成了眼睛，使其具备视物精明的作用。脏腑精气向上汇聚的巢穴是眼，不同脏腑的精气贯注于眼睛的不同部位。肾主骨，肾的精气上注滋养瞳仁；肝主筋，肝的精气上注滋养黑睛；心主血脉，心的精气上注滋养两眦血络；肺主气，肺的精气上注滋养白睛；脾主肌肉，脾的精气上注滋养眼胞。眼睛的各个部位分别与五脏相应，直接受五脏功能的影响。只有五脏六腑的功能协调，精气充足，目得其养，才能发挥其"视万物，别黑白，审短长"的精明功能。

2. 目系直属于脑："裹撷筋骨血气之精而与脉并为系，上属于脑，后出于项中。"上述脏腑的精气与脉络相合构成了目系，目系直接向上连属于脑，并受脑的支配。故脑病可影响及目。

3. 眼睛与营卫魂魄的关系："目者，五藏六府之精也，营卫魂魄之所常营也"。提示眼睛既是五脏六腑精气汇聚之处，又是营卫之气、魂魄出入的场所。因此，通过眼睛就可以了解脏腑精气、营卫气血的盈虚，魂魄活动的正常与否。

4. 眼睛与心神的关系："目者……神气之所生也"；"目者，心之使也；心者，神之舍也。"心为君主之官，五脏六腑之大主，主血脉，主神志。眼睛正常功能的发挥，与心的关系十分密切，受心神的直接支配。心脏功能正常，精充血旺气足，则目得其养，故眼睛黑白分明、精采内含，神光充沛，视物清晰、炯炯有神；反之，见白睛暗浊，黑睛色滞，失却精采，浮光暴露，瞳神呆滞，视物模糊等，是眼之失神、无神。

（三）"惑"产生的机理

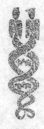

"故邪中于项……是故问者为迷,甚者为惑"。在承上了解眼睛的生理构造基础上,进一步分析目眩以转、视歧、神乱迷惑等症状产生的病理机制。

1.外邪乘虚伤于项,入于脑,脑转引目系急,故眩晕而转。"故邪中于项,因逢其身之虚,其入深,则随眼系以入于脑;入于脑则脑转,脑转则引目系急,目系急则目眩以转矣。"

2.邪中于目,五脏之精散乱失调,故视歧见两物。"邪其精,其精所中不相比也,则精散;精散则视歧;视歧,见两物"。

3.神劳过度,使魂魄散,志意乱,故眩晕惑乱。"故神劳则魂魄散,志意乱"。

4.卒然处于惊险之地,或见厌恶不悦之景,使精神魂魄散乱,而致迷惑。"卒然见非常处,精神魂魄散不相得,故曰惑也。";"心有所喜,神有所恶,卒然相惑(感),则精气乱,视误故惑"。

根据原文所述,将目的生理及惑症产生的病因病机归纳如下:

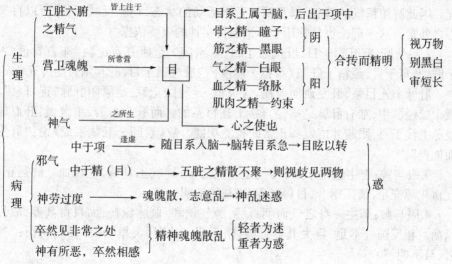

二、论善忘

"人之善忘者,何气使然?岐伯曰:上气不足,下气有余;肠胃实而心肺虚,虚则营卫留于下,久之不以时上,故善忘也。"本段讨论善忘的病理机制。

善忘,指善忘前事,记忆力减退为主症的病症,又称喜忘、多忘、好忘、健忘。心主血脉而藏神,故善忘多由心主神志功能失调而致。本段指出其病机为"上气不足,下气有余";即因肠胃壅实,水谷不能化生营卫以充养心肺,久而久之,以致心肺不足,气血两虚,心神失养,而产生健忘。

【临床应用】

眼睛属视觉器官,为五官之一。它虽是局部的器官,但通过经络,与脏腑和其他组织器官保持着密切的联系,共同构成有机的整体。《灵枢·大惑论》是《内经》中比较集中讨论眼目生理结构的篇章,此外还有大量的内容散见于其他篇章。将眼与脏腑经络联系的有关内容归纳如下：

（一）眼与脏腑的关系

本篇说："五藏六府之精气皆上注于目而为之精"；"目者，五脏六腑之精也"。眼睛之所以能够"视万物，别黑白，审短长"（《素问·脉要精微论》），发挥正常的视觉功能，全赖五脏六腑精气的充养。

1.眼与心：心主血脉，诸脉属目。《素问·痿论》说："心主身之血脉"；《素问·五藏生成》说："心之合脉也"，"诸脉者，皆属于目"。可知心主全身的血脉，血在心气推动下上输于目，全身之血脉也要向上汇聚于目。

心主藏神，目为心使。本篇说："目者，心之使也；心者，神之舍也"。"神"，是指人的精神、思维活动，由于心为神之舍，精神虽统于心，而外用在于目，故目为心之使。又《素问·脉要精微论》说："心者，五藏之专精也，目者其窍也"。心乃君主之官，神明之腑，五脏精气任心所使，而目既赖脏腑精气所养，视物又受心神的支配。因此脏腑精气的盛衰，以及精神意识活动的状态，均能反映于目，所以目又为心之外窍。这一理论也是临床望诊中望目察神的重要依据。

2.眼与肝：肝开窍于目，肝气通于目。《素问·金匮真言论》："东方青色，入通于肝，开窍于目，藏精于肝"；《灵枢·脉度》："肝气通于目，肝和则目能辨五色矣。"

肝脉上连目系，肝受血而能视。《灵枢·经脉》记载：足厥阴肝脉"连目系"，通观十二经脉中，唯有肝脉是本经直接上连目系的。而肝为血海，主藏血，肝血通过经脉上注于目，眼睛才能发挥正常的视觉功能。故《素问·五藏生成》说："肝受血而能视"。

3.眼与脾：脾主运化水谷，为气血生化之源；脾气主升清，主统血。脾运正常，气血化源充足，清阳得升，目得其养，则视物清明。

4.眼与肺：肺主一身之气而朝百脉，肺气调和，血脉流畅，而目得其养，故目视精明。相反肺气不足，目失其养，则目暗不明。此即《灵枢·决气》篇所谓："气脱者，目不明。"

5.眼与肾：肾藏精生髓，目系属脑。《素问·上古天真论》说：肾"受五藏六府之精而藏之"；肾精能生髓，脑为髓海，本篇云目系"上属于脑"。所以，肾精充足，髓海丰满，目得其养，则思维灵活，目光敏锐。

肾主津液，上润目珠。《素问·上古天真论》说："肾者主水"；《素问·逆调论》说："肾者水藏，主津液"；《灵枢·五癃津液别》篇又说："五藏六府之津液尽上渗于目"。津液在目化为泪，则为目外润泽之水；化为神水，则为眼内充养之液。

上述是目与五脏的主要联系，又由于五脏与六腑互为表里，互相配合，所以眼与六腑之间也有着不可分割的联系。

（二）眼与经络的关系

经络运行全身气血，在人体起着沟通表里上下，联络脏腑器官的作用。《灵枢·口问》说："目者，宗脉之所聚也"；《灵枢·邪气藏府形》又说："十二经脉，三百六十五络，其血气皆上于面而走空窍，其精阳气上走于目而为睛"。这些都说明眼与脏腑之间依靠经络的连接贯通，保持着有机的联系；经络不断输送气血，才维持了眼的正常视觉功能。

综观经脉之循行,十二正经都直接或间接地与眼发生联系。如足三阳经之本经均起于眼或眼附近,手三阳经皆有1~2条支脉终止于眼或眼附近。另外,足厥阴肝经、足三阳经、手少阴心经均以本经或支脉,或别出之正经系连于目系。

奇经八脉虽与脏腑没有直接络属关系,但它们交叉贯穿于十二经之间,具有加强经脉之间的联系,调节正经气血的作用。其中督脉、任脉、阳跷、阴跷、阳维脉皆与眼有关联,而尤以跷脉关系密切。阴阳跷脉分别主一身左右之阴阳。阴跷脉起于足跟内侧,上目内眦而通于太阳、阳跷脉;阳跷脉起于足跟外侧,上目内眦而合于太阳、阴跷。足太阳经自头顶入脑,别络于阴跷、阳跷;而阴阳跷脉又相交于目内眦之睛明穴,其气并行回环,濡养眼目,且司眼睑之开合。通常卫气出于阳则张目,入于阴则闭目。若阳跷气盛而阴跷气虚,则目张不合;阴跷气盛而阳跷气虚,则目闭不张;外邪客于跷脉,则可引起目赤痛或胬肉攀睛等。

痈疽第八十一

【要点解析】

一、以取类比象的方法,说明人体经脉气血的运行概况。

二、指出形成痈肿的原因、病机以及化脓过程。

三、分别叙述了自头项至足部十八种外科病症的症状、治法及预后概况。

四、对痈与疽的鉴别,作了概括的说明。

【内经原典】

黄帝曰:余闻肠胃受谷,上焦出气,以温分肉,而养骨节,通腠理。中焦出气如露,上注溪谷,而渗孙脉,津液和调,变化而赤为血,血和则孙脉先满溢,乃注于络脉,皆盈,乃注于经脉。阴阳已张,因息乃行①,行有经纪,周有道理,与天合同,不得休止。切而调之,从虚去实,泻则不足,疾则气减,留②则先后。从实去虚,补则有余。血气已调,形气乃持。余已知血气之平与不平,未知痈疽之所从生,成败之时,死生之期,有远近,何以度之,何得闻乎?岐伯曰:经脉流行不止,与天同度,与地合纪。故天宿失度,日月薄蚀,地经失纪,水道流溢,草萱不成,五谷不殖,径路不通,民不往来,巷聚邑居,则别离异处,血气犹然,请言其故。夫血脉营卫,周流不休,上应星宿,下应经数。寒邪客于经络之中则血泣,血泣则不通,不通则卫气归之,不得复反,故痈肿。寒气化为热,热胜则腐肉,肉腐则为脓,脓不泻则烂筋,筋烂则伤骨,骨伤则髓消,不当骨空③,不得泄泻,血枯空虚,则筋骨肌肉不相荣,经脉败漏,熏于五藏,藏伤故死矣。

黄帝曰:愿尽闻痈疽之形,与忌日名。岐伯曰:痈发于嗌中,名曰猛疽,猛疽不治,化为脓,脓不泻,塞咽,半日死;其化为脓者,泻则合豕膏,冷食,三日而已。发于颈,名曰夭疽,其痈大以赤黑,不急治,则热气下入渊腋,前伤任脉,内熏肝肺,熏肝肺十余日而死矣。阳气大发,消脑留项,名曰脑烁,其色不乐,项痛而如刺以针,烦心者死不可治。发于肩及臑,名曰疵痈,其状赤黑,急治之,此令人汗出至足,不害五藏,痈发四五日,逞焫之。发于腋下赤坚者,名曰米疽,治之以砭石,欲细而长,疎砭之,涂之豕膏,六日已,勿裹之。其痈坚而不溃者,为马刀挟缨,急治之。发于胸,名曰井疽,其状如大豆,三四日起,不早治,下入腹,不治,七日死矣。发于膺,名曰甘疽,色青,其状如穀实蒌瓞,常苦寒热,急治之,去其寒热,十岁死,死后出脓。发于胁,名曰败疵,败疵者女子之病也,灸之,其病大痈脓,治之,其中乃有生肉,大如赤小豆,锉蘦翘草根各一升,以水一斗六升煮之,竭为取三升,则强饮厚衣,坐于釜上,令汗出至足已。发于股胫,名曰股胫疽,其状不甚变,而痈脓搏骨,不急治,三十日死矣。发于尻,名曰锐疽,其状赤坚大,急治之,不治,三十日死矣。发于股阴,名曰赤施,不急治,六十日死,在两股之内,不治,十日而当死。发于膝,名曰疵痈,其状大痈,色不变,寒热,如坚石,勿石,石之者死,须其柔,乃石之者生。诸痈疽之发于节而相应者,不可治也。发于阳者,百日死;发于阴者,三十日死。发于胫,名曰兔啮,其状赤至骨,急治之,不治,害人也。发于内踝,名曰走缓,其状痈也,色不变,数石其输,而止其寒热,不死。发于足上下,名曰四淫,其状大痈,急治之,百日死。发于足傍,名曰厉痈,其状不大,初如小指发,急治之,去其黑者,不消辄益,不治,百日死。发于足指,名曰脱痈,其状赤黑,死不治;不赤黑,不死。不衰,急斩之,不则死矣。

黄帝曰:夫子言痈疽,何以别之?岐伯曰:营卫稽留于经脉之中,则血泣而不行,不行则卫气从之而下通,壅遏而不得行,故热。大热不止,热胜则肉腐,肉腐则为脓。然不能陷,骨髓不为焦枯,五藏不为伤,故命曰痈。黄帝曰:何谓疽?岐伯曰:热气淳盛,下陷肌肤,筋髓枯,内连五藏,血气竭,当其痈下,筋骨良肉皆无余,故命曰疽。疽者,上之皮夭④以坚,上如牛领之皮。痈者,其皮上薄以泽。此其候也。

【难点注释】

①因息乃行:息,指呼吸。指经气随着呼吸有规律地进行着。

②留:《甲乙经》卷十一第九作"流"。可从。

③不当骨空:当,作"在"字解。骨空,骨节交会之处的空隙。句意为不在骨节交会处的空隙处。

④夭:色灰暗不泽。

【白话精译】

黄帝说:我听说肠胃受纳水谷而化生精气,其中的卫气宣发于上焦,能够温养分肉,荣养骨节,开通腠理,其中的营气化生于中焦,像雨露一样,有滋养灌溉周身的作用,向上灌注于肌肉的会合处,并渗泄到细小的孙络中,跟津液相并而调和,变化而成为赤色的血液。如果血液和调,孙络就首先盈满,孙络盈满而溢泄,才输注到络脉,络脉全都盈满并溢泄,才输注到经脉。当阴阳诸经被血液充盈之后,随着呼吸运动才得以流畅地循行。血脉的循行有一定的度数,周流于全身也有一定的规则,并且跟天地自然相合协同,永无休止。医生诊按脉息并据以调理虚实时,或是依照病人的虚实情况而先除去实邪,使用攻邪的泻法之后则仅余正虚,再施用补法,比如先用急刺之法祛邪则邪气消减,然后用留针之法扶正则须守持始终,以聚正气;或是依照病人正虚的情况而迳补其正气,使用扶正的补法之后则正气盈满。当血气和调以后,形体与神气才能安宁。我已经知道关于血气平和跟不平和的道理了,却还不明白痈疽发生的原因、痈疽成形和败坏的时间以及病人的死生期限的长短,像这些情况应该怎样来诊测呢?是否可以让我听听您的说法呢?

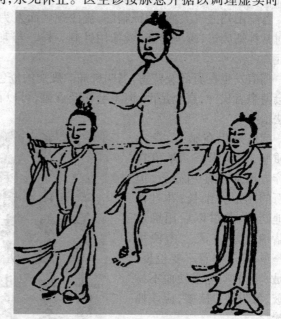

元代医书《痈疽神妙灸经》中的骑竹马灸法之图

岐伯说:经脉流行于周身而从不止息,跟天象是同一法度,跟地理是同一规则。因此,在天之星宿的运行失去常度,日月晦暗无光或亏蚀不圆,在地之江河的流动就会失去常规,出现横流溢泄而泛滥成灾,于是草木不能正常地生长,五谷不能正常地繁育,同时,由于道路阻塞不通,百姓们也互不来往,或在巷陌聚集,或在城镇居住,彼此隔绝,异地而处。那么,血气的情况也就跟上述的情况一样,请让我来谈谈其中的缘故吧。人体的血脉营卫周流于全身而从不止息,在上跟星宿日月相应,在下跟山川流水相合。如果寒邪侵入经脉之中,血液就涩滞不畅,血液涩滞不畅则气机不通,气机不通则卫气留滞于局部,不能正常地循环往复,因此就壅滞于局部而成肿。若是寒邪郁而化热,热气炽盛会导致肌肉腐坏,肌肉腐坏就化为脓液,脓液不能外泻就使筋膜败坏,筋膜败坏就会内伤骨骼,骨骼受伤就会使骨髓消损,不能充盈于骨腔,也不能输泄于骨骼。如果同时血液亏虚不足,筋骨肌肉都得不到血液的营养,便会出现经脉败坏而渗漏。若是热气进一步熏灼五脏,使五脏伤损,病人就会死亡。

黄帝说:我希望能够了解一下痈疽的病状、忌日和病名。

岐伯说:痈疽发生在咽喉之中,名叫猛疽。猛疽初起而未能及时治疗,就会化而成脓,脓液不能外泻而阻塞喉中,半天之内就可能死亡。猛疽若已化而成脓,在泻其脓液之后则应口含炼过的凉猪油以润护咽喉，3天之后就可以痊愈。

痈疽发生在颈部，名叫夭疽。夭疽的疮形较大而颜色赤黑，如果未能抓紧治疗，热毒就会向下侵入渊腋穴的部位，向前伤及任脉，向内熏灼肝肺，十几天后就可能死亡。

若是阳热之气大盛，消铄脑髓，流注颈项而发为痈疽，名叫脑烁。患脑烁的病人时常神情凄惨，颈项疼痛，就像用针刺一样。若兼见心中烦躁，便是不可治愈的死症。

痈疽发生在肩部及臂膊，名叫疵痈。疵痈的疮色赤黑，应该抓紧治疗。这种痈疮会使患者出汗，直至足部，但不会伤及五脏，可以在痈发四五天以内赶快用艾灸之法治疗。

痈疽发生在腋下，色赤而质坚，名叫米疽。米疽在治疗方面应该使用砭石，但砭石的制形要细长，并且稀疏地砭刺，刺过以后用炼过的猪油涂敷，6天之内便可以痊愈，但应注意不要包裹。若是米疽的质地坚硬而不易溃破，名叫马刀挟瘿，应该抓紧治疗。

痈疽发生在胸部，名叫井疽。井疽初起的疮形像大豆一样，三四天后便会肿大高起，若不及早治疗，疮毒会下入腹中，若再不治疗，患者7天以后就会死亡。

痈疽发生在胸部两侧，名叫甘疽。甘疽的疮色发青，形状像楮实或瓜蒌一样，患者常常苦于恶寒发热。对甘疽应该抓紧治疗，去除恶寒发热的症状，但10年以后患者仍会死亡，死后疮口仍有脓液流出。

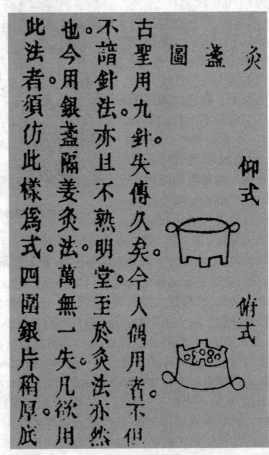

清代雷丰《灸法秘传》中的灸盏图

痈疽发生在胁部，名叫败疵。败疵乃是女子易患的病候，应该用艾灸的方法予以治疗。若是疮肿形大而脓多，则应刺破排脓，可以看到疮中有新生的肉芽，就像赤小豆大小，随之将连翘的茎叶和根各一升切碎，用一斗六升水煎煮，浓缩为三升后取汁，让患者尽力一次服完，穿上暖厚的衣服，坐在热水锅之上，使全身出汗以至于足部,此病便可痊愈。

痈疽发生在股胫部,名叫股胫疽。股胫疽在局部形色上并无明显变化,但痈脓内聚于骨骼;若不抓紧治疗,30 天以后就会死亡。

痈疽发生在尾骶部,名叫锐疽。锐疽的形大而质硬,颜色红赤,应该抓紧治疗,若不能及时治疗,30 天以后就会死亡。

痈疽发生在大腿内侧,名叫赤施。赤施这种病候若不抓紧治疗,60 天以后就会死亡。若是发生在两侧大腿的内侧而未能及时治疗,10 天以后就可能死亡。

痈疽发生在膝部,名叫疵痈。疵痈的疮形较大,但肤色不变,兼见恶寒发热。若疵痈质硬如石,切不可用砭石刺疗,如用砭石刺疗,必死无疑,一定要等到质地变软以后才可以用砭石刺疗,才可能治愈。

各种痈疽若是发生在关节部位并左右相应,就不能治愈了。发生在关节阳面的,100 天后便会死亡;发生在关节阴面的,30 天后便会死亡。

痈疽发生在胫部,名叫兔啮。兔啮的疮色红赤,深入至骨,应该抓紧治疗,若不能及时治疗,便会危及生命。

痈疽发生在内踝,名叫走缓。走缓的疮形肿大,但肤色不变。若能多次用石针在患处砭刺而使寒热的症状消退,患者便不至于死亡。

痈疽发生在足部的上下,名叫四淫。四淫的疮形肿大,应该抓紧治疗,若不能及时治疗,100 天以后就会死亡。

痈疽发生在足旁,名叫厉痈。厉痈的疮形不大,初起时就像小指一般大小,应该抓紧治疗,去除疮面上的黑色,如果黑色不消,病情就会加重,以至于不能治愈,100 天以后就可能死亡。

痈疽发生在足趾,名叫脱痈。脱痈的疮色若见赤黑。便是不能治愈的死症;若不见赤黑色,便是可以治愈的生症。如果经过治疗仍不能缓解,就要赶快切除病趾,不然就会死亡。

黄帝问道:先生讲述了各种痈疽的情况,那么,痈和疽又怎样来鉴别呢?

岐伯回答说:营气滞留在经脉之中,血液也就因之而涩滞不畅,而血行不畅,卫气也随之而不能畅达。由于营卫二气壅遏于局部而不能流行,因此便郁而化热,甚至大热不止。由于热邪炽盛,导致肌肉腐坏,而肌肉腐坏就会化而成脓。但是,这种热邪不能内陷而骨髓而使之消铄枯竭,五脏也不会为其所伤,因此就命名为痈。

黄帝问道:那么,什么又叫疽呢?

岐伯回答说:由于热邪亢盛,深陷于肤肉之中,并使筋脉骨髓消铄枯竭,又向内伤及五脏,血气因之而枯竭,以致在患处的皮肤之下,筋骨肌肉都已败坏无余,因此就命名为疽。就患处的皮色来看,疽的疮面皮色晦暗而发硬,就像牛颈部的厚皮一样,痈的疮面皮色润泽而较薄,这便是痈和疽在病候上的不同。

【专家评鉴】

痈疽是泛指一切疮疡病症。痈疽是气血为邪毒所困而壅阻不通,郁而化火生热,腐肉化脓而成,多发于皮肤肌肉,甚则深入骨髓,伤筋烂骨,内陷脏腑。由于本病与气血运行障碍的关系密切,因此该篇从气血的生成和循行规律起论,并用河流阻塞,为泛为患作喻,说明气血运行畅通的意义,尔后导入痈疽形成机理的论述。

一、卫气的生成和功能

原文说:"肠胃受谷,上焦出气,以温分肉,而养骨节,通腠理。"就指出了卫气的化源、布散的部位和生理功能。

(一)卫气的化源

原文明确地指出水谷是卫气生成的原料,肠胃是卫气化生的场所,所以《素问·痹论》指出:"卫者,水谷之悍气也。"《灵枢·营卫生会》也说:"人受气于谷,谷入于胃,以传与肺……浊者为卫。"

(二)卫气由上焦布散

"上焦出气",就是指卫气之所以能布散于全身,凭借的是上焦的宣散作用,《灵枢·决气》说:"上焦开发,宣五谷味,熏肤充身泽毛,若雾露之溉,是谓气。"就讲的是上焦肺脏对卫气的宣散发布作用。

(三)卫气的功能

此处原文指出卫气的功能有三:

1.温分肉:这指的是卫气的温煦作用,是人体热量的来源,人的恒定体温,要靠卫气的温煦作用来维持。脏腑的正常活动,气血津液的布散运行,同样不能离开卫气的温煦,故有"血得温而行,得寒而凝"之说。若卫气郁滞,郁而化火生热,就会腐肉化脓而生痈疽。

2.养骨节:骨节活动依赖卫气的温养,才能保持其灵活自如的运动,《素问·生气通天论》说:"阳气者,精则养神,柔则养筋。"就指出卫阳之气不但能维持精神的正常活动,也可以温养筋骨关节,保持筋之柔和与骨节曲伸自如。如《素问·逆调论》认为"肉苛"病出现的肢体不能随意运动的原因就是"卫气虚",骨节肌肉失养的缘故。

3.通腠理:卫气运行于全身,外而肌肤,内而脏腑,因此具有通达腠理的作用。如果卫气通达腠理的作用失常,就会使卫气滞留于局部而化脓生疮。如《素问·风论》就认为风邪伤于分肉之间,"与卫气相干,其道不利,故使肌肉愤膹而有疡"。可见,卫气疏通腠理的功能失常,是痈疽形成的机理之一。

二、血的生成与循行

原文说:"中焦出气如露,上注溪谷,而渗孙脉,津液和调,变化而赤为血。血和则孙脉先满溢,乃注于络脉,皆盈,乃注于经脉。"这里不但指出了血的生成与津液、营气的关系,而且对血液生成后的循行途径做了正确的叙述。

(一)血的化生与营气、津液的关系

原文十分明白地指出,由脾胃所化生的营气和津液,都是血液的组成部分。《灵枢·营卫生会》也说:"中焦亦并胃口,出上焦之后,此所受气者,泌糟粕,蒸津液,化其精微,上注于肺脉,乃化而为血。"可见,认为营气、津液是生成血液的原料,

这种认识是《内经》中的一致认识。

（二）血的循行

1.循行的方向和途径：当营气、津液从肌肉的交会处，即溪谷部位"渗入"血脉的最微细部分（即孙脉），然后从血脉最微细部分逐渐地向较大的血脉中运行，显然是指血液的回流，只是气血环流的后一阶段。血液从大经脉逐渐向远端的微细血脉循行的情况，则在《灵枢·五十营》等篇中论及。

2.气血运行与呼吸的关系：原文说，气血循着经脉，"因息乃行"。这里即指出了血行与呼吸的关系，如《素问·平人气象论》说："人一呼脉再动，一吸脉亦再动，呼吸定息脉五动，闰以太息，命曰平人。"就是运用呼吸与气血运行的密切关系作为临床诊脉的依据。同时也指出肺主气司呼吸，能助心行血。气血之所以能"因息乃行"，完全是"肺朝百脉"的作用，肺气调畅，呼吸通达，血行也就畅达，故《医学正传·气血》说："人之一身，皆气血之所循行，气非血不和，血非气不运。"就是此理。

3.气血运行与自然界运动变化密切相关：气血的运行和自然界的阴阳消长变化是同步的。就季度节律讲，春季天气转温，但寒气未尽，故气血在经；夏季炎热，气血充斥皮肤孙络；长夏气温高、湿度大，气血趋于肌肉；秋天气候转凉，气血开始内敛；冬季严寒，气血"内著骨髓，通于五藏"（《素问·四时刺逆从论》）。就月节律而言，望日则气血充实于肌肉皮肤，朔日则气血入内，肌表气血相对空疏（《素问·八正神明论》），即或是昼夜不同时辰，气血运行的部位和消长盛衰也都有区别（《灵枢·营卫生会》）。因此本篇原文明确指出人身气血，"行有经纪，周有道理，与天合同，不得休止。"

【临床应用】

一、对微循环的最早认识

本篇原文认为营气、津液在经脉最末端的微细部分孙络（即毛细血管静脉端），从溪谷渗入孙络之内，成为血液的组成部分。然后由经络系统的远端微细部分逐渐地向血脉的主干大经（近心端）运行。这正是对静脉回流过程的最早叙述。现代医学认为组织间的小分子物质和组织间液是从毛细血管的静脉端进入血管，进行循环。原文对营气、津液入脉循行的叙述正合于此。因此说该篇的原文是对微循环的最早认识，是合理的、科学的。正如世界著名微循环专家修瑞娟在国际微循环大会上所做的题为《微循环与中国传统医学》的报告中所说的："早在公元4世纪，我国就已经有了关于微循环的临床实践活动，在我国现存最早的一部医书《黄帝内经》中对这方面有比较详细的记载，这比国外最原始的微循环文献记录早了整整1300年"。文中所述的营气、津液入脉回流的过程就属于微循环理论的一部分。

二、对痈疽的形成、化脓机制和内陷理论的认识

本篇对痈疽的形成、化脓机制和内陷理论的认识比较详细而准确。提出痈疽的脓液一旦形成，应及时地切开引流，否则脓毒内陷，伤筋烂骨，内熏五脏，引起脓

毒败血症而死亡。可见《内经》作者对这一问题的认识是深刻的。

从本篇原文的精神可以看出，把痈疽的发展过程概括为痈肿→化脓→内陷三个阶段，这对于后世疮疡痈疽诸疾的分期论治有着重要意义。痈疽初期，清解消散为法，诸如黄连、黄芩、公英、地丁、野菊花等药即可选用。成脓后应及早切开引流，使脓毒排出，防止脓毒内攻。倘若内陷，就可能伤正，要根据具体情况采用相应方法，有余毒未尽者仍宜托里清解；若正气已伤，则应扶正。《外科症治全生集》说："无脓宜消散，有脓勿久留……既出脓后，痈有热毒未尽宜托，疽有寒凝未解宜温。"

本篇所提出的痈疽成因皆以感寒化热而论。火热虽是痈疽形成的主要病因，但不尽然，如上述所引《灵枢·玉版》之说即比本篇的认识全面。更何况在《素问·气交变大论》中就说："岁水不及"之年，民病"寒疡"，溃破后清稀脓水淋漓不断。因此对《医宗金鉴·外科心法》中说的"痈疽原是火毒生"的观点不可拘执，一定要在临床实践中予以综合评断，方不误事。

第三部分

《黄帝内经》养生精论

养生学是研究如何增强体质、预防疾病、延缓衰老，从而使人获得健康长寿的理论和方法。中医养生学起源虽早，但《黄帝内经》才是其真正的渊源。《黄帝内经》的核心思想不仅仅是教我们怎么去治病，更重要的是教我们怎么不得病。书中还做了一个比喻："斗而铸兵，渴而掘井，不亦晚乎。"对于事物的发展我们要"防患于未然"，对于健康我们要"治未病"，也就是养生。

《黄帝内经》所确定的养生原则，是内外结合，以内养为主；动静结合，因时而制宜；形神兼养，养神为重等。养生的具体方法有：顺应自然，外避邪气；春夏养阳，秋冬养阴；五味和调，不可偏嗜；五谷为养，五果为助，五畜为益，五菜为充（《素问·藏气法时论》）；劳逸结合，不妄作劳；节制房事，维护先天；全面养生，不可偏废等。这些内容，集中体现于《素问》的《上古天真论》《四气调神大论》《生气通天论》等篇之中，此外在《素问·刺法论》中还介绍了吐纳法和服小金丹法的养生防病措施。

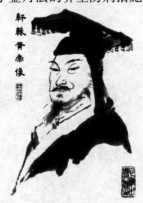

"人生如白驹过隙，忽忽而已"，庄子此言将人生之美、之明亮、之疾逝、之飘忽写尽。人类的欲望与热念就在此短暂瞬间升腾、幻灭，生命力也随着这升腾与幻灭，而不断地爆出新的火花，照亮我们人生全部的欢愉与忧愁。

人生如此之短暂，那么如何才能使我们"生如夏花之灿烂，死如秋叶之静美"？如何才能选择一个恰当的方式，使我们的精神与肉体都趋于稳定？如何使观念与存在保持同一性，并且附带有快乐？如何求得一种人性的成熟与圆满？

这便需要从古老而弥新的《黄帝内经》中寻求，生生不息，长寿贵在养生。上医治国，中医治人，下医治病。天佑中华有中医，流传二千多年的中国养生方法，中华民族的文化瑰宝。顺应它，尊重它，静思它，体悟它，这便是《黄帝内经》教给我们的虔诚。

《黄帝内经》养生精句

第一章　《黄帝内经》养生精髓

"道"，即养生之道。它与道家所论的"道"有类似之处。所谓"道法自然""自然之道"。它存在于天地间，存在于生命运动中，但它却难以为一般人所认识、理解、掌握。虽然养生可以有千法万术，但最根本的是要合于自然，合乎"道"。这个"道"确实存在着，并发挥着作用。

"道"首先体现了宇宙间的一般规律，反映了生命运动变化的客观规律。遵循了这一规律，也就遵循了"道"，体验了"道"。这个"道"正是我们要不断探索、认识的，并且让其真正发挥养生之道的作用。其次，它存在于人们生活之中。所谓大道不繁，道不远人，它是自然而然，不以人的意志为转移的。最后，它是养生的最终体现，存在于人们的具体养生方法中。也就是说，人们在养生过程中，处处时时反映"道"的内涵，实践"道"的要求，最终合于"道"，达到养生的目的。可见"道"乃养生之源，是养生的总规律。

祖国医学的摄生学说，起源很早。据《路史》记载，早在唐尧时代，人们就知道用舞蹈预防关节疾病。《老子》《庄子》《吕氏春秋》等著作中，亦有不少有关养生理论和方法的论述，但形成较为完整、系统的摄生理论，则始于《黄帝内经》。后世医家和养生家，虽有许多发展，并有不少养生专著问世，但就学术思想和理论体系来说，皆渊源于《黄帝内经》。

《黄帝内经》摄生学说的内容，除在少数篇章如《素问·上古天真论》《素问·四气调神大论》《生气通天论》等中比较集中地论述外，其余都散在各篇。历代类分研究《黄帝内经》的注家，从隋代杨上善《黄帝内经太素》，元代滑伯仁《读素问钞》，到明代张介宾《类经》、李中梓《内经知要》等，虽然都列有"摄生"（或"道生"）类，但这些类分的内容，或收集不全而失之过简，或兼收并蓄而失之庞杂，或条目不清而使人难得其要，因而系统整理《黄帝内经》摄生学说，突出其学术思想和理论原则，是继承和发扬祖国医学的重要一环。

第一节　人的寿夭与禀赋有密切关系

禀赋是指父母授予子女的天资与体质。人的寿夭与禀赋有着密切的关系，禀赋高的人精充、气裕、神明，体格强健，适应能力及抗病能力强，因此寿命一般比较长。相反，禀赋低则精亏、气虚、神衰，形体羸弱，适应能力及抗病能力差，寿命一般比较短。

禀赋高低取决于父母的原气以及精血的充盛程度。人之始生源于父母之精血，父母禀赋高，原气充沛，精血旺盛，则子女的禀赋亦高；反之，父母禀赋低，原气不足，精血亏乏，则子女的禀赋低。正如《东医宝鉴》所说："人之寿夭各有天命存焉。所谓天命者，天地父母之原气也，父为天，母为地，父精母血盛衰不同，故人之寿夭亦异。其有生之初受气两盛者，当得中上之寿；受气之偏盛者，当得中下之寿；受气之两衰者，能保养仅得下寿，不然多夭折。"这也就是张景岳

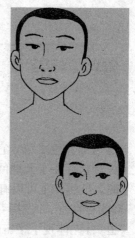

所指的"人之生也……故以母为基，以父为楯，譬之稼穑者，必得其地，乃施以种，种劣地优，肖由乎父；种优地劣，变成乎母；地种皆得而阴阳失序者，虽育无成也，故三者相合而象变斯无穷矣。夫地者基也，种者楯也，阴阳精气者神也，知乎此则知人之所以然矣"的道理。

禀赋高低可以通过人体的形态、面部特征以及气质反映出来，这些反映称为寿征。寿征有以下三种：

1.面部寿征　面部寿征主要反映在基墙、使道及三部三里。基指面部的骨骼，墙为藩蔽部；使道是指鼻孔与人中沟；三部三里亦为三停，是额角、明堂、地角三个部位。《灵枢·天年》曰："使道隧以长，基墙高以方，通调营卫，三部三里起，骨高肉满，百岁乃得终。"反之，"使道不长，空外以张，喘息暴疾；又卑基墙，薄脉少血，其肉不实，数中风寒，血气虚，脉不通，真邪相攻，乱而相引，故中寿而尽也"。《灵枢·寿夭刚柔》中亦讲道："墙基卑，高不及其地者，不满三十而岁；共有因加疾者，不及二十而死也"。这些都说明了面部骨骼端方，肌肉丰满，明堂正直，鼻孔与人中沟深长是禀赋高的表现，这种人大多肾气充沛，营卫之气调和，能够长寿。相反，面部骨骼枯弱，棱角不明显，肌肉松弛，面色少华，鼻孔与人中沟短浅，是禀赋不高的表现，这种人肾气不足，气血虚亏，卫外不固，容易感受外邪，多有夭亡。

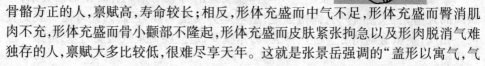

2.形体寿征　形体寿征主要表现在形与气的相称以及皮肉骨骼各部分均匀协调上。形与气，表里相称，形体充实，皮肤柔和，气脉从容，骨骼方正的人，禀赋高，寿命较长；相反，形体充盛而中气不足，形体充盛而臀消肌肉不充，形体充盛而骨小颧部不隆起，形体充盛而皮肤紧张拘急以及形肉脱消气难独存的人，禀赋大多比较低，很难尽享天年。这就是张景岳强调的"盖形以寓气，气

以充形,有是形当有是气,有是气当有是形,故表里相称者寿,一强一弱而不相胜者夭"的道理所在。

3.气质寿征 气质是体质的一个组成部分。主要指人的自我意识以及性格特征。气质主要取决于禀赋,然而后天调摄及文化修养等亦可在某种程度上影响甚至于改变一个人的气质。中医体质学认为,金型体质的人气质较好,坚强、冷静,有理想、有威严、有毅力,能自觉接受纪律及法律的约束。土型体质的人其气质仅次于金型,性格沉稳,踏实本分,敬业乐群,只是创造性及斗争性比较差,性格比较软弱。木型体质的人气质平平,志向远大而能力一般,虽勤勉而多有计划,但往往力不从心。火型体质的人气质较差,性格急躁,比较主观,活动力强,重义气,广交友,喜怒溢于言表。水型体质的人气质最差,任性,上进心差,往往随波逐流,举止粗俗,不愿意接受纪律及法律的约束,很难善待别人。一般来讲,气质好的人有长寿的基础,但气质差的人若能加强修养锻炼,亦可望长寿。

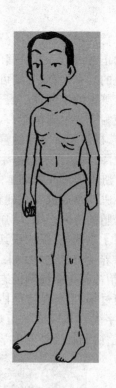

第二节 养生在于"脏腑协调"

中医脏腑学说认为,人体的一切生命活动,都是以五脏为中心而完成的。五脏

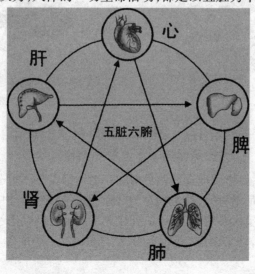

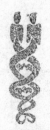

(包括膻中或心包络),分别配以六腑,合称为"十二官"。通过经络系统将全身的五官、五体、九窍、四肢百骸等联系起来,形成一个有机的整体。在心神的主宰下,

十二官各司其职,彼此分工合作,互相依赖,互相制约,从而保证了机体新陈代谢活动的正常进行。五脏间的协调,即是通过相互依赖、相互制约、生克制化的关系来实现的。有生有制,则可保持一种动态平衡,以保证生理活动的顺利进行。

脏腑的生理,以"藏""泻"有序为其特点。五脏是以化生和储藏精、神、气、血、津液为主要生理机能;六腑是以受盛和转化水谷、排泄糟粕为其生理机能。藏、泻得宜,机体才有充足的营养来源,以保证生命活动的正常进行。任何一个环节发生了故障,都会影响整体生命活动而导致疾病产生。

脏腑协调在生理上的重要意义决定了其在养生中的作用。从养生角度而言,协调脏腑是通过一系列养生手段和措施来实现的。协调的含义大致有二:一是强化脏腑的协同作用,增强机体新陈代谢的活力。二是纠偏,当脏腑间偶有失和时,及时予以调整,以纠正其偏差。这两方面内容,作为养生的指导原则之一,贯串在各种养生方法之中,如:四时养生中强调春养肝、夏养心、长夏养脾、秋养肺、冬养肾;精神养生中强调情志舒畅,避免五志过极伤害五脏;饮食养生中强调五味调和,不可过偏等,都是遵循协调脏腑这一指导原则而具体实施的。又如:运动养生中的"六字诀""八段锦""五禽戏"等功法,也都是以增强脏腑机能为目的而组编的。所以说,协调脏腑是养生学的指导原则之一,应予以足够重视。

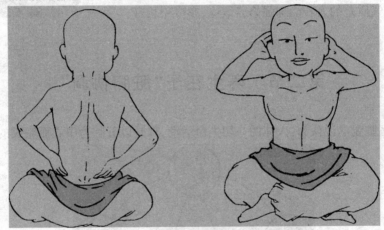

第三节　养生必须动静结合

动与静,是自然界物质运动的两种形式。动与静又是不可分割,有其内在的联系,但两者之间,动是绝对的,静是相对的。亦即在绝对的运动中包含相对的静止,在相对的静止中又蕴伏着绝对的运动;并以此形成相对的动态平衡。对此,王夫之曾说过:"动而生阳,动之动也;静而生阴,动之静也。""静即含动,动不舍静。""静者静动,非不动也。"

人体的生理功能也有动与静的运动形式,例如人体的阴精与阳气,便有相对的动静运动。阴精主静,是人体营养的根源,阳气主动,是人体运动的根本;又形属阴主静,代表物质结构,气属阳主动,反映生理功能。动与静,必须适度,即不能出现太过与不及的状态,就能保持人体的健康。故周述官说:"人身阴阳也,阴阳,动静也,动静合一,气血和畅,百病不生。乃得尽其天年。"

人在生活中,亦宜保持动、静的适度,这主要指形与神。从宏观上讲,心神宜静,形体宜动。心神宜静,以心神为一身之主宰,能统率五脏六腑。以静养心神,又称为守神。老子曾说过:"至虚极,守静笃。"也就是要求以至虚和守静的功夫,以达到心境空明宁静的境界。《素问·痹论》说:"静者神藏,躁者消亡。"《医述·医学溯源》也说:"欲延生者,心神恬静而无躁扰。"前者说明神静的重要,后者则明确神静对养生的作用,人若能保持心神清静,则安宁舒畅,就能神藏而身强,既能减少疾病的发生,亦有利于疾病的康复。心神之静,应是心无妄用,而不是饱食终日,无所用心,实际上是精神专一、摒除杂念之谓。

形体宜动,生命需要运动,形体之动,除肢体活动外,内脏器官也需要动,才能使精气流通,气血和调,肢体活动包括各种劳动和体育运动,内在脏腑的活动。《黄帝内经》将它概括为升降出入。这种升降出入的运动是一刻也不能停止的,故《素问·六微旨大论》说:"出入废则神机化灭,升降息则气立孤危。"

总之,心神宜静,形体宜动,动静有常,就能保持身心的健康。人体内在脏腑也宜保持其动静的协调,以五脏和六腑而言,五脏藏而不泻,六腑泻而不藏,藏为静,泻为动,只有维持脏腑的相对动静,才能保证人体的健康。

动静适度,涉及以上所述的各方面,而这些方面对养生和康复治疗都有相当重要的作用,但动静两者中,首先要求动,只有如此,才符合生命运动的客观规律,把动和静有机地

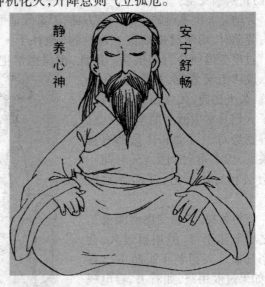

静养心神　　安宁舒畅

结合起来,做到处理得当、协调有方,才能有利于养生和康复。

第四节　不妄作劳是长寿的法宝

在《黄帝内经》里,不妄作劳是养生保健的一个重要原则,意思是说,身心不可过劳,但亦不可过逸。疲劳之后,暂时休息加以调节,这种逸是积极的。如果过逸,就成为消极的因素,而不利于健康了。因为凡事都不可太过与不及,适度才合乎自然规律。《遵生八笺》认为"劳逸过度"是死于非命的原因之一。

古代养生家大都十分强调适当劳动对健康的重要性。华佗指出,"人身益劳,劳则谷气消,血气流通。凡人能寡欲而时劳其身,运其手足,毋安作一处,则气血不滞"。孙思邈主张:"养性之道,常欲小劳。""体欲劳于形,百病不能侵。"(《备急千金要方》)由此说明劳动是健康的源泉,经常合理的体力劳动和脑力劳动有利于通畅气血,活动筋骨,增强新陈代谢,健脑强神。通过一些有意义的劳动又能陶冶情志,开阔胸怀,从而保持旺盛的精力和愉快的情绪,增强体质,防止疾病发生。

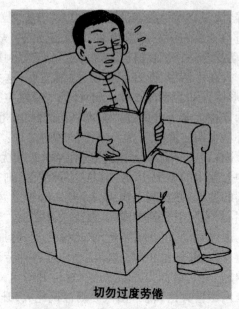

切勿过度劳倦

劳动是人生不可缺少的一个方面,但必须适度,尤其是老年人从事脑力劳动或体力劳动时,切勿过度疲倦。葛洪的《抱朴子·内篇》指出:"不欲甚劳,不欲甚逸。"过度劳倦便会引起疾病。因此,祖国医学把"劳倦内伤"作为一个重要的病因。说:"五劳者,久视伤血,久卧伤气,久坐伤肉,久立伤骨,久行伤筋。"人们日常生活中的坐、卧、立、行等姿势对于劳动和休息都有直接关系,切不可时间太长,时间一长会引起身体不适,甚而导致疾病。

切勿久视。"目受血而能视"。脏之精上注于目,但用目过久,会耗伤气血。人到老年眼睛本已昏花,如果过度用眼,如看书、看电视太久,可能会造成血虚,引起头晕目眩,两目干涩等症。因此,60岁以上的老年人看书、看电视等以1～2小时为宜,持续时间不宜过久。

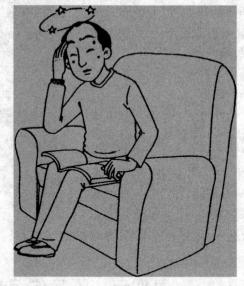

切勿久立。《养生论》说:"久立伤骨,损于肾。"站立是人体最基本的体位之一。站立过久,需要腰直骨坚,腰为肾之府,肾主骨,久立易导致腰肌劳损,常出现腰酸背痛、下肢静脉曲张等症。如果人总站着不走动,会影响气血运行,会使机体部分组织的营养失去调和,出现气滞血淤,从而导致疾病。尤其对年老之人来说,气血运行本已减弱,更不应站立过久,应站站走走,或稍做休息。

切勿久行。《养生论》指出:"久行伤筋,劳于肝","足受血而能步"。人的行动是以气血为基础的,还须调动肌肉、筋骨等功能作用,才能完成。长时间行走奔跑,不仅耗伤气血,还会使肌肉、筋膜处于紧张状态,容易引起疲劳。老年人,适度的步行有益健康,不宜疾走奔跑,而应缓步行走。

劳动有益于健康长寿,但要注意量力而行、劳逸结合,例如当外界条件恶劣时,应暂时避开;长时间的劳动后,要适当休息。对于中老年人来说,因年龄增长而体力逐渐衰减,要适当降低劳动强度,以"常欲小劳"、适可而止为宜。

第二章 《黄帝内经》之饮食养生

　　"食养尽之，无使过之"，这是《黄帝内经》关于食养的总原则。它一方面说明了人们的生命健康需要饮食物的滋养作用。只要活着，就要吃，如《饮膳正要》里说："饮膳为养生之首务"。俗话说："人是铁，饭是钢，一天不吃饿得慌"；但另一方面，人们又要注意，食养不可过量，如《本草纲目》里说："饮食不节，杀人顷刻"，《儒门事亲》里又说："五味贵和，不可偏胜"。

第一节　食养的基本知识

　　(一)天人相应整体营养观

　　中医认为，人处在天地之间，生活于自然环境之中，是自然界的一部分。因此，人和自然具有相通相应的关系，共同受阴阳法则的制约，并遵循同样的运动变化规律。这种人和自然息息相关的关系也体现在饮食营养方面。

　　早在两千年前，古代医者就认识到饮食的性质对机体的生理和病理方面的影响。例如，《素问·宣明五气篇》所载的"五味所入"(酸入肝，辛入肺，苦入心，咸入肾，甘入脾)和《素问·阴阳应象大论》所指出的"五味所生"(酸生肝，苦生心，甘生脾，辛生肺，咸生肾)等皆说明作为自然界产物的"味"对机体脏腑的特定联系和选择作用，也就是食物对某些脏腑的"所喜""所入"的特性。除此，食物对脏腑尚有"所克""所制""所化"等作用。例如，《素问·脏气法时论》曰："肝苦急，急食甘以缓之，……心苦缓，急食酸以收之，……脾苦湿，急食苦以燥之，……肺苦气上逆，急食苦以泄之，……肾苦燥，急食辛以润之……"医者可据"味"与"形"天人相应的特性来达到补泻的目的。正如《素问·脏气法时论》所说："五谷为养，五果为助，五畜为益，五菜为充，气味合而服之，以补益精气。此五者，有辛、酸、甘、苦、咸，各有所利，或散，或收，或缓，或急，或坚，或软，四时五脏，病随五味所宜也。"另外，中医也常据天人合一的整体营养观来制订四时饮食养生和体质饮食养生等法则，以及病期饮食禁忌等法则。

　　自古以来，以养生益寿、防治疾病为目标的古代道、佛、儒、医、武各家学说，无不用人体内部以及人与自然界的协调统一的理论来阐述人体的生老病死规律，同时也无不应用天人相应的法则来制订各种休逸劳作、饮食起居措施，对须臾不可离的饮食内容，以及进食方式方法提倡既要注意全面膳食"合而服之"，同时又主张因时、因地、因人、因病之不同，饮食内容也应有所不同的"辨证用膳"精神，以达到

"食饮有节""谨和五味"的目的。

其次是调理阴阳营养观。

分析历代食养与食疗著作不难看出，掌握阴阳变化规律，围绕调理阴阳进行食事活动，使机体保持"阴平阳秘"，乃是传统营养学理论核心所在。正如《素问·至真要大论》所说："谨察阴阳之所在，以平为期。"

中医理论认为，机体失健或罹患疾病，究其原因，无一不是阴阳失调之故。如阴阳之偏盛，阴阳之偏虚，或阴阳之偏亢。因此，饮食养生，治疗与康复手段，和药物疗法、针灸、气功、按摩、导引等一样，无一不是在调理阴阳这一基本原则指导下确立的。《素问·骨空论》说："调其阴阳，不足则补，有余则泻"。传统饮食养生与治疗食物与食品分类可概括为补虚与泻实两大方面。例如益气、养血、滋阴、助阳、填精、生津诸方面可视为补虚；而解表、清热、利水、泻下、温里、祛风湿等方面则可视为泻实。

对饮食的宜与忌，中医也是从阴阳平衡方面作为出发点的，有利于阴平阳秘则为宜，反之为忌。以体质而言，痰湿质人应忌食油腻，木火质人应忌食辛辣；老年人阳常有余，阴常不足，则应忌食温燥峻补肾阳之品；儿童为纯阳之体，也应忌食温补气阳之品。对病人，如哮喘患者忌食鱼虾蟹类海产发物，胃寒患者忌食生冷食物等。其实质均从防止造成"实其实"、"虚其虚"而导致阴阳失调的弊病。总之，在平人或病人饮食调理方面要体现"虚则补之""实则泻之""寒者热之""热者寒之"原则，做到如《素问·上古天真论》所说的："其知道者，法于阴阳，和于术数，食饮有节"。

另外，在饮食调剂制备方面，中医也是注重调和阴阳的，使所用膳食无偏寒、偏热、偏升、偏降等缺陷。例如烹调鱼虾蟹水族寒性食物时总要佐以姜葱酒醋类温性的调料，以防止本菜肴性偏寒凉，食后消化不食或脘腹不舒之弊。又如食用韭菜助阳类菜肴也常配以蛋类滋阴之品，以达到阴阳互补之目的。

三是食药一体营养观。

中医学历史表明，食物与药物同一来源。二者皆属于天然产品。食物与药物的性能相通，具有同一的形、色、气、味、质等物性。因此，中医单纯使用食物或药物，或食物与药物相结合来进行营养保健，或治疗康复的情况是极其普遍的。中医对食物的养生治疗与康复作用，评价很高，医学史中素有"药食同源"之说。战国前成书的《山海经》中记载了126种有保健医疗作用的食物与药物，如"何罗之鱼，食之已痈"，"蓇荔食之已心痛"等，可谓开创了古本草的先河。再如《内经》仅载的十三个方剂中，就有一半以上是为食物成分。这也是最早的"药膳"方。如，"四乌贼一芦茹方"，"半夏秫米汤方"等。《五十二病方》中有1/4为食物成分方剂。《伤寒论》112方中应用桂、姜、葱、椒、茴、山药、薏米、甘草、扁豆、酒、醋乃至动物胶膏等食物是极为普遍的。《周礼天官》所说："五味、五谷、五药养其病"和《素问·藏器法时论》所说的："药以调之，食必随之"是有根据的。

食与药同用，除基于二者系同一来源原因外，主要基于食物和药物的应用皆基于同一理论指导，也就是食药同理。正如金代《寿亲养老书》所说："水陆之物为饮食者不管千百品,其五气五味冷热补泻之性,亦皆禀于阴阳五行,与药无殊……人若知其食性,调而用之,则倍胜于药也……善治药者不如善治食。"

中医认为,机体衰弱失健或疾病的发生发展过程,都意味着阴阳两方面的互相消长,而表现为机体功能失调所反映出来的各种病理状态,如阴阳偏胜、偏亢、偏衰等。如何调整这种阴阳失调现象?张景岳说过:"人之为病,病在阴阳偏胜耳。欲救其偏,则惟气味之偏者能之。"食物与药物一样,皆属气味之偏者。食物所以具有防治疾病作用,其基本点不外是去除病邪,消除病因,或补虚扶弱,调整重建脏腑气机功能,以消除阴阳偏胜、偏衰、偏亢的病理状态,在最大程度上恢复机体的正常状态。古人曾对饥饿现象也看成机体阴阳失调的一种现象,也应采取治疗措施,因而称进食为"疗饥"。如《诗经》说:"泌之洋洋,可以疗饥",《礼记》注解"疗"字说:"止病曰疗"。这是有一定道理的。

数千年来,在中医发生与发展过程中,食药同源,食药同理,食药同用已经成为不可否认的现实,也成为中医饮食营养学的一大特点。目前,具有中医中药特色的"中国药膳"已逐渐被海内外医学界接受。中医饮食营养学定将为世界人民做出应有的贡献。

(二)吃水果的学问

众所周知,经常吃些水果有益于身体健康,正如《内经》里所说"五果为助",这里的五果不仅单指五种水果,是指众多的水果而言。但吃水果也要掌握科学的方法,如下所述:

1.注意水果的最佳可食期 水果的确有"最佳可食期"。因为不同类型和不同品种的水果其生长时间与季节长短以及成熟早晚也不同,所以,它们也就各有其"最佳可食时期"。如樱桃、杏、桃、草莓等水果随采随吃会更新鲜。苹果、梨从生长成熟度到食用成熟度之间有一"后熟阶段",只有完全后熟后方是最好吃的。但不同的品种,其后熟阶段的长短又不一样。苹果中的早熟品种如黄魁、伏花皮和国光等,后熟期短,最好在采收后10天内吃完。红香蕉、红星等品种,在一般贮藏条件下,最佳可食期大多在采下1个月以后。青香蕉的最佳可食期在采后1~2个月内。晚熟品种的国光、富士后熟期较长,即使贮藏到次年的二三月份,食用仍然品质良好。

梨的品种中,莱阳梨的最佳可食期在采收后1个月以内。黄县长把梨和晚三吉梨,后熟期较长,直到次年的三四月份食用依然是脆嫩汁丰,爽口宜人。

2.生吃水果要消毒 水果生吃,不仅口感好,而且能摄取更多的营养物质。但是,俗话说:"病从口入",生吃水果又极容易传染疾病。人吃了未经消毒的水果,就容易感染上痢疾、伤寒、肝炎等肠道传染病及蛔虫病、钩虫病等寄生虫疾病。因此,生吃水果应注意消毒。下面介绍几种常见的消毒方法:

(1)开水烫泡:将苹果、梨等瓜果先用自来水冲洗干净,然后放入开水中烫泡二三分钟,或放入80℃以上的热水里烫泡七八分钟,即可杀灭痢疾杆菌等肠道病菌。

(2)高锰酸钾消毒:将水果用自来水洗干净后,再放入现配制的0.1%~0.2%高锰酸钾溶液中浸泡5~10分钟,可杀灭痢疾杆菌、伤寒杆菌、金黄色葡萄球菌等,浸泡后再用冷水冲洗一下即可。

(3)洗洁灵消毒:在1千克清水中滴入几滴洗洁灵溶液,将水果泡入消毒几分钟,然后用冷开水冲净即可食用。

(4)漂白精片消毒:将水果洗净,放入漂白精溶液中浸泡5~10分钟,可杀灭一般肠道病菌,然后取出用冷开水冲洗即可。1千克清水放1~2片漂白精片。也可用苯扎溴铵(新洁尔灭)消毒,方法同上,一般配成1:1 000~2 000溶液。

3.吃水果不能代替蔬菜　有的人认为水果和蔬菜差不多,因此在缺少蔬菜的季节,就用吃水果来代替吃蔬菜。也有的孩子不爱吃蔬菜,家长就让孩子多吃水果代替吃蔬菜。实际上这样做是不科学的,水果不能代替蔬菜。当然,水果和蔬菜确实有不少相似之处。如都含有比较丰富的维生素、纤维素和有机盐。在生活中,有些水果常作为蔬菜出现在餐桌上,如拔丝苹果,也有些蔬菜常作为水果吃,如西红柿、黄瓜、萝卜等。因而在人们的头脑中就产生了瓜果蔬菜不分家的认识。但是认真分析起来,水果和蔬菜毕竟是两种不同的食物,有的地方差异还很大。

首先,水果和蔬菜虽然都含有糖类,但水果所含的多是葡萄糖、蔗糖和果糖等一类化学上称为半糖和双糖的糖类。而蔬菜所含的糖类则多是淀粉一类的多糖。前者进食后,胃和小肠可以不加消化或稍加消化,便很快进入血液,如果食用过多,会使血液中血糖急剧上升,进而刺激胰腺分泌大量的胰岛素,使精神不稳定,出现头昏脑涨、疲劳乏力等症状。而且葡萄糖、果糖大量进入肝脏后,很容易转化为脂肪,使人发胖。而后者多是淀粉,需要各种消化酶消化溶解之后才被逐渐吸收,因而使体内血糖稳定,有利于身体健康。

其次,虽然水果和蔬菜中都含有维生素,但水果中维生素C的含量除鲜枣、山楂、柑橘外,其余的都比不上蔬菜,所以只吃水果很难满足人体对各种维生素的需要。

4.注意不宜空腹吃的水果

(1)香蕉:含有大量的镁元素,如果空腹时大量吃香蕉,会使血液中含镁量骤然升高,造成体内血液中镁、钙比例失调,对心血管产生抑制作用,有损身体健康。

(2)橘子:含有大量糖分和有机酸,空腹时吃橘子,会刺激胃黏膜,使脾胃满闷、嗝酸。

(3)山楂:味酸,能行气消食,空腹食用,不仅耗气,而且会增加饥饿感,并加重胃痛。

(4)柿子:含有果胶、柿胶酚、鞣酸、鞣红素等物质,具有很强的收敛作用。空腹时吃柿子,容易与胃酸结合凝成难以溶解的硬块,引起"胃柿结石症"。

(5)荔枝、甘蔗:空腹时吃过量,会因体内突然渗入过高糖分而发生"高渗性昏迷"。

5.要注意有些水果不宜与其他食物同吃

(1)胡萝卜与山楂:两者分别含有丰富的维生素A和维生素C,但胡萝卜同时还含有维生素C分解酶,会加速维生素C的氧化,破坏维生素C的生理活性,使山楂的营养价值降低。

（2）核桃与白酒：核桃含有丰富的蛋白质、脂肪和矿物质，但核桃性热，多食易出现燥火。白酒甘辛火热，两者同食易致血热，严重者可导致咯血、鼻血。

（3）橘子与萝卜：萝卜含较多的酶类及硫化物，食后体内可产生一种抗甲状腺物质，抑制甲状腺素的形成，阻碍甲状腺对碘的摄取。橘子含的黄酮类物质在体内可转化成羟基苯甲酸及阿魏酸，能加强对甲状腺的抑制作用，从而诱发或导致甲状腺肿大。

（4）橘子与牛奶：一般情况下，在喝牛奶前后的1个小时内，不宜吃橘子，这是因为牛奶中的蛋白质一旦遇到橘子中的果子酸，便会发生凝固，从而影响消化与吸收。

（5）牛奶与果汁：牛奶含丰富的蛋白质，其中80%为酪蛋白；牛奶的酸碱度在4.6以下时，大量酪蛋白便发生凝集、沉淀，不利于消化吸收，严重者可致消化不良或腹泻。故在喝牛奶或冲调奶粉时不宜添加果汁等酸性饮料，在饮用牛奶乳制品后，也不宜立即进食水果等酸性食物。

（6）水果与海味食品：海味中的鱼、虾等都含有丰富的蛋白质和钙等营养成分，若与含鞣酸较多的柿子、葡萄、石榴、山楂、青果、杏、酸梅等水果同食，不仅降低海味食品的营养价值，而且会因海味中的钙与鞣酸结合生成的不易消化物刺激胃肠道，造成腹痛、恶心、呕吐等症状。

（7）水生甲壳类食物与富含维生素C食物：水生甲壳类食物，含有浓度很高的"五价砷化合物"，该物质对人体无毒害，但若在服用维生素C片剂或大量进食辣椒、番茄、苦瓜、柑橘、柠檬等富含维生素C的食物后，会使无毒的"五价砷"转为"三价砷"，即剧毒的"砒霜"。所以，在服用维生素C或大量进食富含维生素C的食物期间，别吃河虾、蟹等甲壳类食物。

6.要注意水果的四气五味　祖国医学认为，水果同药物一样，也有性味、功效和宜禁的不同。红枣甘温，具有补脾健胃、润肺安神等功效，但多食则生痰、助热、损齿，食积、哮喘、高血压等病人不宜多吃。梨子甘凉，有润肺止咳、清热化痰、止渴、通肠等多种功效，但多食则损伤脾胃，体弱、消化不良、慢性腹泻的人不宜吃。桃子甘温，多食生热，还可引起痤疮等病症。李子甘凉，多食则助湿生痰、诱发疟疾、痢疾，脾胃虚弱者不宜食用。酸梅酸温，多食伤齿，也生痰助热，痰饮病症如咳嗽、胀满及女子停经者均不宜食用。西瓜是盛夏的佳品，有解暑除烦、止渴醒酒之功，能治咽喉肿痛、口舌生疮等病，但其性甘寒，产后、病后及腹泻之人均不宜吃。就是健康人也不能多吃，反之则积寒、助湿而发病。

山慈姑是肿瘤患者的良药，有破血、通淋、滑胎、利窍的作用，但其性甘苦寒，对孕妇、痈疮及失血等病人均不宜食。健康人多食也会动血、生风、损齿。

7.某些疾病服食水果的宜忌　糖尿病患者宜吃菠萝、梨、樱桃、话梅等，忌吃柿子。肝炎患者宜吃香蕉、西瓜、柠檬、大枣等，忌多吃苹果。肾炎患者宜吃多种果汁、果浆、黑皮西瓜、红枣等，忌吃香蕉。胆固醇高的人宜多吃苹果。肠道病患者宜吃石榴、红果、荔枝、苹果等，忌吃生枣。高血压患者宜吃香蕉、苹果等。哮喘患者宜吃梨和荔枝等。患有口腔疾病者宜吃西瓜，忌食橘子和荔枝等。

8.儿童吃水果要适量　水果含有糖类、维生素和矿物质等营养素,儿童适量食用对身体发育确有好处。因此,有些家长就给小孩吃很多水果,这样做并不正确。

从生理角度上讲,进食过多水果,就会加重消化器官的负担,从而导致消化和吸收功能障碍。据报道,75%的7岁以下儿童对水果中含的果糖吸收不好。有一种叫"水果尿"的疾病,就是由于吃大量水果后,水果中的大量糖分不被吸收利用,而从肾脏排出,引起尿液变化,出现"水果尿"后,如仍吃过多的水果,还可引起肾脏的病理性改变。另外从水果的特性上看,有些水果更不宜多吃。如橘子吃多了,由于橘子中的糖不能转化成脂肪贮存体内,容易"上火";梨吃多了会伤脾胃;柿子吃多了,大便会干燥;荔枝吃多了,会出现四肢冰冷、无力、多汗、腹痛、腹泻。有些水果中含有较多的酸类或发酵糖类,对牙齿有腐蚀性,易造成龋齿。

9.成人吃水果要适量　对成年人来说,吃水果亦有个量的问题,如下所述:

科学家还认为,人体缺铜会导致血液内胆固醇增高,引起冠心病。当然,适量食用水果不会导致这种情况。荔枝有降血糖的作用,一次进食过多,便容易发生低血糖症,出现头昏、出汗等,严重的还会发生血压下降,临床上叫作"荔枝病"。龙眼中含有丰富的蛋白质和糖分,如果一次食之过多,就会影响食欲。

金黄透红的柿子,既香甜,又适口,所含维生素C和糖甚多。但柿子性寒,产后和体弱的人均不宜食用,即使是健康人,吃得过多,也会影响消化,引起腹胀、腹痛、腹泻、恶心、呕吐等症状。如果在空腹时大量食用柿子,还可能在胃里形成结石,叫作柿石症。因为柿子含有较多的柿胶酚、单宁和胶质,这些物质遇到较多的胃酸(空腹时胃酸较多),就会形成不溶性的沉淀。若颗粒小,还可随大便排出体外;若沉淀多,结成大块,不易排出,就可形成胃结石。另外,柿子中所含的单宁,能妨碍铁的吸收,因此贫血者不能食。

10.酸性水果不能与海鲜同吃　海鲜、水果都是人们喜欢吃的食物。但在品尝海味的同时,如果吃葡萄、山楂、石榴、柿子等酸性水果就会出现呕吐、腹泻、腹痛、腹胀等食物中毒现象。这是因为酸性水果含有单宁酸,遇到水产蛋白质会沉淀凝固成不容易消化的物质。单宁酸还有收敛作用,能抑制消化液的分泌,使凝固物质长时间滞留在肠道内。所以如果吃海鲜后想吃酸性水果,应间隔4小时以上。

11.入秋多吃水果应防其弊　入秋以后,梨、葡萄、柿、山楂、苹果等水果相继上市,这些水果不但含有丰富的维生素及其他营养物质,各具独特的可口风味;而且还有一定的药用价值。然而,如果食之不当或者吃得过多,将会带来一些弊病甚至影响健康。

梨,有润肺止咳、清热化痰等功效。但属生冷、寒凉果品,吃得过多会伤脾胃,能引起胃病、腹泻。尤其是产妇以及患有脾虚胃寒、大便溏泄、腹部冷痛等病的人,更应注意慎食。

葡萄,有解表透疹、利尿、安神等功效。但糖尿病、重度结核病、肥胖病、胃肠溃疡及慢性腹泻患者不宜吃,因葡萄含多量的枸橼酸、苹果酸、酒石酸等,如果一次吃得过多会伤脾生内热。便秘的人也不宜多吃,又因含大量糖分,如一次吃得太多会影响人的正常食欲。

（三）食用蔬菜要科学

1.新鲜蔬菜宜多洗　原因是，蔬菜越新鲜，残留的有害物质越浓，对人体的危害就越大。因此，家庭主妇在清洗这些蔬菜时必须要认真多洗。

对于营养成分与存放时间的关系，一些专家在研究后发现：西红柿、马铃薯和菜花经过1周的存放，其维生素C的含量有所下降；而甘蓝、青椒和菠菜存放1周后，其维生素C的含量几乎没变。经过冷藏保存的蔬菜其营养素的损失微乎其微。所以，蔬菜放上几天并不会影响其营养价值，而残留蔬菜上的有害物质却会逐渐分解衰减。此时再经过认真清洗，就能做到既营养丰富、又卫生安全。

2.蔬菜的营养与其颜色有关　蔬菜的颜色有黄、红、白、绿、紫、黑等，营养学家通过分析，发现蔬菜的营养价值遵循着一个由深色到浅色的递减规律，就是说颜色愈深的菜，所含维生素和胡萝卜素愈多，而浅色蔬菜所含营养素相对较少。按照蔬菜的4种主要颜色，我们分别举例说明：

（1）白色蔬菜，如竹笋、菜花、马铃薯、茭白等，它们的成分以糖和水为主，营养素较少。

（2）黄色蔬菜，如南瓜、笋瓜等，营养价值比白色蔬菜高。黄色蔬菜中的化学物质在一定程度上能预防心脏病和老年失明。

（3）红色蔬菜，如西红柿、红辣椒、胡萝卜等，营养价值高于黄色和白色蔬菜。其中的β-胡萝卜素与红色素能增加人体中细胞的活动，提高人体抵抗感冒的能力。

（4）绿色蔬菜，如青菜、菠菜、韭菜、油菜、空心菜、芹菜等，含有丰富的维生素，还含有胡萝卜素和各种微量元素，营养价值高于红色蔬菜。

蔬菜颜色对营养价值的影响，甚至反映到同种蔬菜中。如红薯的营养价值比白薯高得多，黑木耳中各种维生素含量高于白木耳（银耳）。再者，即使同一种蔬菜中，各部分颜色的不同，营养价值相差也相当大。如大葱的绿叶部分的各种维生素的含量要比葱白部分高4~10倍，芹菜的绿叶中胡萝卜素比茎中所含的高6倍。

为了满足人体对各种维生素及营养成分的需求，吃的蔬菜的颜色应以绿、红为主，并力求多样化。营养专家建议应开展蔬菜及食品的"四色运动"，把各色食物搭配起来吃，这不仅可增加食欲，也可避免因偏食而造成的营养不良。

3.要注意蔬菜的寒与热　蔬菜不仅含有常量元素、微量元素、维生素和纤维素，而且有寒热之分和食用宜忌。

蔬菜中偏于寒性的较多，可以清热去火。如常吃的黄瓜能清热利尿。茄子能活血利尿、清热消肿。西红柿能清热解暑、生津止渴、凉血活血。冬瓜能清热去毒、利尿消肿、化痰止渴。白萝卜能清热行气化痰，但胃痛者及服用人参、鹿茸补药的同时应忌食。芹菜能清热利尿、凉血、清肝热、降血压，但血虚者不宜食用。莴苣能清热明目，并可通乳下奶，对生奶疮的妇女尤为适宜。竹笋能清热利尿、化痰开胃，但发疮毒、痈疽者应忌食。

蔬菜中也有一些辛温偏热的，有助于升热散寒。如常吃的小葱能发散风寒、通鼻窍，可治疗风寒感冒。大蒜能温胃行气、解毒杀虫，可增进血液循环，使手脚发热、面部发红。洋葱的功能与大蒜相似,但多食会腹胀。香菜能内通心脾,外达四肢,祛风寒,但阴虚、皮肤瘙痒者应忌食。芥菜能温胃散寒,但多吃可积热生火,发痔疮者应忌食。韭菜能行气活血补阳,但阳亢者和孕妇不宜食用。辣椒能温中散寒,可增进食欲、促进消化,用于治疗风湿、冻疮,但热盛火旺者应忌食。

4.蔬菜的选择 蔬菜有旺季、淡季之分。一般在旺季,黄瓜、西红柿、茄子、辣椒、扁豆、豇豆、冬瓜等蔬菜,不仅数量多、质量好,且价格低,而且营养也很丰富。这时应多吃新鲜蔬菜,将其烹制成各种风味独特的佳肴,如蓑衣黄瓜、糖醋黄瓜、扒瓜条、木樨柿子、糖拌柿子、烧芸豆、烧茄子、蒜茄子、炸茄盒、清炒扁豆、炝拌豇豆等。

到了蔬菜的淡季,新鲜蔬菜产量少、价格贵,价格一般是旺季的8～10倍。因此,有些人不能顿顿食用鲜菜。这时可食用一些豆制品、豆芽、海带、海白菜等。这些菜不仅价格适宜,而且营养丰富,含有丰富的蛋白质、脂肪、无机盐和维生素,且可制作成多种菜肴,如熘豆腐、麻辣豆腐、家常豆腐、葱拌豆腐、炒绿豆芽、尖椒炒豆腐干、拌海带丝、拌海白菜、拌干豆腐丝等。这样安排淡、旺季的吃菜,既保证了营养,又经济实惠。

(四)合理搭配食物

我国传统的"以粮为主、粗细搭配、荤素搭配、三餐合理"的膳食结构,是当今世界公认的最佳膳食模式——东方膳食模式。这种膳食结构具有深刻的养生防病内涵。其中的"粗细搭配、荤素搭配"就是利用营养互补作用的最好形式。经过搭配的膳食,由于各种食物各自蛋白质中所缺的氨基酸得到互补,其营养价值就比单吃一种食物提高很多。如粮谷类食物蛋白质含赖氨酸较少,而豆类和动物性食物含赖氨酸较多,两者同时吃时,后者能有效地弥补前者的缺陷。同时,粮谷类蛋白质含亮氨酸较多,又能弥补肉禽鱼类蛋白质中亮氨酸较少的缺陷。

由上可知,为了达到食物蛋白质的互补最佳效果,食物种类应该多一些,食物的种属应该远一些。还要注意用时混食,这也就解释了"粗细搭配、荤素搭配"的合理性。那么,什么样的食谱能达到营养互补的最佳效果?理论上讲,应该把8种必需氨基酸的数量和比例都配合适当。但在实际生活中,国际上通行的是在赖氨酸、色氨酸、蛋氨酸3种之中先取一种作为配合依据。因为这3种氨基酸在很多国家的膳食中较易缺少。例如我国膳食中比重最大的是粮食和蔬菜,这两类食物都缺少赖氨酸,所以食物搭配就应以弥补赖氨酸不足为主。

(五)还是传统的"米麦相扶、干稀两便"好

"米麦相扶,干稀两便"这是我们祖先世代留传的有关饮食的格言。尽管我们每天都按这格言去做、去吃,但却听不到任何人讲了。年轻的一代早已不知有这么一说,真可惜啊!

"米麦相扶"已是数千年来饮食经验之积累,形成习惯,变成传统。原因在于这样吃,适体养身,吃得舒服,它内蕴利于健康的寒凉、温热,这不仅仅是若干营养成分的调剂作用,还有许多体现为寒凉、温热的成分在起作用。

众所周知,南米北面,是中国主食的特征,以前北方视米为杂粮,南方将面作为

杂粮。南方人日日吃米,不时地要吃些面制品;北方人日日吃面,不时地要吃些米粥。从中国饮食养生的传统观念来看,米类有籼、粳、糯和早、中、晚之别,其温凉虽有不同,总体是偏于寒凉的。小麦面亦有不同种类,总体偏于温热。"米麦相扶",一个寒凉,一个温热,才不至于使体内脏腑之气偏亢。若总食寒凉,由于寒冷伤阳,使人机体功能低下;若总食温热,由于温热助阳,使人机体功能偏亢,产生火,产生热。只有米麦相扶,才能使机体阴阳平衡,身体健康。

"干稀两便"。西餐无主食、副食之分,故而重汤;中餐分为主食、副食,主食比例大,在于汤之外,还讲究吃些稀的主食。其稀,南方是米粥,北方则为小米粥或面汤。农村对此更明显。平日两干一稀,或两稀一干;农忙全干,冬闲全稀。人们随着季节变化与实际需要而调剂,遂得健康生息。

(六)"按时择茶"好

所谓"按时择茶",是说按春夏秋冬时序的更迭,选择品种,它符合中医所说的"顺四时而适寒暑"。

1.春天多饮花茶好 花茶甘凉而兼芳香辛散之气,有利于助发春阳。中医认为,"春天宜养阳气",故可借花茶之花升发阳气,令人心旷神怡,使精神、情志、气血亦如春阳萌发升发,精神振奋,心情舒畅,大脑清醒,"春困"自消,从而达到春天养生要"以使志生"之目的。

2.夏天宜饮绿茶 炎热的夏天,人们挥汗如雨,体力大量消耗,精神不振,此时宜多饮绿茶,因其性寒,"寒可清热",且滋味甘香,能生津止渴,又有较强收敛性,也能止汗,还富含氨基酸、维生素、矿物质,在消暑降温的前提下,又能增添营养,一举两得,相得益彰。

3.秋天润燥宜饮青茶 青茶又称乌龙茶,此茶辛凉甘润,既有绿茶醇和甘爽、红茶浓醇鲜甜滋味,又具花茶芬芳幽香、清心怡志的香韵,故能润肺生津,克服秋燥给人带来的损伤。

4.冬天多饮红茶 红茶甘温,可养人阳气,且汤色胭红艳艳,能给人以温暖感觉;红茶汤中,还可以加糖和奶、添芝麻、调蜜糖,既能生热暖腹,又可增添营养,更可加香槟或各式美酒,调成别具风味的茶酒饮料,茶味醇香,故冬天喝红茶能温暖人体阳气、祛寒,可多喝之。

(七)中药泡茶常服有害

由于喝茶的好处很多,人们都喜欢喝茶,这是无可非议的。随着保健意识的增强,不少人常常在茶中放一些中药,以增强喝茶的疗效,如有人嗓子痛,就在茶中放点胖大海,以清热利咽;如有人血压、血脂高,常喝用决明子泡的茶;又有人心脏不大好,就常喝银杏叶茶,至于枸杞子由于色红、又有补血滋阴的作用,喝枸杞子茶的人就更多了,除了上面提到的一些中药外,人参、甘草、西洋参、杜仲等中药亦常常使用,像这样长年累月地用中药泡茶是否有不宜之处或者说有害呢?答案当然是肯定的,即不宜常服中药泡茶。

1."是药三分毒" 药物是用来治病的,任何中药都有一定的毒性,应该点到为止,千万不可长期服用,正如《黄帝内经》所说:"久而服之,夭之由也",意思是说,如果长久地服用一些中药，可使此药所入之脏偏胜，其脏气偏胜，就会影响另一脏的功能，时间长了，人就会短命，也就是说，尽管你服的中药是针对你的病症而选用的，亦不可长久服用，病差不多了，即应停药。

2.喝中药茶宜辨证　祖国医学治疗疾病最大的特点是"辨证论治"，对症下药，但很多人喝药茶不是在医生指导下选择适合自己病情、体质的药茶，而是只要这个药茶好就喝，如有的人气本不虚，却常喝人参茶，要不了多久，就会上火、咽干。有的人血不虚，却常喝枸杞茶。"虚者补之，实者泻之"，这是中医看病保健最基本的一条原则。"气虚补气""血虚补血""阴虚补阴""阳虚补阳"，即必须选择适合自己病情的药物，而不是这个药好即吃、即喝。

3.中药泡茶要因人、因时、因地而异　选用中药泡茶进行保健养生，必须因人、因时、因地，绝对不能随意喝之。因人是指人们因年龄、性别、职业、体质不同，所选择的药茶亦不同，如干重体力活的，可喝点西洋参茶，因为干重活耗气伤津，易造成气阴两伤，而西洋参既补气又养阴；如脑力劳动者，因经常挖空心思、绞尽脑汁，常致使心血不足，就应喝点枸杞、莲子茶。因地，是指因地区不同，地理环境差异很大，人们所喝的药茶亦不同。因时，是指春夏秋冬季节不同，所喝药茶也要有讲究，如春季宜喝点花茶，可清除内热或消除春温之气的侵袭；如冬季就应喝点红茶，暖暖胃。

总之，运用药茶保健，必须讲究科学，最好在医生指导下进行，千万注意不要长久地饮服一种药茶。

（八）与酒相克的食物

"无酒不成席"这句话恐怕在中国已家喻户晓，可是您知道喝酒时不应再吃什么食物吗？

1.酒后不宜再吃芥与辛辣的食物　李时珍《本草纲目》中说："酒后食芥及辣物，缓人筋骨"。意思是说，若酒后再吃芥与辣的食物，可使人疲惫痿软。又为何原因呢？酒本为大辛大热，而芥与辣物，亦属大热，刺激性很强，二者同食，火上加油，致人生火动血。若是素体阴虚阳盛，害处更大，此外，辛辣动火之物，皆能刺激神经扩张血管，更助长酒精的麻醉作用。

2.喝酒不宜再吃糖　每逢婚庆喜宴，酒与糖是必不可少的两样东西。婚姻是人生中的最大一件事，哪有不喝喜酒吃喜糖的。但《本草纲目》引述陈藏器话说："凡酒忌诸甜物"，这又是为什么呢？

中医学认为，糖类味皆甘，而甘生酸，酸生火，特别是饴糖、红糖尤甚。而酒类甘辛大热，故酒与糖不宜相配，久则生热动火，损害身体。

现代营养学认为，酒精能影响糖的代谢，原因是酒精氧化形成过剩的还原辅酶Ⅰ，从而使三羧酸循环受到抑制，这时被外周利用的葡萄糖数量因而降低，导致血糖上升，吃糖时饮酒，影响糖的吸收，格外容易产生糖尿。

此外，酒与茶亦有相克之处，如《本草纲目》中说："酒后饮茶伤肾脏，腰脚重坠，膀胱冷痛，兼患痰饮水肿，消渴挛痛之疾。"意思是说，嗜酒又好饮浓茶的人，久而久之，造成肾脏的损害，出现膀胱冷痛，水肿消渴等肾功能不全的症状。中医营养学认为,米酒味甘微寒,能补虚润肠清热解毒,白酒甘辛大热能散冷气,通血脉,除风下气,性味功能皆相左。

(九)与鸡蛋相克的食物

所谓相克,是指食物之间的"拮抗作用",若食物相克,则降低食物的营养素的利用率或引起中毒反应。鸡蛋是人们常吃的食物,由于鸡蛋含有人体所必需的八种氨基酸,其蛋白质的生物价接近100,利用率最高,营养价值最好,故鸡蛋几乎人人皆吃,爱吃,但对于与鸡蛋相克的食物却鲜为人知。

1.鸡蛋不宜与白糖同煮　糖水荷包蛋被人们视为一种营养价值很高的食物,用鸡蛋与白糖同煮,会使蛋白质中的氨基酸形成果糖基赖氨酸的结合物,这种物质不容易被人体吸收。而且还会对人体产生不良影响。

2.鸡蛋与豆浆不宜同吃　豆浆性味甘平,含植物蛋白、脂肪、糖类、维生素、矿物质,又含皂甙、胰蛋白酶等,这些成分与鸡蛋中的部分生物活性物质相遇,则发生反应,如蛋清中的卵黏蛋白与豆浆白胰蛋白酶结合后,则失去营养成分,降低了营养价值。

3.鸡蛋与兔肉同食亦不妥　李时珍《本草纲目》说:"鸡蛋同兔肉食成泄痢"。究其原因,兔肉性味甘寒酸冷,鸡蛋甘平微寒,二者各有一些生物活性物质,若同炒共食,则易产生刺激胃肠道的物质而引起腹泻,故不宜同食。

此外,亦有人认为,鸡蛋还不宜与生葱、蒜同时食用,否则易诱发哮喘或气短。

(十)吃牛肉必须注意的问题

牛肉是我国人民日常生活中普遍食用的三大肉食之一。牛肉蛋白质中所含人体必需氨基酸甚多,故营养价值高,老年人、儿童、身体虚弱及病后恢复期的人吃牛肉非常适宜。但牛肉是一种发物,凡患有疮毒、湿疹、瘙痒等症者应忌食;肝炎、肾炎患者亦应慎食,以免病情复发或加重。研究人员发现,吃牛肉过多的人患大肠癌的可能性较大,这是因为牛肉中含有丙醛。不新鲜的牛肉或变质牛肉,丙醛含量会增多。丙醛是一种致癌物,因此吃牛肉要适量,以新鲜为好,即使放入冰箱内贮存,时间也不能过长,取出食用时应放在冰箱下层慢慢解冻,以免丙醛量增多。

食用死牛肉容易发生沙门菌引起的食物中毒,因为7%的牛体内含有这种细菌。人们吃了被沙门菌污染的牛肉会引起肠道反应和中毒症状,多有畏寒、发热、头昏、头痛、恶心、呕吐、腹痛、腹泻等,严重时会出现抽搐、昏迷,甚至死亡。因此,死牛肉不宜食用。

牛脑、牛肝、牛肾等胆固醇含量偏高,凡患有高血压、冠心病、慢性肾炎、脂肪肝、肥胖病等症的人均不宜食用。

(十一)喝足水最重要

除了空气之外,水对于人类的生存来说,是最重要的。一个正常的成年人,机体成分中的60%~70%是水。没有水,我们最多只能活几天。然而许多人对于水的重要性却认识不够,他们并不知道每日到底应当喝多少水。事实上,有相当一部分人长期处于一种缺水状态。

没有水,人体很快会因中毒而死,毒物正是人体自身的代谢产物。肾脏排泄掉的尿酸和尿碱必须要溶解在水中,随尿液排出体外,而如果没有足量的水,这些代谢产物就不能够被有效地清除,可能会造成肾结石。水对于人体消化和代谢过程中所必需的化学变化来说,也是必不可少的。水可以通过血液将氧气和各种营养物质带到机体细胞中,并且有助于通过呼吸控制体温。水还可以润滑全身各部位的关节。

我们的每一次呼吸甚至都需要水的参与。因为肺必须在一定的湿度环境下,才能吸入氧气,呼出二氧化碳。你也许不会相信,我们每天通过呼吸大约要消耗掉500毫升水。

水,还可以称作是天然的良药,因为很多的调查和研究都表明:每天大量饮水,可增强机体的抵抗力,预防疾病的发生。所以,如果你每日的饮水量不足,可能会损伤身体的多种生理功能。来自美国著名的加利福尼亚大学的肥胖症研究专家霍华德·弗雷克斯博士指出:"由于饮水量不足,许多人出现肥胖、肌肉萎缩、消化系统等方面的功能障碍。另一方面,体内毒性蓄积,出现关节和肌肉酸痛以及水潴留。"

何谓水潴留?你也许会感到奇怪。这就是说,如果你饮水不足,机体会自动地储存体内的水分,以至各种有毒物质不能及时排出体外,最终造成机体中毒。

美国西南部地区一家营养研究中心的主任唐纳德·罗伯森博士说:"适量的饮水是控制体重的重要因素。尤其是对于那些正在减肥的人来说,如果饮水量不足,将会影响脂肪的代谢。另外,若出现水潴留,便会使体重进一步增加"。

那么,每天我们到底应当饮用多少升的水呢?

一个健康的成年人,每日至少应饮水8~10杯(约200毫升的水杯)。如果活动量较大或气候干热,还应适量增加。对于比较肥胖的人来说,每超过标准体重10千克,应增加一杯的饮水量。

美国国际运动医学研究所的专家,对人的每日饮水量运用下列公式进行计算,在活动量一般的情况下,每千克体重饮水量等于30毫升(按此推算,体重70千克的人饮水量应是200毫升的水杯10杯)。

也许你会为此感到困惑:如果喝这么多的水,排尿的次数会不会大大增多?是的。但是,几个星期以后,你的膀胱便自动地调整和适应,你的排尿次数将会相应减少,而每次排尿量相应增多。

总之,每日饮用足够量的水,会促进你的健康,预防疾病,同时也能维持你的标准体重。现在,你可以对照检查一下自己。每天,你喝足水了吗?

(十二)清晨起来最好喝杯水

清晨空腹喝杯水,对健康、延年益寿可有以下好处:

1.利尿作用　清晨空腹饮水15~30分钟就有利尿作用,一小时可达高峰,清晨空腹饮水利尿作用表现最快速而明显。

2.排毒作用　我国大多数人都习惯在晚上这顿吃得好一些,因此运动蛋白质及盐分进入体内也相对较多。运动蛋白质在体内经过代谢分解都产生一定的毒性物质,这些毒性物质必须尽快从尿中排出,而我们一些人晚上都不愿多饮水,怕影响睡眠，以致早上第一次尿液很浓、颜色很深。所以早上起床后有必要饮水促进排尿。事实证明，一个人3~5天不排大便关系不大，但若2~3天不排小便，毒性物质就会在体内蓄积，继而进入脑内刺激脑组织，引起神志上的改变。

3.可防治高血压、动脉硬化的发生　目前认为高血压，动脉硬化的发生与食盐中钠离子在血管壁上沉积有关。若在早上起床后马上喝杯温开水，可以把头天晚餐吃进体内的氯化钠（即食盐）很快排出体外。平时多饮水，爱喝茶水的人，高血压、动脉硬化的发病率就较低；反之早餐吃干食，平时又无喝水习惯的人，到老年时发病率就会相对增高。

4.通便作用　清晨饮水可预防习惯性便秘，人到一定年纪很容易发生习惯性便秘，有的继发痔疮。一个人排便的时间最好在起床后半小时，这样可以把一天一夜积在肠道内的毒性物质排出体外。大便前若能先饮水一杯，可以起到刺激肠蠕动的作用，使您在排便时感觉轻松省力。若能坚持每天起床先饮水后排便，这样经过几个月就能治疗好习惯性便秘。

5.防治泌尿系统结石及泌尿系感染　泌尿系结石与尿液过浓以及尿酸盐、草酸钙等盐类沉积有关。早上饮水能马上起到利尿、稀释尿液作用，使尿酸盐结晶不易沉积。有细菌感染时，大量饮水，细菌又可随尿液排出体外，缓解症状。

6.对防治胆囊炎、胆石症有好处　胆囊炎、胆石症与胆固醇结晶沉积有关。饮水特别是空腹饮水有稀释胆汁的作用，使细菌及胆固醇结晶不易沉积下来。胆囊炎胆石症大多是40岁以上的女性为多，有人分析这很可能与女同志比男同志平时饮水少，无喝茶水习惯有一定的关系。

7.预防胃、十二指肠腹部溃疡及慢性胃炎　大部分溃疡都是胃分泌液（胃酸等）过量，胃酸刺激引起局部疼痛，部分胃炎是由于胆汁或肠液反流（尤其是清晨空腹）入胃所引起，即所谓反流性胃炎。清早起床喝杯水可冲淡稀释胃酸及防止胆汁反流入胃。已反流入胃的肠液胆汁也可因进水而稀释，减轻对胃的刺激。

8.可减少或避免许多药物的副作用及毒性反应　许多抗生素类药物及大部分人工合成的化学药物对人体都有一定的毒性。磺胺类在泌尿系统可形成结晶，需一定的尿量才能溶解冲走。因此，无论是吃药或打针都要每天保持一定的尿量，清晨饮水就显得特别重要。

饮水量按每个人具体情况而定，一般在200~400毫升，过多饮水对胃不利，也影响早餐进食。至于喝什么样的水，以温白开水为好。

（十三）多咽几口唾沫有益健康

不少人常常有吐口水的习惯，究其原因是他们认为口水对人没有什么益处，不如吐掉可使咽里干净利落，殊不知这是大错特错的。

唾液，俗称口水，为津液所化。中医认为，它是一种与生命密切相关的天然补品，所以古人给予"玉泉""琼浆""金津玉液""甘露""华池之水"等美称。漱津咽唾，古称"胎食"，是古代非常倡导的一种强身方法。

1.唾液的保健作用　《素问·宣明五气篇》说："脾为涎，肾为唾"，唾液由脾肾所主。脾肾乃先天、后天之本，与健康长寿密切相关，因此，唾液在摄生保健中具有特殊价值。李时珍说:"人舌下有四窍,两窍通心气,两窍通肾气。心气流于舌下为灵液。道家语之金浆玉醴,溢为醴泉,聚为华池,散为津液,降为甘露,所以灌溉脏腑,润泽肢体。故修养家咽津纳气,谓之清水灌灵根。"《红炉点雪》中指出:"津既咽下,在心化血,在肝明目,在脾养神,在肺助气,在肾生精,自然百骸调畅,诸病不生。"可见唾液的作用是多方面的。

吞津咽液能益寿延年的道理已被现代科学所证实。唾液中包含了血浆中的各类成分,含有10多种酶、近10种维生素、多种矿物质、有机酸和激素等,如分泌型免疫球蛋白、氨基酸、涎腺激素等,其中涎腺激素能促进细胞的生长和分裂,加速细胞内脱氧核糖核酸、核糖核酸和蛋白质的完成,延缓人体功能衰老。经常保持唾液分泌旺盛,直接参与机体的新陈代谢过程,从而改善毛发、肌肉、筋骨、血液、脏腑的功能,增强免疫功能,预防疾病,达到祛病延年的目的。

2.咽唾养生长寿　坐、卧、站姿势均可,平心静气,以舌舔上,或将舌伸到上牙齿外侧,上下搅动,然后伸向里侧,再上下左右搅动,古人称其为"赤龙搅天池",待到唾液满口时,再分3次把津液咽下,并以意念送到丹田。或者与叩齿配合进行,先叩齿,后漱津咽唾。每次三度九咽,时间以早晚为好。若有时间,亦可多做几次。

第二节　食养的基本原则

所谓食养的原则,是指在日常的膳食生活中要注意科学的方法,使膳食能真正起到补养身体的作用而不致发生弊端。这正如我国现存最早的医学经典著作《内经》里所说:"谷肉果菜,食养尽之,无使过之"。一些人吃东西,总爱随心所欲,想吃什么,就吃什么;什么好吃,就吃什么。比如明明已经大腹便便,却还要每餐吃个十成饱;明明已经骨瘦如柴、大便秘结、小便黄,还要常吃易生火的食物,如生姜、葱、蒜之类。总之,人们吃东西,必须要遵循一定的原则,否则会严重损害身体健康。因为,饮食对人体健康的影响,较之于医药、体育、气功、衣着等保健措施更为重要。

(一)饮食有节

早在《内经》中就明确指出:"上古之人,其知道者,法于阴阳,和于术数,食饮有节……故能形与神俱,而尽终其天年,度百岁乃去",由此看来,人们能否活到自己应该活到的岁数——天年,关键的问题之一是要"饮食有节"。

所谓饮食有节,是指人们对饮食要有严格的节制,要适量,起居生活要有规律,不能见到好吃的,就拼命地吃;不好吃的,就只吃一点点。大养生家葛洪说:"善养生者,食不过饱,饮不过多。"《内经》亦云"饮食自倍,肠胃乃伤";"卒然多食饮,则肠满";"人饮食劳倦即伤脾"。唐代药王孙思邈更明确指出:"饮食过多则积聚,渴饮过多则成痰。"龚廷贤在《寿世保元》一书中对饮食厚味过度之危害说得更透彻:"善养身者养内,不善养身者养外,养内者以恬脏腑、调顺血脉,使一身流行冲和、百病不作;养外者恣口腹之欲,极滋味之美,穷饮食之乐,虽肌体充腴,容色悦泽,而酷

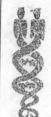

烈之气,内蚀脏腑,精神虚矣。安能保令太和,以臻遐龄……人之可畏者,衽席饮食之间;而不知之为戒,过者。"

古人的上述精辟见解,现在越来越得到证实。自20世纪30年代,人们对节食抗衰的研究,迄今已经历了4个阶段。第一阶段始自1934年首次发现限制老鼠的饮食量能显著地延长其寿命;第二阶段大约迄止到1975年以前,人们对节食抗衰的研究着重在其作用的探索上,也就是说观察到节食抗衰的作用在于降低了老年病的发生率、改善了老年性代谢。而1975年以后,节食抗衰的研究越来越转向机制方面的研究,对节食抗衰的机制提出了种种假说,这也就是第三阶段。第四阶段则是使节食抗衰从动物实验走向人类应用。

澳大利亚科学家文佛里指出:"人们普遍认为'吃得多是福'和'吃得多可以长寿'"。其实正好相反,吃得多会短寿,吃得多使人提前衰老。如果人们将食物大大减少,就可能活到120岁,但很少有人活那么久,其主要原因是生病。他们用动物做过实验,发现大大减少它们的食物,其寿命就大大延长。如果食物减半,动物的寿命就延长70%。他接着指出:"今天,我们给儿童的食物过多,这不是爱护儿童,而是使他们短寿。完全是'好心办坏事,动机良好,效果糟糕。"

据近几年国内外调查资料介绍,百岁以上老人中有70%以上都有节制饮食的习惯。科学研究发现,让老年人胃肠经常保持在微饥状态,对大脑、自主神经、内分泌和免疫系统的功能都能产生良好的刺激作用。不久前,设在美国亚利桑那沙漠的"生物圈2号"的人体试验结果亦显示,节食对健康有益。有的学者通过试验认为,生命早期过度进食会促进发育早熟,而成熟后过度进食又可增加某些退行性疾病的发生,如脂肪肝、肝硬化等,从而缩短寿命。因此,适当地节制饮食,是长寿的秘诀。

要做到饮食有节,关键在于控制饮食的量和遵守进食时间。

1.定量 此指人们吃东西不要太多,亦不要太少,而要恰到好处。人体对饮食的消化、吸收、输布、贮存,主要靠脾胃来完成。若饮食过度,超过了脾胃的正常运化食物量,就会产生许多疾病。南北朝时著名道家、医药学家陶隐居曾写过这样一首诗:"何必餐霞服大药,妄意延年等龟鹤"。在饮食嗜欲中,改掉那些最突出的毛病,就会给你带来安乐。

那么,哪些是饮食嗜欲中的"甚者"呢? 饮食过饱就是一甚。饮食过量,系指在短时间内突进大量食物,加重胃肠负担,使食物滞留于肠胃,不能及时消化,影响营养的吸收和输布。脾胃功能也因承受过重而受到损伤,其结果是难以供给人体生命所需要的足够营养。《东谷赘言》中曾明确指出多食对人的具体危害:"多食之人有五患:一者大便数,二者小便数,三者扰睡眠,四者身重不堪修养,五者多患食不消化。"

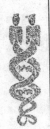

人一生中接触最多的便是饮食,饮食无度岂能壮身。平时饮食应注意"五戒""四不"。五戒为:饥戒暴饮、累戒即饮、喜戒狂饮、愁戒不饮、暮戒饱饮;"四不"为:不饮空心茶、不饮无量酒、不贪喜食之物、不吃相克之食。归结一点,人生在世应忌避一个贪字。贪,是人之弱处,就饮食而言,贪食者多病,只有饮食有节度,才能体健寿长。

此外,饮食亦不可过少,有些人片面认为吃得越少越好,强迫自己挨饿,其结果身体得不到足够的营养,反而虚弱不堪。正确的方法是"量腹节所受",即根据自己平时的饭量来决定每餐该吃多少。

阿拉伯民族有一句谚语:"老头子最毒辣的敌人,莫过于手艺高明的厨子",这话是颇有些道理的。因为"手艺高明的厨子",必然是烹调手艺超乎一般,制作出来的菜肴、点心,也必然是风味特佳、诱人馋涎。不光是老头子,就是一般的人,在这美馔佳肴之前,也怦然心动,不禁放开肚量饱吃一顿,失去控制。因此,要保证进食量正常,必须控制自己。著名文学家郭沫若先生学过医,他分析了杜甫之死,祸端在于莱阳聂县令送给他的一坛酒和一些牛肉,不无道理。

2.定时 "不时,不食",这是孔子给自己定下的一个饮食习惯,即不到该吃饭的时候,就不吃东西。其实,关于饮食的摄入宜定时的问题,早在《尚书》里就有论述:"食哉惟时"。一日三餐,食之有时,脾胃适应了这种进食规律,到时候便会做好消化食物的准备。而且有规律的进食,可以保证消化、吸收功能有节奏地进行活动,脾胃则可协调配合,有张有弛。此外,人大脑消化中枢的工作节律,决定人的用餐一定要定时,否则就会产生饥饿感或饱食感,并会引起食欲消退、胃纳不佳等。长期如此,还会导致消化系统或其他方面的疾病。有人不按时用餐而用吃零食来弥补,这其实是帮倒忙。因为,吃零食是会加剧消化系统工作节律的紊乱的。一日三餐,是人们几千年来所形成的生活习惯,有的人早餐不吃,午餐大吃大喝;有些双职工,白天没时间,下班后全家团聚,晚餐大吃一顿,这些都不正确。

(1)不吃早餐弊害多:因为,不吃早餐不但易使人饥肠饿肚,而且还会给人体健康带来意想不到的弊害。

第一,长期不吃早餐易患胆结石。据国外专家调查,发现胆结石患者中有97%以上的人不吃早餐。不吃早餐的人,胆囊中胆固醇含量比吃早餐的人高33%。而众所周知,胆汁中胆固醇含量增高,很容易在胆囊中形成胆结石,空腹则会加速胆结石形成。

第二,不吃早餐可增加上午突发心脏病危险。一些研究证实,早晨的某些生理学变化(如血压升高、心率加快)可能是危险因素。但有的研究认为,人刚起床,血小板聚集或黏附性增加,使已因粥样硬化斑块而狭窄的动脉内血流减慢。心脏病学家 Cifkova 在华盛顿召开的美国全国胆固醇和高血压控制会议上指出,不吃早餐可能显著增加血小板黏附性,健康志愿者血清标记蛋白 β-凝血球蛋白(β-TG)的平均浓度一般为 30ng/ml,而未吃早餐者清晨(β-TG)浓度则增高 7 倍。

第三,不吃早餐易诱发胃炎。如不进早餐,胃则收缩得很小,中午饱餐一顿,来个"早餐损失中餐补",势必会造成胃急剧膨胀,而损伤甚至使胃黏膜撕裂,引起疼痛。日复一日,长此以往,便会导致胃炎。

第四,不吃早餐易致肥胖。这是因为人体内的新陈代谢活动在一天的各个时间内是不相同的。一般来说,从早晨6时起人体新陈代谢开始旺盛,8~12时达到最高峰。所以说早晨吃得多、吃得好,不会发胖;相反,如果不吃早餐,中餐、晚餐必然多吃一些,就容易导致肥胖。为了防止肥胖,不仅天天要吃早餐,而且要吃得好一点,多一些,晚饭则要吃得少一些。有人观察,每天早餐进食一天总热量的50%,对体重影响不大,如果集中在晚餐一顿摄入,体重就明显增加。

(2)晚餐四不宜

第一,晚餐不宜过迟。因为,晚饭后不久就上床睡觉,不但会因胃肠的紧张蠕动而难以入睡,还会使人多做梦,影响大脑休息。此外,晚餐过迟,易患尿路结石,其原因是:尿路结石的主要成分是钙,而食物中的钙除一部分由肠壁吸收利用外,多余的钙全部从尿液中排出。而人体排尿高峰是在饭后4~5小时,而晚餐太迟,人们不再活动,而多余的钙存于尿液中不能及时排出,久之即可形成结石。

第二,晚餐不宜暴食。晚餐进食过多,会使胃机械性胀大,发生打嗝、消化不良等以及胃痛等现象。患有胃病或十二指肠溃疡的人,晚餐过量,会引起胃穿孔,甚至危及生命。

第三,晚餐不宜厚味。晚餐食入蛋、肉、鱼等,在饭后活动量减少和血流速度放慢的情况下,胰岛素能使血脂转化为脂肪,积存在皮下、心膜和血管壁上,会使人逐渐肥胖起来,容易导致心血管系统的疾患。

第四,晚餐不宜饮酒。酒的主要成分是乙醇,酒后能加速血液循环,令人兴奋,影响睡眠。晚餐经常饮酒,还会使血糖水平下降,引发"神经性低血糖症"。

那么,一日三餐又怎样吃才好呢?中医学认为,一日之中,机体阴阳有盛衰之变,白天阳旺,活动量大,故食量可稍多;而夜晚阳衰阴盛,即待寝息,以少食为宜。因此,古人有"早餐好,午餐饱,晚餐少"的名训。如清代的马齐,在《陆址仙经》中提到:"早饭淡而早,午饭厚而饱,晚饭须要少,若能常如此,无病直到老。"无怪乎一位学者诙谐地说:"早餐自己吃、中餐分给朋友一半吃、晚餐分给敌人一半吃"。

3.控制食欲 要做到饮食有节,这里的关键是要控制自己的食欲。当强烈的食欲出现时,人们几乎难以控制,这主要是一想到可以大饱口福,全身便处于亢奋状态。体内准备消化食物的各种现象纷纷出现,如心跳加快、口水外流、胃酸分泌。同时胰腺释放出胰岛素,使血糖降低,饥饿感出现。

过去人们总认为身体缺少某种营养,便十分想吃含这种养分的食品。而现在大多数专家则认识到,大脑在食欲产生中的作用比身体更大。韦因加顿教授举例说:"低血糖患者在血糖很低时,也并非一定想吃甜食,他们只是感到很不舒服,却搞不清楚体内需要什么。"

紧张与压力可能是产生突发性食欲的较重要的原因。因为心理压力大时,消化食物的动作可以起到松弛剂的作用,从而改变产生紧张的那部分神经系统的状况。专家们还发现,有些食物可促使大脑释放化学物质,如糖类可增加大脑中具有镇静作用的血清素含量。此外,心理因素也对食欲起着很大作用。

专家们在从心理学和生物化学方面研究产生食欲问题的同时,还为控制这种欲望提出了以下建议:

(1)找出诱因、搞清缘由:如果你知道何时何地你可能产生食欲,就便于对付了。假如你要去参加一个很紧张的会议,那么最好携带些低热量食物,以免会后匆匆去买薯片或糖果解馋。

（2）把进食同其他活动分开：有些人总喜欢边看书或电视边吃东西，甚至边开车边吃。如果把这些活动同吃东西彻底分开，那么在这种情况下就不再会有吃东西的欲望了。

（3）经常锻炼：如骑车、跑步和快走等。这样大脑会释放出使人舒畅的化学物质，其作用同食物所起作用完全相同。所以，经常运动的人喜爱选择低脂肪食品。

（4）按需进食：即想吃时就吃一点，不想多吃就少吃一点。如加夜班的人，在第二天早餐时，往往不想吃东西，希望赶快睡上一个好觉；心情不好的人，在吃饭时往往没有食欲；午睡过久的人，常常在晚餐时间不想吃东西；正全神贯注、忙于工作或比赛的人，自然不想停下来吃东西。对于上述情况，可等有了食欲再吃，会更好一些。对于这一点，大养生学家陶弘景早就指出："不渴强饮则胃胀，不饥强食则脾劳。"意思是，人若不渴而勉强饮水，饮后可使胃部胀满；若不饿时而勉强进食，则会影响脾胃的消化吸收，使脾胃功能受损。

"按需进食"，是适应生理、心理和环境的变化而采取的一种饮食方式，但它不是绝对的"随心所欲"。"按需进食"与一日三餐，按时吃饭的饮食习惯是相辅相成的，互为补充的。它们可以适合人们在不同的环境中的饮食需要，其目的都是为了人们的饮食活动变得更科学，对健康更有益。

（5）上夜班要吃夜餐：这是因为人体的基础代谢和从事各种活动，都需要消耗热量。成年人一日三餐饮食所能提供的热量一般为 12 552 千焦（3 000 千卡）左右，即每餐饮食所提供的热量大体为 4 184 千焦（1 000 千卡）左右。从晚餐至第二天早餐人体基础代谢约需消耗热能 2 929~3 350 千焦（700~800 千卡），晚餐后的活动加上晚间工作若在 6 小时以上，以从事轻度劳动计算，也需消耗热量 2 510~2 929 千焦（600~700 千卡），人体基础代谢加上夜间工作共需消耗热量 5 440~6 280 千焦（1 300~1 500 千卡）。因此，仅靠晚餐提供的热量是不够的，必须增加夜餐，才能维持人体的正常需要；否则体内的血糖就会偏低，影响工作效率；同时也会影响睡眠和胃肠的正常蠕动，不利于健康。如果夜餐质量太差，也不能满足人体对各种营养物质的需要，同样不利于工作和健康。因此，凡工作超过夜间 12 点的人应该吃好夜餐。

若夜餐后还要继续工作的人，其夜餐的营养应不低于白天正餐的标准。为增强夜间工作人员的适应能力，膳食中的维生素 A 和胡萝卜素的供应量要充足，要适当吃一些含维生索 A 丰富的动物肝脏、鱼卵、禽蛋和含胡萝卜素丰富的蔬菜。对于夜餐后就寝休息的人员，应以易于消化的流质饮食为好，也不可吃得过多过饱；否则，也会影响健康。

（二）合理调配

据营养学家们的分析，人体从饮食中摄取的必需营养成分很多，如果仅食某一种或某一类食物，无论如何也不能满足人体需要。因为，人是杂食动物，必须食用各种食物，通过营养成分的互补作用，才能维持人体的生长发育和脏腑组织的功能活动。我国人民早就认识到这一点，在《内经》中就有"五谷为养，五果为助，五畜为益,五菜为充,气味合而服之,以补精益气"的记载。在这里古人全面概述了粮谷、肉类、蔬菜、果品等几个方面是饮食的主要内容,并且指出了它们在体内有补益精气的主要作用。但补益精气的前提是"合",即为了维持人体的健康,就必须把不同的食物搭配起来食用。因为,在自然界中,没有任何一种食物能含有人体所需的各种营养素。美国提出的4类基本食物是:水果和蔬菜、粮食(谷类和豆类)、肉及其他动物食品、乳和乳制品。他们将蔬菜水果并为一类,另增加了乳类。这是因为蔬菜与水果所提供的营养素近似,所不同的是水果一般生食,不会因烹调而损失维生素C。乳类是一类较特殊的食品,虽然它含有80%的水分,但它确实含有较丰富的钙、维生素B、维生素A和维生素D,并且它的蛋白质也较好,这是其他类食物所难以相比的。

随着人们生活水平的提高,人们对一日三餐饮食的选择越来越讲究了。以主食而言,优质大米和优质面粉备受青睐,而五谷杂粮则几乎销声匿迹了。再如在副食上,人们过分追求肉、鱼、虾等,而粗菜、豆类制品则受到冷落。其实,这并非是明智的选择,因为从营养学的角度看,粗米、粗面、五谷杂粮的营养价值并不亚于精的米面,甚至营养价值更高。如以米为例,米的营养成分,多集中于胚芽周围和米的表皮部分,加工过于精细会使米的胚芽和表皮刮去,营养成分降低。而糙米中的纤维素多,可以增进胃肠蠕动,促使肠内有害物质排出体外,防止胆结石症、胃癌的发生。此外,糙米中含有植酸盐,能与有毒的汞、铅、镉等金属结合,阻止人体吸收这些有毒物质。再如精白面,其营养价值亦不如全颗粒面粉。科学分析表明,全颗粒面粉同精白面粉相比,蛋白质高16%、氨基酸高10%~25%、维生素高75%。其他各项营养指数全面呈前者高后者低的趋势,这就是说,全颗粒面粉才是人类的理想食品。

此外,吃荤与吃素,亦是人们长期争论不休的一个问题。现在有的人常常莫名其妙地出现精神萎靡、乏力倦怠、头昏、头痛、思维及判断能力降低等症状,然而又查不出原因,其实这既不是过度疲劳,也不是器质性疾病所致,而是过量食用肉类、鱼虾等水产品及糖类、核桃等酸性食物所引起的。吃素长寿,几乎是人人皆知的一条"真理"。最有代表性的事例莫过于清心寡欲、粗茶淡饭、素不食荤的出家人。人们往往认为仙风道骨、鹤发童颜的寿星大多出自山门。最近,安徽医学院的一项调查报告对上述见解提出了挑战。他们对九华山里一些寺庙中的90多名僧民做了大量营养调查,结果表明,他们中的大多数人患有不同程度的营养不良。其原因主要是饮食中摄入的蛋白质、脂肪不足,鸡、鸭、鱼、肉缺乏。人体在生长发育和代谢过程中,每天都需要大量的优质蛋白和脂肪酸。素食中除了豆类含有丰富的蛋白质外,其他食物中含量较少,而且营养价值较低,不易于被人体消化吸收和利用。鱼、肉中,尤其是鱼类含有丰富的优质蛋白和能够降低血脂的不饱和脂肪酸以及人体容易缺乏的维生素和微量元素。

由上可知,在日常的饮食中要注意荤素搭配、比例适当,使吃的既可口又有营养。进入人体的食物酸性和碱性物质要相对平衡。因猪肉、鱼肉在体内代谢会产生酸性物质,故宜配以含钙、钾、钠等碱性较高的蔬菜,如芹菜、白菜、萝卜等青菜,可达到食物的酸碱平衡。

中国营养学会曾向我国人民推荐过目前几年间的膳食构成标准：按平均每人每月计算，应摄取如下食品：粮食类 14.2 千克、薯类 3 千克、干豆类 1 千克、乳类 2 千克、蛋类 0.5 千克、鱼虾类 0.5 千克、蔬菜类 12 千克、水果类 0.8 千克、肉类 1.5 千克、植物油 250 克。以上说明，饮食的种类多种多样，所含营养成分各不相同，只有做到使各种食物合理搭配，才能使人体得到各种不同的营养，以满足生命活动的需要。

（三）五味调和

约在黄帝时，夙沙氏煮海水为盐，人工盐产生，距今 5000 年左右。在另一本记载上古史事的《尚书》上却已经提到了咸、苦、酸、辛、甘五味，并且说了"若作和羹，尔惟盐梅"这样的话，证明那时调味品已经很多，而且开始用复合调味的技术。其后，公元前 1600 年，中国香味调味料输往喀什并转口中亚、北非。公元前 1400 年左右，厨师伊尹说成汤以至味而出任宰相之职。春秋之际有了善于辨味的易牙，俞儿，孟子并且说了"口之于味也，有同嗜焉。"这些说明，先秦时期对于味的认识与运用，已经达到相当高的水平。

还有更深层次的认识，即味对健康的作用，记载在战国时代的《内经》中，它说："五味之美，不可胜极"，而且"五味入口，藏于肠胃，味有所藏，以养五气，气和而生，津液相成，神乃自生"。因此，"谨和五味，骨正筋柔，气血以流，腠理以密，如是则骨气以精。谨道如法，长有天命"。这里已将味与饮食养生的关系说得再清楚不过了。

当时，还认识到了五味所合、五味所宜、五味所伤、五味所禁等五味之间的辨证、变化以及与人体的关系，领悟到了"五味令人口爽"，贪享"厚味"、至味危害健康的道理。

食味之五味，即酸、苦、甘、辣、咸，它们分别补养肝、心、脾、肺、肾五脏，综合而补养气血。饮食中若调剂适当，对人体健康具有独特的保健作用，但若调配不当则不利于健康。

甜味（即甘味）由糖类产生，有和缓及补养作用，能养阴和中。甜食能补气血、解除肌肉紧张，还有解毒作用。但甜食过量，会导致血糖升高、胆固醇增加，使身体发胖、影响青少年发育。

酸味由醋酸、枸橼酸、苹果酸等有机酸产生，有收敛固涩的作用。酸食可加强肝脏的功能，防止某些脏病的发生，并可健脾胃。但食酸过多，会引起消化功能紊乱，使人易疲劳，尤其是胃酸过多或患关节炎及肾功能不佳者忌酸食。

苦味由有机碱产生，有燥湿和泻下作用，尤其是夏季吃苦食可除燥热、清心利尿，但脾虚和便结的人应少吃，食苦过多会引起恶心、呕吐或发生其他疾病。

辣味由多种不同的特殊化学成分引起，有发散和行气活血的作用。辣食可消除体内气滞血瘀等病，并可开胃健脾、增强食欲。但辣味有较强的刺激性，多食会使肺气过盛，使口舌生疮、肛门灼热，故咽喉炎、痔疮、便秘及胃、十二指肠患者不宜食。

咸味来自食盐中的氯化钠，主要作用是调节细胞间的渗透平衡及正常的水盐代谢，兼有软坚润下散结的功能，咸味是人体血汗中不可缺少的成分，可增进食品滋味，维持体内水、电解质平衡。

由上可知，五味作用不同，在选择食物时，必须五味调和，这样才利于健康。若五味过偏，会引起疾病的发生。如《内经》里说："多食咸，则脉凝泣而变色；多食苦，则皮槁而毛拔；多食辛，则筋急而爪枯；多食酸，则肉胝皱而唇揭；多食甘，则骨痛而发落，此五味之所伤也"，这段原文又再次强调了五味必须调和。那么，五味又怎样才能调和呢？

首先要浓淡适宜，即所谓可口，这是指饮食的浓淡程度。近年来已有许多调查数据证实，食盐摄取过量与高血压发病有密切的关系。吃盐少的人群，高血压发病率低；吃盐多的人群，高血压发病率高。北极地区的因纽特人每日吃 4 克盐，几乎没有患高血压的，也没有随年龄血压相应升高的现象。日本北方居民每日吃盐约 26 克，高血压发病率高达 39%。据我国 1982 年的调查结果，高血压发病率北京为 9.5%，天津为 8%，上海为 4%，广州为 2%，这与北方人喜吃咸，而盐的摄入量过多有关。

其次是指各种味道的搭配，即酸、苦、甘、辛、咸的辅佐、配伍得宜，则饮食具有各种不同特色。一是味道不同，二是营养作用不同。辛甘者发散、酸甘者化阴，均由五味相伍而成。

第三是在进食时，味不可偏亢，偏亢太过，容易伤及五脏，于健康不利。如《内经》里说："味过于酸，肝气以津，脾气乃绝；味过于咸，大骨气劳、短肌而心气抑；味过于甘，心气喘满色黑，肾气不衡；味过于苦，脾气乃厚；味过于辛，筋脉沮弛，精神乃央。"可见，五味是入五脏的，五味调节适当则能滋养五脏；反之则有损于五脏。

（四）食养要辨体质而施

体，系指体质。人们的体质不同，所采取食养措施、方法亦不同，这又是《内经》中重要的一条饮食养生原则。体质形成于胎儿期，定型于生长发育期。在定型以后，便开始了漫长的演化期，直至生命终止。因此，体质主要是在遗传的基础上，在缓慢的、潜在的环境因素作用下，在生长、发育和衰老过程中，渐进性地形成的个体特殊性。两千多年以前，我国古代医家对体质便有了深刻的认识，这在《内经》中反映得最为突出。《内经》一书中包含有相当丰富的体质学说的内容，在《灵枢》部分就有"五变""本脏""天年""阴阳二十五人""行针""通天""寿夭刚柔""五音五味"等八篇，专论体质的分类表里性状、与疾病健康的关系以及调理体质的方法。在《素问》中又以"异法方宜论""上古天真论"等篇为主，论述了体质形成的有关因素及调摄方法。在体质与生理的关系上，《内经》从体质分类、个体差异、体质的可变性三个方面加以论述，指出人们在生长发育的过程中，可以显示出胖瘦、刚柔、强弱、高低、阴阳等功能与形态上十分显著的个体差异。在体质与病因病理的关系上，《内经》认为不同体质的人对不同致病因子的易患性和对相同致病因子的耐受性有不同，某种形体的人易患某些病，感邪以后，因体质不同也会"为病各异"。因此，根据不同的体质，采取相应的饮食养生方法，是《内经》中饮食养生的重要原则之一，下面，我们仅就常见的不良体质谈谈具体的饮食养生方法。

1.阴虚体质的饮食调理　所谓阴虚体质,是指人体阴精、血液、津液等营养物质不足,多由先天禀赋不足、后天调养不当、久病不复所致。其体质特点是:形体消瘦、面色潮红、口燥咽干、心中时烦、手足心热、少眠、便干、尿黄、不耐春夏、多喜冷饮、脉细数、舌红少苔。饮食调理的原则是保阴潜阳,平素宜多食芝麻、糯米、蜂蜜、乳品、甘蔗、豆腐等有一定滋阴作用的食物,并着意食用沙参粥、百合粥、枸杞粥、桑椹粥、山药粥;条件许可者,可食用燕窝、银耳、海参、淡菜、龟肉、蟹肉、冬虫夏草、老雄鸭等。对于葱、姜、蒜、韭、薤、椒等辛辣燥烈之品则应少吃。常用的药膳是:

(1)玉竹焖鸭

①原料:玉竹50克,沙参50克,老鸭1只,大葱数茎,生姜6克,味精适量,食盐6克。

②制作:将老鸭宰杀后,除去毛和内脏,洗净,放砂锅或瓷碗内,将沙参、玉竹放入,加水适量;将锅置灶上,先用武火烧沸,再用文火焖煮1小时以上,至鸭肉炖烂为止;食时,去药渣,放入调料,吃肉喝汤。

③功效:本药膳滋养胃阴,对于胃阴不足引起的口干舌燥、津亏肠燥有效。

(2)百合粥

①原料:百合30克,粳米60克,白糖适量。

②制作:将米淘净入锅,加水适量,再加入百合;先用武火煮沸,再改用文火煨熬,待百合烂时,加入白糖拌匀即成。

③功效:润肺养心、止咳安神,对于肺阴虚不足所致干咳无痰、虚烦惊悸有效。

(3)东坡肉

①原料:金华火腿2 000克,猪肋条肉3 000克,白酒1 000克,清酱200克,白糖100克,小茴香10克,花椒20粒。

②制作:将火腿有皮的一面在明火上烤至微焦为度,用温水浸泡后,刮去油垢和焦痕;再入锅煮熟,连皮切成小方块,猪肋条肉切方块煮一下后,同金华火腿一起入砂锅,用原煮肉汤煨,再入白酒、清酱、小茴香、花椒、白糖,文火煮至肉烂为佳。

③功效:本药膳滋肾生津、填精补髓,对于精髓不足所致的心烦、失眠、腰酸、舌红、脉细数有疗效。

2.阳虚体质的饮食调理　所谓阳虚体质,是指人体阳气不足、卫外功能低下的体质,其主要表现是形体白胖、面色淡白无华、平素怕寒喜暖、四肢倦怠、小便清长、大便时稀、唇淡口和、常自汗出、脉沉乏力、舌淡胖。

阳虚体质饮食调理的原则是补阳、壮阳,常用的食物是羊肉、狗肉、鸡肉、麻雀肉、韭菜、胡桃仁、虾、冬虫夏草等。常用的药膳有:

(1)益阳麻雀

①原料:麻雀15只,小茴香10克,大茴香10克,生姜9克,大蒜10克,菜油适量。

②制作:将麻雀去毛和内脏,在油锅中炸酥;将麻雀(炸后)同药料一起放入锅内,加适量的水,煮沸后,文火煨1小时左右;取出麻雀食之。每日吃3~5只,半月后即可见效。

③功效:益阳补肾,适用于肾阳不足所致之早泄、阳痿、性欲减退等症。

（2）羊肉炖胡萝卜

①原料：羊肉 500 克，胡萝卜 250 克，生姜 3 片，黄酒 2 匙，橘皮 1 块，植物油适量，细盐、酱油各少许。

②制作：先将胡萝卜洗净切片备用；羊肉洗净切片，同生姜共入热油锅中翻炒 5 分钟，加入黄酒、酱油、细盐和少量冷水，焖烧 15 分钟，盛入砂锅内，再加橘皮和冷水 3 大碗，旺火烧开后改小火慢炖 2 小时许，至肉酥烂离火。

③功效：壮阳补血、暖胃补虚、祛风除寒，适用于阳虚之畏冷、腹痛、手脚不温者。

（3）鸡肠饼

①原料：公鸡肠 1 具，面粉 250 克，菜油 30 克，葱白 10 克，生姜 10 克，大蒜 15 克，食盐少许。

②制作：将公鸡肠剖开洗净，放入干锅内，加火焙干，研成细末，备用；将面粉与鸡肠粉末混合，加适量水，和成粉团，将葱、蒜、姜切成颗粒，放入面粉团内，做成饼子，在锅中烙熟即成。

③功效：补肾缩尿，对于肾阳虚、肾气失摄、夜尿频多或遗尿等病症有效。

3.血虚体质的饮食调理　所谓血虚体质，即血不够用。血是营养人体的宝贵物质，"以奉周身，莫贵于此"，意思是对于人体来说，没有比血更重要的物质了。血虚其体质表现特点是面色苍白、无华或萎黄、唇色淡白、头晕眼花、心悸失眠、手足发麻、舌质淡、脉细无力。血虚体质饮食调养的原则是补血、养血，平素宜常吃一些能够补血、养血的食物，如桑葚、荔枝、松子、黑木耳、菠菜、胡萝卜、猪肉、羊肉、牛肝、羊肝、甲鱼、海参、平鱼等食物。常用的药膳有：

（1）枸杞羊脊骨方

①原料：生枸杞根 1 000 克，白羊脊骨 1 具。

②制作：将生枸杞根切成细片，放入锅中，加水 5 000 毫升，煮取 1 500 毫升，去渣；将羊脊骨细锉碎，放入砂锅内，加入熬成的枸杞根液，微火煨炖，浓缩至 500 毫升，入瓶中密封，备用；每日早、晚空腹，用绍兴黄酒兑服浓缩药液 30 毫升。

③功效：补肝养血、补肾壮骨，适用于肝血亏损、肾精不足所致的头晕耳鸣、胁痛等。

（2）炒羊肝

①原料：羊肝 500 克，调料适量。

②制作：羊肝洗净、切片，用湿淀粉拌匀，油锅烧热爆炒，烹上酱油等调料，炒熟即可。

③功效：养肝益血、明目，可用治夜盲及视力减弱症。

4.气虚体质的饮食调理　所谓气虚体质，即是气不够用。造成气虚的原因：一方面是饮食失调，水谷精微不充，以致气的来源不足；另一方面是由于大病或久病后或年老体弱以及劳累过度等，导致脏腑功能减弱，气的化生不足。气虚体质的临床特点是少气懒言、语声低微、疲倦乏力、自汗、舌淡、脉虚无力等，活动劳累时上述症状加剧。

气虚体质饮食调养的原则是补气，平素还宜多食一些能补气养气的食物，如粳米、糯米、小米、黄米、大麦、山药、籼米、莜麦、马铃薯、大枣、胡萝卜、香菇、豆腐、鸡肉、鹅肉、兔肉、鹌鹑、牛肉、狗肉、青鱼、鲢鱼。

人参莲肉汤

①原料:人参 6 克,莲子 10 枚,冰糖 15 克。

②制作:将红参或生晒参、湘莲子(去心)放入瓷碗内,加适量的水浸泡,再加入冰糖;将盛药碗置蒸锅中,隔水蒸 1 小时以上。食用时,喝汤,吃莲肉;人参捞出留下次再用。

③功效:补气健脾,适用于气虚所致短气、懒言、食欲不振、精神疲倦、自汗易感冒者。

5.阳盛体质的饮食调理 所谓阳盛体质,是指体内阳气过亢,即中医所谓"气有余便是火",可在人体出现一派火热之症候。其体质特点是:形体壮实、面赤时烦、声高气粗、喜凉怕热、口渴喜冷饮、小便热赤、大便熏臭。

阳盛体质饮食调理的基本原则是泻其有余之火。平素宜多吃一些能清火的食物,如香蕉、西瓜、柿子、苦瓜、番茄、莲藕等。应忌辛辣燥烈的食物,如辣椒、姜、葱等,对于牛肉、狗肉、鸡肉、鹿肉等温阳食物宜少食用。酒性辛热上行,阳盛之人切戒酗酒。平素可食以下药膳:

(1)清蒸茶鲫鱼

①原料:鲫鱼 500 克,绿茶 10 克。

②制作:将鲫鱼去鳃肠内脏,留下鱼鳞,腹内盛满绿茶,放盘中,上蒸锅清蒸熟透即可。

③功效:清热止渴,适用于阳盛所致身热、口渴、面赤诸症。

(2)糖渍西瓜肉

①原料:西瓜 500 克,白糖 30 克。

②制作:将西瓜肉去子,切成条,曝晒至半干,加白糖拌匀腌渍,再曝晒至干,再加白糖少许即可。

③功效:清热泻火、生津止渴,适用于阳盛所致目赤、口渴、身热、便秘诸症。

6.血瘀体质的饮食调理 所谓血瘀体质,是指体内血液流动不畅,甚至留滞、瘀结。其体质特点是:面色晦滞、口唇色淡、眼眶暗黑、肌肤甲错、易出血、舌紫暗或有瘀点、脉细涩或结代。血瘀体质者饮食调理的基本原则是活血祛瘀。平素应多食桃仁、油菜、山慈姑、黑大豆等具有活血祛瘀作用的食物。酒可少量常饮,醋可多吃,山楂粥、花生粥亦颇相宜。

猪爪葵梗煎

①原料:向日葵梗 9 克,猪爪 250 克。

②制作:先将猪爪洗净,刮去污垢,用河沙在锅中炒泡,再淘洗干净后放入砂锅内,用文火煨炖至烂熟;猪爪煨烂后,加入向日葵梗,煮几沸熬成浓汁,去渣,饮汁。每日 2~3 次,每次 20~30 毫升。

③功效:活血行气化瘀,适用于瘀血所致经闭。

7.痰湿体质的饮食调理 所谓痰湿之体质,此指体内水湿潴留过多、积聚成痰的体质。平素多因嗜食肥甘厚味或脾失健运所致。其体质特点是:形体肥胖、嗜食肥甘、神倦懒动、嗜睡、身重如裹、口中黏腻或便溏、脉濡而滑、舌体胖、苔滑腻。痰湿体质饮食调理的基本原则是化痰利湿。平素宜多食一些具有健脾利湿、化痰祛湿的食物，如白萝卜、荸荠、紫菜、海蜇、洋葱、枇杷、白果、大枣、扁豆、薏苡仁、红小豆、蚕豆等。宜少食肥甘厚味，酒类也不宜多饮，且勿过饱。下面药膳可常食之：

（1）茼蒿炒萝卜

①原料：白萝卜200克，茼蒿100克，素油100克，花椒20粒。

②制作：将素油烧热，放入花椒炸焦，捞去花椒渣；将萝卜丝倒入花椒油的热锅中，煸炒加入鸡汤，至七成熟时再加入茼蒿、味精、食盐，熟透淋加香油，勾稀淀粉汁出锅即可。

③功效：祛瘀、宽中，对痰湿体质所致之肥胖、便溏、嗜睡有效。

（2）茅根赤豆粥

①原料：鲜白茅根200克（或干白茅根50克），大米200克。

②制作：将白茅根洗净，加水适量，煎煮半小时，捞去药渣，再加淘净的大米，继续煮成粥，1日内分顿食用。

③功效：清热利湿，适用于痰湿体质所致小便不利、头重身沉。

（3）半夏秫米汤

①原料：半夏15克，秫米50克。

②制作：用河中长流水，澄清，取清液，煮秫米、半夏为粥样，但吃时去渣，只饮其汁1小杯，每日3次，连服3日，以见效为止。

③功效：祛痰降逆、和胃调阴阳，适用于痰湿滞胃所致阴阳失调的失眠，即"胃不和则卧不安"。

8.气郁体质的饮食调理　所谓气郁体质，即气不周流运行而留滞之体质。此种人性格内向，神情常处于抑郁状态。其体质特点是：形体消瘦或偏胖，面色苍暗或萎黄，平素性情急躁易怒，易于激动或忧郁寡欢，胸闷不舒，时欲太息，舌淡红、苔白、脉弦。气郁体质饮食调理的基本原则是行气达郁。平素可少量饮酒，以活动血脉，提高情绪；多食一些行气的食物，如佛手、橙子、柑皮、荞麦、韭菜、茴香菜、大蒜、火腿、高粱皮、刀豆、香橼等。常用的药膳如下：

（1）川芎糖茶饮

①原料：川芎6克，绿茶6克，红糖适量。

②制作：将上述原料装入碗中，清水一碗半煎至一碗时，去渣饮用。

③功效：行气活血行郁，适用于气郁体质所致之胸闷不舒及头痛、时欲太息。

（2）荔枝香附饮

①原料：荔枝核30克，黄酒30克，香附30克。

②制作：将荔枝核、香附研成细末，混合后装入瓷瓶密封保存。每服6克，以黄酒适量调服，每日3次。

③功效：行气解郁，对气郁体质所致月经不调有效。

（3）白梅花茶

①原料：白梅花5克。

②制作：将白梅花冲泡代茶饮。

③功效:理气解郁,可用于气郁体质所致之心烦易怒,时欲叹息。

五、合理烹调

光谈吃的养生,不谈烹调的养生,肯定是偏颇的。现代营养学的很多数据,来源于未经烹调的生的原料所含的营养成分,并据以作出许多论断,且用以指挥人们应当这样吃、不该那样吃。有些人甚至说,不按照他们说的去吃就是不科学,等等。连篇告诫之余,于生原料经加热(加调味料等)制成食品后所产生的营养变化状况,却极少涉及。加热必然引致多项理化反应,这也该是一种常识。

最近,读到两位德国研究者提出的报告,很令人思索。他们的研究发现,烹烧——烘烤及腌制食物,虽然提供了特定的香味和颜色,却会降低营养价值,有些甚至有毒性。他们在研究了迈拉德反应中的一些反应后,得出的结论是:中国和日本的烹调技术,要比西方使用的温度为低,因而罹患某些癌症的机会也就较少。这说明,烹调过程起着十分重要的作用。

事实的确如此。西方烹调重烧烤煎炸,往往高温,不论肉食、面食均如是处理,故而不利于健康。美国某研究院最近又对此发出了警告,甚至认为,只要牛肉饼与高热金属接触,就会产生致癌因子。这实质上是对西餐的一种批评。

中国烹调术则不然。自从"北京人"发明了用火熟食至今,由火熟法的烧烤,发展到水熟法的煮、汽熟法的蒸,又进入油熟法的炸煎,然后出现了油水混合成熟的炒爆。现在,基本烹调法百余种,复合烹调法几近千种,因原料、季节的不同和食品的需求分别施用。总体地说,以高温快速成熟(炒爆)、中低温恒温成熟(煮焖)为主,即使烧烤也多取远火遥炙法。凡用高温者(如炸煎之类),又常取挂糊、上浆、拍粉等技法加以缓冲。因此,掌握火候成为中国烹调法的关键。也正因此,带来了众多风味,也带来了养生效果。

这些,又非权宜措施,乃是漫长岁月的积淀。我们的祖先早已体察及此。

《内经》上说:"饮食者,热勿灼灼,寒勿沧沧。"《保养说》则指出"人至中年,肾气日衰……戒一切煎炒炙煿……燥热之物,恐燥血也"。即使于婴幼儿也注意及之。《吴氏儿科》曰:"炙煿煎炒,腥鲜异味,久尝皆足使胎儿……生后多病。"《幼幼集成》曰:"乳母能慎寒暑、恚怒、厚味、炙煿,庶乳汁清和,儿不致疾……"如此等等,正是说明我们十分重视烹调法的养生功效。

1.切割食物宜注意巧用刀

(1)巧切猪肉:猪肉的肉质比较细,筋微少。如横切,炒熟后会变得凌乱散碎;如斜切,既可使其不碎,吃起来也不会塞牙。

(2)巧切肥肉:可先将肥肉蘸凉水,然后放在砧板上,一边切一边洒点凉水。这样切肥肉省力,也不会滑动,不易粘砧板。

(3)巧切羊肉:羊肉中有很多膜,切丝之前应先将其剔除;否则炒熟后肉烂膜硬,吃起来难以下咽。

(4)巧切牛肉:牛肉要横切,因为牛肉的筋腱较多,并且顺着肉纤维纹路夹杂其间,如不仔细观察,随手顺着切,许多筋腱便会整条地保留在肉丝内。这样炒出来的牛肉丝,就很难嚼得动。

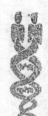

(5)巧切鸡肉:鸡肉要顺切,因为相比之下,鸡肉显得细嫩,其中含筋少,只要顺着纤维切,炒时才能使肉不散碎、整齐美观、入口有味。

(6)巧切鱼肉:鱼肉要快切。鱼肉质细、纤维短、极易破碎。切时应将鱼皮朝下,刀口斜入,最好顺着鱼刺,切起来要干净利落。这样炒熟后形状完整。

(7)巧切猪肝:猪肝要现切现炒。新鲜的猪肝切后放置久了肝汁会流出,不仅有失养分,而且炒熟后有许多颗粒凝在肝片上,影响外观和质量。所以鲜肝切片后,应迅速用调料及水淀粉拌匀浆好,并尽早下锅。一般以在下锅炒之前切为宜。

(8)巧切熟蛋:要把煮熟的鸡、鸭、咸蛋切开,而且不碎,可将刀在开水中烫热后再切,这样切出来的蛋片光滑平整,而且不会粘在刀片上。

(9)巧切松花蛋:松花蛋用刀一切,蛋黄就会粘在刀上,既不好擦刀,又影响蛋的完整、美观。可用牙齿咬着一根丝线一头,用手拉着另一头,在剥好的松花蛋上绕一圈,相向一拉,松花蛋就被均匀地割开了,蛋黄完整无损。

(10)巧切蛋糕:切生日蛋糕或奶油蛋糕要用钝刀,而且在切之前要把刀放在温水中蘸一下,也可以用黄油擦一下刀口,这样切蛋糕就不会粘在刀上。

(11)巧切大面包:要想切好大面包,可以先将刀烧热再切。这样既不会使面包被压而粘在一起,也不会切得松散掉渣,不论薄厚都能切得很好。

(12)巧切黏食品:切黏性食品,往往粘在刀上不太好切,而且切出的食品很难看。可以用刀先切几片萝卜,后再切黏性食品,就能很顺利地切好。

(13)巧切西红柿:切西红柿时,要看清其表面的"纹路",把西红柿的蒂轻轻放正,依照纹路切下去,能使切口的种子不与果肉分离,果浆不流失。

2.正确掌握烹调的火候 所谓火候,就是指烹饪菜肴时所用的火力大小和时间的长短。因为烹调用的原料,不仅有动物性和植物性的,质地有老、嫩、软、硬之分,而且形状有厚、薄、大、小之别,再加上根据原料又对菜肴的口味有不同的要求;所以只有掌握火候,采用不同的火力和时间,才能烹制出色香味形俱佳的菜肴。

日常生活中,我们做菜一般使用煤气、液化气或煤炉,它们的火力散热面不太大,所以在实际掌握火候时,除炖、焖菜以外,一般火力都可以掌握旺一点。那么,在烹调中掌握好火候的具体方法又是什么呢?

(1)根据不同的烹调方法掌握火候。例如:爆炒肉丝一类的菜,要求肉质嫩、味道鲜,要坐火时间短、成熟快,须用旺火快炒;如果火候不足,肉丝便疲而不熟,缺少鲜香的滋味。清蒸鳊鱼、鲳鱼、河鳗等,除加佐料外,上笼后必须用旺火蒸,才能去其腥气,使鱼体内含的蛋白质水解为氨基酸,鲜味呈现。做熏鱼、糖醋熘鱼,是整块或整条进行烹制,须用旺火经沸油锅氽炸,才能使鱼色泽金黄,外脆里嫩。清炖整鸡、整鸭、猪蹄等,要用小火长时间加热,才能使食物肉酥汁浓;用火过大汤汁容易烧干,失去真味。焖、烩一类的菜,要使食物卤汁浓而入味,特别是烩菜多数是半物半汤,要汁浓而腻,适合用微火;如果火力过大,卤汁耗干,食物便枯而无味。

(2)烹调导热体的方式不同,火候的掌握也应不同。如用油做传热的介质,用旺火时间就应短,用中火、小火则要相应延长加热时间;用水做传热介质,也应如此;用蒸气做传热介质,则应先用旺火后中火,时间宜稍长一些。原料做菜,加热的时间就要长些;特别较大的鱼或肉块,如果加热不够,内部温度很难达到熟透和充分杀菌消毒的程度。

（3）火候的掌握，有的也不是自始至终只用一种火，要根据要求而有所变化。如红烧鱼一类，主要是用中火，但刚入锅煎时需用旺火，否则其腥味难解；而煎至两面起皮呈黄，加好调味，汤沸时，就应用中火或小火烧一会；到起锅时，又宜用旺火收紧，才能鱼肉紧包卤汁，更加入味鲜美。

3.注意炒菜放佐料的"最佳时间"

（1）放盐的最佳时间：在菜熟至八成时放盐，不仅可少用盐而使菜的咸淡适中，而且还可以避免过早放盐导致菜中汤水过多，不易快熟的弊端。

（2）放糖的最佳时间：做糖醋鲤鱼、糖熘菜帮、糖浆藕片等带甜味的菜时，应先放糖，后放盐。若顺序颠倒，食盐的"脱水"作用会促使菜肴中的蛋白凝固而"吃"不进糖分，造成外甜里淡，影响味美。

（3）放料酒的最佳时间：炒锅中温度最高的时候加入料酒，易使酒蒸发，能更好地消除食物中的腥气，如鱼腥气、牛羊肉腥气、生猛海鲜腥气等。

（4）放味精的最佳时间：味精应在菜炒好起锅前加入。因为，此时锅内温度一般在 70~80℃，味精易化解而使菜肴鲜味大增。如果过早加入味精，持续高温会使味精变成焦谷氨酸钠，不仅起不到增味作用，反而有败味的不良反应。

4.用油的科学方法　烹调时用油也有科学的问题。油是人体内产生能量的最基本的营养素，也是人体的另一种燃料。如缺少它，还会招致疾病。吃油要因人们所处季节、环境、职业、健康状况以及烹饪食物不同而有区别。在夏天，易出汗，食欲较差，消化功能相对减弱，吃油应较其他季节为少；患肝胆疾病者，由于胆汁分泌减少，脂肪不易被消化，也不宜多吃油，痢疾、急性胃肠炎、腹泻的人，由于肠胃功能紊乱，也不要吃油腻的食物；肥胖与高血脂的人，也应控制动物油脂。相反，有脂溶性维生素缺乏症者（如皮肤粗糙、角化、视力差、夜盲症、软骨病等），则需摄入一定量的动物油，以增加脂溶性维生素 A、维生素 D 的吸收。此外，羊油甘而热，宜冬季或气温低、湿时食用；菜油有泻热除瘀、清火去毒的作用；芝麻油微寒，有利大肠去热、解毒之作用，宜夏季食用。

在烹饪中，肉类食品宜用花生油，以花生的香味来除去肉的腥臊味，而炒瓜、菜宜用猪油，使瓜菜润滑而有香味。在用油时间上，煮菜时，可用些色拉油（即菜煮好后，再加上熟油拌匀上碟），因烹饪过程中，油会随蒸汽蒸发而散失一部分，放些色拉油，使菜有油香味浓。蒸肉放油也有先后的讲究，如蒸排骨，应先用味料和生粉把排骨拌匀，最后才放上生油、味料等。

据科学测定，在减轻试验性动脉硬化中，豆油的斑块形成最轻，因此是一种较为理想的食用油；其次是米糠油、花生油、菜籽油。不论选用哪种油，都不能有哈喇味或其他怪味，哈喇味说明该油所存时间较长已产生氧化酸败现象；如有一股轻汽油味，则说明油中残留溶剂量超过标准，不能食用。

一个正常的成年人每天摄入多少油较为合适？营养学家认为，如按热量计算，摄入脂肪（油）量应占总热量的 30% 以下，多食或食得太少都对人体健康不利，易引起肥胖或营养缺乏。

5.有利于营养的烹调法

（1）煮：对糖类及蛋白质起部分水解作用，对脂肪影响不大，但会使水溶性维生素及矿物质溶于水中。

（2）蒸：对营养成分的影响和煮相似，但矿物质不会损失。

（3）炖：可使水溶性维生素和矿物质溶于汤内，只有极小一部分维生素会受到破坏。

（4）煎：对维生素及其他营养成分无严重影响。

（5）熘：因食品裹上一层淀粉糊，减少了营养成分的损失。

（6）焖：焖的时间长短同营养成分的损失大小成正比，时间越长维生素 B 和维生素 C 的损失越大。

（7）爆：因食物外面裹有淀粉糊或蛋清，形成一层保护膜，所以营养成分损失不大。

（8）炸：由于温度高，对各种营养成分都有不同程度的破坏。

（9）烤：不但使维生素 A、维生素 B、维生素 C 受到相当大的破坏，同时也损失了部分脂肪。

（10）熏：会使维生素受到破坏，特别是维生素 C 受破坏更大。

6.烹调食物宜巧用水　水，对于人类及其他生物生存的重要性是众所周知的。据测定，人体含水量约占体重的 60%。一旦缺水，整部"机器"就要运转不畅，导致许多"故障"，甚至还可能"报废"。

即使在日常生活中，水的地位也相当高，无论洗衣、做饭、炒菜等等都离不开它。农业、工业更少不了它。仅以食物烹调而言，非但必要，而且大有讲究。那么，怎样在烹调食物时做到巧用水呢？现介绍以下几种方法：

（1）营养学研究发现，各类谷物中 B 族维生素的损失程度与蒸煮时间成正比。因此，用开水煮饭比较适宜，这既可缩短煮饭的时间，又能减少营养成分的损失和破坏。

（2）蒸煮鱼、肉时，如果以开水下锅，能使鱼和肉的外部由于突然遇到高温而即刻收缩，其内部鲜汁不致外流，使熟后的味道既鲜美又富有光泽。但炖鱼时，则应用冷水下锅，这样不仅可免除鱼腥味，而且鲜美可口；不过，应当一次放足水量，若中途加水，容易冲淡原汁的鲜味。

（3）鲜肉煲汤时，应等到汤烧开后再下锅；而用腌肉煲汤时，则应冷水下锅；要是熬骨头汤，中途切莫加冷水。

（4）熬猪油时，最好先在锅内倒入一小杯清水，再将切好的肥肉或板油放入，这样熬出的猪油颜色晶亮且没有杂质。

（5）煮鸡、鸭蛋时，宜先将蛋品放进冷水中浸湿，再放进热水里去煮，蛋壳不仅不易破裂，而且还容易剥壳。

（6）蒸馒头时，应用冷水；油炸馒头时，如先用冷水冲一下，然后再放入锅内去炸，炸出的馒头外黄里嫩，既好吃又省油。

（7）在冬季做面食时，宜加温水。但煮挂面、干切面时，应以温水下锅，并边煮边加些凉水，让面条均匀受热、熟透。

（8）在炒蔬菜时加些开水，炒出的菜既脆又嫩，且口感好。

（9）炒藕丝时，如果边炒边加些水，就可防止藕丝变黑。

（10）煮鲜竹笋时，如果用沸水煮，不仅容易熟透，而且煮出的鲜笋松脆可口。

（11）豆腐营养丰富，很受人们欢迎。若在豆腐下锅之前先放在开水里浸泡10多分钟之后再煮，便可除去泔水味。

（12）煮绿豆时，将绿豆洗净与凉水一起下锅，待煮开再向锅内加少许凉水（反复3次），即可把绿豆煮得烂熟，且没有"豆鬼"。

（13）实践还证明，用热水煮出的肉味鲜，而用冷水煮出的肉则汤味香。如炒肉丝、肉片时，加少许水进行翻炒，这样炒出的肉也比不加水的要鲜嫩、可口。

总而言之，若在烹饪食物时做到巧用水，对于保持食物的营养成分、美味可口，从而增进入们的食欲和确保身体健康、延年益寿，无疑是十分重要的。以上几法，或许能帮您烧出各种美味佳肴来，请君不妨一试。

7.菜肴的形色搭配　菜肴的配色有异色与顺色两种。异色就是用不同色的配料合理搭配，使菜肴色彩悦目、美观。例如油爆虾，应配置副料葱段、姜条，做成后红、黄、绿相映，色彩鲜艳，并且突出了主料虾，使人一看就产生强烈的食欲。顺色就是将相同或相近的菜色统一调色，相得益彰。例如鸡油三白，用料是菜心、冬笋、鲜蘑菇，均为近白色，清爽醒目，使人有舒适坦然之感。

整桌菜看颜色的搭配，不能杂乱，使人产生混杂之感。在菜肴装盘时，动作要干净利索，不要把盘边搞脏。盘与盘之间可放些色彩鲜艳的酱菜小碟，起着点缀作用，美味酱菜又能调味去腻。

在注意到菜肴色彩搭配的基础上，还要留意菜肴的图形。例如什锦拼盘，要利用刀功，将菜拼制成菱形、方形、扇形等，再加色彩的反差，构成色彩瑰丽的几何图形，会给人以美的享受。例如，烧一条葱油鳊鱼，鳊鱼身上的天然线条如美丽的图案，若烹饪拙劣，在鳊鱼身上撒上一团团葱末，如同堵破渔网时乱塞的青草，几何图案则破坏殆尽，美感荡然无存；相反，撒上葱丝，不仅不会破坏图案，还给人以想象的延伸。

（六）食后养生

此指饭后如何做才能有效地增强人们的吸收、消化功能，减少和避免消化不良现象的产生。

1.饭后宜用茶水漱口　在著名小说《红楼梦》里，我们看到贾府许多人皆有一个良好的习惯，这就是进食后用茶水漱口。这样做既能漱去口腔里的食物残渣，又可改善牙龈的血液循环，从而达到增强抗病力和美容的目的。为什么这样说呢？

现代医学研究证明，茶叶中含有氟元素，它具有坚固牙齿的作用，北京口腔医院曾在某小学一二年级中进行试验，让学生每天用含氟的绿茶水漱口，每次2～3分钟，1年后，龋齿抑制率达55%。又据报道，用冷茶水漱口对复发性口腔溃疡也有止痛消炎作用。

人们进食后，口腔里的食物残渣有利于细菌的生长繁殖，如不及时漱去，其酸性代谢产物将腐蚀牙齿；导致龋齿等牙病。而茶水属碱性，有中和酸的作用，且能抑杀某些病菌；茶叶所含氟化物，是牙本质中不可缺少的重要物质，如能不断地有少量氟浸入牙组织，便能增强牙齿的坚韧性和抗酸能力，防止龋齿发生。同时，饭后用茶水漱口,可解油去腻,将嵌塞在齿缝中的食物除去,使口爽齿洁。

2.食后慢步走 《摄养枕中方》里说:"食之行数百步,大益人。"食后缓缓活动,有利于胃肠蠕动,促进消化。正如古人云:"饭后百步走,活到九十九。"

饭后,可以一种闲暇之态,缓缓踱步,每次以百余步为佳。但千万不可急步快走或登高跳跃,也不可食后即卧。因为食后便卧会使饮食停滞。同时,也不可坐读书画,因其有害于健康长寿。

3.食后摩腹 古代大医学家孙思邈说:"食毕摩腹,能除百病";又说:"平日点心饭后,即自以热手摩腹,出门庭行五六十步,消息之。"

饭后用手摩腹,确对健康大有好处。因为,用手轻轻按摩腹部,能促进腹腔内血液循环,加强胃肠功能。此外,食后摩腹还可以作为一种良性刺激,经传入神经传入大脑,这样有益于神经——体液内分泌功能的调节,且能活血通络、疏通经脉,对胃肠和心脑血管系统疾病的防治有独特的作用。简单的方法是:用两手掌对搓,手掌搓热后,以掌心着腹,以脐为中心,从上至下,顺时针方向慢慢地、轻轻地摩动20~30圈即可。

4.食后宜制怒 古人云:"食后不可便怒,怒则食积,怒后不可便食,食则不化。"这里充分说明了进食后,必须保持舒畅的心境,才有利于食物的消化吸收。

进食后,若处于愤怒烦闷的情绪之中,由于情绪的影响,就会导致中枢神经系统功能紊乱,影响胃肠消化吸收功能,引起消化不良。

5.要注意克服饭后的不良习惯 人们常说:"饭后一支烟,赛过活神仙",这话大错特错,吸烟本来就危害健康,饭后吸烟,危害更大。因为人们吃饭后,胃肠道血液循环加快,蠕动加强,肠黏膜毛细血管舒张,进入准备吸收和输送营养的状态。这时吸烟,烟中的有害物质更易进入人体。有的医药学家曾就此进行测定,发现饭后如果吸烟,那么进入人体的有害物质为平时的5倍以上。所以说:饭后吸烟,非但不能快活过神仙,而是有害健康。

有的人吃饱后,常常喜欢放松裤带,这个习惯亦不好。因为饭后放松裤带,会使腹腔内压下降,使消化器官的活动和韧带负荷量增加,容易发生肠扭转,引致肠梗阻,胃下垂等消化系统病。

饭后立即洗澡,同样不利于养生。因为饭后洗澡,血流量会增加,胃肠道的血流量便相应减少,消化功能下降。

饭后水果上餐桌,这是近年来,许多家庭、饭店、宾馆的常规,殊不知,这样做,亦不利于养生。

第三节　食养的基本方法

(一)健肺食养

《内经》中指出:"肺者,相傅之官,治节出焉。"所谓"相傅之官",指的是相当于宰相一样的官,辅佐君王,治理国家。肺是人体五脏之一,它具有辅佐君王——心治理人身五脏六腑、四肢百骸的功能。它的功能渗透到人体各个角落,对人体的生命活动过程起着非常重要的作用。

1.健肺食养方法

(1)益胃汤

原料:沙参 9 克,麦冬 15 克,生地黄 15 克,冰糖 30 克,玉竹 4.5 克。

制作:水煎,分 3 次服,或当饮料服用。

功效:益胃汤主治肺胃阴虚、津液亏损。适用于肺津损伤之干咳、咽干口燥;胃阴虚的口渴、胃脘疼痛。风寒咳嗽及脾胃虚寒者忌服。

(2)天冬饼

原料:天冬 1 000 克,白蜜 60 克,芝麻 12 克,黑豆粉 500 克。

制作:将天冬加水浓煎,取汁 300 毫升,加蜂蜜熬炼,再入芝麻、黑豆粉,和捏为饼。每次吃 1 饼。

功效:天冬饼主治津液亏损,肺肾阴虚。适用于口干、干咳以及白发,牙齿脱落等早衰之象。脾胃虚寒、食少便溏及外感风寒者不宜食用。

(3)石斛甘蔗饮

原料:石斛 30 克,鲜甘蔗汁 100 毫升。

制作:将石斛洗净后加水煮 30 分钟左右,加鲜甘蔗汁混合即成。每日早、晚各 1 次。

功效:石斛甘蔗饮主治肺胃阴虚、津液不足。适用于肺阴亏虚之口咽干燥、干咳及胃阴不足引起的疼痛等。

(4)玉竹沙参焖老鸭

原料:玉竹、沙参各适量,老鸭净肉适量。

制作:三味一起放入砂锅内,加文火焖煎 1 小时以上,调味后食之。

功效:玉竹沙参焖老鸭主治肺阴不足。适用于治疗口干、燥咳等病。

(5)冰糖黄精方

原料:黄精 30 克,冰糖 50 克。

制作:将黄精以清水浸泡,加冰糖文火煎 1 小时左右即可,吃黄精喝汤,每日 2 次。

功效:冰糖黄精方主治肺阴不足。可用于治疗阴液亏虚所致的干咳无痰、咽喉干燥等病症。

(6)百合粥

原料:百合粉 30 克,粳米 100 克,冰糖适量。

制作:以百合粉、粳米、冰糖同煮粥,经常服用。

功效:百合粥主治心肺两虚。适用于治疗肺燥干咳、神经衰弱、肺结核等。

(7)百合鸡蛋汤

原料:百合 60 克,鸡蛋 2 个。

制作:上述两味洗净后同煎至蛋熟,去壳连汤服。每日服 1 次。

功效:用于治疗肺阴不足之干咳、盗汗等症。

(8)黄精鸡翅

原料:黄精 60 克,鸡翅 10 只,大豆 50 克,核桃肉 30 克,海带 30 克。

制作:黄精洗净,放入沙锅内,加适量清水,熬取汁水。将大豆洗净,入热水中浸泡一夜。海带洗净,泡发,切条。鸡翅洗净,沥干水。锅中放水,下入鸡翅,再放入黄精汁、大豆、海带、核桃肉和适量调味品,加锅盖煮30分钟以上即可。

功效:黄精鸡翅有健脾润肺、滋阴益精、补脑增寿的作用,是补肺佳品。

(9)七味鸭

原料:川贝母20克,生地黄50克,玉竹50克,沙参60克,地骨皮90克,茯苓50克,杏仁15克,老鸭1只,甜酒、酱油各少许。

制作:老鸭去毛,洗净,去内脏。将药料用甜酒、酱油适量拌和,装入鸭肚内,用线缝紧,瓦盆盛之,外用湿绵纸将瓦盆封固。上笼蒸至烂熟。药渣及鸭肉均可食之。

功效:七味鸭有滋阴润肺、止咳化痰的作用。可用于治疗燥邪伤肺或肺肾阴虚之干咳、咳痰不利或痰中带血、潮热盗汗等症。

(10)罗汉果煲猪肺

原料:罗汉果1个,猪肺24克。

制作:将成熟的罗汉果切成薄片、猪肺切成小块,挤出泡沫,洗净,放入砂锅中,加水适量,再放入罗汉果片同煮,肺熟后即可食用。

功效:罗汉果煲猪肺有润肺止咳、清热化痰的作用。适用于治疗燥热咳嗽。

(11)参玉山药煲老鸭

原料:北沙参30克,玉竹30克,老鸭半只,陈皮3克,淮山药30克。

制作:老鸭洗净,去内脏。沙参、玉竹、陈皮、淮山药均洗净,放入锅中,文火煲2小时以上,调味,饮汤食肉。

功效:参玉山药煲老鸭有滋阴补肺益脾的功效,若加入人参6克,补益力量更强。

(12)八宝长寿粥:据当今少林寺方丈德禅大师介绍,本品是该寺寂勤老和尚所常吃。寂勤老和尚97岁高龄时仍十分健壮,每晨爬五乳峰,只用一炷香的时间,便返回寺院。此方曾广传其他寺院和善男信女,所用者均收到良好的效果。

原料:小米1 500克,大米500克,花生仁250克,胡桃仁150克,松子仁50克,杏仁15克,山楂100克,豇豆30克,红枣10个,冰糖500克。

制作:将大米淘洗后,放入锅内,加水5 000克,放入豇豆、果仁,煮40分钟,加小米再用文火熬成粥。加冰糖,糖溶化后加入去核大枣、山楂,3分钟后,离火出锅。每天中午年老者半碗,年轻者一碗半,冬、春、秋三季吃为宜。

功效:八宝长寿粥有健脾益肾、润肺利肠的作用,为年老体弱及脾虚、肺虚、肾虚、津亏便秘、病时调养者的佳品。

(13)珠玉二宝粥:这是清代名医张锡纯自制的粥方之一。

原料:生山药60克,生薏苡仁60克,柿饼30克。

制作:先将生山药捣碎,柿饼切成小块备用。将薏苡仁煮至烂熟,加入生山药、柿饼,同煮成糊样粥,每日分2次服食,5~7日为1个疗程。

功效:本粥方可治疗脾肺阴分亏损、食欲不振、虚热咳嗽等阴虚病症。方中生山药、薏米均为清补脾肺之药。如单用生山药,久则失于黏腻;久用薏苡仁,则又失

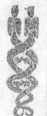

于淡渗。惟等分并用,才可久服无弊。柿霜之凉可润肺,甘能归脾。珠玉二宝粥是秋季调理慢性疾病的理想粥方。肺气虚、肺阴虚体质者宜选用。

(14)酥蜜粥:出自《本草纲目》

原料:酥油 20～30 克,粳米 100 克,蜂蜜 15 克。

制作:先用粳米煮粥,待沸后加入酥油及蜂蜜,同煮为粥,须温热食用。

功效:酥蜜粥有补五脏、益气血、滋阴润燥的作用,适用于体质虚弱、虚劳低热、肺燥肺痿、咳嗽咯血、皮肤枯槁粗糙以及便秘等。酥油为牛乳或羊乳经提炼而成。用牛乳提炼者为牛酥,以羊乳提炼者为羊酥。酥油营养丰富,中医认为可以滋养五脏、补益气血、润泽毛发。《本草纲目》称:"益虚劳,润脏腑,泽肌肤,和血脉。"蜂蜜也是补养佳品,富含多种微量元素,有养阴润燥、润肺补虚、和百药、解药毒、健脾气、悦颜色的功效。用酥油同蜂蜜煮粥,既香甜油润,又增加补益效果。《本草纲目》载:"酥蜜粥,养心肺"。肺虚之人,长期服用,颇有裨益。

2.健肺食养应注意的问题

(1)要常吃一些养肺的食物

①黄精:本品能补肺润肺,尤适用于肺虚燥咳病症。可单用本品煎汤或熬膏服。如冰糖黄精汤,用黄精 30 克,加冰糖 50 克,用文火煎煮 1 小时,可治肺痿、咳嗽、咯血、低热等。若久服本品可预防和治疗肺结核、糖尿病、高血压、动脉硬化、风湿疼痛、病后体虚、贫血等多种病症。现代研究证明,黄精有增强老年人适应环境的能力和心肺功能的作用,可减少老年人细胞的突变,从而起到抗老延益的作用。常用药膳是:黄精 30 克,粳米 50 克,同煮作粥,早晚食之,可补虚疗损、令人强健。

②灵芝草:此药既补肺气,又补肾气,适用于肺肾两虚所致的咳嗽、气喘、虚劳等。如灵芝糖浆可治疗咳嗽、气喘;灵芝与人参配伍,可治疗由各种慢性疾患所致的面色萎黄、体倦乏力、短气懒言、两足痿弱等症。若久服之,可预防和治疗常见的冠心病、慢性气管炎、高脂血症、支气管哮喘等症,以及各种原因引起的白细胞减少,从而起到延年益寿的作用。

(2)在秋天养生要注意养肺:《素问·藏气法时论》说:"肺主秋……肺欲收,急食酸以收之,用酸补之,辛泻之。"酸味收敛补肺,辛味发散泻肺,秋天宜收不宜散。所以,要尽可能少食葱等辛味之品,适当多食一点酸味果蔬。秋时肺金当令,肺金太旺则克肝木,故《金匮要略》又有"秋不食肺"之说。

秋燥易伤津液,故饮食应以滋阴润肺为佳。《饮膳正要》说:"秋气燥,宜食麻以润其燥,禁寒饮"。《曜仙神隐书》主张入秋宜食生地黄粥,以滋阴润燥。因此,秋季时节,可适当食用如芝麻、糯米、粳米、蜂蜜、枇杷、菠萝、乳品等柔润食物,可以益胃生津,有益于健康。

(二)强肝食养

《内经》认为"肝者,罢极之本"。罢极为极限之意。这里讲的是肝主筋,筋主持运动,肝脏是极限运动的根本保证,当极限运动以后,肝脏又为体力的迅速恢复提供物质能量。《内经》说:"食气入胃,散精于肝,淫气于筋",又说:"脏真散于肝,肝藏筋膜之气也。"可见肝脏的精气,能布散到筋,发挥其濡养作用。此外,肝主疏泄,主藏血,对人身气机的升降出入以及血液的贮藏、血量的调节都有十分重要的

作用。所以,重视对肝的保健具有十分重要的意义。饮食滋养方法:

1.泥鳅炖豆腐

原料:活泥鳅 100 克,豆腐 50 克,葱、姜各适量,食盐少许。

制作:活泥鳅先于清水中放养 1 天,去鳃与肠杂,洗净。豆腐切成小块,漂于清水中。姜、葱洗净拍松。泥鳅放锅中,加水适量,放姜、葱及食盐少许,清炖至五成熟,加入豆腐,再炖至泥鳅熟烂即可。温热食鱼、豆腐并喝汤,空腹适量食之,每日 1~2 次,连服 1 周。

功效:本方成品色白悦目、味鲜嫩软滑,有清热利湿、补中益气、解毒保肝的功效。适用于黄疸型肝炎和慢性肝炎。

2.蘑菇炖乌鸡

原料:蘑菇 200 克,乌骨鸡 1 只,食盐适量。

制作:乌骨鸡宰杀后,去毛和内脏,洗净,斩成大小适当的块。蘑菇洗净,撕成小块。将上二物放砂锅中,加水适量及少许盐,炖至鸡肉熟烂即可。温热适量食之,单食或佐餐均可。

功效:有补中益气、强身保肝的功效。适用于慢性肝炎。

3.醋骨汤

原料:米醋 1 000 克,鲜猪骨 500 克,红糖、白糖各 120 克。

制作:猪骨洗净,放砂锅中,倒入米醋,并加红、白糖,不要加水,中火烧开,改小火煮至沸后 30 分钟停火,过滤取汁。成人每次 30~40 毫升,小儿 5~10 岁每次 10~15 毫升,每日 3 次,饭后服。

功效:有养阴益肝、解毒散瘀的功效。适用于病毒性肝炎有肝阴亏损表现者。

4.丹参黄豆汁

原料:丹参 500 克,黄豆 1 000 克,蜂蜜 250 克,冰糖 30 克,黄酒 1 匙。

制作:丹参洗净,放砂锅中,加凉水以浸没为度,浸泡 1 小时后,用中火烧开,再改小火煎约半小时,滤出汁。再加水如上法煎取第二道汁,滤出并与头汁混合。黄豆择洗净,用凉水浸泡 1 小时后,捞出倒入大锅内,加足量水,旺火烧开,加黄酒,改小火煮约 3 小时,至黄豆酥烂,离火趁温热将豆汁滤出。将丹参汁、豆汁同入瓷盆内,加蜂蜜、冰糖,盖上盖,上笼蒸约 2 小时,待冷后装瓷瓶封贮。余下黄豆可另做菜。每次 1 匙,饭后 1 小时开水冲服或米汤送下,每日 2 次。

功效:丹参为中医应用的主要活血祛瘀药物之一,对肝脏组织的修复和肝功能的恢复颇有助益。黄豆营养丰富,是补充植物性蛋白质的主要食品。慢性肝炎病人的饮食要求有质优、量足、产氨少的蛋白质,以利肝细胞的修复,黄豆是最佳的食疗之品。本方有活血祛瘀、补虚养肝的功能。适用于慢性肝炎,尤宜于兼见肝脾大者。

5.萝须枣豆粥

原料:玉米须 60 克,胡萝卜 90 克,大枣、黑豆各 30 克。

制作:胡萝卜洗净切成小块。玉米须放锅中,加水适量,煮沸后半小时,捞出须不用,下大枣、黑豆及胡萝卜,再煮至豆烂即可。温热空腹食之,1 日分 2 次服完,连服数日。

功效:玉米须性平味甘,有一定的利尿、利胆与止血作用,尚含有维生素 C 与维生素 K 等,故可用治黄疸型肝炎。黑豆蛋白质含量极高,尚含有胡萝卜素、B 族维生素等,是肝炎病人的食疗佳品。本方有健脾养肝,利湿退黄的功能。适用于黄疸型肝炎。

(三)增强心功能的食养

心为"君主之官","五脏六腑之大主也"。历来都把心脏看作是人体的"中心器官"。心脏的生理功能主要有主血脉、主神志两个方面。心脏健康与否,直接影响到人体的健康与寿命。在当代,心脏病虽然可以得到许多有效治疗,但仍是人类死亡的主要原因之一。可见,心脏保健至关重要。增强心脏功能食养方剂如下:

1.宁心酒

原料:龙眼肉 250 克,桂花 60 克,白糖 120 克,白酒 2 500 克。

制作:将龙眼肉、桂花、白糖共置坛内,倒入白酒,加盖密封,愈久愈佳,其味清美香甜。每日饮服 2~3 次,每次 15~20 毫升。

功效:安神定志,宁心悦颜。本方适应于神经衰弱,面色憔悴,失眠健忘,记忆力衰退,心悸等。糖尿病患者忌服。

2.补虚正气粥

原料:黄芪 30 克,人参 6 克,粳米 100 克,白糖少许。

制作:将黄芪、人参切成薄片,用冷水浸泡半小时,用砂锅武火煎沸后,改文火煎成浓汁。取汁后,再加冷水如上法煎煮取汁。两煎药液相合,分两份于每日早晚同粳米加水适量煮粥。粥成后加白糖少许,稍煮即可。作早、晚餐。空腹食用。根据各人情况,3~5 日为 1 个疗程。间隔 2~3 日再服。

功效;强心健脾,补虚扶正。

3.养心安神酒

原料:枸杞子 45 克,酸枣仁 30 克,五味子 25 克,香橼 20 克,何首乌 18 克,大枣 15 枚,白酒 1 000 克。

制作:将诸药共捣碎,装入细纱布袋里,扎紧口,放入坛内,倒入白酒,封严,置阴凉处。7 日后开封,除去药袋,过滤取液即成。每晚临睡前饮服 20~30 毫升。

功效:养心和血,养肝安神。

4.补养心肾酒

原料:破故纸、熟地黄、生地黄、天冬、麦冬、人参、当归、川芎、白芍、茯苓、柏子仁、砂仁、石菖蒲、远志各 40 克,木香 20 克,白酒 2 500 克。

制作:将上药捣碎,用白布袋盛之,扎紧口,置于瓦罐口,注入白酒,用文火煮熟,去渣,候冷,收储备用。每日温饮 2 次,每次 15 毫升,不拘时。

功效:补气血,养心肾,健脾胃。

5.莲子酒

原料:莲子 50 克,白酒 500 克。

制作:将莲子去皮,洗净,装入酒坛内,再将白酒倒入浸泡,加盖封严,每日振摇 1~2 次,15 日后开封,即可饮用。每日饮服 2 次,每次 15~20 毫升。

功效:养心安神,益肾固涩,健脾止泻。本方适用于心悸、失眠、肾虚遗精、带下

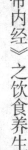

等症。

6.牛奶全麦粥

原料:全麦片50克,牛奶150克,白糖50克,精盐少许。

制作:将麦片在清水中浸泡半小时以上。用文火煮15~20分钟后,加入牛奶、盐继续煮15分钟,加入白糖,拌匀。按常规服。

功效:养心安神,润肺通经,补虚养血。

(四)保养胃气的食养

在中医学中,胃气是脾胃功能的总称,而脾胃是人体最重要的器官,是气血生化之源。人体的生长发育,维持生命的一切营养物质,都要靠脾胃供给。若脾胃功能减弱,则人体的生长发育、新陈代谢就会受到严重影响。所以,古代养生家特别强调"胃气"的重要性。我国古代最著名的医学家华佗曾说:"胃者,人之根本;胃气壮,五脏六腑皆壮也……"《内经》说:"人无胃气曰逆,逆者死。"总之,要养生,要延年益寿,必须要保养胃气。保养胃气食养方法:

1.西湖牛肉羹

原料:牛腿肉200克,鸡蛋2个,黄酒、葱、姜、酱油、麻油、胡椒粉、盐、味精各适量。

制作:牛肉洗净剁成肉末,加黄酒、酱油、胡椒粉拌匀。锅内加水适量,入姜末,烧开后将牛肉徐徐搅入水中,再将打匀的鸡蛋拌入,调好口味后勾薄芡,撒上葱花,淋上麻油即可。

功效:此汤有补脾养胃、强壮筋骨之功能,且易于年老体弱者消化吸收。

2.蚝油牛肉

原料:牛肉1 000克(去筋络),蚝油25克,素油、葱、黄酒、酱油、糖、味精、小苏打粉、盐、干淀粉适量,蛋清1个。

制作:牛肉洗净切薄片,加酒、蛋清、小苏打、适量水腌4小时后加水淀粉拌匀,油烧热入牛肉片炸至断血出锅;锅留底油,加酱油、蚝油、糖、盐、葱、味精、水烧开,再加少许水淀粉勾芡,再将牛肉放入,加少许麻油炒匀即可。

功效:补脾胃、益气血,可治脾虚水肿、虚损消瘦等症。

3.醋熘洋山芋片

原料:洋山芋250克,素油、醋、盐、葱、味精各适量。

制作:洋山芋去皮洗净切薄片,用清水洗一下捞出,沥干水,油烧热,放进洋山芋片,急火煸炒片刻,加点水、盐、醋,盖上锅焖一会,出锅前放点葱、味精即可。

功效:有和胃、调中、健脾、益气等作用。

4.长寿马兰头

原料:鲜马兰头250克,五香豆腐干5块,五香炒花生米50克,酱油、麻油、精盐、糖、味精各适量。

制作:炒熟的五香花生米脱衣后再用温火炒黄,豆腐干沸水略焯,与花生米分别切成细末;马兰头洗净沸水焯熟后挤干水分切成细末,各料拌和并加上调味品拌匀即可。

功效:此菜清凉解毒、悦脾胃、滋养调气、润肺脏;如加上醋,还能防治高血压。

5.豆腐衣炒韭菜

原料:豆腐衣100克,韭菜250克,素油75克,淀粉、味精、酱油、黄酒各适量。

制作:豆腐衣酒水润湿,切成丝,韭菜择好洗净,切1.2寸长。开油锅,油温七成,加盐,将韭菜下锅,旺火急炒熟出锅,锅里加点熟油,放入黄酒、酱油、淀粉、味精、豆腐衣急炒几下,投入韭菜翻匀即可。

功效:豆腐衣养胃消痰,韭菜温中行气、解毒散血。此菜可治胃弱少食、咳嗽多痰、创伤瘀肿等症。

6.吉庆鸿禧

原料:青鱼2条,里脊肉200克,枸杞子10克,白萝卜丝、葱节、姜片、肉汤各适量。

制作:青鱼去鳞、鳃、内脏洗净,放入热油锅内两面略煎即取出,里脊肉剁碎塞入鱼肚内,再将鱼煸煎片刻,随即依次放入萝卜丝、盐、葱节、姜片、肉汤,改小火煮5分钟,加味精,盛入汤碗,调上胡椒粉,最后撒上洗净焯熟的枸杞子即可。

功效:此菜可和胃健脾、帮助消化,青鱼中还含有大量的锌,是人体健康所必需的微量元素。

7.白煨猪肚

原料:猪肚1只,小茴香50克,生姜、盐、味精各适量。

制作:猪肚里外洗净切块,小茴香、生姜用纱布包好,锅内放水,投入肚块、纱包,旺火烧开,文火炖烂,加入盐、味精即可。

功效:可健脾胃、补虚损、止腹泻,也是糖尿病人宜食的理想配餐。

8.小黄鱼汤

原料:小黄鱼250克,素油100克,雪菜25克,肉汤250克,黄酒、盐、糖、淀粉、味精、葱、姜末、麻油各适量。

制作:小黄鱼洗净去头和内脏,加盐、黄酒、淀粉腌一会,开油锅。油温七成,把小黄鱼放到油里两面煎黄即捞出。锅留底油,将姜、葱末、雪菜煸炒一会,下入肉汤、糖烧开,放进小黄鱼,加麻油、味精烧开即可。

功效:此汤滋补健身、开胃消导,且肉质细嫩,含大量优质蛋白,是理想的营养菜肴。

9.南瓜芋泥饺

原料:南瓜250克,芋艿300克,糯米粉500克,瘦猪肉100克,水发香菇50克,麻油、盐、味精各适量。

制作:南瓜蒸酥去皮压成茸,加入糯米粉和成面团;芋艿蒸酥去皮压成泥,加肉丁、香菇丁,用油炒熟,调味成馅。将面团分成若干份,分别包上馅制成饺子,上屉蒸熟即可。

功效:此饺可滋阴补胃健脾、利尿消肿,还是糖尿病人的理想食品。

10.红烧桂鱼

原料:桂鱼1条(约500克),素油250克,酱油75克,蒜瓣5个,黄酒、淀粉、味精、盐、姜、糖、葱各适量。

制作:桂鱼去鳞、内脏,洗净,鱼身直划三刀,抹上盐、黄酒、淀粉腌10分钟。油锅烧开,降至七成热,放进鱼炸至两面呈黄色出锅待用。锅留底油,放入酱油、姜末、蒜泥、葱、糖、加点水烧开,把鱼放入,翻身勾芡,加味精即可。

功效:此菜可开胃健脾、滋补健身、养血化瘀。

11.糖醋鲫鱼

原料:鲫鱼500克,醋75克,糖50克,肉汤50克,酱油、淀粉、黄酒、素油、盐各适量。

制作:鲫鱼去鳞,取内脏,在鱼身中部两面各划几直刀,把淀粉用水和成糊,抹在鱼身上,锅里放油,旺火油温七成,鱼下锅炸透取出,再将调料和肉汤一齐调成汁,锅留底油,将汁倒入锅内搅几下,烧开,浇在鱼身上即可。

功效:此菜可治脾虚食少、乏力浮肿、小便不利等症。

12.芝麻蜜糕

原料:黑芝麻100克,蜂蜜150克,玉米粉200克,白面500克,鸡蛋2个,发酵粉适量。

制作:黑芝麻炒香研碎,和入玉米粉、面粉、蛋液、发酵粉、蜂蜜,加水和成面团,35℃保温发酵1.5~2小时,上屉蒸20分钟即熟。

功效:此糕可保肝、健胃,促进红细胞生长。

(五)先天之本——肾气的食养

中医养生学认为,人体生长发育、衰老与肾气关系密切。可以说衰老与否、衰老速度、寿命长短,在很大程度上取决于肾气的强弱。肾气旺盛,人就不易衰老,衰老速度也缓慢,寿命也长;反之,肾气衰,衰老就提前,衰老的速度也快,寿命也短。正如我国著名医学家叶天士所说,"男子向老,下元先亏"。这里的下元,即指先天元气,元气藏于肾,元气亏,即肾气虚,故人体变老。强壮肾气的食养佳肴:

1.苁蓉虾球

原料:虾仁250克,肉苁蓉10克,鸡蛋2个,面粉150克,黄酒、葱、姜、发酵粉、盐、味精各适量。

制作:肉苁蓉加少许水煮20分钟,沥出的汁水加入面粉、蛋液、姜汁、葱花、盐、发酵粉搅拌成糊状;虾仁加酒、盐、味精稍腌,拌入糊中;用匙舀起虾仁糊,在四成热的油锅中炸至金黄色即可。

功效:此菜可补肾阳、益精血,主治阳痿、筋骨不健等症。

2.蒜爆羊肉

原料:羊肉250克,大蒜20克,薤白20克。

制作:将羊肉切成大薄片;大蒜、薤白切片,与羊肉一起放入碗内,加酱油、食盐、黄酒、淀粉、白糖拌匀。锅内入油,旺火烧热后,放入上述原料,煸炒至肉熟,调汁紧裹时,淋上少许香油即出锅。佐餐食用。

功效:益肾气,壮阳道。其中羊肉甘温,善补虚劳,益气力,壮阳道,历来被看作补阳佳品。大蒜辛温,《日华子本草》谓:"大蒜……健脾,治肾气。"其气熏烈,能通五脏、达诸窍。有人认为大蒜有兴奋性欲的作用。薤白为百合科植物小根蒜或薤的鳞茎,别名薤白头、野蒜。辛苦,温。辛散苦降,温通滑利,能通体内之阳气、散阴寒之凝结。三物相配,具有益肾气、壮阳道的作用,经常食用,可强壮身体、提高性

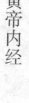

欲、改善性功能。

3.戊戌酒

原料:狗肉 1 000 克,糯米 1 000 克,酒曲适量。

制作:狗肉洗净,煮烂,捣如泥;糯米煮成干米饭,与狗肉泥拌匀,待冷,加酒曲适量,发酵成为酒酿。

功效:大补元气,温肾助阳,健脾养胃。其中狗肉为犬科动物狗的肉,又称犬肉。它除有蛋白质等营养成分外,还含有嘌呤类和肌肽及钾、钠、氯等化合物。狗肉味咸性温,主补肾气。壮阳道、强腰膝、暖下元、健脾胃,下元虚弱者食之最宜。和糯米加酒曲酿酒,更助元阳之气,又培补中焦之气。元阳虚弱的阳痿、早泄、滑精者可酌情选用。每日晨起空腹饮 20~30 毫升。阳盛、火旺、热病者不宜使用。

4.虫草速溶茶

原料:冬虫夏草。

功效:壮元阳,益真气,补虚弱,乌须发。

主治:体弱多病,年老肾衰,脏腑功能衰退。冲剂,每包 2 克。

(六)抗衰老的食养

尽管每一个人都想永葆青春、充满朝气、充满活力,但衰老总有一天要降临到每个人的头上,这是不以人们的意志为转移的客观规律。衰老虽然不能避免,但可通过努力,延缓衰老。抗衰老的方法,人们现在已经找到了不少,其中之一就是祖国医学的传统药膳。抗衰老的食养方法:

1.人参黄芪粥

原料:人参 5 克,黄芪 20 克,粳米 80 克,白糖 5 克,白术 10 克。

制作:人参、黄芪、白术去净灰渣加工成片,清水浸泡 40 分钟后,放砂锅中加水烧开,再用小火慢煎成浓汁,取出药汁后,再加水烧开后取汁。早、晚分别煮粳米粥,加白糖趁热食用。5 日为 1 个疗程。

功效:补正气,疗虚损,抗衰老。适用于五脏虚衰、久病体弱、气短自汗等症。

2.王浆蜂蜜

原料:蜂王浆、蜂蜜各适量。

制作:将王浆与蜂蜜配成 1% 的王浆蜂蜜。4 岁以下每服 5 克,5~10 岁 10 克,10 岁以上 20 克,每日 2 次,20 日为 1 个疗程,连服 3 个疗程。

功效:滋补强壮、益肝健脾,适用于病后虚弱、小儿营养不良、老年体衰等症。

3.代茶汤

原料:白术 4.5 克,麦冬(去心)3 克。

制作:将上药同煎作汤,夏天代茶饮。

功效:益气补脾,适用于老年脾虚、津少口渴,久服延年耐衰。

4.芝麻茯苓粉

原料:芝麻、茯苓各等量。

制作:将芝麻炒熟,与茯苓混合,研成细粉。晨服 20~30 克,加适量白糖。

功效:补益脾肾,延年益寿,抗衰老。

5.红枣膏

原料:大红枣 500 克。

制作:将枣去核,加水煮烂,熬成膏状,加红糖 500 克,拌匀使溶。每服 15 克,每日 2 次,开水冲服。

功效:健脾和胃,补益气血,抗衰老,疗疾延年。

(七)增力健体的食养

增力,就是指增强体力。它有广义与狭义之分:广义的增力,是指增强身体的适应能力,包含肌力、耐力、灵敏性、柔韧性和弛缓性等内容,即增强身体在一切环境中的适应能力;而狭义的增力,则是指增强四肢的气力。二者的关系是:广义的增力包含有狭义增力的内容,狭义增力又是反映广义增力的客观指标之一,两者相互影响,不可分割。

祖国医学认为,体力依赖于人体脏腑功能的正常活动,其中以脾肾关系最为密切,心肝肺为辅。常用的食养方法:

1.苁蓉五味酒

原料:肉苁蓉、五味子、山茱萸、淮山药、茯苓各 48 克,甘味料 300 克,酒 1 000 毫升。

制作:上述药切碎或捣碎,亦可加甘味料与酒共同浸透,存 50 日后饮用。每日 2~4 小杯。

功效:本药酒益气壮阳、补血益精、功能强身除倦、延年益寿、镇惊安神,劳动后饮上几杯可消除疲劳、恢复体力、振奋精神,平日有喝酒习惯的,不妨常喝此酒。本药膳有益于体力劳动者劳动后食用,若能长年食用,不仅可增力壮体,且可延年益寿。

2.烧明虾

原料:大虾 10 尾,葱半根,鲜姜末 10 克,大蒜末 10 克,酱油 25 克,酒 10 克,油 450 克。

制作:大虾去须、足,不去皮,用水洗净后抽去脊线和腹线,用刀背将虾身轻轻叩松。将 450 克油倒入铁锅中,用大火烧热后下入大虾,炸 10 秒钟左右捞出将锅内油倒出,留 30 克,仍坐火上,投入葱、姜,炝出香味后加入酱油,下入大虾,再加入蒜末和酒,炒四五秒钟出锅装入盘中,即可供食。

功效:本菜为滋补佳品,有补肾助阳、通脉之作用,平人食之能健身强力,有虚寒、阳痿早泄、体虚无力者尤宜常食。

3.滑桂鱼

原料:桂鱼 1 条,笋肉 50 克,淀粉 25 克,黄酒 15 克,酱油 50 克,肉汤 75 克,素油、葱丝、青蒜、花椒各适量。

制作:桂鱼去鳞、鳃、内脏,洗净,肉厚处划几刀,用盐、酒稍腌;笋切片。锅烧油至油温四成,下进花椒,出香味去渣,将鱼拍上淀粉,热油旺火将鱼入锅滑一会出锅。锅留油,下进笋片炒一会,将酒、酱油、肉汤入锅,放进鱼烧开,下进葱、蒜烧一会儿即可。

功效:开胃健脾、养血化瘀,是滋补健身的佳肴。

4.酿鸽蛋

原料:鸽蛋 12 个,肥瘦猪肉 50 克,火腿、南芥、面粉、姜末、绍酒、白酱油、食盐、味精、香油各适量。

制作:将生鸽蛋煮五成熟(不要把蛋黄煮熟),剥去皮,用刀削下一个盖,把蛋黄倒出来,把肥瘦肉和火腿、南芥剁成碎末,用香油、食盐、白酱油、绍酒、味精、姜末调匀,制成馅,装在蛋清里,盖上盖放在碗里,上笼蒸熟滤出汤,锅里少添一点油,上火加热,把其汤水浇在鸽蛋上即成。

功效:滋养气血,强健身体。

(八)延年益寿的食养

自古以来,人们都希望健康,更渴望长寿,但是如何才能长寿呢?中医养生学认为,人体的生长发育、寿命的长短,在很大程度上取决于肾气的强弱。若肾气旺盛就不易变老,变老的速度也缓慢,寿命也就长;反之,肾气衰,变老就提前发生,变老的速度也快,寿命也就短促。因此,凡能补益肾精和强化元气的食养皆可增强肾的功能,以激发生命活力,这样就可起到延年益寿的作用。

此外,祖国医学认为,"有胃气则生,无胃气则死",而胃气是脾胃功能的总和。脾胃共同完成饮食水谷的消化吸收功能,如果脾胃虚衰,不能消化吸收饮食水谷,人体所需要的营养物质得不到及时补充,便会出现营养不良,出现贫血、水肿、气短、头晕、四肢无力等各种各样的疾病或症状,从而使人缩短寿命。如《养老奉亲书》里说:"故饮食进则谷气充,谷气充则气血胜,气血胜则筋力强。"这里的筋力强,即是身体健康的表现,长此下去,寿命即会大大延长。延年益寿的食养方法:

1.茯苓酒

原料:茯苓 60 克,糯米 500 克,酒曲适量。

制作:茯苓洗净,加水适量,煎煮。每 30 分钟取煎液 1 次,共取 2 次。再将煎液与糯米共同烧煮,做成糯米干饭,待冷,加酒曲适量,拌匀,发酵成为酒酿。或用冷浸制酒法,将茯苓,放入白酒,浸泡 7 日后开取食用。

功效:健脾补中,利水渗湿,耐老延年。其中茯苓为多孔菌科植物茯苓的干燥菌核。味甘淡,性平,既能养心健脾,又能利水渗湿。宋代苏颂的《图经本草》将茯苓列为上品。明代李时珍的《本草纲目》记载了服茯苓法:酒浸茯苓,"日食一块,至百日,肌体润泽,延年耐老,面若童颜。"茯苓的有效成分主要是茯苓多糖,它能增强小鼠的 T 淋巴细胞功能,并可激活补体 C3、C5 和 B 因子,促进体液免疫功能,可使胸腺、淋巴结增大、末梢血中白细胞数量增多。茯苓多糖有强烈的抗肿瘤作用,抑瘤率可达 60% 左右。对艾氏腹水癌的动物可延长生存期 23.49%、腹水量下降 71.53%、癌细胞总数减少。茯苓还能促进钠、氯、钾等电解质的排出,有缓慢而持久的利尿作用。

2.大豆汁

原料:黑大豆 250 克。

制作:黑大豆洗净,入锅,加水煮汁,至大豆熟烂,煎液黏稠如饴,停火。饮汁,经常食用。

功效:利水下气,活血解毒,耐老不衰。其中黑大豆又名黑豆、乌豆,为豆科植物大豆的黑色种子。含有脂肪、蛋白质、糖类、维生素 B_1、烟酸等成分。富含不饱和脂肪酸,它可以促进胆固醇的代谢,防止脂质在肝脏和动脉管壁沉积,对预防冠心病、动脉硬化有益。黑大豆味甘性平,功效利水下气、活血解毒。《本草纲目》云"每晨水吞黑豆二七枚,谓之五脏谷,到老不衰。"本品原方用治卒风不语,即今天所说的脑血栓形成的不语。有病治之,无病养之,经常食用,"令人长生"。

3.黄精粥

原料:黄精 15 克,粳米 50 克,红糖适量。

制作:黄精煎取汁液,入粳米煮粥。或黄精洗净,用水泡软,切成细丁,与粳米同煮为粥,粥成时调入红糖。每日 2 次。

功效:润肺滋肾,延年长生。其中黄精为百合科植物黄精的根茎,主要成分有蒽醌类化合物、洋地黄糖甙、氨基酸、烟酸、锌、铜、铁等。黄精性味甘平,宽中益气,补肾填精,滋阴润肺,自古做补益健身之品,可以长年服食。据《博物志》记载"太阳之草名曰黄精,饵而食,可以长生"。唐代大诗人杜甫曾作诗赞道"扫除白发黄精在,君看他年冰雪容"。现代研究表明,黄精可以延长家蚕寿命、抑制脂质过氧化、增强免疫功能、降血糖,改善心血管系统、呼吸系统及消化系统的功能,从而证实古代记载不无道理。黄精与粳米为粥,常服润肺滋肾,延年长生。本品滋腻,消化不良或有湿痰者忌食。

(九)防癌抗癌的食养

癌症是机体内细胞分裂失控、任意繁殖、发生恶性变,从而损害健康、危及生命的一类疾病。在传染病得到基本控制的今天,癌症、心血管疾病和脑血管疾病已上升为当前主要的死亡原因。现代医学的大量研究资料,发现 80%～90% 癌症的形成与环境因素,如地理条件、生活方式、饮食习惯等有关。如果对这些因素采取适当的措施,并做到早期发现和早期治疗,就可以达到防治癌症的目的。

膳食作为环境因素的一部分,与癌症关系错综复杂,既存在着潜在的致癌因素(高脂肪、黄曲霉素污染、酗酒等),也存在着防癌成分(充足的蛋白质、膳食纤维、胡萝卜素、维生素 A、维生素 C、微量元素硒等)。我们在食物调配时,注意扬长避短,充分发挥防癌成分的作用尽量减少致癌因素,组成完全、平衡的合理膳食,将有助于癌症的预防。常用防癌、抗癌的佳肴:

1.香油拌芦笋

原料:芦笋 250 克,食盐适量,香油适量。

制作:芦笋洗净,切成薄片,放入开水锅内焯熟捞出,沥干水分,调入香油和食盐,拌匀凉食。佐餐食用。

功效:抗痨、抗癌。其中芦笋味苦甘,性微寒,功效抗痨、防癌,主要用于肺结核和恶性肿瘤的防治。芦笋疗癌始于近代。20 世纪 70 年代初生化学家卢茨,对芦笋治癌的可能性及可靠性做了深入的研究,发现芦笋对各种癌症均有一定疗效,并有痊愈病例。他于 1974 年在权威性杂志《预防》发表了研究结果,引起人们的注意,从此芦笋疗法开始风靡全球。多年来无人问津的芦笋,一下子成了餐桌上的宠物。

实验研究表明,芦笋原汁可促进外周血 T 淋巴细胞转化、增殖,提高机体免疫力,有明显抑制癌细胞生长的作用。其抗癌成分主要为组织蛋白、胡萝卜素、维生素 C、叶酸与核酸等。

芦笋无论生食、熟食或罐头制品均有抗癌作用,食量不限。

2.蛎黄汤

原料:鲜牡蛎肉 250 克,猪瘦肉 100 克。

制作:牡蛎肉洗净,猪瘦肉切片。把牡蛎、瘦肉放入小碗内,以黄酒、淀粉拌好,倒入开水锅中煮至嫩熟,以食盐调味,佐餐食用。

功效:滋阴养血。其中牡蛎又称蛎黄、蛇子肉,为牡蛎科动物。江牡蛎的肉,味道鲜美,多作汤食。近年来发现牡蛎肉中有一种糖蛋白,对多种癌细胞都有抑制作用。

牡蛎肉与猪瘦肉皆为滋阴养血之品,后者兼能益气。二者味均甘咸,甘能补益,咸可软坚。本品性质平和,不凉不燥,适应面广泛。无论各种肿瘤,但见气阴两虚症者均可辅以汤食。

3.蘑菇猪肉汤

原料:鲜蘑菇 100 克,猪瘦肉 100 克,食盐适量。

制作:先将猪瘦肉、鲜蘑菇切成片,加水适量做汤,用少许食盐调味。佐餐食用。

功效:滋阴润燥,健脾益气。其中蘑菇,为黑伞科植物蘑菇的子实体,现多由人工栽培。味甘性凉,功效补益肠胃、化痰散寒。含有多种氨基酸、维生素和矿物质等营养成分。现代药理研究表明,有增强机体免疫功能和抑制肿瘤细胞生长的作用。猪瘦肉滋阴液,丰肌体,润肠燥。蘑菇与猪肉相配,可以滋阴润燥、健脾益胃。尤适合于放疗、化疗后白细胞减少、食欲不振的肿瘤患者食用。

4.海带醋

原料:海带 50 克,米醋 200 毫升。

制作:海带切成细丝,或研成粉末,浸泡在米醋中,密闭贮存备用。每日服用 10 毫升,或以此醋调制菜肴用。

功效:软坚消瘤,活血化瘀。其中海带是海带科植物海带的叶状体,以整齐体厚,色黑褐,无杂质者为佳。作为药用已有悠久历史,金代医家李东垣先生曾云:"瘿坚如石者,非此不除。"瘿坚如石,系指单纯性甲状腺肿(缺碘所致)、甲状腺肿瘤等病症。海带"治水病,瘿瘤,功同海藻"(《本草纲目》),是传统的消肿块之品。

海带防癌抗癌途径有:一是通过供给充足的碘来减少患甲状腺瘤的危险;二是海带提取液能直接抑制多种肿瘤细胞生长,并可延长白血病小鼠的生命;三是海带中的藻胶属植物纤维,具有很强的吸水性,可稀释肠内致癌物质浓度。

海带味咸性寒,软坚消瘿,利水止血;若用醋制,消肿软坚之力更强,兼以活血散瘀。海带醋,可作为日常防癌保健食品,经常食用。

5.黄鱼鳔酥

原料:大黄鱼鳔 100 克。

制作:黄鱼鳔洗净,沥干,用香油炸至酥脆,取出,压成粉末,待冷装瓶备用。每次 5 克,每日 3 次,温水饮服。

功效:祛风活血,解毒抗癌。其中大黄鱼鳔味甘性平,无毒,祛风邪,消肿毒,行瘀止血,补血填精。民间常用于食管癌、胃癌、淋巴结核、小儿惊风、破伤风、吐血、滑精等症。

6.蒜苗肉包

原料：玉米面、白面各 500 克，蒜苗 250 克，鲜蘑菇 100 克，猪肉末 250 克，发酵粉、黄酒、酱油、麻油、精盐、白糖、味精各适量。

制作：玉米面、白面拌和，加发酵粉，水发成面团。蒜苗切成米粒大，用盐略腌后，加蘑菇末和用黄酒、酱油、盐、糖调味的肉末，加入麻油拌成馅。面团分成 20 份，分别包上馅上屉蒸熟即可。

功效：此包有增强机体抵抗力及防癌、降低胆固醇、抗血凝等功效。

（十）减肥轻身的食养

男子修长，女子苗条，拥有一个好身材，从某种意义上讲，比容貌更为重要，它是健与美的综合体现。

衡量一个人的体重是否正常，可以用这样一个公式来计算：理想体重（千克）=［身高（厘米）-100］×0.9，以此为基础，在上下浮动 10% 的范围内均属正常体重。超出理想体重的 10% 则为超重，超出 20% 可判定为肥胖。

单纯性肥胖是机体脂肪过多使体重超出正常的一种症状。不仅影响人的整体美观，还严重危害身体健康。肥胖是糖尿病、高血压病、动脉粥样硬化性心脏病、脂肪肝等多种疾病的危险因素，日益引起人们的关注。

现代营养学对肥胖症的饮食主要给予低热量平衡膳食，其目的在于限制热量的摄入，让体内热量呈负平稳状态，而使沉积的脂肪逐渐减少。由于所供给的膳食中营养素充足完全，比例适宜，在减肥过程中，不易损害身体，因而是一种比较安全、稳妥的方法。

祖国医学认为，肥胖与饮食、劳逸、体质、情志等因素有关，多属标实本虚之症。标实以湿、水、痰、食、瘀为主；本虚则以脾肾虚、肝失疏泄为主。治则大体归为健脾化湿、消导通腑、疏肝利胆、温阳补肾、理气活血 5 法。鉴于肥胖病机复杂，应用时宜标本兼顾，补泻并施。古代减肥方，以健脾化湿和温阳利水见长，肥胖者可根据自身状况，酌情使用。有利于减肥轻身的食物有赤小豆、绿豆、薏苡仁、燕麦、荞麦、魔芋、冬瓜、黄瓜、西瓜皮、绿豆芽、鲤鱼、鲫鱼、荷叶、茶叶、山楂等。减肥轻身的食养方法：

1.薏苡仁粥

原料：薏苡仁 30 克，粳米 50 克。

制作：先将生薏苡仁洗净晒干，碾成细粉，收贮备用。取薏苡仁粉，与粳米一起下锅，加水煮至粥成。每日 2 次。

功效：健脾利湿，轻身健美。其中薏苡仁是一种古老的保健品，早在西汉的《神农本草经》一书中就有记载，因其有"久服轻身益气"的功效，而列为上品，供人服食。其轻身效果可能来自两个方面：一则薏苡仁其性微降而渗，故能去湿利水，以其去湿，因而利关节，除脚气，使行动轻健、敏捷；二则性味甘淡，甘以健脾，培补脾土，渗以除湿，补脾而不滋腻，淡渗而不峻利，为清补渗湿之品。脾虚湿盛所致的水肿、胀满、虚胖者服食后，水去胖消、周身轻松。薏苡仁力势和缓，须加倍使用才可见效，所以一般用量较大。

2.荞麦面条

原料:荞麦面 500 克。

制作:荞麦面加清水和面,做成面条、面片、糕饼等面食。经常食用。

功效:开胃宽肠,下气消积,降脂降糖。其中荞麦,别名乌麦、花荞、甜荞,为蓼科植物荞麦的种子。味甘性凉,可开胃宽肠,下气消积。汪颖在《食物本草》中说"荞麦能炼五脏滓秽,俗言一年沉积在肠胃者,食之亦消去也。"故民间以"净肠草"相称。荞麦的营养价值很高,含有 7%~13% 的蛋白质,它的氨基酸组成比较平衡,赖氨酸、苏氨酸都较多,蛋白质的生物价可达 80(大米为 77,小麦 67),是粮食类中的佼佼者。脂肪含量 2%~3%,以油酸和亚油酸居多。各种维生素含量也比较丰富。值得一提的是荞麦含有较多的芦丁,它属黄酮类物质,具有维持毛细血管弹性、降低毛细血管渗透性的功能。另有一种鞑靼荞麦,籽粒略苦,又称苦荞,从前很少食用。近年来发现其降脂、降糖作用强于甜荞。现经过加工处理,除去苦味,已做成各式挂面,供人食用。

3.冬瓜汤

原料:冬瓜 500 克。

制作:冬瓜去皮、籽,取白瓤切片,入锅中加水,煮熟。淡食或以少许食盐调味。佐餐食用。

功效:清热利尿,瘦人轻健。其中冬瓜为葫芦科植物冬瓜的果实。含水分甚多,可达 96.5%,维生素 C 比较丰富,蛋白质、糖类微量,不含脂肪,另外含钠量也较少,是肥胖者理想的蔬菜。

传统医学认为,冬瓜味甘淡,性微寒,功能清热解毒,尤善利尿除肿,消胖轻身。唐代孟诜曰:"欲得体瘦轻健者,则可长食之,若要肥则勿食也。"本品性质平和,作用力缓,需久服方可见效。脾肾阳虚泄泻者忌用。

4.减脂茶

原料:绿茶、山楂、荷叶等。

用法:袋装茶剂,每次 10 克,开水冲泡或水煎代茶。

功效:降脂减肥,防止冠心病。主治高血脂、肥胖症。唐代陈藏器《本草拾遗》说:"茶久食令人瘦,去人脂",荷叶的减肥去脂作用早已被认识。本药茶以绿茶配伍山楂、荷叶等药组成,现代药理研究证明,山楂能增加胃中酶类,促进消化,其所含脂肪酶也能促进脂肪的消化;荷叶的减肥降脂作用也已经临床实践和药理试验证实。

5.清宫减肥仙药茶

原料:荷叶、紫苏叶、山楂、乌龙茶、六安茶等。

用法:袋装,茶剂。每次 6 克,每日 2 次,开水冲泡。

功效:降脂通脉。主治血脂偏高,肥胖症。本品原为清代宫廷药茶,其功效:一是经临床实践和药理研究证实有降脂作用的山楂、荷叶可直接去肥减脂;二是借助疗效确凿的福建乌龙茶和安徽六安茶健身去脂;三是芳香气烈的紫苏叶,外开皮毛,上通鼻窍,中开胸膈,醒脾胃,解郁除烦。

6.减肥健身茶

原料:决明子、山楂。

用法:茶剂。每次 1 包,开水冲泡,每日 3 次。

功效:祛脂降压、减肥健身。主治冠心病,高脂血症。药理试验证明,决明子粉能抑制血清胆固醇的升高和主动脉粥样硬化斑块的形成。山楂能增加胃中酶类物质,促进消化,其所含脂肪酶尤能消化脂肪食积,有可靠的降低血脂作用。

7.降脂饮

原料:枸杞子 10 克,何首乌 15 克,决明子 15 克,山楂 15 克,丹参 20 克。

制作:文火水煎,取汁约 1 500 毫升,储于保温瓶中,代茶频饮。

功效:活血化瘀,轻身减肥,适用于肥胖者。

8.竹荪汤

原料:竹荪 1 克,银耳 10 克,鸡蛋、盐、味精各适量。

制作:竹荪放洗洁精中浸泡,再用清水冲洗至无洗洁精沫。银耳浸泡后洗净,去蒂,鸡蛋打碎搅匀,清水煮沸后,倒入鸡蛋糊,加竹荪、银耳,文火烧 10 分钟,加精盐、味精各适量。

功效:消除腹壁脂肪,适用于肥胖症。

9.荷叶饮

原料:鲜荷叶 30 克。

制作:荷叶洗净,撕成碎片,入瓷杯中,沸水冲泡,温浸 15 分钟后即可饮服,如无鲜品,可以 10 克干品代之,制法如上,代茶饮。

功效:清暑利湿,升阳散瘀,降脂减肥。

(十一)健脑食养

人人都希望自己的大脑聪明,以便在激烈的市场竞争中引领先行,取得更大的社会效益和经济效益。但又如何使大脑聪明呢? 尽管方法很多,但重要的一条是食养。脑组织由脂质、糖蛋白、钙、磷等物质构成,大脑在活动时还需要多种物质参与代谢。因此,脑力劳动者除每日摄取必要热量外,还必须补充某些特殊营养物质,如此才能保证大脑正常工作。经研究比较肯定的有下列食物:植物食物有核桃、黑芝麻、金针菜、小米、玉米、枣子、海藻类、香蕈、南瓜子、西瓜子、葵花子、杏仁、榛子、栗子、花生、豆制品等;动物食物有猪、鱼、羊、鸭、鹌鹑、牡蛎、海螺、乌贼、鱼、虾等。此外,我国自古有"以脑补脑"之说,人吃动物的脑是有益的。健脑食养方法:

1.龙眼莲子粥

原料:龙眼肉、莲子各 15 克,红枣 20 个,江米 50 克,白糖适量;

制作:莲子去皮,其心与红枣、江米同煮至粥将成时,加入龙眼肉,继续煮至粥成,加白糖搅匀服用。

功效:能益气养血、补心安神,尤适用于心血亏虚、脾气虚弱、心悸、健忘、少气、面黄肌瘦者。

2.鲤鱼脑髓粥

原料:鲤鱼脑髓 5~10 克,粳米 50 克。

制作:取鲤鱼脑髓,洗净,切碎,备用。粳米煮粥,粥将成时,入鲤鱼脑髓、葱、姜、黄酒、食盐,继续上火煮10分钟停火。每日2次。

功效:补脑髓,聪耳。鲤鱼脑髓味甘性平,善补脑髓,脑髓充则肾气旺,肾开窍于耳,脑髓与耳又有脉络相连。适用于老人耳聋。

3.核桃草鱼头

原料:草鱼头2个(约1 500克),核桃肉150克,何首乌15克,天麻6克,生姜、葱各15克,精盐5克,胡椒粉3克,味精2克,料酒25毫升,猪油100克,冬笋、豌豆尖各60克。

制作:将核桃仁用开水泡涨,剥去皮,洗净;何首乌、天麻洗净;鱼头去鳃洗净,下颚劈开,顶部不劈;冬笋剖成两半,顺切成2厘米的厚片;生姜洗净拍破,葱切成长段;豌豆尖洗净。将锅置火上,加入猪油,待热时下姜、葱煸出香味,入清水约2 500毫升,再放鱼头、核桃仁、何首乌、天麻、冬笋、料酒、精盐、胡椒粉,用大火烧开,撇去浮沫,倒入砂锅内,改用小火烧至鱼头熟时,下豌豆尖。拣出葱、姜、何首乌不用,调入味精,佐餐食。

功效:健脑、补脑、益智,适用于脑力不足,思维不够敏捷的人经常服用。

4.健脑酒

原料:远志、熟地黄、蔓荆子、五味子各18克,石菖蒲、川芎各12克,地骨皮24克,白酒600毫升。

制作:上药浸入酒中,7日后过滤,去渣取汁,倒入玻璃瓶中,密盖,勿使气泄,每次10毫升,早、晚各1次,20日服完1剂。

功效:健脑益智,适用于健忘、心悸失眠、腰膝酸软等症。

5.灵芝心子

原料:灵芝15克,猪心500克,卤汁等调料适量。

制作:灵芝去杂质洗净,用水稍闷,煎熬2次,收汁滤取;葱、姜洗净,葱切节,姜切片;猪心破开,洗净血水,与药液、葱、姜、花椒同置锅内,煮至六成熟,捞起稍晾凉,再放入卤汁锅内,文火煮熟捞起,撇净浮沫;取适量卤汁,加入食盐、白糖、味精、芝麻油,加热收成浓汁,均匀地涂在猪心里外。

功效:安神、益神、健脑、益智,适用于病体虚弱、记忆力差、失眠、不耐思考。

6.木耳粥

原料:黑木耳30克,粳米100克,大枣3~5枚,冰糖少许。

制作:先将木耳浸泡半天;再用粳米大枣煮粥,待煮沸后,加入木耳、冰糖适量,同煮为粥。

功效:润肺生津,滋阴养胃,补脑强心。

(十二)增肥丰形的食养

增肥与轻身是相对而言,这里是用于瘦人,而轻身是用于胖人。众所周知,一个人的体重过胖或过瘦皆不利于身体健康。因为胖人多气虚、多痰湿,易患中风、消渴病;而瘦人多火,易患劳嗽。过瘦,可能是机体营养不足、消耗太大、贮存太少所致,也可能是某些疾病带来的后果,如糖尿病等。即使是老年人,也并非"千金难买老来瘦"。国外曾对5 000多名居民追踪观察30多年发现,无论是胖人还是瘦人,其死亡率都大大高于不胖不瘦的人,而那些体重最轻、身体最瘦的人,其寿命也

最短。因此,对于瘦人来说,一定要努力使自己恢复到正常体重。增肥丰形的食养方法:

1.八宝全鸭

原料:鸭1只(1 500克左右),莲肉50克,薏米仁50克,芡实50克,糯米150克,扁豆30克,虾仁10克,火腿肉30克,香菇30克,酒、葱、姜等调料适量。

制作:薏米仁、芡实、糯米洗净,用温水泡15分钟;莲肉用温水浸软;香菇浸泡洗净,切成丁;火腿肉切成丁;扁豆煮熟剥皮。把上述原料和虾仁放在碗中,加酒、盐拌匀,装入鸭腹内缝好,放入锅中,加调料蒸熟烂即可。

功效:具有健脾、益气、祛湿之功效,适用于脾胃气虚、湿困脾胃、乏力身重等。健康人服用能强壮身体。

2.明月映牡丹

原料:银耳15克,鹌鹑蛋12个,火腿片及菜叶各适量。

制作:银耳水发后去杂质、蒂;用酒盅12个,揩干、盅内抹上猪油,每盅内打入鹌鹑蛋1个,再放菱形薄火腿片6片,组成一朵几何图案的小花,配上一片菜叶,连盅上笼蒸3分钟;锅内放鸡汤或肉汤,倒入银耳,用武火烧滚,加入精盐、味精,淋上香油,盛入盆中央,再把鹌鹑蛋用牙签拨出酒盅,匀称地围在银耳四周。

功效:补肾、润肺、生津,适用于肺肾阴虚症,可健脑、强身、柔润肌肤。

3.牛乳粥

原料:粳米100克,新鲜牛奶50克。

制作:先以粳米煮粥,待粥将熟时,加入牛奶同煮粥。

功效:补虚损,润五脏,益老人。适用于中老年人体质衰弱、气血亏损、病后虚羸、口干以及反胃噎膈、大便燥结等症。

4.木耳粥

原料:黑木耳30克,粳米50克,大枣3~5枚。

制作:先将木耳浸泡半天,用粳米、大枣煮粥,待煮沸后,加入木耳、冰糖各适量,同煮为粥。

功效:润肺生津,滋阴养胃,益气止血,补脑强心。适用于中老年人体质衰弱、虚劳咳嗽、痰中带血以及慢性便血、痔疮出血等症。

5.汆银耳鸭舌

原料:干银耳10克,鸭舌20个,鸭汤1 200克,黄瓜45克,盐少许,料酒10克,味精少许。

制作:干银耳放入温水中浸泡1小时,泡发后择去黄根,洗去沙子和其他杂质,挤去水分,撕成小块。

将鸭舌在七成开的热水中烫一下,取出,撕去舌上的皮膜,用清水洗净后,再放在开水锅里煮熟(约煮30分钟),捞出用冷水浸泡,然后从鸭舌根部抽去舌内的脆骨,用清水洗去舌心里的如同骨髓一样的油脂,捞出,沥干水分;黄瓜洗净后,横着片切成二分厚的长条,皮朝上每隔一分宽切入一刀,每隔五刀将黄瓜切断,共切10段;每段都掰开成五花状,再把第二和第四片分别向外卷起夹在缝里,即成蝴蝶花样。

把鸭汤 250 克,料酒 3 克,盐少许,放入汤勺(或锅)内,在旺火上烧开后,下入鸭舌;待汤再烧沸时,撇去汤面上的浮沫,下入银耳稍余一下,随即将鸭舌和银耳捞入大汤碗中,同时放上味精和黄瓜花。接着,另将干净锅放旺火上,倒入鸭汤 1 000克,料酒及盐适量,烧开,沿碗边徐徐倒入盛银耳鸭舌的大汤碗中即成。

功效:汤清味鲜,鸭舌软烂,养血滋阴,增肥丰形。

(十三)健牙固齿的食养

众所周知,牙齿虽小,作用都很大,它不仅是用来维持人体生命的重要器官,而且与语言、发音及保持脸部正常形态有密切关系,与美容也有不解之缘。健牙固齿的食养方法:

1.滋肾固齿八宝鸭

原料:白鸭 1 只(约重 1 500 克),黑芝麻、桃仁、桑葚、水发莲子、芡实、红枣、薏苡仁各 20 克,糯米适量(以填满鸭腹为度),盐、黄酒、味精各适量。

制作:去肠脏、洗净,腹腔内装入黑芝麻、桃仁、桑葚、水发莲子、芡实、红枣、薏苡仁,再填加糯米、盐、酒、味精至满,用线缝合腹腔口,放在蒸锅内蒸大约 2 个小时后即可熟,食前拆线,即可食用。

功效:鸭肉滋阴补虚,黑芝麻、核桃仁、桑葚、莲子、芡实、红枣、薏苡仁、糯米均为平补脾肾之品,经常小吃,能补肾健脾、固齿,尤其对体虚,牙齿发育不良儿童有效。

2.固齿补肾散

原料:当归(酒浸)、小川芎、荆芥穗、香附末、白芍药、干枸杞子、熟地黄各 75克,川牛膝(去芦、酒浸)60 克,细辛 9 克,补骨脂 45 克,升麻 15 克,青盐 9 克。

制作:上药研为末,用老米 500 克,煮饭和成丸,阴干,入瓦砂罐封固,炭火或桑柴火烧成灰存性,研为末,用铝盒盛之,晨以药粉擦牙,然后温水漱咽,服下。

功效:补益精血,祛风清热,固齿乌发。

3.杜仲杞鹑汤

原料:鹌鹑 1 只,枸杞子 30 克,杜仲 15 克。

制作:三味水煎取汁,饮汤食鹑。

功效:补肝肾、强筋骨、强腰膝,适用于肝肾虚之牙齿不坚、腰膝酸软。

4.栗子粥

原料:栗子 100 克,粳米 100 克,冰糖 100 克,清水 1 000 克。

制作:栗子用刀切开,去壳取肉,切成碎米粒大小,将粳米淘洗干净,放入锅内加清水,栗子上火烧开,加入冰糖熬煮成粥即可,早晚食用。

功效:益气、厚肠胃、补肾气、固齿,适用于肾虚之牙齿不固。

(十四)乌发秀发的食养

《唐·吉诃德》一书里这样写道:“她们的头发披在肩上,就像随风飘荡的太阳光线一般”,这里说的是美发的流光轻泻。“绿云扰扰梳晓鬟”,“片片行云看蝉鬓”,这是唐代大诗人的生花妙笔,亦赞美女性的美发。

人们称赞美发,不惜笔墨,这说明美发是使容颜鲜亮的重要手段。自古以来,女性不惜在美发上下功夫,人们很早就发现美发不仅是增添自身妩媚的一种造型艺术,而且也是一种可以灵活多变的美容手段。有人说,头发是人的第二张脸。乌亮的头发,不仅在美容上可以成为天然的装饰品,而且也是一个人仪表美和身体健康的标志。使头发乌黑发亮的食养方法:

1.肉骨头汤

原料:牛骨或猪骨。

制作:将骨头砸碎,一份骨头加五份水,用文火煮1~2小时;骨头汤冷却后在容器底部沉积一层黏质的物质;在食用时将骨头汤摇匀,用这种汤炖菜、烧汤或当佐料均可。

功效:美发、乌发。

2.黑芝麻糖

原料:黑芝麻,白糖。

制作:将黑芝麻洗净晒干,用文火炒熟,碾磨成粉,配入等量白糖,装到瓶中,随时取食;早晚用温水调服2羹匙;也可冲入牛奶、豆浆或稀饭中随早点食用或蒸做糖包。

功效:养血,润燥,补肝肾,乌须发。

3.酥蜜粥

原料:粳米100克,酥油(牛酥、羊酥均可)20~30克,蜂蜜15克。

制作:将3味用火同煮成粥,可长期随意食用,不受疗程限制。

功效:养发美发。

4.乌须生发酒

原料:何首乌150克,黄精150克,枸杞子150克,卷柏15克,米酒150克。

制作:将何首乌、黄精、枸杞子、卷柏分别用清水洗干净,隔水蒸30分钟左右,封火;然后放入瓶内,注入米酒,密封瓶口,浸泡10日即可饮用。

功效:补血养颜,生毛发,乌须发,去黑斑;也适用于身体虚弱、气血不足而致头晕眼花、失眠、心跳者。

(十五)安神助眠的食养

安神,是指精神安定,不急躁、不烦心,能够冷静、客观地处理和思考问题。即《内经》中所说的"精神内守",而"精神内守"可做到"病安从来"。因此,能够经常使自己的情绪稳定,戒骄戒躁,不心血来潮,忘乎所以。

如果不吃饭,人可以活20天;但不喝水,只可能活7天;要是不睡觉,则只能活5天。可见,对人来说,睡觉比吃饭、喝水更为重要。失眠的人智力及记忆力明显下降,精神萎靡,抵抗力差,并且衰老加速。有关文献显示:一天睡眠不足,就可以导致第二天的免疫力下降,其中76%的人呈大幅度下降,其中经常失眠者的衰老速度可达正常人的2.5~3倍。安神助眠的食养方法:

1.肉烧刀豆

原料:鲜刀豆500克,熟肉条100克,茭白肉半两,素油750克,酱油25克,肉汤200克,淀粉、味精、姜末、葱花、黄酒各适量。

制作:刀豆撕去两边硬筋切成1.5寸长,茭白肉切粗丝,开油锅油温七成,投入刀豆,旺火旺油炸半分钟,见刀豆发软即捞出沥油;锅留底油倒进酱油、肉条、茭白丝、炸过的刀豆、姜末、酒,炒几下加肉汤烧 2 分钟加味精,水淀粉勾薄芡即可。

功效:健脾和中,消暑化湿,安神养心。

2.豆苗菊花

原料:青鱼(中段)500 克,豌豆苗 50 克,素油 500 克(实耗 75 克),酱油、黄酒各 25 克,干淀粉、味精、糖、姜、葱、麻油各适量。

制作:青鱼洗净去内脏切成 1.5 寸宽的长条,再斜刀切四刀为一个花(第四刀花刀段鱼皮),全部切完后放酱油、酒腌 10 分钟,再用干淀粉将每块鱼抹匀,滑锅放油,旺火烧至油温七成,把鱼皮向上、鱼肉向下,放在锅里炸,呈金黄色出锅,花纹向上摆在盘里。锅留底油,下进姜、葱、酱油,加水烧开,放进豌豆苗,翻炒几下,加味精、麻油,装盘绕鱼围一圈即可。

功效:滋补肝肾,养血安神等。

3.韭菜炒蛤蜊

原料:韭菜 500 克,蛤蜊肉 150 克,素油 50 克,盐、黄酒、姜丝、糖各适量。

制作:韭菜择好洗净切 1 寸长段,蛤蜊肉洗净用开水烫 3 分钟取出切丝。锅油温八成,倒入韭菜、蛤蜊肉、盐、姜丝旺火翻炒,下入酒炒几下,放糖拌匀即可。

功效:养胃安神、补肾利尿,可治食欲不振、睡眠不安、高血压、水肿等症

4.生脉饮

原料:人参 6 克,五味子 9 克,麦冬 9 克。

制作:将人参与五味子、麦冬共用文火煨煎,反复熬 3 次,将药液混合,频频当茶饮。熬过的人参,捞出嚼服。

功效:气阴双补,调节阴阳,适用于气阴两虚之心悸。

5.清炒猪血

原料:猪血 500 克,姜 5 克,食油 30 克,料酒 3 克,味精少许,盐适量。

制作:将猪血切成大块,放入开水锅中余一下,捞出滤干水分,切小块,姜洗净,切丝。锅内放油后,烧至七成热,下猪血及料酒、姜、盐、翻炒,起锅放味精。

功效:补血养血,对于因血虚而致的失眠有效。

(十六)健鼻聪耳的食养

鼻腔是呼吸道的出入口,从生理结构来看,鼻腔四通八达,与很多重要器官相通,鼻的很多疾病常影响相邻器官的健康。从鼻的作用来讲,它是防止细菌、灰尘等物侵入的第一道防线。鼻腔内有鼻毛,又有黏液,可过滤灰尘,黏着细菌。因此,鼻内常有很多细菌、脏物,有时会成为播散细菌的疫源。由此看来,鼻的卫生保健对人体健美是非常重要的。

"两耳垂肩,双手过膝",这是古人所推崇的长寿和有福的象征。可见,耳朵对人体是多么重要。

聪耳,是指能增强和改善听力。中医理论认为,"肾开窍于耳","肝之经脉贯于双耳"。因此,听力与肾和肝的健康程度有密切关系。健鼻聪耳的食养方法:

1.五合茶

原料:生姜(大块捣烂)、葱白(连须)、红糖、胡桃(捣烂)、霍山茶各等量。

制作:将上药一同放入碗内,用滚水冲,趁热代茶饮,取微汗即愈。

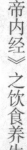

功效:发散风寒,适用于风寒所致鼻塞不通。

2.生姜红糖茶

原料:生姜 3 片,红糖适量。

制作:先煎生姜,溶入红糖,调匀,代茶频饮。

功效:适用于风寒邪气袭肺,肺气不宣所致鼻流清涕。

3.辛夷花茶

原料:辛夷花 2 克,苏叶 6 克。

制作:春季采剪未开放的辛夷花蕾,晒至半干,堆起,待内部发热后再晒至全干;苏叶切碎,与辛夷花拌匀,白开水冲泡,每日 1 剂,代茶饮。

功效:护鼻通窍,适用于鼻塞流涕、急慢性鼻窦炎、过敏性鼻炎等症。

4.桑杏茶

原料:桑叶 10 克,杏仁、沙参各 5 克,象贝 3 克,梨皮 15 克,冰糖 3 克。

制作:上药加水煎汤,取汁,去渣,代茶饮。

功效:适用于秋燥所致口鼻干燥。

5.马勃糖

原料:马勃粉 200 克,白糖 500 克。

制作:白糖放锅内,加少许水,文火煎熬至稠,倒入马勃粉,拌匀停火,倒入涂有植物油的盘内,摊平,稍凉,切成小块,每次吃 1 小块。

功效:防治鼻齿出血等症。

6.鲤鱼脑髓粥

原料:鲤鱼脑髓 10 克,粳米 50 克,葱、姜、黄油、食盐各适量。

制作:取鲤鱼脑髓,洗净,切碎,备用;将粳米煮粥,粥将成时,入鲤鱼脑髓、葱、姜、黄油、食盐,继续上火煮 10 分钟停火。每日 2 次。

功效:补脑髓,聪耳,凡肾气虚弱、脑髓不足而致头晕、耳鸣、耳聋、健忘、额痛者,均可以此品作为调养之用。

(十七)健骨壮腰的食养

骨骼是人体的支架,它单独与肌肉共同构成颅腔、胸腔、腹腔和盆腔的壁,支撑和保护腔内的脏器,并与肌肉共同产生运动。所以,骨骼的发育正常,各个部分的形态和比例的均衡,是构成体态健美的重要条件。影响骨骼发育正常与否的因素很多,但食养是关键的因素。

当人遇到困难时,他的亲友会用"挺起腰杆子"的话来勉励他应付逆境。众所周知,人体大部分运动是从腰背部起始的,任何不平衡或反常动作都会在腰背部产生感应。因而,它被视为机体敏感的组织之一。腰是人体最重要的组织之一,腰的功能如何,与人的健康密切相关。健骨壮腰的食养方法:

1.西湖牛肉羹

原料:牛腿肉 200 克,鸡蛋 2 个,黄酒、葱、姜、酱油、麻油、胡椒粉、盐、味精适量。

制作:牛肉洗净剁成肉末,加黄酒、酱油、胡椒粉拌匀。锅内加水适量,入姜末,烧开后将牛肉徐徐搅入水中,再将打匀的鸡蛋拌入,调好口味后勾薄芡,撒上葱花,淋上麻油即可。

功效:补脾养胃、强壮筋骨,且易于年老体弱者消化吸收。

2.烧全蟹

原料:海蟹750克,鲜汤100克,酱油、素油、黄油各50克,葱、姜末、盐、醋适量。

制作:海蟹洗净,去盖、肺等杂物,切成两半。开油锅,油温五成下盐,将蟹逐个放到锅里煎过后,放入黄酒、酱油、葱、姜末、鲜汤旺火烧开,文火烧5分钟,浇点醋拌匀即可。

功效:可健脾胃,壮筋骨。

3.苁蓉虾球

原料:虾仁250克,肉苁蓉10克,鸡蛋2个,面粉150克,黄酒、葱、姜、发酵粉、盐、味精各适量。

制作:肉苁蓉加少许水煮20分钟,沥出的汁水加入面粉、蛋液、姜汁、葱花、盐、发酵粉搅拌成糊状。虾仁加酒、盐、味精稍腌,拌入糊中。用匙舀起虾仁糊,在四成热的油锅中炸至金黄色即可。

功效:可补肾阳、益精血,主治阳痿、筋骨不健等症。

(十八)明目美眉的食养

众所周知,生命是最可宝贵的,因为生命属于人们只有一次。但人们又说,要像爱护生命一样爱护眼睛,可见,眼睛是多么重要。所谓明目的食养,是指具有使目睛澄澈明亮、洞视有神、眼睑肌力增强、弹性增加作用的食养方法。这些食养方法,既可以使眼目睛白瞳黑、目光炯然、视力提高,又能防治视物昏花、目眼混浊、眼睫无力,常欲垂闭、胞睑水肿等眼部疾患。所谓美眉的食养,是指具有使眉毛生长、美丽的食养方法。明目美眉的食养方法:

1.苁蓉明目丸

原料:肉苁蓉120克(酒洗后去心及杂质),巴戟天60克,菊花60克,枸杞子60克。

制作:以上4味晒干,共研为极细末,炼白蜜为丸,如梧桐子大。每服15克,每日2次,淡盐开水吞服。

功效:补益肝肾,充精明目,适用于肝肾亏损、视物昏花者。

2.菊莆粥

原料:菊莆25克,粳米50克。

制作:摘甘菊新鲜嫩芽或幼莆,洗净切细,煎水去渣,取汁,以汤汁煮米为粥,冰糖调味,每日2次。

功效:清热,疏风,明目,适用于外感风热、肝阳上亢所致的目赤腰痛等症。

3.荠菜粥

原料:荠菜50克,粳米50克。

制作:取新鲜荠菜,洗净切碎,备用;粳米如常法煮粥,临熟时加入荠菜煮数沸即成;荠菜质软而烂,不宜久煮。

功效:清肝明目,适用于肝经郁热所致的目痛、目赤、目生翳膜等病症。

4.鲤胆光明散

原料:萤火虫21只,鲤鱼胆2枚。

制作:将萤火虫纳入鲤鱼胆中,阴干100日,捣为末。每日以少许点眼。

功效:能使目光炯炯,神采分明。因为此方可清热明目,散翳消肿。

(十九)固孕安胎的食养

当一个受精卵形成之后,一个新的生命就开始了他的人生旅程。从此"胎婴在腹,与母同呼吸,共安危。而母之饥饿劳逸、喜怒惊忧、食饮寒温、起居慎肆,莫不相为休戚"(《幼幼集成·护胎》)。因而,这一时期的孕妇饮食、起居、情感对胎儿影响极大。恰到好处的营养不仅对胎儿体格与大脑的生长发育具有重要的作用,而且对预防孕期贫血、水肿亦有益。孕期膳食营养原则如下:①提供平衡膳食,膳食中所含的营养素种类齐全,数量充足,比例适当。其中营养素供给与机体需要保持平衡,食物要多样化。②怀孕初期重在营养质量的改善,如增加优质蛋白的摄入,多吃蔬菜和水果等。中末期在保持营养质量的同时,提高各种营养素的摄入量,尤其是适当增加热量、蛋白质、钙、铁及维生素 A、维生素 C、维生素 B 族的供给。③尽量在膳食中满足各种营养素的供给。除非必需,一般不必服用营养补剂。④膳食宜少食多餐,减少食盐摄入量。⑤忌饮酒,以免造成胎儿发育不良,脑细胞受损。

祖国医学在胎孕保健方面积累了丰富的经验,对孕期常见的呕吐、水肿、先兆流产(古代称为胎漏、滑胎)等症有不少简便、有效的饮食方,它们具有和胃降逆、健脾利水、补益冲任、养血止血的作用,其意在保母子平安、妊娠顺利。固孕安胎的食养方法:

1.砂仁蒸鲫鱼

原料:鲫鱼1条,甘草3克,砂仁6克。

制作:鲫鱼刮鳞去内脏,清水洗净,将砂仁末、甘草末纳入鱼腹中,用线缝好,放入盘中,另加油、盐、黄酒少许调味,上蒸锅,隔水蒸 20~40 分钟,待鱼熟后,去砂仁、甘草。佐餐食用。

功效:健脾利湿,安胎解毒。

其中鲫鱼为鲤科动物鲫鱼的全体或肉。又称为鲋、鲫瓜子,生活于江河湖泊中,肉质细腻,味道鲜美。食部每 100 克含蛋白质 17.1 克,脂肪 2.7 克,糖类 3.8 克,维生素 A 17 微克,维生素 D 17 微克,维生素 P 2.5 毫克,磷 193 毫克,锌 1.94 毫克,硒 14.31 微克。味甘性平,有健脾利湿之功效。

砂仁是姜科植物阳春砂或缩砂的干燥成熟果实,含挥发油 1.3%~3%,气味芳香,可为调料,也可入药。味辛性温,善行三焦气滞,和胃醒脾,理气安胎。《症治准绳》中的缩砂散,即一味砂仁单用,适用于治妊娠呕逆不能食。

甘草为豆科植物甘草的根或根茎,味甘性平,调和药性,能解百毒。

经常食用本品,可健脾利湿,安胎解毒,有减轻妊娠恶阻,下肢水肿的作用。

2.鸡子羹

原料:鸡蛋1枚,阿胶10克,黄酒食盐各适量。

制作:阿胶洗净,放入碗中,隔水蒸至阿胶融化,打入鸡蛋,加清水、食盐、黄酒搅拌均匀,继续蒸至羹成。每日 1 次。

功效:滋阴,养血,安胎。

其中鸡子即鸡蛋,内含丰富的优质蛋白,味甘性平,滋阴润燥,养血安胎,亦能补益脾胃。

阿胶为马科动物驴的皮去毛后熬制成的胶块。山东出产的阿胶品质优良,最为著名。味甘性平,滋阴补血,主女子下血,崩漏,胎动不安,虚劳羸瘦等精血不足之症,是安胎要药。成分多由胶原物质及部分水解产物所组成,含氮16%,基本是蛋白质。动物实验表明,阿胶有生血作用。

鸡子与阿胶相配,滋阴养血而安胎,适用于有血虚胎动不安,胎漏倾向的孕妇食用。

3.鲈鱼羹

原料:鲈鱼1条,大葱、生姜、黄酒各适量。

制作:鲈鱼去鳞及内脏,冲洗干净,放于盘中。把鱼盘放在蒸锅内,蒸数分钟后取出,左手持尾,右手用筷子夹住,将鱼放于锅中,加入葱姜末、食盐、黄酒及清水,煮沸,用湿淀粉勾芡即成。佐餐食用。

功效:补中,安胎。

其中鲈鱼为鳕科动物鲈鱼的肉,又名花鲈、鲈子鱼,主要分布于江河及沿海一带,我国江苏、浙江出产较多,它肉质细嫩,味道鲜美,营养丰富,含蛋白质18.6%、脂肪3%。味甘性平,与脾胃之性相宜。《本草备要图说》记载它"益筋骨,和肠胃,补中益气,亦安胎。"脾胃虚弱,食少,水肿,胎动不安的孕妇食之有益。

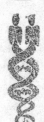

第三章 《黄帝内经》之运动养生

第一节 运动养生的渊源

运动养生，又叫中医健身术，是指运用传统的体育运动方式进行锻炼。《素问·宣明五气》曰："久卧伤气，久坐伤肉，"可见，我们的祖先很早就认识到人类的生命活动具有运动的特征，因而积极提倡运动保健。

早在春秋战国时期，就已经出现体育运动，并被作为健身、防病的重要手段，如《庄子·刻意》云："吹呴呼吸，吐故纳新，熊经鸟申，为寿而已矣。此导引之士，养形之人，彭祖寿考者之所好也。"说明当时用导引等方法运动形体来养生的人，已经为数不少。《吕氏春秋》中更明确指明了运动养生的意义："流水不腐，户枢不蠹，动也。形气亦然，形不动则精不流，精不流则气郁。"这里用流水和户枢为例，

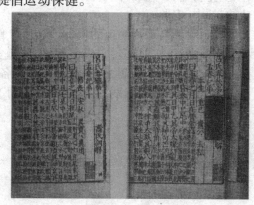

《吕氏春秋》书影

说明运动的益处，并从形、气的关系上，明确指出了不运动的危害。《黄帝内经》也很重视运动养生，提倡"形劳而不倦"，反对"久坐""久卧"，强调应"和于术数"。所谓"术数"，即指各种养生之道，也包括各种锻炼身体的方法在内。

后汉三国时期，名医华佗创编了"五禽戏"，模仿虎、鹿、熊、猿、鸟5种动物的动作做体操，其弟子吴普按照"五禽戏"天天锻炼，活到90多岁，还耳目聪明、牙齿完好。"五禽戏"的出现，使中医健身术发展到一个崭新的阶段，为以后其他运动保健形式的出现，开辟了广阔的前景。

到了晋唐时期，主张运动的养生家多了起来，晋代张华《博物志》中所载青牛道士封君达养性法的第一条便是"体欲常少劳，无过度"。南北朝时期，梁代陶弘景所辑《养性延命录》中说："人欲小劳，但莫至疲及强所不能堪胜耳。人食毕，当行步踌躇，有所修为快也。故流水不腐，户枢不蠹，以其劳动数故也。"

唐代名医孙思邈也非常重视运动养生，他在《保生铭》中提出"人若劳于形，百病不能成"，他本人还坚持走步运动，认为"四时气候和畅之日，量其时节寒温，出门行三里二里及三百二百步为佳"。

到宋代，对运动保健养生法的研究又前进了一步，如蒲虔贯著《保生要录》，专列"调肢体"一门，主张用导引动形体。明代著名养生学家冷谦著《修龄要旨》、王蔡传撰《修真秘要》，均提倡用导引来锻炼身体。现在，在我国流传极广的太极拳，据说是明代戚继光根据民间拳术总结出来的拳经32势。清代养生学家曹庭栋创"卧功、坐功、立功"三项，作为简便易行的导引法，以供老年人锻炼之用。

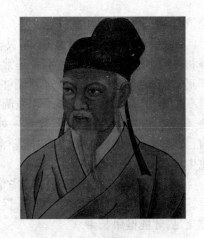

孙思邈

以上说明，古人是非常重视运动保健的，"动则不衰"是我们中华民族养生、健身的传统观点，这同现代医学的认识是完全一致的。现代医学认为"生命在于运动"，运动可以提高身体新陈代谢，使各器官充满活力，推迟向衰老变化的过程，尤其是对心血管系统，更是极为有益。法国医生蒂索曾说："运动就其作用来说，几乎可以代替任何药物，但是世界的一切药品并不能代替运动的作用。"尽管话讲得有点过头，但还是有一定道理的。事实是，适度的体育运动，可以使生活和工作充满朝气蓬勃的活力和轻松愉快的乐趣；可以帮助建立生活的规律和秩序，提高睡眠的质量，保证充足的休息，提高工作效率；可以提高人体的适应和代偿机能，增加对疾病的抵抗力……

第二节　运动养生的作用

运动养生的内容十分丰富，其主要方面表现为对人类机体和性格的作用以及其原则和项目的选择方面。

1.运动养生对机体的作用

动物学家发现，大象在野外生活可活到200岁，一旦被俘获，关进动物园，尽管生活条件比野外好得多，却活不到80岁；野兔平均可活15年，而自幼养在笼内过着"优越"生活的家兔，平均寿命才4~5年；野猪的寿命也比家猪长1倍。那么，为什么野生动物比家养动物寿命长呢？重要的一条是野生动物为了寻食、自卫、避敌、摆脱恶劣气候的侵害，经常要东奔西跑，身体得到了很好的锻炼。这样一代一代传下去，体质变得越来越好，寿命自然比家养动物长了。同样，人也是如此，经常参加体育运动锻炼的人，寿命就长。这说明一个道理：运动是健康长寿之本。其理

论依据,主要有以下几点:

(1)运动可增强肌肉力量。《灵枢·天年》中提道:"五脏坚固,血脉和调,肌肉解利,皮肤致密,营卫之行,不失其常,呼吸微徐,气以度行,六腑化谷,津液布扬,各如其常,故能久长。"这说明运动能够促进气血畅达,身体健康,增强抗御病邪能力,提高生命力,故著名医家张子和强调"唯以血气流通为贵"。人体运动主要围绕肩、腰、髋、膝、踝等关节来进行,且每一处关节分布有若干肌群,经常运动,既能消除脂肪,又增强了肌肉的力量。此外,经常从事体育锻炼,还可提高青少年的身高和其他生理功能。

(2)运动可增强脾胃功能。华佗指出:"动摇则谷气得消,血脉流通,病不得生。"说明运动有强健脾胃的功能,促进饮食的消化输布。而脾胃健旺,气血生化之源充足,才能健康长寿。

(3)运动可加强心脏功能。国外有个心脏病学研究所,曾对20~30岁的健康男子做过一个缺乏运动对身体影响的试验。他们把试验对象分为试验组与对照组,规定试验组连续20个昼夜躺在床上,不准坐起、站立或在床上运动。对照组也连续20个昼夜躺在床上,但允许每天在床上设置的专门器械上锻炼4次。当试验进行了3~5天时,试验组的人纷纷诉说背部肌肉酸痛,食欲不振,发生便秘;20个昼夜过后,肌肉开始萎缩,肌力极度衰退,不少人从床上一站起来就头晕目眩,心跳加速,脉搏细弱,血压下降到危险程度,有的竟处于昏厥状态,与试验前对比,心脏功能平均下降7次/分钟,起床后,连上楼这样简单活动几乎都无法完成。但对照组的情况全然不同,他们仍保持了试验前的工作能力与机能水平。另据对哈佛大学17000名毕业生普查的一份研究报告指出,经常进行积极的运动,可使心脏病发作的危险性减少35%。

(4)运动能增加肺的功能。经常锻炼的人,胸围呼吸差能达到9~16厘米,而很少锻炼的人,胸围呼吸差只有5~8厘米;一般人的肺活量是3500毫升左右,常锻炼的人,由于肺脏弹性大大增加,呼吸肌力量也增大,故肺活量比常人大1000毫升左右。此外,运动又可使呼吸加深,提高呼吸效率,常锻炼的人每分钟可减为8~12次,而一般人为12~16次,其好处在于能使呼吸肌有较多的休息时间。一般人由于呼吸浅,每次呼吸量只有300毫升左右,而运动员则可达600毫升。经常运动锻炼,又可增强卫外功能,适应气候变化,从而有助于预防呼吸道疾病。

(5)运动能提高肾脏功能。这是因为运动使新陈代谢旺盛,代谢废物大部分通过肾脏排泄,使肾功能得到很大锻炼。中医认为肾主骨,不少中老年人常见的骨质脱钙、骨质增生、关节挛缩等疾病,也可通过经常的锻炼,而得以预防。

(6)运动能促进大脑清醒、思维敏捷。运动能促使中枢神经系统及其主导部分大脑皮层的兴奋性增强,抑制加强,从而改善神经过程的均衡性和灵活性,提高大脑分析综合能力。

(7)运动能促进血液循环,提高心脏功能。运动能加速血液循环,以适应肌肉活动的需要,这样就能从结构上和功能上改善心血管系统。经常从事运动,能使心脏产生工作性肥大,心肌增厚,收缩有力,心搏徐缓,血容量增大,这就大大减轻了心脏的负担,心率和血压变化比一般人小,表现出心脏工作的"节省化"现象。

(8)运动能改善呼吸系统功能。呼吸是重要的生命现象,肺是呼吸系统的重要器官,具有气体交换的功能,经常运动能使呼吸肌发达,呼吸慢而深,每次吸进氧气较多,每分钟只要呼吸 8~12 次,就能满足机体需要。运动可使人体更多肺泡参与工作,使肺泡富有弹性,可增加肺活量。

(9)运动能促进骨骼肌肉的生长发育。适当的运动能为骨骼和肌肉提供足够的营养物质,促进肌纤维变粗,肌肉组织有力,促进骨骼生长,骨密质增厚,提高骨骼的抗弯、抗压、抗折能力。

(10)运动能提高人体对外界环境的适应能力。运动能提高人体应变能力,使人善于应付各种复杂多变的环境。因为经常锻炼,大脑皮层对各种刺激的分析综合能力强,感觉敏锐、视野开阔、判断空间、时间和体位能力增强,因而能判断准确,反应灵敏。同时由于经常在严寒和炎热环境中运动,可以提高机体调节体温的能力,增强身体对气温急剧变化的适应能力。

(11)运动能增强机体免疫能力。经常运动可使白血球数量增加、活性增强,增强机体免疫能力,提高人体对疾病的抵抗力。可以使中老年人保持充沛精力和旺盛生命力,延缓老化过程,健康长寿。

(12)运动使人精神愉快。体育运动可促进脑血循环,改善大脑细胞的氧气和营养供应,延缓中枢神经细胞的衰老过程,提高其工作效率。尤其是轻松的运动,可以缓和神经肌肉的紧张,收到放松镇静的效果,对神经官能症、情绪抑郁、失眠、高血压等,都有良好的治疗作用,正如美国医生怀特所说:"运动是世界上最好的安定剂"。近年来神经心理学家通过实验已经证明,肌肉紧张与人的情绪状态有密切关系。不愉快的情绪通常和骨骼肌肉及内脏肌肉绷紧的现象同时产生,而运动能使肌肉在一张一弛的条件下逐渐放松,有利于解除肌肉的紧张状态,减少不良情绪的发生。从事运动,特别是从事那些自己感兴趣的一些项目,能使人产生一种非常美妙的情感体验,心情舒畅,精神愉快。由于运动的激励还可以增强自尊心,自信心和自豪感,增添生活情趣。

2.运动养生对健全性格的作用

运动心理学研究证明,各项体育活动都需要较高的自我控制能力、坚定的信心、勇敢果断和坚韧刚毅的意志等心理品质为基础。因此,有针对性地进行体育运动,对培养健全性格有特殊的功效。

假如你觉得自己不大合群,不习惯与他人交往,那你就选择足球、篮球、排球以及接力跑、拔河等集体项目进行锻炼。坚持参加这些项目的锻炼,可帮助你逐步改变孤僻的习性,适应与他人的交往。

假如你胆子小,做事怕风险,怕难为情,那就应多参加游泳、溜冰、滑雪、拳击、摔跤、单双杠、跳马、平衡木等活动,这些运动要求人不断克服各种胆怯心理,以勇敢无畏的精神去越过障碍,战胜困难。经过一段时期的锻炼,你的胆子定然会变大,处事也会老练起来。

如果你办事犹豫不决,不够果断,那就多参加乒乓球、网球、羽毛球、拳击、摩托、跨栏、跳高、跳远、击剑等体育活动。进行这些项目的活动,任何犹豫、徘徊都会延误时机、遭到失败,长期锻炼能帮助你增强果断的个性。

倘若你遇事容易急躁、冲动,那就应多参加下棋、打太极拳、慢跑、长距离步行及游泳、骑自行车、射击等运动。这些运动能调节神经活动,增强自我控制能力,稳定情绪,使急躁、冲动的弱点得到改进。

如果你做事总是担心完不成任务,那就得选择一些如跳绳、俯卧撑、广播操、跑步等项目进行锻炼。坚持锻炼一段时期后,信心就能逐步得到增强。

若你遇到重要的事情容易紧张、失常,那就应多参加公开激烈的体育比赛,特别是足球、篮球、排球比赛,面对紧张激烈的比赛,只有冷静沉着才能取得优胜。经常在这种场合进行锻炼,遇事就不会过分紧张,更不会惊慌失措。

假如你发觉自己好逞强、易自负,可选择难度较大、动作较复杂的跳水、体操、马拉松、艺术体操等项目,也可找一些水平超过自己的对手下棋、打乒乓球或羽毛球,还应不断提醒自己"山外有山",千万不能自负、骄傲。

要想使体育锻炼达到心理转化的目的,运动必须有一定的强度、质量和时间要求。每次锻炼时间要在30分钟左右,运动量应从小到大、循序渐进,3个月为一个周期,进行2个周期以上才能有效。要注意运动的适应证和禁忌证,还要注意防止发生意外事故。

第三节　运动养生的原则

传统的运动保健,除具有系统的理论外,还有切实可行的原则和方法:

(1)动静结合。不能因为强调动而忘了静,要动静兼修,动静适宜。运动时,一切顺乎自然。进行自然调息、调心,神态从容,摒弃杂念,神形兼顾,内外俱练,动于外而静于内,动主练形而静主养神。这样,在锻炼过程中内练精神、外练形体,使内外和谐,体现"由动入静""静中有动""以静制动""动静结合"的整体思想。

(2)持之以恒。人贵有志,学贵有恒,做任何事情,要想取得成效,没有恒心是不行的。古人云:"冰冻三尺,非一日之寒。"说的就是这个道理。运动养生不仅是身体的锻炼,也是意志和毅力的锻炼。如果因为工作忙,难以按原计划时间坚持,每天挤出8~10分钟进行短时间的锻炼也可以。若因病或因其他原因不能到野外或操场锻炼,在院内、室内、楼道内做做原地跑、原地跳、广播操、太极拳也可以。无论如何不能高兴时练得累死累活,兴奋过去后,多少天都不练。

(3)运动适度。若运动后食欲减退,头昏头痛,自觉劳累汗多,精神倦怠,说明运动量过大,超过了机体耐受的限度,会使身体因过劳而受损。孙思邈在《千金方》中就告诫人们:"养性之道,常欲小劳,但莫大疲及强所不能堪。"那么,运动量怎样掌握才算合适呢?一般来说,以每次锻炼后感觉不到过度疲劳为适宜;也有人以脉搏及心跳频率作为运动量的指标,若运动量大,心率及脉率就快。对于正常成年人的运动量,以每分钟心率增加至140次为宜;而对于老年人的运动量,以每分钟增加至 120 次为宜。

（4）循序渐进。为健康而进行的锻炼，应当是轻松愉快的，容易做到的，充满乐趣和丰富多彩的，这样人们才愿意坚持实行。在健身方面，疲劳和痛苦都是不必要的，要轻轻松松地渐次增加活动量，"不能一口吃个胖子"。正确的锻炼方法是运动量由小到大，动作由简单到复杂。比如跑步，刚开始练跑时要跑得慢些、距离短些，经过一段时间锻炼，再逐渐增加跑步的速度和距离。

（5）掌握时间。一般来说，早晨运动较好，因为早晨的空气较新鲜，而室内的氧气经过一夜的睡眠后，大部分被人吸收了，二氧化碳的浓度相对增多，到室外空气清新的地方进行运动锻炼，即可把积聚在身体内的二氧化碳排出来，吸进更多的氧气，使身体的新陈代谢增强，为一天的

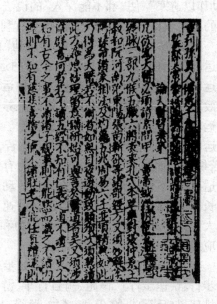

《备急千金要方》书影

工作打好基础。此外，午睡前后或晚上睡觉前也可进行运动，以消除一天的紧张，轻松地进入梦乡，但运动不要太激烈，以免引起神经系统的兴奋，影响睡眠。总之，许多健身运动，随时都可以做，但稍微剧烈的运动，不要在吃饭前后进行，因为在饭前呈现饥饿状态，血液中葡萄糖含量低，易发生低血糖症；饭后剧烈运动，大部分血液到肌肉里去，胃肠的血液相对减少，不仅影响消化，还可引起胃下垂、慢性胃肠炎等疾病。

（6）项目适宜。对于老年人来说，由于肌肉力量减退，神经系统反应较慢，协调能力差，宜选择动作缓慢柔和、肌肉协调放松、全身能得到活动的运动，像步行、太极拳、慢跑等。而对于年轻力壮、身体又好的人，可选择运动量大的锻炼项目。如长跑、打篮球、踢足球等。此外，每个人工作性质不同，所选择的运动项目应有差别，如售货员、理发员、厨师等工作时要长时间站立，易发生下肢静脉曲张，在运动时不要多跑多跳，应仰卧抬腿；经常伏案工作者，要选择一些扩胸、伸腰、仰头的运动项目，又由于用眼较多，还应选择望远活动。总之，体育项目的选择，既要符合自己的兴趣爱好，又要适合身体条件，对脑力劳动者来说，应少参加使精神紧张的活动，而体力劳动者则应多运动那些在职业劳动中很少活动的部位。

第四节　运动养生项目的选择

我国有一句朴素的谚语："动动病去，不动病来。"《素问·移精变气论》中也有

"动作以避寒",使"邪不能深入"的说法,这说明首要的是"动",但若选好适合于自身的运动项目,会更有针对性,也更有利于坚持。

运动分"有氧运动"和"缺氧运动"两大类,"缺氧运动"是在很短时间内做出很大的运动量,即剧烈运动,例如举重、百米赛跑等,这种运动的能量代谢效率很低,对身体没有多大好处。养生运动与竞赛运动有所不同,不应选择缺氧运动。目前关于养生运动的新观念是:一改过去"不吃苦,不得益"的"苦练"观,而强调"适度运动",认为有氧运动是一种适度的、不伤身体的锻炼方法。运动持续的时间较长,一般都超过15分钟,但运动的速度和强度都不大。其显著特点是需要较大的耐力和氧气的充分供应,细胞产生能量的效率高。

有氧运动在生活中十分常见,如步行(散步、轻快步行、快速步行)、慢跑、骑自行车、游泳、打篮球、打排球、打乒乓球、登山、爬楼梯、跳绳、打太极拳、溜冰等,其中最值得提倡的首选步行。

有氧运动最基本的要求是持之以恒。最好每天运动,从这里可看出养成运动习惯的重要性。每周至少进行4次,每次至少15分钟。另外是要选择自己感兴趣的运动。目前提出"趣味运动",因为越感兴趣,运动效果越好,也越容易坚持。"适度"即锻炼强度,以达到心脏最大容量的60%~80%为宜,人的最大心搏速度为220减去年龄。例如70岁的人,其最大心搏速度为220-70=150次/分钟,其60%的运动强度应掌握心率在90~120次/分钟。

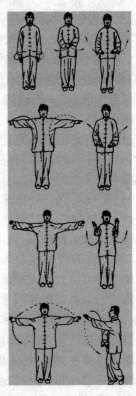

太极拳

持之以恒的有氧运动习惯对生活各方面都可以带来积极的效果,主要的有以下几方面:

(1)增强身体灵活性,很少发生腰酸背痛、头昏脑涨的现象,较久地维持健康状态,难得出现不舒适。

(2)更能胜任工作和家务,事后不是疲乏、疲劳、疲倦,而是愉快。

(3)可消除心头烦闷、思想消沉、忧郁和焦虑。

(4)消化良好,食欲旺盛,很少出现便秘。

(5)自我感觉良好,自信力增强,起得快,说得快,睡得快,走得快,便得快。

(6)衰老过程减慢。

(7)更易熟睡,睡眠质量高。

(8)身体逐渐变为流线型,能更好地控制体重,体形美观,并增加自信。

第五节 运动养生秘法

一、养生十六宜

1.发宜常梳:清晨或平时以十指代梳,轻柔地梳理头发 100 次。可消除疲劳,清醒头脑。

2.面宜多擦:起床后用双手手掌轻轻揉擦面部,次数不限,发热为宜。可使容光焕发。

3.目宜常转:双眼球按顺(逆)时针方向转动各 20~30 次。可清肝明目。

4.耳宜常弹:双手掌紧按两耳,用食指弹击枕骨 36 次。可清醒头脑,增强智能和记忆力。

5.舌宜舔腭:舌尖舔向上腭,在口腔绕动 36 次。可使人体气机通畅,津液自生。

6.津宜数咽:舌在口中绕动生成的津液(口水),分数口徐徐咽下,意送"丹田"。可健脾胃,调气养神。

7.浊宜常呵:用鼻吸气,以口将浊气慢慢呼出体外,吐故纳新。可增强肺功能。

8.齿宜常叩:上下牙齿多次互相叩击。可使牙齿坚固。

9.背宜常暖:背部应经常保持温暖,可防感冒,固肾强腰。

10.胸宜常护:胸部应经常用手摩擦,可暖胸理气,增强心肺功能。

11.腹宜常摩:腹部应常作左右上下或绕脐顺时针方向按摩。可促进胃肠蠕动,增强肠胃功能。

12.肛宜常撮:端坐或平卧凝神吸气时,用意提起肛门,呼气时放松。可防治便秘、痔疮。

13.肢节宜摇:经常转动四肢、肩臂、腰膝等各关节。可防治四肢麻木、关节炎。

14.足宜常搓:每天早晚以左右手交替搓摩左右脚心 100 次。可降血压,助睡眠。

15.肤宜干浴:常用手掌擦摩全身,进行"干浴"。可使周身气血畅通,疏经活血。

16.便时勿言:大小便时应紧咬牙齿,禁口勿言。多言耗气,禁言养气。

二、家庭健身十法

1.清晨一睁开眼,就向各个可能的方向做一次身体舒展运动。

2.梳头时注意尽量将胳膊肘向上拉,可避免肩胛骨突出,增加身体的曲线美。

3.收拾床铺,尽量伸展腰背和腿部肌肉的韧带,有助于防治腰背痛。

4.上下楼梯时应挺着腰板,踮起前脚掌,这样能增强腿部肌肉,促进血液循环,防止静脉曲张。

5.坐椅子时要双膝并拢,改掉将一腿压在另一腿上的架二郎腿的习惯,这有助于腿部的血液循环,能预防坐骨神经痛。

6.洗脸时可用毛巾或双手搓擦按摩面部,向上推动稍稍用力,向下时轻轻带下,经常为之,可防治感冒。

7.洗脚时,经常用温水浸泡双足,并用手搓擦按摩足底,足趾及足后跟。因人体的每一个脏腑都可在脚上找到它的投影穴位,常习之,有祛湿固肾之功,可促进足部乃至整个下肢的血液循环,有助于安眠、降血压、醒脑明目。

8.吃饭时,尽可能做到心情愉快,细嚼慢咽,以便让口中多渗出一些唾液,这样可健脾益肾,有助于消化吸收,同时唾液中还含有免疫物质及抗癌因子,可有效地防止消化道恶性肿瘤的发生。

9.排便时不可强忍耐。在排放大小便时,要闭口咬齿,有强肾固齿之功。大小便后,收提前后阴数次,可固肾益气,防治脱肛,痔疮等疾患。

10.睡觉时,在睡前分别搓腰部和足心,可暖肾固腰,减少夜尿,并能帮助入眠;躺下后以手揉腹,可健脾助运,理气导滞,对防治腹胀、腹泻、便秘等有助益。

三、身体健康始于足下

1.健步行是最好的运动,它有如下几方面的健身作用。

健骨。脚是人的根基,支持人体重量的顶梁柱,人之有脚犹树之有根,树枯根先竭,人老脚先衰。经常经持健步行就能锻炼脚劲,强健盘骨,增加体力。俗话说:"健康体魄,始于脚下。"

强心。健步行给脚部以良性刺激,放松血管平滑肌,能起到活血舒络、改善血液循环、增强心脏功能的作用。俗话说:"走步是强心健体的法宝。"

代谢。健步行能调整全身功能,促进胃液分泌,帮助消化,促进新陈代谢正常运转,对于防治糖尿病,控制肥胖具有积极的作用。民间说:"百练不如一走。"

提神。健步行可使大脑皮层细胞得到放松,对于整天在室内伏案的脑力劳动者来说,是一种积极的休息,有利于脑力劳动效率的提高。中医认为脚为精气之根。

疗疾。健步行通过脚反射到全身,使各个器官经受锻炼,改善呼吸和神经系统功能,提高人体免疫力,起到治病防疾抗衰老的作用。民间说:"晨走三百步,不要进药铺。"

2.老年人健步行要坚持选、缓、轻、姿、恒五个字。

选。即选择空气新鲜的绿色环境或河边,不宜在人多拥挤或污染严重的地方。散步时间不拘,但最好是早上。清晨走步,空气新鲜;饭后走步,健脾消食;睡前走步,睡得舒服。

缓。要因人而异,量力而行。不要走得过急,不要来也匆匆、去也匆匆;也不要过分疲劳,过劳则损。

轻。轻松自然地行走。衣服不宜穿得过多,负担不宜过重,要视天气变化和个人身体状况而定,雨天、雾天、下雪天不宜外出散步。

姿。走的姿势要端正。抬头挺胸,两眼平视前方、有节奏地呼吸,年龄高、身体差的最好与人同走，以防意外。

恒。即持之以恒。不要走走停停，常年坚持下去，必有收效。

四、反序运动益身心

反序运动包括倒立、爬行、倒行、赤足走路等项目，它是由德国医学专家最先倡导的，具有强身健体祛疾的功效。目前，流行于欧美的反序运动逐渐传入我国，并成为国内许多老人喜欢的一种新型保健方式。运动学家们认为，反序运动能使人体的神经系统得到全面锻炼，从而建立新的平衡。反序运动不受时间和场地的限制，简便易行，因此非常适合老年朋友采取运用。

倒立。倒立对人体来说是一种逆反姿态。人倒立时地球引力不变，但人体各关节、各器官所承受的压力发生了变化，特别是关节间压力的减弱和消除，以及某些部位肌肉的松弛，对防止腰背痛、坐骨神经痛和关节炎都有一定的作用。而且，倒立时通过肌肉骨骼系统之间的反射作用，对内脏和神经系统也会产生积极的影响，可以改善神经系统和内分泌系统调节机能，消除胸腔和腹腔器官充血，改善大脑血液循环、镇静神经，从而使视觉、听觉、记忆、睡眠得到改善。难怪有的运动学家说：倒立五分钟，胜过睡眠两小时。但要注意，太胖的老人不宜倒立。

爬行。人类处在直立状态时，体内血液受到地心引力的影响，血液的重力和心脏的动力同在一条垂直线上，心脏要推动血液循环，就要克服血液的重力影响。而且人在直立运动时，下肢属主要活动器官，血液更多地分配到下肢，而心脏和心脏以上的器官血液供应减少，而容易引起各种机能性疾病。而人在爬行时，可以保持人体各部位承受地心引力的一致和血液循环分配的均衡，从而达到健康长寿的目的。

倒行。人们总是习惯于向前行走，但它使肌肉活动分为经常活动和不经常活动两部分，影响了人体的微妙平衡，而倒行则可弥补前行的不足，给不常活动的肌肉以刺激，致使血液循环和机体的平衡。对用医疗技术难以治疗的病痛以及对患冠心病、高血压、胃病的人来说，试用倒行的方法，将会获得良效。

赤足行走。赤足行走也被认为是一种反序运动。生物全息医学研究发现，人体某些局部排列着全身各器官的反射区，足底就是这样一个局部，人体的心、肝、肺、肾数十个脏器都在足底有特定的反射区，如果刺激这些反射区就能通过经络传导，协调脏腑功能，促进气血流畅，以达到防病保健目的。

五、运动养生六注意

1.运动养生要有循序性

运动养生必须要有计划性，避免随意性。不能高兴时练几回，不高兴时就把运动器材搁置一边，只有持之以恒，坚持经常性的运动，才能取得良好的养生效果。

2.早晨不一定是锻炼的最佳时段

其实，在城市中，清晨和傍晚的空气污染是最严重的，而中午和下午的空气则相对较清洁。过早起床锻炼还会使血压、心率上升加速，影响健康，减弱抵抗力。

运动锻炼最好是选择上午 9 时至 11 时。如果一定要晨练，时间也不宜过长，以半小时至 1 小时为宜。活动项目应选择慢跑、健身操、太极拳等中小强度的有氧运动。

3.盲目运动伤身体

不根据自己的身体状况，盲目运动，结果事与愿违。如骨质增生患者在炎症尚未消失的情况下，采取大运动量器械锻炼，超负荷剧烈运动，加剧了关节的损伤。锻炼强度与运动量掌握得不好，用力方法不当，技术动作不规范，身体运动部位不准确，都可能造成关节损伤、韧带拉伤或者其他部位扭伤。因此，必须在专业人员指导下，循序渐进地科学锻炼。

4.运动养生不是娱乐需投入

运动养生时没有全身心地投入，而是一心两用，会使效果大打折扣。如边戴耳机欣赏音乐边运动，以为既可轻轻松松，又能养生，一举两得，其实是适得其反。因为人在运动时，指挥运动的神经中枢呈兴奋状态，其他神经中枢则处于抑制状态。边听耳机边训练，只会使指挥运动的神经中枢受到抑制，难以达到好的效果。

5.运动器材不要盲目买

不根据实际需要，盲目选购运动器材，片面理解功能越多越好，结果是花费不少，效果不好，市场上销售的运动器材既有单一功能的运动器材（如跑步车、登高器等），也有多种功能组合而成的综合运动器材（如 5 功能、9 功能、13 功能至 31 功能等）。此外还有一些简易、实用的运动器材如拉簧、哑铃、跳绳等。健身爱好者要根据自己的年龄性别、身体状况，需要锻炼的部位以及住房、经济条件等，综合考虑后购买适合自己使用的运动器材。

6.运动项目是分男女的

专家认为，女性完全不必担心"练器械会让自己变成施瓦辛格"，小重量、多次数的训练不但不会长肌肉，还能减去多余的脂肪。随着年龄增长，肌肉含量本身就不断减少。常规无氧器械训练所能做到的只是减缓肌肉损失罢了。最重要的是，女性体内雄性激素较少，雌性激素较多，因而肌肉合成能力就相当差，合理的器械训练最终只会使身材更美妙。而对于埋头器械训练的男士来说，多跳操，则能让心肺功能和肌肉力量均衡发展。

第四章 《黄帝内经》之房事养生

第一节 房事养生渊源

　　房事，又称性生活。房事养生就是根据人体的生理特征和生命规律，来研究性心理、性生理、性病理、性技巧、性保健和性医疗的科学。古代认为性生活只能在房室中没有"第三者"的情况下进行，所以把有关性保健、性医学等统称为"房事养生"，又称"房中术"。我国房事养生历史悠久，源远流长，是传统文化里的硕果。房事养生和古代文化有着密切联系，是随着古代文化的产生、衍变而发生、发展的。它肇始于上古，发展于秦汉，兴盛于晋唐，衰落于宋元，隐没于明清。古代把性行为称之为"房事"或"房室"。

　　房事养生在春秋战国以前只是萌芽，实质上它奠基于战国先秦时期。从现存的文献资料看，最早提出房室养生学理论的人，当推春秋时期的老子。《老子》五十五章写道："含德之厚，比于赤子。毒虫不螫，猛兽不据、攫鸟不搏，骨弱筋柔而握固。未知牝牡之合而峻作，精之至也；终日号而不嗄，和之至也。知和曰常，知常曰明，益生曰祥，心使气曰强，物壮则老，谓之不道，不道早已。"意思是：婴儿无知无欲，无畏无惧，他所含元精最充足，所以生命力极强，不知道毒虫会咬他，猛兽会抓他，鸷鸟会搏他。

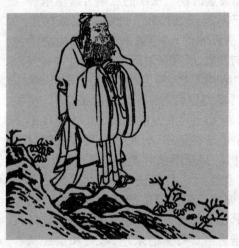

老子画像

婴儿虽然骨骼脆弱，筋肉柔嫩，可小拳头却握得很紧；他不知道性交的事情，而小生殖器却常常勃起，这是由于他精气充足的缘故。婴儿终日号哭而音不嘶哑，此因他极度地平和无欲，从而精气不耗。能做到平和无欲，就是懂得了生命常存的法则；懂得了生命常存的法则，就叫作智慧精明，贪图性欲就叫作自招灾殃，性欲耗费精气，就叫作硬性消精亡阳。人成长到壮大，就会因耗精而衰老，这就叫作符不合平和无欲、保持柔弱的养生之道。老子在这里精辟地提出了节欲保精的房室养生的根本观点,这一观点揭示了人体生命的实质,遂成为几千年来中国房事养生学的理论源泉,后世养生学虽有种种理论、观点和方法,但在惜精爱气这一点上,都以其为宗旨,不管是医家、道家,还是儒家都不敢违背。

1973年长沙马王堆三号汉墓竹木简医书的出土,为我们提供了十分珍贵的第一手医学资料(较现代性医学至少要早两千一百多年),从中可以窥见古代房中术的一斑。汉墓出土的《医简》是古代房事养生的专著,其中《十问》强调了滋阴壮阳、食补助阴、房事有节、巩固精关,气功导引、补益精气、通调气血、益寿延年等房事养生的方法和理论,并主张性生活时要安神定志,徐缓虚静,这些对防治性功能障碍,提高性快感都有指导意义。书中还详细地描述了性交体位和性交技巧。竹简医书共十四种,其中《养生方》《合阴阳方》《十问》《天下至道谈》等,都涉及性保健和相应的优生学、养生学领域。如《十问》第八问说明研求房中之道,可以和睦夫妇,增进健康。《天下至道谈》则是房事养生的专篇,详细叙述了性生理、性心理、性技巧和房事养生的原则及具体内容。《养生方》和《杂疗方》部分内容专论性知识、性保健、性疾病治疗。尤其是《天下至道谈》中"七损""八益"的说法,是对我国房事养生学理论的重大贡献。

古代的性保健研究,自汉末至隋唐可谓发展时期。东汉的三纲五常至东晋时已不起什么作用。北方各民族的融入,佛教的传入,道教的勃兴,养生之学空前发展,研究房室保健学者,也大有人在。汉唐王朝,年丰物庶,人杰地灵,学术昌盛,对"性"实行开明政策,所以房事养生得到了长足的发展。由于秦汉帝王醉心于神仙术,后汉曹操又带头修习房中术,以至秦汉时期出现了《素女经》《玄女经》《玉房秘诀》等一大批性学专著,充实了房事养生的理论和经验。这些著作大都竭力提倡提高男女行房技巧以增进男女行房的乐趣,取得和谐协调的性生活,使双方都在性生活中达到神和意畅的境界。并认为应该适当节制性生活,性交不可过于频繁,放纵色情有损

《素女经》书影

健康,但故意抑制性欲也对身体不利,许多性功能障碍都可以通过气功导引、改变性交体位来治疗,这是现代性医疗的雏形。三国魏时,就有甘始、左慈、皇甫隆等道士研究房中养生学,他们都有妻室,寿命都在百岁乃至两百岁以上。曹操把他们集中起来,跟他们学习过房中养生术。汉代张仲景在《金匮要略》中指出"房室勿令竭乏",也体现了古代性保健的学术思想。其后葛洪还提出了房事"唯有得其节室

之和，可以不损"的论点。隋唐时期的医药著作，如《诸病源候论》《千金方》等书，对性医学的发展有很大贡献，不仅治疗性疾病的方法有所增加，而且许多方法有所突破。唐代孙思邈《千金要方·养性序》总结了"五侯之官，美女兼千；卿士之家，侍妾数百，昼则以醇酒淋其骨髓，夜则房室输其血气，耳听淫声，目乐邪色"当是少百岁之人的原因。并说"苟能节宣其宜适，抑扬其通塞者，可以增寿"。孙思邈对性医学研究的成就，可以说能代表唐代的最高水平，其内容之丰富，论述之科学和精辟均是空前的，为我国性医学著作中极其宝贵的重要文献。

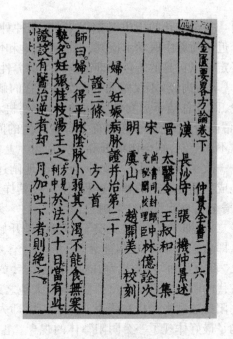

《金匮要略》文摘

房事养生滞于宋元，徘徊于明清。宋元时期，程朱理学风行，由于受程朱理学宣传封建道德观的影响，我国对性医学的研究直趋衰落，只是在宫廷帝王、贵族大臣中有所秘传。程朱理学提倡"存天理，灭人欲"，致使性学发展顿遭压抑和排斥，百跌回落。明清时代由于王阳明提倡心学，受"破心中之贼"思想影响，政府采取禁锢性欲政策，宣扬仁义道德。结果一方面统治阶级荒淫腐败，纵欲无度，不健康的房中术大肆泛滥；另一方面对下层社会大肆宣扬去情欲、远声色的理学思想，桎梏了性学的发展。当时，社会风气江河日下，奢侈淫逸之风盛行；而民间一些进步思想亦摇旗呐喊。以致出现了《金瓶梅》这样的性文学著作。作为房事养生只能在一些综合性医疗书籍中找到栖身之地。这一时期

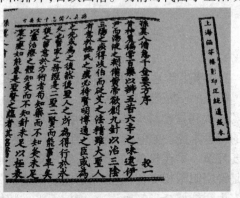

《备急千金要方·序》

的主要特点是子嗣优生的研究，诸如"转女为男"，以及如何生男、如何生女等问题。如陈自明、万全、岳甫嘉等人的著作。

古代房事养生学尽管发展缓慢、道路曲折，但其仍以研究如何延年益寿、和谐性生活，以及优生优育、防病疗疾为主要内容，其中的精华部分有待于我们进一步

探讨。一个较长的历史时期以来，由于种种原因，对中医性养生的研究者寥落无几。近年随着中医学术振兴，中医养生学和性医学也日益受到重视，深信中医性医学必定能以自身的特色和理论为人类的养性、优生等做出贡献。

《黄帝内经》不仅阐述了男女性器官的解剖、性生理、性功能、性保健等方面的理论，而且总结了男女性疾病的病因、病机和治疗原则，提出了房事养生的方法。《黄帝内经》中论述了许多有关房室养生的问题，如指出"若入房过度则伤肾"，若性欲不加节制，则会伤精折寿，故《素问·上古天真论》说："以欲竭其精，以耗散其真……故半百而衰也"。此外，还精辟地阐述了一些有关性生理学的知识，对人体从性成熟到性衰退的整个过程，作了极其详细的描述。如指出女子二七即十四时"天癸至"，也就是月经来潮，三七即二十一岁时发育成熟，七七四十九岁月经断绝。男子二八，即十六岁时"天癸至"，也就是开始泄精，三八即二十四岁时，发育成熟，八八即六十四岁时，性机能衰萎。但对于体质条件较好，即"肾气有余"之人，尽管年已"百数"，而"身年虽寿，能生子也"。《黄帝内经》中的房事养生观点暗合了我国古代的阴阳之道。其曰："阴阳者，天地之道也。"即是说，宇宙间的万事万物皆要以阴阳为法则来分析和认识，房室活动，即人们的性生活亦是如此。事实上，房事活动是最好体现了一个阴阳整体的观念。古人以阴阳思辨自然，以阴阳剖析自身。东方古代哲学认为，男女、阴阳、天地，统成一体。所谓阴阳之道，乃是性爱的真髓、核心，这一基本理论和法则是研究人类房事活动的基础。一向重视礼义道德的儒家代表人物孔夫子同样认为男女关系是"人伦之始""五代之基"，人类的繁衍昌盛亦从男女阴阳规律而来。

第二节　房事养生的基本常识

1.房事生活是人们所必需的

《孟子·告子》曰："色食者，性也。"《礼记·礼运》曰："饮食男女，人之大欲存焉。"古人将饮食与房事二者并举，说明人类生命的基本原则就包括性，性行为是人类的一种本能。如何使人类的性生活既顺乎自然大道，又合乎科学，是房事养生的重要环节。早在长沙马王堆汉墓竹简《十问》中就提道："竣气宛闭，百脉生疾"。就是说阴阳不相交合，造成精道闭塞不通，必然产生各种疾病。竹简《合阴阳》说，房室生活能使全身气血流通，能使五脏六腑均受到补益。《素问·上古天真论》曰："女子……二七而天癸至，任脉通，太冲脉盛，月事以时下，故有子""男子……二八肾气盛，天癸至，精气溢泻，阴阳和，故能有子。"《玉房秘诀》中也指出："男女相成，犹天地相生，天地得交合之道，故无终竟之限，人失交接之道，故有夭折之渐，能避渐伤之事而得阴阳之道也。"由此可见男子精盛则思室，女子血盛而欲动，婚配行房，是人类正常的生理需要。男女相需好比是天地相合，若男女二者不合，则违背阴阳之道。《抱朴子·微旨》强调"人不可以阴阳不交，坐致疾患"。《吕氏春秋·情欲》指出"圣人修节而止欲"，节欲保精，非言禁欲保精，欲之道，贵在节、少、和，当节不当绝。因此，房事养生首先当合阴阳之道，不应禁欲，禁欲是违反自然规律的，也是违背人类天性和生理规律的。《素女经》指出"阴阳不交，则生痈疬之疾，故幽、闭、怨、旷多病而不寿。"不合理地抑制性生活，会引起一定的病理变化。晋代医学家葛洪也曾写道："人复不可都绝阴阳，阴阳不交，则坐壅阏之病，故幽闭怨旷，多病而不寿。"意思是说，健康的成年男女如果禁绝性生活，非但于身体无益，反而会导致种种疾病，甚至会影响人的寿命。唐代名医孙思邈说得更明确："男不可无女，女不可无男，无女则意动，意动则神劳，神劳则损寿……强抑郁闭之，难持易失，使人漏精尿浊，以致鬼交之病。损一而当百也。"孙氏的话很有道理，非常值得重视。凡健康的成年男女，必须有正常的性生活，如果勉强抑制则非但无益，反而会导致气血阻滞，梦遗，漏精尿浊及其他各种疾病，所造成的损害将更加严重。元代李鹏飞在《三元延寿参赞书》中说"男女居室，人之大伦。独阳不生，独阴不成。人道有不可废者。一阴一阳之谓道，偏阴偏阳之谓疾"，"若孤阳绝阴，独阴无阳，欲火炽而不遂，则阴阳交争，乍寒乍热，久而为劳"。现代医学研究证实，正常的性生活可以协调体内的各种生理功能，促进性激素的正常分泌，有利于防止衰老，并能促进和保持健康的心理。健康的性爱可使人生乐观，积极向上。

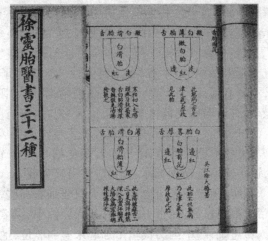

《徐灵胎医书》

古代文献曾经谈到，有不少疾病是因为缺少性生活而引起的。元代李鹏飞在《三元延寿参赞书》中曾谈到，有个富家公子叫唐靖，因阴部生疮而溃烂不已，道人周守真诊断说"病得之欲泄而不得泄"。这是说唐靖由于长期抑制性欲，致使精道郁闭而生阴部溃烂之疾。

清代诗人袁枚在所著《小仓山房文集》里，曾为当时的名医徐灵胎立传。该传谈到商人汪令闻因长期不过性生活而得病，请徐灵胎先生诊之。徐氏诊断后并不开处药方。只劝说汪令闻回家与妻子同寝而愈。书中写首："商人汪令闻，十年不御内，忽气喘头汗，彻夜不眠。（徐灵胎）先生曰：此阳亢也，服参过多之故。命与妇人一交而愈。"由此可知，房室生活不但可以密切夫妻感情，给家庭带来和睦与幸福，而且还能预防某些疾病，促进双方的身心健康。因此，古人一再指出，性生活是成年健康人的正常需要。

2.房室生活必须有节制

"男女居室，人之大伦。孤阴不生，独阳不长，人道不可废者。"成年男女，若长期没有性生活。对身体也是不利的。但是也要防止另一个极端，这就是纵欲。早在《礼记》中就写下了"不可纵欲"这句话。古人认为,房室生活适度则有益,而房欲太过则招灾致病,因此再三强调,房事必须有所节制。

中医养生学认为,未老先衰,罹患疾病,不知节欲保精,导致精亏肾虚是一个重要原因。提倡房事有节,主张节欲保精,这是《黄帝内经》房事养生中特别强调的一点。《灵枢·邪气脏腑病形》曰:"若入房过度,汗出欲水,则伤肾。"肾藏精,为先天之本,节制房事,就可避免对肾精的耗伤,这充分体现了《黄帝内经》对先天之本的高度重视。"智者之养生也……节阴阳而调刚柔,如是则邪僻不至,长生久视"(《灵枢·本神》),这里的"节阴阳而调刚柔",即指节制房事、调和阴阳而言。房事有节,肾精盈满,就能长生久视;相反,若房事无节,甚至"醉以入房,以欲竭其精,以耗散其真,不知持满"(《素问·上古天真论》),则是"半百而衰"的根本原因之一。《黄庭经》也提道:"长生至慎房中急,何为死作令神泣?"唐代医家孙思邈认为,放纵情欲必然导致早衰和短命,尤其反对"兼饵补药,倍力行房",否则弄得"精髓枯竭",就将自食其恶果,甚至"推向死近",因此年轻人"极须慎之"。元代李鹏飞在《三元延寿参赞书》中有《欲不可纵》一文,描述了房事过度的危害性。认为房事过多,不加节制,就会使真元耗散,髓脑枯竭,肾虚阳痿,耳聋目盲,肌肉消瘦,齿发摇落。还有消渴病及各种虚损病,也大多与房事有关。汉代枚乘《七发》曰:"明眸皓齿,命曰伐性之斧,如戏猛兽之爪牙。"吕纯阳诗云:"二八佳人体如酥,腰间代剑斩愚夫,虽然不见人头落,暗里教君髓骨枯。"关于节制房事,历代养生家的论述中很多,这些绝不是耸人听闻之语,应该引以为戒。

其实,稍微懂点历史常识的人只要细心一些就可以知道,我国历代王朝的大部分帝王都很短命,在帝王的自然死亡原因中,纵欲过度而英年早逝的不在少数。曾有人做过统计,中国历代皇帝加起来有402位,他们的平均寿命只有30多岁,这其中有个重要的原因,那就是皇帝们的嫔妃太多,"三宫六院,后宫佳丽三千",这么多的嫔妃,短命就在情理之中了。还有人对东汉帝王的寿命做过统计,在东汉的13个帝王中,除了4个幼年丧命的殇子不计以外,在其他9个成年皇帝中,只有光武帝刘秀活到63岁,献帝刘协活到54岁,明帝刘庄活了48岁,余下的6个皇帝都死得很早。如章帝31岁,和帝刘肇26岁,安帝刘祜31岁,顺帝刘保31岁,桓帝刘志36岁,灵帝刘宏34岁。他们早死的原因当然很多,但最主要的是由于他们放纵情欲,生活腐化糜烂所致。

中医所讲的"肾"与下视丘、垂体、肾上腺皮质、性腺、甲状腺,以及植物神经系统、免疫系统都有一定的内在联系。房事过度,就会引发肾虚,进而影响机体的一些正常功能,如出现腰脊酸痛、心悸健忘、精神不振、男子阳痿滑泄、女子月经不调、宫冷带下等症状。房事不节不仅可造成身体虚弱,导致人体免疫功能减退,而且还能直接或间接地引起某些疾病,致使其反复发作或病情加重。中医学认为,人到四五十岁是衰老的开始,从生理生化角度来说此时是分解代谢高于合成代谢,是精气渐少、肾气衰竭的开始,这个时候更要注意节欲,以保持充沛的精力,延缓衰老的进程。

由于一些学者的误导,使人们对精液的认识还存在一些误区,认为精液和其他分泌物一样,只是一些水分和蛋白质,房事过度,只不过是损失一些蛋白质而已,实际上并非如此。精液中含有大量的前列腺素、蛋白质、锌等重要物质。过多的流失,直接造成对身体有重要作用的前列腺素、锌等重要元素的大量丢失,致使机体多种器官发生病理变化而加速衰老。同时射精频繁,必然会增加睾丸负担,导致睾丸过早衰老、萎缩,从而加速衰老进程。此外,性生活是由心、脑、全身骨髓肌肉参与的一系列复杂的生理过程,对体力的消耗也是很大的。这就是中医学所说的欲不可纵、纵则精竭、精不可竭、竭则精气散的生理学基础。

关于如何节制房事。历代房中养生家以及医家都有论述,如孙思邈、朱丹溪、徐春甫、李鹏飞等,现举《素女经》为例:“人年二十者,四日一泄;三十者,八日一泄;五十者,二十日一泄;六十者,当闭经勿泄,若气力尚壮盛者,亦不可强忍,久而不泄,致生痈疾。”当然这只是一种参考说法,每人要视自己具体身体状况而定。

3.性生活必须感情高度和谐统一

古人已经认识到性生活是一种感情生活,男女双方的情投意合很重要。早在马王堆汉墓竹简《天下至道谈》中就指出:“先戏两乐,交欲为之,曰智(知)时。”就是说,男女在交合之前,先应互相嬉戏娱乐,彼此密切感情,要等到双方都产生了强烈的性欲时再行交合,这就叫“知时”,即掌握了适宜的交合时机。竹简又指出:“不欲强之,曰绝”。意即如果一方不乐意,另一方不能强行交合。在通常情况下,是指女方不乐意,而男方强行交合,这样做非常有害,不仅危害女方身心健康,而且对优生优育也很不利。因此,强行交合被称为“绝”,犹言陷入绝境。孙思邈也强调行房之前,“必须先徐徐嬉戏,使神和意感良久”,乃可交合。只有在彼此感情高度和谐统一的情况下交合受孕,精子和卵子的质量才会高,才有利于优生优育。

4.房室生活应根据不同的年龄特征和体质条件来安排

在这方面孙思邈提出:“人年二十者,四日一泄;三十者,八日一泄;四十者,十六日一泄;六十者,闭精勿泄,若体力犹壮,一月一泄。”当然孙思邈所提出的这些房事频率不可能成为绝对标准,身体强壮者可能超过,而身体羸弱者则根本不可能达到。至于老年人的性生活,也应该根据各自的具体条件来考虑。这一点孙思邈说得也很明白:“凡人气力有强盛过人者,亦不可抑忍,久而不泄,致生痈疽……或曰:年未六十,当闭精守一为可尔否? 曰:不然。男不可无女,女不可无男,无女则意动,意动则神劳,神劳则损寿。若念真正无可思者,则大佳长生也。然而万无一有。强抑郁闭之,难持易失,以致鬼交之病,损一而当百也。”认为六十岁左右的老年人,如能真正做到不思性欲,自然很好,然而此种情况是“万无一有”的。现代养生学认为如果有性欲而强行抑制则非但无益于养生,反而会导致种种疾病。因此,老年人也可根据各自的体质条件安排适度的性生活,但不宜过度。

在醉酒昏沉、精疲力竭、忧愁恼怒等情况下,在患病、大病初愈及女子月经期间,乃至在严寒酷暑或惊雷霹雳之时,均应禁止行房,否则后果严重。在醉酒的情况下行房,不但严重摧残自己的身体,而且影响优生优育。《素问·上古天真论》曰:“醉以入房,以欲竭其精,以耗散其真……故半百而衰也。”《灵枢·百病始生篇》也有:“醉以入房,汗出当风伤脾;用力过度,若入房汗出浴,则伤肾。”

晋代大诗人陶渊明嗜酒,他的诗篇有酒,本人也几乎天天醉酒,结果所生五个儿子皆智能低下。陶渊明认为这是"天命"定的,于是继续闷酒,"且进杯中物",殊不知此种可悲的结局正是他酷嗜"杯中物"所造成的。

在身体劳累疲乏的情况下,也应该禁止行房;否则疲劳加房劳,将使身体加倍劳损,而且"劳倦之子必废伤",对繁衍后代很不利。在忧愁恼怒的情况下,必须禁止行房。因忧愁恼怒使人精神内伤,而性生活是一种感情生活,在情绪不佳时行房,根本不可能得到快感,只会加重房劳损伤。在患病或大病初愈之时,一定要禁止行房,否则后果难测。据《三国志·华佗传》记载,督邮顿子献生病,华佗劝他禁绝房事。其妻子前来探望,因与交合,结果仅仅二天就殒了命。孙思邈也曾目睹几个大病初愈的人因不禁房事而丧命。在女子月经来潮期间,应当严禁行房,否则就会严重损伤妇女健康,也是直接酿成各种妇科病的重要原因之一。

5.提倡晚婚,反对早婚

《礼记》中指出:"男子……三十而有室,始理男事。"女子"十有五年而笄,二十而嫁,有故,二十三年而嫁"。意即男子要等到三十岁才能娶妻,只有到了这个年龄才具备做父亲和教养子女的资格。女子十五岁开始讲究发型,插下簪子,叫作"及笄",要等到二十岁才能出嫁,有特殊情况,应等到二十三岁再出嫁。这充分说明了早在古代,人们就认为早婚对身体是及为有害的。元代李鹏飞就指出:"男破阳太早,则伤其精气,女破阴太早,则伤其血脉。"清代汪昂在《勿药元诠》中也说:"交合太早,斫丧天元,乃夭之由。"他认为男女过早的有性生活,对身体的伤害性极大,还有可能有早衰和夭折的生命危险。早婚对生育也很不利,早在马王堆汉墓竹简《十问》中就指出:"竣气不成,不能繁生。"认为性器官尚未发育成熟就过性生活,这对繁衍后代十分不利。古代的这些房事养生的思想和现代生育学不谋而合,和我国计划生育的基本国策也是统一的,这对提高国民素质,优育民族是十分有利的。

第三节　房事养生秘法

一、重视房事中的七损八益

《黄帝内经》里说:"能知七损八益,则二者可调,不知用此,则早衰之节也。"这说明掌握和理解"七损八益"对于人体健康的重要性。

马王堆三号汉墓出土的竹简医书《养生方》和《天下至道谈》也谈到了人的性与性功能保养的问题,其中,《天下至道谈》中的性保养,就比较具体谈到"七损八益",书中说道:"气有八益,有七损。不能用八益去七损,则行年四十而有阴气自半也,五十而起居衰,六十而耳目不聪明,七十下枯上竭,阴气不用,深泣留出。令之复壮有道,去七损以抵其病,用八益以补其气,是故老者复壮,壮不衰。"

由此可见,所谓"七损八益",是指性生活中有损健康的七种表现和八种有益保持精气,有利性生活的引导动作,如果能很好运用,可以避免七种有害的表现,达到性生活和谐。

1.七损

《天下至道谈》说得很清楚:"一曰闭,二曰泄,三曰竭,四曰勿,五曰烦,六曰绝,七曰费。"

一损。是指性交时阴茎疼痛,精道不通,甚至无精可泻,这叫内闭。

二损。指性交时大汗淋漓不止,这叫阳气外泄。

三损。是说性生活不加节制,交接无度,徒使精液虚耗,称为"竭"或"衰朕"。

四损。是说交合时阳痿不举,故曰"勿"。

五损。指交合时呼吸梗促,气喘嘘嘘,心中懊恼,神昏意乱,这就叫烦。

六损。是说在女方根本没有性冲动或性要求时,男方性情急躁,不善于等待,甚至态度粗暴,强行交合,这样的性生活自然极不协调,将会给女方带来很大痛苦,不仅损害其身心健康,还会影响胎孕的优劣,给下一代造成危害,因而叫"绝",意即陷入绝境。

七损。是指交合时急速图快,滥施泻泄,徒然耗散精气而已,所以叫作"费"。

2.八益

原来"八益"指的是寓气功导引于两性交媾活动中。《天下至道谈》又写道:"一曰治气,二曰致沫,三曰知时,四曰蓄气,五曰和沫,六曰积气,七曰持赢,八曰定倾。"

一益。是指性交之前应先练气功导引,导气运行,使周身气血流畅,故曰"治气"。

二益。是说舌下含津液,不时吞服,可滋补身体;又指致其阴液,亦为交合之所不可少者,这些都叫作"致沫"。

三益。是说要善于掌握交合的时机,这就叫作"知时"。

四益。即蓄养精气,做到强忍精液不泻。

五益。是指上吞唾液,不含阳液,双方在交合中非常协调。

六益。是说交合适可而止,不可精疲力竭,以便积蓄精气。

七益。是说交合之时留有余地,保持精气充盈,做到不伤元气,叫"持赢",即持盈。

八益。是说两性交合时,男方不要恋欢不止,称为"定倾",即防止倾倒之意。

由上可知,这里所说的"七损八益"是非常有益健康的,对维护男女身心健康,减少妇女疾病,乃至下一代的优生优育,都有着积极意义。

二、行房时也要讲天时地利人和

行房时也要选择"天时、地利、人和",这恐怕是鲜为人知的事。其实,每对夫妻要想使房事过得更加美满、和谐而有益于身心健康,讲究"天时、地利、人和"是非常重要的。

天时。古代养生学家认为:"行房之事,于人事所忌,于自然(天时)则有所避。"唐代大医学家孙思邈在《千金方》中说:"交会者当避……大风、大雨、大寒、大暑、雷电霹雳、天地晦冥、日月薄蚀、虹蜺地动。若御女者,则损人神不吉,损男百倍,令女得病,有子必癫痴喑哑聋聩、挛跛盲眇、多病短寿、不寿不仁。"人与自然界息息相关。自然界气候变化往往影响人体的生理功能,导致病理变化,气候异常时更是如此。因为气象变化剧烈,超过了人体的调节机能,从而使人体阴阳平衡失调,脏腑功能失常,气血逆乱,抵抗力降低。若在这种异常气象条件下行房,容易产生疾病。若此时受孕,对胎儿发育极为不利。现代性学研究证明,性生活是一种复杂的生理过程,不仅是双方身体的接触,也是精神的享受。因此,在性交过程中要排除一切外来不利因素,聚精会神地享受性的快感。

当过性生活受到不利的自然界干扰时,无疑会使人精神紧张、恐惧,不但影响性生活的质量,而且还能由此引发多种疾病。

地利。房事是一种秘密的生活,并且是夫妇双方私人的事,故在行房时地点要安静,避人,切不可让他人窥视或听见。一旦"暴露",两性所产生的美好感受便会荡然无存。若在行房时受到惊吓干扰,可使正处于兴奋状态中的神经系统出现抑制,容易使男子阴茎迅速疲软,甚至导致阳痿、射精痛等症;女方则易诱发小腹疼痛、阴道痉挛、性冷淡等。其次,所选择的地点要舒适。舒适的性交地点,可使男女和悦,两情畅美,有益心身。房事大多在床上进行,床铺应平整、清洁,被褥要厚薄适当。这样可使性感增强,情绪高涨,容易获得性高潮。《养生方》云:"夫妇自共诤讼,讼意未和平,强从,子脏闭塞,留结为病,遂成漏下,黄自如膏。"若在情绪不好时强力行房,必使脏腑虚损,阴阳亏耗,气血不和,百病丛生。男子会出现阳痿、早泄、滑精、腰膝酸软无力、头晕、耳鸣、记忆力减退等一系列症状;女子则容易引起性冷淡、不孕、月经周期紊乱等现象。

因此,夫妻双方应树立良好的心态,事业上相互支持,生活中相互体贴、互相慰藉,爱情上忠贞不渝,才能静心享受夫妻性生活带给两个人的快乐。

三、避免"房劳"发生的具体措施

一是高度重视房事过度对健康的严重损害。所谓房事过度,即指纵欲。常言道"纵欲摧人老""房劳促短命"。这些话并非危言耸听,而是寓有科学道理。唐代著名医学家孙思邈说:"恣意情欲,则命同朝霞也。"据现代认为,性生活过度,会导致内分泌失调,免疫防御功能减退,对各种疾病抵抗力减弱,致使代谢功能反常,易引起各种疾病,肿瘤发病率增高。所以,古人说:"淫声美色,破骨之斧锯也。"在封建社会里,皇帝设有三宫六院七十二妃,或贵族大臣,妻妾成群,生活放荡糜烂,虽然他们每天山珍海味,美酒佳肴,但到头来多是恶病缠身,过早夭折。目前,一些青年人盲目追求所谓"性的解放",放纵性生活,甚至性生活紊乱,这都是极为有害的。尤其是中老年人更应节制房劳,这是由于他们的肾精已经亏少,再"纵欲贪欢",肾精耗竭,则促其衰亡。因此,中医养生学主张节欲保精,保得一分精液,多延一分寿命。

二是掌握避免"房劳"发生的具体措施。避免房劳,不是一朝一夕之事,应当从青年时就开始做起,直至老年,始终如一。

首先，要行房有度。度，就是适度，即不能恣其情欲，漫无节制。不少养生家都主张成年之后应随着年龄的增长而逐渐减少，至老年宜断欲。如《千金方》中指出："人年二十者，四日一泄；三十者，八日一泄；四十者，十六日一泄；五十者，二十日一泄；六十者，闭精不泄，若体力犹壮者，一月一泄。"对书中所述的入房次数，历代养生家多持赞同态度，不过有人主张"其人弱者，更宜慎之"。由于年龄不同，精力和性的要求有差异，因此，不能超脱年龄和实际精力而恣意行事，否则就易戕伐身体、折人寿命。

其次，要合房有术。从医学和养生角度来讲，夫妻合房要讲究适当的方法。在这方面，过去一直被视为禁区，搞得神秘莫测，稍做议论被视为淫乱。其实，夫妻间行房事，顺应自然，合乎法规，讲究科学的方法，既能使双方得到性的满足，增进感情，更重要的是有助于彼此的身心健康，延年益寿。

避免房劳的主要措施还有一些，如晚婚少育等，但关键是上述几条。在这里，我们再重复一句：为了您和您的后代健康，一定要避免"房劳"！

四、常做强肾保健功

强肾保健方法很多，择其简单易行者介绍数种：

1.叩齿咽津翕周法。每日早晨起床后叩齿 100 次，然后舌舔上腭及舌下齿龈，含津液满口频频咽下，意送至丹田。"翕周"即收缩肛门，吸气时将肛门收紧。呼气时放松，一收一松为 1 次，连续做 50 次。此法可滋阴降火，固齿益精，能防治性功能衰退。

2.按摩涌泉法。取坐位，用手掌分别搓涌泉穴 100 次，摩擦时宜意守涌泉穴。手势略有节奏感。本法有交通心肾、引火归元之功，对失眠、遗精有良效。

3.双掌摩腰法。取坐位，两手掌贴于肾俞穴，中指正对命门穴，意守命门（第 2 腰椎棘穴下），双掌从上向下摩擦 40～100 次，使局部有温热感。此法有温肾摄精之效，对男子遗精、阳痿、早泄，女子虚寒带下、月经不调等有防治效果。

五、经期行房易导致不孕

女性生殖器有多道防御屏障。

第一道在阴道。这里有乳酸杆菌，它可产生乳酸，保持阴道的酸性环境，使得入侵的致病菌站不住脚，无法繁殖。

第二道防线在子宫颈。这里有黏液栓，它像瓶塞，阻止致病菌进入子宫腔。

第三道防线在子宫腔的内膜，它有很多处皱折，阻止病菌进入输卵管；月经来潮，内膜剥落，粘附的病菌也被"冲出"子宫腔。

而这三道防线在月经期则暂时撤离。子宫内膜剥落后，留下了巨大的创面：子宫颈的黏液栓为经血流所代替；阴道的酸性环境为经血的中性所代替。

如经期同房，阴茎带至阴道的致病菌将会大量繁殖。这些致病的"集团"菌随即蜂拥上行，穿过子宫颈，进入子宫腔，并在子宫腔的创面上大量繁殖。这些致病菌或粘附于精子表面进入输卵管，或由于房事时造成的负压而被"吸入"输卵管。

黄帝内经

《黄帝内经》之房事养生

大量致病菌到达输卵管又大量繁殖,引起输卵管炎,使其肿胀、坏死、化脓,形成瘢痕粘连,只有棉线粗的输卵管腔即被堵塞。输卵管被阻塞后,精子就不能通过阻塞部位达至输卵管的外侧段,等候在这里的卵子也就不能受精,不孕症就此形成。有时输卵管阻塞较轻,精子可挤过狭缝到达输卵管外侧段使卵子受精,但比精子大十几倍的受精卵却不能通过狭缝进入子宫腔,于是只能就地种植于输卵管,这就造成了宫外孕。

六、男女房事五大误区

误区一:只有男上女下式的体位才是正确的

男上女下式的性交体位,西方称为传教士体位,又叫合法体位,他们认为只有这种体位才能表达对上帝的虔诚,其余体位则属于非法体位。事实上,性交的主要目的是为了正常的生理需要,只要是健康的、卫生的、双方愿意的性交体位都是正确的,而且,不同的性交体位有不同的性体验,才能使夫妻双方总是有新鲜的、不同的性感受。这样,对维系双方的感情,增加自身的吸引力均有利。所以,对那些总是采用一种性交姿势的人们来说,改变一下性交体位有时会带来意想不到的收获。

误区二:时间越长越好

很多男性认为性交时间越长,妻子获得的性快感就会越强,对性生活也就更满意。其实这是一种错误的理解。性生活质量的高低应该以双方是否在性生理和心理上得到共同的满足,也就是精神和肉体上是否获得愉快来衡量。性交时间长短应根据双方的共同需要,性交时间太长,男子可能感到厌烦或疲倦,女子阴道的分泌物也会逐渐减少,使阴道从湿润转向干涩,这样反而不能享受到性的乐趣。当然,性交时间太短,即早泄,这是一种男子性功能障碍,出现这种情况,不可能有高质量的性生活。所以说,性交的时间可长也可短,主要以双方满足为度。

误区三:双方同时达到性高潮才是和谐的性生活

性交时人们总希望双方同时达到高潮,充分享受性的快乐。但是由于双方从性唤起到性高潮的过程中,有程度和进度上的差异,所以双方很少能同时达到高潮,由于男性在性高潮之后便出现不应期,即射精后短时间内不可能再次性交,而女性没有不应期,故可以连续多次性交,多次达到高潮。因此理想的性生活是使女方先达到高潮。这样当男子达到高潮时,女方已有一次或多次高潮出现。当然了,这种情况比较少见。其实,只要双方在性心理上得到满足,女性不能达到性高潮也算是和谐的性生活。

误区四:不射精可以壮阳健体

古时有这样的一种说法,“多交少泄可延年”,现代的一些文学作品,尤其是武侠小说对忍精不射更是推崇备至。那么应该怎样看待这个问题呢?让我们先了解一下精液的成分,精液由精子和精浆组成,精浆的主要成分是水,约占90%以上,主要成分和血浆没有太大的差别。精子在精液中仅占1%。所以从精液的生成和成分可以看出,把精液称之为人体的“精华”和“元气”是缺少根据的。睾丸产生大量的精子,如果这些精子不排出体外,也会老化、被吸收。而且忍精不射可以造成前

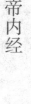

列腺炎和前列腺肥大,严重者还可能出现性功能障碍。所以说忍精不射不但不能壮阳健体,而且会有损身体健康。当然,也不能纵欲过度,适度的性生活才能有利健康。

误区五:没有事后温存的男人是不可原谅的

男女性生理反应是不同的。男子在射精后性欲转瞬即消失,而女性高潮后性欲消退却比较缓慢。因此一些事后即蒙头大睡的男性常因没有做好"善后工作"而遭到妻子的谴责。其实,这些指责并不都是正确的。有时男方在诱导女方性唤起或促进女性达到性高潮的过程中消耗了体力,男方在身体不佳或性趣不浓的情况下进行性交,这样即使女方没有得到性满足,男方射精后已十分疲惫,没有能力再进行事后抚摸和温存了。这时对丈夫的指责只能增加更多的不快。夫妻的性生活应当提倡理解、体贴。当然,作为丈夫在射精后应尽可能地与妻子再温存片刻,以适应其性欲缓慢消退的特点,使女性得到更大限度的性心理满足。双方再共同入眠,结束一次美好而和谐的性生活。

当然,现实生活中每对夫妻都有其不同的特点,对性生活存在不同的理解和认识,为了使夫妻生活更加美好、和谐,要掌握必要的性知识,对性有一正确的认识,因"己"制宜,走出误区,这样才能充分享受性爱带来的快乐。

七、房事养生小手册

新婚宴尔,小夫妻感情正浓密,难免会多亲热些。此时,仍不得不提醒小夫妻们,在展开性爱之前,别忘了翻开房事养生手册,吸收多一点,"性"福也多一点。

1.情绪影响性欲

据统计,95%性功能障碍是心因性的,其性生理的功能都完全正常。是一些不正确的想法害惨了原本正常的男女,破坏了新婚生活。

首先新婚夫妇要保持轻松愉快的心境,不要被日常的琐事和小争执所影响,把不良情绪带到床上来,这样不只影响新婚蜜月的心情,更为将来留下阴影。

其次,不要有过高的性期待。当一个人时刻注意自己的性能力时,必然有一种强烈的期待感,而这种期待感导致的焦虑自然抑制了性反应的本能机制,导致性功能障碍。在性交过程中,由于害怕失败而产生的焦虑紧张情绪,压制了性功能的自然表达,性功能的压制恰又使性交易失败。以至"焦虑—失败—更焦虑","屡战屡败,屡败屡试",形成恶性循环,最终导致出现性功能障碍。所以一切应该顺其自然,两人之间感情的培养是最重要的,情到浓时,情不自禁,自然能领略到无穷的乐趣。

2.注意房事卫生

性交前,男女双方应注意性器官的清洁。男性应清洗阴茎、阴囊,清除皮肤皱褶里的污垢。女性外阴部与肛门接近,易受污染,且汗腺、皮脂腺丰富,分泌物较多,也要彻底清洗。另外,性交前要养成洗手的习惯,以免因房事中的爱抚引起女性尿路感染。女性在房事后应立即排尿,清洗外阴。

3.房事次数要适度

新婚女性外阴部原先的天然屏障因性生活开始而改变,如果性交过频,会增加泌尿、生殖系统发生炎症的机会。所以,新婚房事一般每周2次,以不造成第二天头昏眼花、腰酸腿痛、精神倦怠为宜。新婚初次性生活,可引起处女膜破裂,会产生出血和疼痛,应适当停止数天性生活。

4.新婚房事急症及预防

出血:常因性交用力过猛,处女膜撕裂伤,伤到大血管而发生大量出血。此时,可在阴道口塞干净卫生纸并压住,如出血不止应立即送医院。预防方法:女性仰面平躺在床沿上,高举双腿。男性正面站在床下女性两腿之间,这样阴茎可以用最轻微的力量刺破处女膜,不至于产生剧痛和大量出血。

房事昏厥:性交中由于过度紧张及激动会引起面色苍白、昏厥。此时应停止房事,撤去枕头(头低位),平卧片刻后可自然清醒。

阴茎海绵体断裂:应立即去医院做手术缝合。预防的方法是做好房事前的预备动作,抽送时不能过分抽出,以免在再次插入时折断阴茎。

精液过敏:女性过敏体质者遇精液会发生皮疹、外阴红肿。性交时用避孕套可防止过敏。

5.食+色=性

新婚夫妇注意合理饮食,及时补充所需的营养素,减轻因消耗所致的疲劳症状,不仅利于夫妻双方的身心健康,而且对优生也将起重要作用。

(1)蛋白质利于男子精液生成,增加精子质量和数量。同时,妻子在新婚时会因处女膜破裂而少量失血,为促进创面愈合,也应摄入充足蛋白。建议:增加鸡蛋、牛奶、鱼、瘦肉等摄入。

(2)维生素 B_6 参与雌激素代谢;维生素 E 调整性腺功能,增强精子活力;维生素 C 调整性腺的功能,可增强整体免疫力。建议:增加新鲜蔬菜、水果、豆类、芝麻、花生、植物油和瘦肉的摄入。

(3)供给充足的钙,利于改善男子性功能。如缺钙,在多次性生活之后,丈夫可出现腰痛、手足抽搐;妻子则会感到腰痛、腿痛、骨盆痛。建议:每日饮用2袋牛奶(早晚各一袋,共计500毫升)。

(4)患缺铁性贫血的新婚夫妇在频繁的性生活后往往感到疲乏无力、腰酸背痛、注意力不集中和记忆力减退。建议:增加含铁丰富的食物,如猪肝等。

(5)微量元素锌缺乏会使性欲低下,性交能力减退。建议:补充含锌丰富的食物,如牡蛎、牛肉、牛肝、鸡肝、鸡蛋、花生米及猪肉等。

(6)婚后男子会因频频出现性兴奋,导致前列腺、精囊、输精管充血,因此应多食富有膳食纤维的新鲜蔬菜,以使大便畅通。同时,避免食用刺激性强的芥末、辣椒等。建议:每日1斤(生重)蔬菜和2个以上的水果。

(7)对一些性功能减退或年事稍高者,不妨尝试每周吃一次动物肝脏,一次海产品,并适量吃一些羊肉。

八、性交时中断射精有什么危害

一是易患阳痿

在性生活过程中,性中枢神经活动处于兴奋状态,性器官也处于充血状态。如果在性高潮时欲射精而又强忍不射,就会因过分充血而加重性神经系统和性器官的负担,久而久之,则可诱发阳痿。

二是易患前列腺炎

一般说来,在正常性生活后,性器官就逐渐疲软,10～20分钟后,阴茎内的血流状态就恢复正常。如果中断射精,性器官内的血流复原速度就会减慢,导致性器官处于充血状态,前列腺也处于长时间的充血,容易发生无菌性前列腺炎,发生欲尿不能尿、排尿点滴不畅、尿道疼痛不适等症状。

三是不再射精

性生活时射精是正常生理现象,如果强忍不射精,久而久之,就会影响射精功能,从而发生射精时间延迟,射精不爽,甚至发生不射精。

四是诱发血精

突然中断射精,性器官充血消退时间会延长,精囊持久充血,血郁化热,热灼伤精囊壁上的毛细血管,发生精液鲜红、腰膝酸软等血精病。

五是遗精早泄

因为强忍不射精,性兴奋时积蓄的精液"无路可走",但最终是要找出路排出体外,这种方式就是遗精。此外,还会导致早泄。

以上几点说明,中断射精是有危害的。虽然说在性生活中要有所节制,但又不要强忍不射,这样才有利于健康延寿。

第五章 《黄帝内经》之四季养生

　　祖国医学理论认为，天有三阴三阳六气和五行金、木、水、火、土的变化，人体也有三阴三阳六气和五行的运动。而自然气候的变化，关系于阴阳六气和五行的运动。人体的生理活动和病理变化，取决于六经和五脏之气的协调。因此，人体的生命活动与自然变化是同一道理。同时又认为自然界阴阳五行的运动，与人体五脏六经之气的运动是相互收受通应的，这就是"天人一理""人身一小天地"，以及"天人相应"和"人与天地相参"的"天人一体"观。正如《黄帝内经》里所说："人与天地相参也，与日月相应也。"这里的日月，是指日月的运行，也就是天体的运动、气候的变化。

　　"天""地"，古人是指整个自然界而言，"天地一体"就是说自然界是一个统一的整体。关于这一点，早在《黄帝内经》里就有明确论述，如《素问·阴阳应象大论》里指出："天有四时五行，以生长收藏，""天地者，万物之上下也。""天有四时五行，以生长收藏，以生寒、暑、燥、湿、风。人有五脏化五气，以生喜、怒、悲、忧、恐。"这就是说，天地万物不是孤立存在的，它们之间都是相互影响、相互作用、相互联系、相互依存的。天地之间有四时五行变化，产生各种不同的气候，在不同的气候下，一切生物有生长、发展、消亡的过程，人体五脏也有不同的变化，产生喜、怒、悲、忧、恐五态。"四时"就是每年的春、夏、秋、冬这四个季节。四个季节里气候各有特点，春温春生，夏热夏长，秋凉秋收，冬寒冬藏。这四个季节又是一个不可分割的整体，是一个连续变化的过程。没有生长，就无所谓收藏，也就没有第二年的再生长。正因为有了寒热温凉，生长收藏的消长进退变化，才有了生命的正常发育和成长，关于这一点，中医学是这样解释的，如《素问·四气调神大论》里说："四时阴阳者，万物之根本。"所谓"四时阴阳"，指一年四时寒热温凉的变化，是由于一年中阴阳二气消长所形成的，故称"四时阴阳"，例如冬至一阳生，由春至夏是阳长阴消的过程，所以有春之温、夏之热;夏至一阴生，由秋至冬是阴长阳消的过程，所以有秋之凉、冬之寒。由于四时阴阳消长的变化，所以有春生、夏长、秋收、冬藏的生物发展生长的规律，因而四时阴阳是万物的根本。根本，即指万物生和死的本原。

　　自然界的气候变化又是如何具体地影响人体的呢?

　　1.四时对人体精神活动的影响　在医学名著《黄帝内经》里专门有一篇是讨论四时气候变化和对人体精神活动影响的，即《素问·四气调神大论》第二篇。对于此篇，《黄帝内经直解》指出："四气调神气，随春、夏、秋、冬四时之气，调肝、心、脾、肺、肾五脏之神态也。"著名医学家吴鹤皋也说"言顺于四时之气，调摄精神，亦上医治未病也"，所以篇名叫"四气调神"。这里的"四气"，即春、夏、秋、冬四时气候;

"神",指人们的精神意志。四时气候变化,是外在环境的一个主要方面;精神活动,则是人体内在脏气活动的主宰,内在脏气与外在环境间取得统一协调,才能保证身体健康。

2.四时对人体气血活动的影响 祖国医学认为外界气候变化对人体气血的影响也是显著的,如《素问·八正神明论》里说:"天温曰明,则人血淖液而卫气浮,故血易泻,气易行;天寒曰阴,则人血凝泣而卫气沉。"意思是说,在天热时则气血畅通易行,天寒时则气血凝滞沉涩。

中医认为,气血行于经脉之中,故气候对气血运行的变化会进一步引起脉象的变化,如夏天气温高、气压低,气温高则人体经常出汗,使脉管易于扩张,气压低则外界阻力减弱,这就形成了夏天的特有脉象——微钩,即中医所说的洪脉。而冬季则相反,冬天气温低、气压高,由于气温低,人体经常处于紧束状态,脉亦呈现紧象;气压高则血液流向体表时,受到外界的阻力增大,则脉因之而沉,从而形成了深沉有力微石的冬脉。

不仅夏天、冬天的气候对脉象有影响,即使是春天、秋天的气候变化亦影响于脉。关于这一点,在《素问·脉要精微论》里,曾有过形象生动的描述,意思是说,在万物之外、六合之内,天地间的一切变化,都是与阴阳的变化规律相应的,例如从春天的温暖,发展为夏天的暑热;从秋天的凉风劲急,演变为冬天的寒风怒号,四时气候这样变化,人的脉象也相应地上下变动。所以春季的脉象,如规之圆滑;夏季的脉象,如矩之方盛;秋季的脉象,如衡之平浮;冬季的脉象,如权之沉下。四时阴阳气的变化情况是,冬至节后的 45 天,阳气微升,阴气微降;夏至节后的 45 天,阴气微升,阳气微降。阴阳气的这种升降变化有一定的时期,因之脉象的变化也应期与之相应的变化。

《素问·脉要精微论》里还说:四时的脉象,春脉浮而滑利,好像鱼儿游在水波之中;夏脉则在皮肤之上,脉象盛满如同万物茂盛繁荣;秋脉则在皮肤之下,好像蛰虫将要伏藏的样子;冬脉则沉伏在骨,犹如蛰虫藏伏得很固密,又如冬季人们避寒深居室内。

以上充分说明了自然界气候的变化对人体气血经脉的影响是显著的。若气候的变化超出了人体适应的范围,则会使气血的运行发生障碍。如《黄帝内经》里说:"经脉流行不止,环周不休。寒气入经而稽迟,泣而不行,客于脉外则血少,客于脉中则气不通,故卒然而痛。"这里的泣而不行,就是寒邪侵袭于脉外,使血脉流行不畅;若寒邪侵入脉中,则血病影响及气,脉气不能畅通,就要突然发生疼痛。

3.四时对五脏的影响 在《素问·金匮真言论》里曾明确提出"五脏应四时,各有收应"的问题,即五脏和自然界四时阴阳相应,各有影响。在《素问·六节脏象论》里则具体地说:"心者,生之本……为阳中之太阳,通于夏气;肺者,气之本……为阳中之太阴,通于秋气;肾者……为阴中之少阴,通于冬气;肝者,罢极之本……为阳中之少阳,通于春气……"此外,在《黄帝内经》里还有肝主春、心主夏、脾主长夏、肺主秋、肾主冬的明文记载。

事实上,四时气候对五脏的影响是非常明显的,就拿夏季来说,夏季是人体的新陈代谢最活跃的时期,尤其是室外活动特别多,而且活动量也相对增大,再加上夏天昼长夜短,天气特别炎热,故睡眠时间也较其他季节少一些。这样,就使得体内的能量消耗很多,血液循环加快,出汗亦多。因此,在夏季,心脏的负担特别重,如果不注意加强对心脏功能的保健,很容易使其受到损害。由此可见,中医提出"心主夏"的观点是正确的。

这里需要说明的一点是,在我国古代,对一年季节的划分,向有四季和五季两种方法,因人体有五脏,故常用五脏与五季相配合来说明人体五脏的季节变化。

4.四时对人体水液代谢的影响 关于这一点,早在《黄帝内经》中就有过论述,如《灵枢·五癃津液别》篇里说:"天暑衣厚则腠理开,故汗出……天寒则腠理闭,气湿不行,水下留于膀胱,则为溺与气。"意思是说,在春夏之季,气血容易趋向于表,表现为皮肤松弛、疏泄多汗等;至秋冬阳气收藏,气血容易趋向于里,表现为皮肤致密、少汗多溺等,以维持和调节人与自然的统一。

5.四时对人体疾病的影响 祖国医学是非常重视四时气候对人体疾病影响的,如《素问·至真要大论》里说:"夫百病之生也,皆生于风寒暑湿燥火,以之化之变也。"意思是说,大多数疾病的发生,都由风、寒、暑、湿、燥、火自然界六淫气候的变化和转化所致。古人讲"风寒暑湿燥火"总称为"六气"。六气是气候变化的正常现象,对一切生物是有利的,也是必需的,如果气候正常,人又顺之,则两相得宜而健康成长;如果人不能顺应四时六气而逆之,就会出现贼害现象而罹致疾病。另一方面,如果四时气候不按一定的顺序和程度发展,则可发生太过或不及,就如《素问·六微旨大论》里所说:"至而不至,来气不及也;未至而至,来气有余也。"凡时令已到而相应的气候未到,或时令未到而相应的气候先到,这些反常现象对一切生物都是不利的。古人称这种太过与不及的风、寒、暑、湿、燥火为"六淫"。《素问·六节脏象论》里说:"苍天之气,不得无常也,气之不袭,是为非常,非常则变矣,变质则病。"意思是,人若与天地四时之气不相应,则将发生疾病。

根据上述四时养生的理论,《黄帝内经》中又提出了春、夏、秋、冬哪些养生的具体方法呢?

第一节　春季养生之道

"春三月,此谓发陈。天地俱生,万物以荣。夜卧早起,广步于庭,被发缓形,以使志生,生而勿杀,予而勿夺,赏而勿罚,此春气之应,养生之道也。逆之则伤肝,夏为寒变,奉长者少。"

这是讲的春天的养生之道,亦即春天的养阳之道。意思是说,春季正月、二月、三月,阳气上升,万物萌动,自然界呈现一片生机蓬勃的姿容。天地孕育着生发之气,万物欣欣向荣,人们应当晚睡早起,阔步于庭院,披散头发,宽缓形体,以使志意充满生发之气。对待事物,当生的不要杀害它,当给的不要剥夺它,当赏的不刑罚它,这就是适应春气,调养人体"生气"的道理。如果人体违逆了这个道理,就要伤

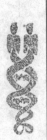

害肝气。春季伤害了肝气,到了夏季,就会发生寒病,这是因为人在春季养"生气"不足,到夏季奉养"长气"力量不够。

从原文来看,春天养阳主要体现在:"晚睡早起",因为春天阳多而阴少;"广步于庭",因为"动则生阳";"以使志生",使志意充满生发之气,以适应天地间的生发之气;"夏为寒变",夏季的寒病是春天没有养好阳气的结果。

上述原文从起居、运动、精神、疾病四个方面论述了保养阳气的具体方法,虽然不很全面,其精神实质充分体现。

春三月,从立春到立夏前,包括立春、雨水、惊蛰、春分、清明、谷雨六个节气。春为四时之首,万象更新之始,《素问·四气调神大论》指出"春三月,此谓发陈。天地俱生,万物以荣",春归大地,阳气升发,冰雪消融,蛰虫苏醒。自然界生机勃发,一派欣欣向荣的景象。所以,春季养生在精神、饮食、起居诸方面,都必须顺应春天阳气升发、万物始生的特点,注意保护阳气,着眼于一个"生"字。

(一)精神调养

春属木,与肝相应。肝主疏泄,在志为怒,恶抑郁而喜调达。故春季养生,既要力戒暴怒,更忌情怀忧郁,要做到心胸开阔、乐观愉快,对于自然万物要"生而勿杀,予而勿夺,赏而勿罚"(《素问·四气调神大论》)在春光明媚、风和日丽、鸟语花香的春天,应该踏青问柳、登山赏花、临溪戏水、行歌舞风、陶冶性情,使自己的精神情志与春季的大自然相适应,充满勃勃生气,以利春阳生发之机。

(二)起居调养

春回大地,人体的阳气开始趋向于表,皮肤腠理逐渐舒展,肌表气血供应增多而肢体反觉困倦,故有"春眠不觉晓,处处闻啼鸟"之说,往往日高三丈,睡意未消。然而,睡懒觉不利于阳气生发。因此,在起居方面要求夜卧早起,免冠披发,松缓衣带,舒展形体,在庭院或场地信步慢行,克服情志上倦懒思眠的状态,以助生阳之气升发。

春季气候变化较大,极易出现乍暖乍寒的情况,加之人体腠理开始变得疏松,对寒邪的抵抗能力有所减弱。所以,春天不宜顿去棉衣。特别是年老体弱者,减脱冬装尤宜审慎,不可骤减。为此,《千金要方》主张春时衣着宜"下厚上薄",既养阳又收阴。《老老恒言》亦云:"春冻未泮,下体宁过于暖,上体无妨略减,所以养阳之生气。"凡此皆经验之谈,是供春时养生者参考。

(三)饮食调养

春季阳气初生,宜食辛甘发散之品,而不宜食酸收之味。故《素问·藏气法时论》说:"肝主春……肝苦急,急食甘以缓之……肝欲散,急食辛以散之,用辛补之,酸泻之。"酸味入肝,且具收敛之性,不利于阳气的生发和肝气的疏泄,且足以影响脾胃的消化功能,故《摄生消息论》说:"当春之时,食味宜减酸增甘,以养脾气。"春时木旺,与肝相应,肝木不及固当用补,然肝木太过则克脾土,故《金匮要略》有"春不食肝"之说。由此可见,饮食调养之法,实际应用时还应视其人虚实,灵活掌握,切忌生搬硬套。

一般说来,为适应春季阳气升发的特点,为扶助阳气,此时,在饮食上应遵循上述原则,适当食用辛温升散的食品,如麦、枣、豉、花生、葱、香菜等,而生冷黏杂之物,则应少食,以免伤害脾胃。

第二节 夏季养生之道

"夏三月,此谓蕃秀,天地气交,万物华实。夜卧早起,无厌于日;使志无怒,使华英成秀;使气得泄,若所爱在外,此夏气之应,养长之道也,逆之则伤心,秋为痎疟症,奉收者少。"

这是讲的夏天的养生之道,亦即养阳之道。意思是说,夏季的四、五、六月,阳气已盛,万物繁茂,自然界呈现茂盛华秀的气象。天地阴阳之气相交,万物开花结实;人们应当晚睡早起,不要厌恶日长而使阳气怠惰;不要轻易发怒,神气像木草华英一样充满;使阳气能宣泄,好像有所爱在外而不抑郁,这就是应夏季长养之气,调养人体"长气"的道理。如果人体违背了夏季长养之气,就要伤害心气,夏季伤害了心气,到了秋季,就会发生疟疾,这是因为人在夏季养"长气"不足,至秋逢迎"收气"力量不够。

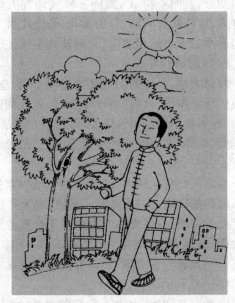

从原文来看,夏天养阳主要体现在:"夜卧早起",晚些入睡,以顺应自然界阴气的不足,早些起床,以顺应阳气的充盛;"无厌于日",不要厌恶日长而使阳气怠惰;"使华英成秀",夏天,要调养自己的意志,使神气充实;"秋为痎疟症",秋天所发疟疾,是由于违逆了夏长之气,夏季伤害了心气的结果。

上述原文,又是从起居、精神、疾病等方面论述了保养夏天阳气的具体方法,虽然亦不全面,但却点出了问题的实质。

夏季采取什么样的措施才能有益于身体健康,这是人们非常关注的问题。

夏季烈日炎炎,雨水充沛,万物竞长,阳极阴生,万物成实。用中医学的观点来看,无论是自然界还是人体,此时都是阳气盛于外,所以,夏季养生的一条基本原则是顺应夏季阳盛于外的特点,注意养护人体的阳气。

(一)起居调养

祖国医学认为,夏季作息,宜晚些入睡、早些起床为宜,以顺应自然界阳盛阴衰的变化。夏季"暑易伤气",即炎热的天气易伤人体之气,使人出现气短、懒言、倦息、头昏、胸闷、口渴等症状，所以劳动或运动，要避开烈日炽热之时，并注意加强防护。最好在午饭后睡一会儿，一则可消除疲劳，二则可避开炎热之时。

每天洗一次温水澡，是酷热盛夏最值得提倡的健身措施，这不仅能锻炼身体，而且能洗掉汗水、污垢，使皮肤清爽，消暑防病。

夏季炎热，人体腠理开泄，易受风寒湿邪侵袭，故睡觉时不宜吹风扇，更不宜夜晚露宿。在有空调的房间，注意不要让室内外温度相差太大。纳凉时，最好不要在过道里，以防"贼风"入侵而得病。

（二）饮食调养

元代著名养生家丘处机说："温暖，不令大饱，时时进之……其于肥腻当戒。"这是夏季在饮食方面保护人体阳气的一条重要措施。意思是，即使在炎热的夏天，人们也不要吃太凉的饮食，如吃温热一些的食物，因为寒凉饮食能伤害脾的阳气，造成腹胀、大便泻泄等脾气虚的症状。并且夏季最好少吃一些油腻的食物，多吃清淡易于消化的食物。中老年人在夏季应经常做些粥食如绿豆粥、红小豆粥、荷叶粥等，这些粥有的能清热解暑，有的能降低血脂。夏季是瓜果蔬菜的旺季，多吃营养丰富的西瓜、西红柿、黄瓜、莴苣、扁豆等，对增强体质有一定作用。此外，夏季湿热的气候环境适合细菌的生长及繁殖，食物极易腐烂变质，因此夏季要注意饮食卫生，把好"病从口入"这一关，不吃腐烂变质的食物，不喝生水，生吃瓜果蔬菜一定要洗净。

（三）运动调养

夏天进行锻炼最好在清晨或傍晚较凉爽时进行。场地宜选择公园、河湖水边、庭院空气新鲜处。锻炼项目以散步、慢跑、太极拳、气功、广播操为宜，有条件最好能到高山森林、海滨地区去疗养。夏天不宜做过分剧烈的运动，因为剧烈运动可致大汗淋漓，汗泄太多，不仅损伤人体阴津，也耗伤阳气。

（四）精神调养

在炎热的夏季，尤其要重视精神的调养，因为神气充足则机体功能旺盛而协调，神气涣散则人体的一切机能遭到破坏。《医书》中指出："善摄生者，不劳神，不苦形，神形既安，祸患何由而致也。"因此，夏季神气调养要做到神清气和，快乐欢畅，胸怀宽阔，使心神得养。著名古代养生家嵇康说"夏季炎热，更宜调息静心，常如冰雪在心"，这里指出了"心静自然凉"的夏季养生法，值得参考。

（五）防病方面

夏季酷热多雨，暑湿之气易乘虚而入致疰夏、中暑等病。预防疰夏的方法是：在夏令之前，可服补肺健脾益气之品；进入夏季，宜服芳香化浊、清解湿热之方，如每天用鲜藿香叶、佩兰叶、飞滑石、炒麦芽、甘草水煎，代茶饮。预防中暑应避免在烈日下过度暴晒，注意室内降温，注意劳逸结合。另外，防暑饮料和药物，如酸梅汁、仁丹、清凉油等亦不可少。

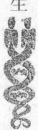

第三节 秋季养生之道

"秋三月,此谓容平,天气以急,地气以明。早卧早起,与鸡俱兴;使志安宁,以缓秋刑;收敛神气,使秋气平;无外其志,使肺气清,此秋气之应,养收之道也。逆之则伤肺,冬为飧泄,奉藏者少。"

这是讲的秋天的养生之道,亦即秋天的养阴之道。意思是说,秋季七月、八月、九月,阴气已升,万物果实已成,自然界一派容态平定的气象。秋风劲急,物色清明,肃杀将至。人们要早睡,并且要早起,鸡鸣时即起;使志意安逸宁静,以缓和秋季肃杀之气的刑罚;应当收敛神气,以应秋气的收敛清肃;志意不要受外界干扰,以使肺气清净,这就是应秋季收敛之气,调养人体"收气"的道理。如果人违逆了秋季收敛之气,就要伤害肺气。秋季伤害了肺气,到了冬季,就要发生飧泄的病变,这是因为人在秋季养"收气"不足,到冬季奉养"藏气"力量不够。

从原文来看,秋天养阴主要体现在"早卧早起",早卧是避秋夜露寒,以适应阴长,早起,比春夏的早起要晚,亦因阴长之意。"使志安宁",即使精神内守,而"神者,血气也",亦能养阴;"无外其志",指不要让自己的意志外驰,以顺秋收之意。

上述原文主要从起居、精神方面论述了如何养阴,尽管不够全面,亦体现了秋天养阴的思想。

秋季,从立秋至立冬前,包括立秋、处暑、白露、秋分、寒露、霜降六个节气。气候由热转寒,是阳气渐收,阴气渐长,由阳盛转变为阴盛的关键时期,是万物成熟收获的季节,人体阴阳的代谢也开始阳消阴长过渡。因此,秋季养生,凡精神情志、饮食起居、运动锻炼,皆以养收为原则。

(一)精神调养

秋内应于肺。肺在志为忧,悲忧易伤肺。肺气虚,则机体对不良刺激耐受性下降,易生悲忧情绪。

秋高气爽,秋天是宜人的季节,但气候渐转干燥,日照减少,气温渐降;草枯叶落,花木凋零,常在一些人心中引起凄凉、垂慕之感,产生忧郁、烦躁等情绪变化。因此,《素问·四气调神大论》指出"使志安宁,以缓秋刑,收敛神气,使秋气平;无外其志,使肺气清,此秋气之应,养收之道也",说明秋季养生首先要培养乐观情绪。保持神志安宁,以避肃杀之气;收敛神气,以适应秋天容平之气,我国古代民间有重阳节(阴历九月九日)登高赏景的习俗,也是养收法之一,登高远眺,可使人心旷神怡,一切忧郁、惆怅等不良情绪顿然消散,是调解精神的良剂。

(二)起居调养

秋季,自然界的阳气由疏泄趋向收敛,起居作息要相应调整。《素问·四气调神大论》说:"秋三月,早卧早起,与鸡俱兴。"早卧以顺应阳气之收,早起使肺气得以舒展,且防收之太过。初秋,暑热未尽,凉风时至,天气变化无常,即使在同一地区也会有"一天有四季,十里不同天"的情况。因而,应须多备几件秋装,做到酌情增减。不宜一下子着衣太多,否则易削弱机体对气候转冷的适应能力,容易受凉感冒。深秋时节,风大转凉,应及时增加衣服,体弱的老人和儿童尤应注意。

(三)饮食调养

《素问·藏气法时论》说:"肺主秋……肺欲收,急食酸以收之,用酸补之,辛泻之。"酸味收敛补肺,辛味发散泻肺,秋天宜收不宜散。所以,要尽可能少食葱、姜等辛味之品,适当多食一点酸味果蔬。为时肺金当令,肺金太旺则克肝木,故《金匮要略》又有"秋不食肺"之说。

秋燥易伤津液,故饮食应以滋阴润肺为佳。《饮膳正要》说:"秋气燥,宜食麻以润其燥,禁寒饮",《瘤仙神隐书》主张入秋宜食生地粥,以滋阴润燥。总之,秋季时节,可适当食用如芝麻、糯米、粳米、蜂蜜、枇杷、菠萝、乳晶等柔润食物,以益胃生津,有益于健康。

秋燥易伤人津液,可减少服一些宣肺化痰药而增服些滋阴益气的中药,以清金保肺,顾护真阴。

第四节　冬季养生之道

"冬三月,此谓闭藏,水冰地坼,无扰乎阳。早卧晚起,必待日光;使志若伏若匿,若有私意,若已有得;去寒就温,无泄皮肤,使气亟夺,此冬气之应,养藏之道也,逆之则伤肾,春为痿厥,奉生者少。"

这是讲的冬天的养生之道,亦即养阴之道。意思是说,冬季十、十一月、十二月,阴气盛极,万物潜伏,自然界呈现闭藏的气象。水冰地裂,万物的生机没有受到干扰,都潜藏起来;人们应当早睡晚起,早晨等太阳升起后起身;使自己的志意伏匿,保持安静,好像有私意在胸中,又像所求已得而不外露,使神气内藏;应该避寒就温,不要开泄皮肤出汗,致使阳气频频耗夺,这就是应冬季闭藏之气,调养人体"藏气"的道理。如果人体违逆了冬季闭藏之气,就要伤害肾气。冬季伤害了肾气,到了春季,就要发生痿厥的病变,这是因为人在冬季养"藏气"不足,至春奉养"生气"力量不够。

从原文来看,冬天养阴主要体现在"早卧晚起",早些睡,晚些起,是为了使自己的生机潜藏,以适应自然界之闭藏,亦即养阴之意;"使志若伏若匿",是指神气内藏,亦是养阴之意;"无泄皮肤",不要开泄皮肤出汗,是保护阳气,津液不耗伤。

上述原文从精神、起居、运动方面论述了如何养阴,中心意思是要人们在冬天时,一定要让阴精藏蓄于内。

严寒的冬季是从立冬日开始,此时,人们又应该怎样养生,以使身体健康呢?

(一)冬防严寒

严冬,气温明显下降,有些人经不住天寒地冻而生病了。寒冷刺激引起的疾病可分为两种类型,一类是冷损伤,如冻疮;另一类是冷敏感,如寒冷型多形性红斑综合征等。治疗冷损害以防寒保暖为主,有时可服用一些活血化瘀、温里散寒的中药,如当归、红花、桃仁、附子、赤白芍等。平时还要参加体育活动,特别是加强手脚的活动,所谓"动则生阳"即是此意。对于老年人来说,尤需注意避寒,因为老年人的血液循环较差。由于随着气温的下降,许多疾病的死亡率皆有所增高,所以老年人一定要随时注意保暖防病,贴身要有一件皮毛背心,棉鞋也要稍大一点,最好在鞋底的毡垫上均匀地撒一层生附子末,然后用棉布缝好,放在鞋里,这样可预防冻疮,使四肢气血流通。

若冬季骤然转暖,一些传染病就会流行,其中对人们威胁最大的莫过于流行性感冒。为了有效地预防流感,居室内部要经常通风,也可用醋熏房间。

(二)坚持冬季锻炼

冬日虽寒,仍要持之以恒进行自身锻炼,这是强壮身体的重要方法,但要避免在大风、大寒、大雪、雾露中锻炼。此外,在冬天冷高压影响下的早晨,往往会有气温逆增的现象,即上层气温高,而地表气温低,大气停止上下对流活动,因而工厂、家庭炉灶等排出的化学性大气污染物,不能向大气上层扩散,于是淤积和停留在下层呼吸带,这时,在户外做早锻炼的人们正好受其害。因此,从大气污染的角度来看,早晨室外锻炼是不适宜的,尤其对一些老年人更不适宜。冬季锻炼可分室内锻炼与室外锻炼两类:室内锻炼的项目有强身按跷、导引、气功、保健功、太极拳等;室外锻炼可有长跑、竞走、武术、滑冰、滑雪、体操、球类等。

(三)饮食调养

中医养生学认为,"秋冬养阴",因此,冬季饮食的基本原则是"保阴",像团鱼、木耳、藕、芝麻等物皆是有益的食品,亦可有一定量的脂类。要多吃点黄绿色蔬菜,如胡萝卜、油菜、菠菜及绿豆芽,避免发生维生素 A、维生素 B_2、维生素 C 缺乏症。养生家多提倡晨起服热粥、晚餐宜节食。

(四)起居调养

冬三月,天地闭藏,在起居方面则要顺乎自然,中医经典著作《黄帝内经》认为"早卧晚起必待日光",意思是在冬天,人们应该早些睡,而晚点起,这是因为早睡,可养人体阳气、保持温热的身体。迟起,能养人体阴气。除起居作息合理安排外,还必须保持室内温暖恒定。室温低则易伤之阳,而室温过高,室内外温差大,又很容易外感,还可引起很多其他疾病。

(五)精神调养

总的原则是要保持精神安静自如,含而不露,如像把个人隐私秘而不宣,又如得到久久渴望之珍品那样满足。严寒的冬天,常会使人触景生情抑郁不欢。科学证明,冬天确实会使人身心处于低落状态。

只要做到上面所说的几点养生要求,你就会身体健康地度过寒冷的冬天。

第六章 《黄帝内经》之时辰养生

第一节 睡个子午觉，酉时养肾最重要

人难做，难做人，做人难。现在的人除了拼搏还是拼搏，甚至还嫌你不够努力，连那些本来可以坐在沙发上享受一下生活味道的时候，间或地，还有人在教育你，在鞭策你去"奋斗"。除了工作还是工作，除了忙还是忙。对于这样的忙，毫不客气地要规劝这类人有必要算一算生活的细账。忙在很大程度上缩短了生命的长度，如果给养生一点时间，生命的长度得以合理延续，这不知道会比你因为忙抢出来的时间多出好多倍。

事实上，据《黄帝内经》推算，古代的人一呼一吸 6.4 秒。但是现在的人却仅有 3 秒多一些，比古人快了一倍，这有什么意义吗？研究发现，生命的长短与呼吸频率成反比，呼吸频率越慢，寿命越长；呼吸频率越快，寿命越短。所以，规劝你还是给自己留点时间，至少睡个子午觉。

"子午觉"是个什么样的"觉"，是晚上在子时（23～1 点）睡觉，白天在午时（11～13 点）睡觉的统称吗？严格讲并非是如此，而是指在此相应的时间之前开始睡觉。至于之前多长时间开始，根据自己睡眠的情况作安排。目的就一个，在子时和午时进入最佳睡眠状态。当然，一个基本的原则就是子时大睡，午时小憩。子时一定是放松状态的正儿八经地上床睡觉，午时有条件的最好也到卧室安睡，条件不许可，则可静卧、静坐半小时左右即可。那么，为什么要选择这样的两个时候来睡觉，午时"阳气"较盛，不是更适合工作吗？这样的安排有什么讲究呢？下面就与大家分享一下关于这两个时辰的养生要略。

◆ 子时——胆经当令

当令，就是当班，也就是说，通过了解不同的时辰是谁在负责维持和呵护我们的健康，这样，我们在健康出了问题的时候才好"责任到人"。从这里也可以看出，身体是一个有着完备系统的组织，甚至还有最为高明的"内部管理"。之所以能被人利用，是因为负责身体各个部分的器官的当班者没有任何假期，还绝没有换班一说。比如头痛、眼睛痛等我们大体可以拿胆经说事儿，如果前面长白头发是胃经出了问题，所以，要打消一个顾虑的是，如果有医生问你哪里痛，问你什么时候痛，还问你痛的感觉等的时候，不要妄断这医生什么都不知道，确认其不可信。事实上，

更多的时候你应该是遇到了一个懂得辨证论治的好医生。那种真正什么都不问，一看便知的"神医"是不可信的。

说到子时胆经当令，这里要多说两句。子属鼠，大家都知道，鼠在生肖中排在十二生肖之首，至于为什么说法很多。有说当初有十三种动物挤入生肖候选圈，是机灵、勇敢的鼠奋不顾身钻进象鼻里淘汰了大象，解决了超编的尴尬而荣立首功；也有说是人们借鉴了老鼠在夜间觅食也不会选错食物，进而对食物有了一个基本的掌握而得以生存；还有说"鼠咬天开""鼠偷稻种"或者"鼠咬开田"等说法。近来，还有按这些动物足趾头的奇偶来排列的，牛，足有四趾，属偶数；虎足有五趾，奇数；兔足有四趾，偶数；龙足有五趾，奇数蛇呢，因为无足无趾，实同偶数；马足有一趾，奇数；羊足有四趾，偶数；猴足有五趾，奇数；鸡足有四趾，偶数；狗足有五趾，奇数；猪足有四趾，偶数。而唯独鼠例外，因为它的前足为四趾而后足为五趾，所以在排列十二生肖时，因为鼠足奇偶同体，而"因异得福"名列第一。但总起来看，鼠排在十二生肖之首大多说法都与鼠为人类甚至为万物的滋生做出了贡献有关，尽管只是一种传说，但反映了一种基本的认识和态度。

这里，之所以将这个看似无关的问题不惜笔力地加以阐述，是因为我们要说的子时的"子"与此有关联。因为平时人们都喜欢说"子鼠"，那么，这两个是怎么被扯到一起的呢？有什么内在的必然的联系吗？关于这个问题我们可以从两个方面加以认识：一方面从现实中鼠的属性来加以认识，鼠总是在夜间出来活动，而且它并非像很多动物一样天黑就出动，

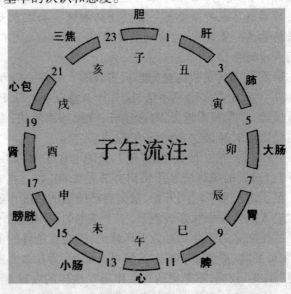

而是在夜深人静的时候出来。鼠出来活动的时间为夜半之时，与子时在时间上吻合，而且子时天地相交、阴阳交接，黑暗和白昼在此开始渐渐转化，成了一个分水岭，类似于天地处于混沌初开之际，而只有鼠才有本事把混沌一团的天地咬开。再者，应于"鼠咬天开"之说，子时阳气发动，万物得以滋生，鼠有开天滋生万物之功；而子时的阳气尽管还羸弱，但属于生发之气，有如老鼠一样的旺盛的生命力和繁衍生化的能力，所以，此时的阳气是一种近乎"母气"之物。由此可见，二者具备这两个方面的同质是它们能结合到一起的一个重要原因。

从身体的角度来讲，子时，胆经当令。胆在太阴与阳明之间，寒热往来，皆由胆来调节。中医认为，人身气机，都是从"子后则气生，午后则气降"的，子时气血流注

于胆经。也就是脏腑功能都取决于胆气能否生发。所以有"凡十一藏皆取决于胆"之说。胆经又是什么呢？此属经络，是十二经脉之一，它的循行路线是：在体内，属胆、络肝。在体表，由眼部经侧头部、耳部、颊部、后头部、肩部、侧胸腹部、下肢外侧、小脚趾，止于第四趾端。这样的循行尽管我们在其正常运行的时候没有太多的感受，但从反面我们却往往能体会到，即如果我们身体不适被诊断为疟疾、恶寒，或者有出汗、头痛、颔痛、目痛、口苦等病症的时候，往往是我们的胆经有问题。日常生活中，很多人在久坐后站起来往往会走到阳台对着太阳伸一下懒腰，在这个过程中一般人都会憋住气，这实际上就是在给胆经"施压"，迫使阳气得以生发。所以，如果在一阳初生的子时，还没有进入休息状态以应人一天的生发、收敛之机的话，人一天的状态都不会太好，而且长此以往，胆腑就必然会出现问题。

怎么办呢？好办。晚餐如有可能少吃点，免得消化那些食物把你的胆也搭进去；其次就是在子时之前该睡觉就睡觉，别拿生命去换那些所谓的"成就"和"效率"；再者，你还可以采取拍的方法，给其以适当的刺激即可。

◆午时——心经当令

午，表示相交，如，午午，即交错杂沓的样子；午道，即纵横交贯的要道；午贯，即"十"字形交叉贯穿；午割，即交叉切割的意思。在这里作为时辰表示的是阴阳相交。事实上，凡是带有"午"旁的字都有相交的意思。如"忤""迕"。午时，指一天中的11~13点，午时气血流注于心经。就像流水作业一样，气血到了心经，心经自然就要接应，所以此时是心经当令。心经也属十二经脉之一。它的循行路线是在体内，属心、络小肠，并与咽部及眼相连。在体表，由腋下部，沿上肢屈侧后面向下，止于小指端。所以，在有心痛、口渴、咽干、目黄、胁痛等症状时，大体可以考虑是不是心经的循行受到了影响。

中医认为心为"君主之官，神明出焉"，而午时正是一阴生，阴气与阳气交汇的关键时刻，正所谓"阴阳相搏谓之神"，所以，心与肾交汇的规模越大程度越高，人的精神就会越好。由此，很多健身者都会借此大好时机练"子午"功，以便利用子时和午时天地气机转化来颐养身体。练子午功到底有什么好处呢？其主要是借助了天机的能量让心肾相交。具体说来，心为火在上，肾为水在下。我们都知道，火往上飘，而肾水往下行，这样就形成了心火可以暖肾，肾水可以让心火不至于太过，心肾得以相互交汇。

当然，子午功的修炼以至达到心肾相交是需要一定能量的，对气血不是特别强的一般人来说，基本上没有足够的能量去承接这种交汇之气，也就不可能借用天机来满足我们人体的这种运化。是不是就让其白白地流失呢？自然不是，这里建议你用睡觉的方式以应"心肾相交"。需要强调的是，即使刚开始睡不着，闭目养神也会有相当的效果，因为你睡觉的那一瞬间就是心肾相交之时，再说，只要坚持，生物钟会渐渐调节过来的。

类似上面，午时的调养我们也可以从属相上看出一些门道来。午属相为马，通常人们都有烈马悍驴之说。对待驴我们不能过多去抽打它，因为驴属于土地之性，你越抽它,它就越不动、越犟,所以中国文化里面有叫顺毛驴之说。对于驴更多的是要哄着,否则它就"撂蹶子",这就像肾水需要的疏布一样;而马就不一样,属火,有烈性,更多的是要养,跟生命不息运动不止的心一样。

从上面两点来看,夜半子时为阴阳大会,水火交泰之际,这个时候称为"合阴"。所谓"日入阳尽,而阴受气,夜半而大会,万民皆卧,命曰合阴"。因为"子、午"之时是人体经气"阴阳交合"的时候,是一天中阴气最重的时候。《黄帝内经》说:"阳气尽则卧,阴气尽则寐。"所以在这个时候最容易入睡,不仅可以应承天地阴阳转换,而且睡眠质量也是最好。"阴气盛制寐"说的也是这个道理。正是从这个角度来说,我们失眠应该多考虑是否是心肾阴阳失调下形成的水火不济,引起心肾不交而导致失眠。建议肾阴虚的可适当摄入六味地黄丸之类;而心阴亏的应常吃桂圆肉、麦冬、百合、莲子、柏子仁等,如果属于肾阳虚引起的要吃金匮肾气丸。

◆酉时——肾经当令

酉,象形,金文字形像酒坛形。"酉"是汉字的一个部首,从"酉"的字多与酒或因发酵而制成的食物有关。此为时辰,《三国演义》中有"赵云从辰时杀至酉时,不得脱走,只得下马少歇"之说,就是指其英勇善战,从早上的八点左右一直战到了下午六点左右。酉时就是下午的5点到7点。这时候是肾经当令,肾经是十二经脉之一。它的循行路线是:在体内,属肾,络膀胱,并与脊髓、肝、膈膜、喉部、舌根、肺、心、胸腔等相连。在体表,由足小趾,经足心、内踝、下肢内侧后面、腹部,止于胸部。如果出现了肚子饿而又不想吃饭,心悸、胸痛、精神萎靡、烦躁、视物不清等症状,多与肾经出了问题有关。还要说明一点的是,很多男人都知道"男抖穷"之说,为什么他们还忍不住会抖呢?其实不是因为他们不怕"穷",也不是因为他们不迷信,而是因为肾精出了问题。肾精不足人的自身组织系统就采取了"抖"的方式来刺激阳气的生发而已,跟人要打呵欠是类似的道理。

那么,是不是肾经一出问题,我们就该补呢?不是!现在很多的人动不动就补肾,其实很多人补的结果并不是肾好了,而是心里的感觉好了,认为自己吃了这么多的补肾品,肾该满足了,肾气该足了。事实呢?这些补品在很多人那里变成了垃圾,为什么会这样呢?从前面的相关章节我们已经知道,肾的一个重要的生理功能就是主收藏,酉时肾经当班,自然也是其收藏功能出现突出表现的时候,但如果经脉不通呢?这就像交通阻塞一样,一边需要,但交通阻塞过不去,但另一边却不断地往这里散步,其结果就是运送的东西渐渐地变质,就地处理这就成了垃圾。换句话说,人体的代谢在此时出问题了。说到这里,想要为啤酒洗雪一下冤屈,那些"将军肚"并非都是啤酒的过,很大程度上也与现在"吃得太好"有关。

从属相来看,酉时对应的是鸡,鸡为火性。在民间鸡被认为是发物。所谓的发物,就是指特别容易诱发某些疾病或加重已发疾病的食物,如鸡、蛋类、猪头肉等对人体而言为异体蛋白,这种异体蛋白就可构成过敏原而导致人体发病。其他如蘑菇、香菇等食用菌类,带鱼、黄鱼、鲳鱼、蚌肉、虾、螃蟹等水产品,禽畜类和糟、酒酿、白酒、豌豆、黄大豆、豆腐、豆腐乳、蚕蛹及葱、蒜、韭菜等。尽管如此,也大可不必谈食色变,甚至很多时候,像鸡、蛋这类发物还是民间往来之"礼",比如,中国大多数地方都有谁家媳妇生孩子了,母亲大人会送老母鸡炖汤喝。为什么选择的礼物会是鸡呢? 不仅因为民间很多人都养鸡,送鸡方便;还因为鸡性火,采用炖的方式则水火相济有益身体。

对于肾精的培补,其实"清辛"与"寡欲"就是最好的进补。所谓的"清辛"就是指口味一定要清淡,不要吃太辛辣和太咸的东西,因为咸和辣如果太过都会对肾精具有耗损作用。还有就是要"寡欲",不要总是带着有"色"的眼镜去看人,更不要带着有"色"的思维去"惦念"一个人,那样对人肾精的伤害可以毫不夸张地说是致命的。

第二节　卯辰相宜,一出一进养生道

身体就像是一个过滤器,食物在经过身体之后,被称为营养的精华部分被吸收了,而那些残渣却理所当然地要被排除。从口而入从肛门排泄而出,一进一出之中人得以成长,得以滋养。没有进自然不行,因为人是铁饭是钢,但没有出也不行,因为健康需要营养,没有出就不可能进得去。从人体自身运行的规律来看,我们也不难看出一点门道来。一般正常情况下,在卯时人应大便,而在辰时要吃早饭。卯辰相邻而且一前一后,这有点近似人们常说的"先舍后得"的舍得之道,所以,其实身体的成长与受养也在告诉我们一个做人做事的方略和态度,即有进有出,而对于人生最为重要的是享受过程。

◆卯时——大肠经当令

卯,如果放大了就能很明显地感觉到它是一个象形字。像两扇打开的门一样,这也正应了卯时的时辰,卯时是指早晨的5点到7点,这个时候天亮了。天亮了又有天门开一说,上开天门,下则开地户。地户,即肛门,也就是要排便。所以,从这个角度我们也可以看出卯时是大肠当令。

大肠经属十二经脉之一。它的循行路线是:在体内,属大肠、络肺。在体表,由食指端经过上肢伸侧前面、肩部、颈部、颊部,止于对侧鼻孔旁。本经有病时,主要有泄泻、痢疾、肠鸣,恶寒战栗、目黄、口干、鼻衄、鼻塞、咽喉炎、牙痛、颈部肿大等病症。卯时气血流注于大肠经,中医认为"肺与大肠相表里",卯时应有正常的大便。提到大便,人们并不陌生,因为大多时候我们在例行体检的时候,医生们都要求我们别吃早餐要查大便。这是为什么呢? 在中医里,问大便就是在了解心肺功能,如果肺气足的话,大便就比较通畅。如果肺气不足的话,大小便都会出现问题。比如在日常生活当中,有些人经常跑厕所。这在中医里叫小便数而欠。数是次数多的意思,欠是量少的意思。因此,尿频和便秘都和肺气是否充足相关,这就叫肺与大肠相表里。比如大便粗而成型则表明一个人心血旺,如果大便细的话,则说明其心肺功能不好,这一点从不同的人在人生的两个阶段的情况就可以看出来。小孩心血旺盛就大便粗长,而老人的则细小。

中医有句话叫"肺与大肠相表里",前面已经提到过。肺开窍于鼻、外合皮毛,能主一身之气。它和大肠又有着什么特殊关系呢?所谓的表里就是一阴一阳的组合。肺就是阴主内,大肠就是阳主外。内因是事物变化的根本原因,也就是说,如果排便不畅的时候,更多的是由于肺气不足造成的。在日常生活中,即使没有便秘,在用力排便的时候,人们所用的力并非是攥拳,而是咬牙。为什么攥拳不管用呢?这是因为只有通过肺气来推动才能实现,这就要求人要憋住一口气,咬牙在一定程度上讲就是封住漏气之门。

尤其要提醒患者家属的是,心脏病患者如果出现便秘的话,危险的不是便秘,而是要切记防止子盗母气而造成"心梗"发作。这是因为下边一用力气,就会造成上面空虚。早在《左传》中就记录了这样的一个故事,曾有一个国王得了膏肓之症,膏肓在中医里就是指心肺的膏肓病。在他上厕所的时候,中气下陷,气往下走,上面的心肺之气一堵,于是马上发病死掉了。现实中也不乏死于厕所之人,多源于此。

◆辰时——胃经当令

辰时是指一天中的 7 点到 9 点,此时该吃早饭了,是胃经在主持一天开始的大局,什么是胃经?其属十二经脉之一。它的循行路线是:在体内,属胃、络脾。在体表,由鼻部经过侧头部、面部、颈部、胸腹部、下肢外侧的前面,止于第二趾端。从胃经循行的路线我们可以看出,不仅胃疼跟胃经有关系,膝盖疼、脚面疼也都是胃出了问题。正因为如此,古人非常重视护膝,席地而坐或者是在跪坐的时候会把两手放在膝盖部位。为什么把手放在那里呢?因为手上有劳宫穴,此穴属火,这就是很多小孩子肚子疼的时候,一些父母将手放置在孩子肚脐部位,轻轻按揉能缓解因受凉而肚子疼痛的原因。另外,对于痛经或经期不稳的女性来讲,出现经期前后乳房胀痛和大腿根酸痛也与胃经有关。因为胃经由脸部向下,会经乳房正中线下去,胃经不调的相对血不足,导致血下不来,造成不通则痛。

辰时在十二生肖中所对应的动物是龙。龙尽管只是我国古代传说中的一种神异动物,但它可以说是真正实现了博采众长,而且这些"众长"还有一个特点就是每个被采集动物最具有生发性的部分。比如龙的角,其实就是鹿的角,而鹿茸绝对是生机最旺的。所以,龙成了一种生机的化身,而辰时之所以与龙相对应,也是在暗示辰时进食的重要性。因为此时胃经当令,其能将食物变为充满生机的精血,这对人体健康是非常重要的。所以,对于现实生活而言,此时不要求你有什么"高餐",但早饭是一定要吃。在中医里,脾胃被称为仓廪之官,负责掌管人体内的收纳和布化。如果早饭没有吃,那么,胃经当班的时候就相对被闲置,进而,脾经也就没有什么东西可以输送分配了,脾胃就会持空运转,自然人就会感到头晕无力。所以,早饭不仅要吃还要吃好。一些富有经验的人在教育孩子吃饭的时候也常说"早饭吃得像皇帝",也就是这个道理。

时下,流行吃生冷食品,很多人一早就喝蔬果汁,殊不知,对身体而言,永远受欢迎的是温暖的东西,身体温暖,微循环才会正常,氧气、营养及废物等的运送才会顺畅。况且,早餐吃"热食"才能保护"胃气"。因为早晨的时候,日出刚起,阳气还在生发阶段,大地温度尚未回升,同时夜间的阴气还未除,体内的肌肉、神经及血管都还呈现收缩的状态,假如这时候你再吃喝冰冷的食物,必定使体内各个系统更加挛缩、血流更加不顺。所以,建议早上最好多享用小米粥、热稀饭、热燕麦片、热豆花、热豆浆、山药粥等等。

为什么有人将痤疮称为"壮疙瘩"?

额头和脸颊的痤疮多半是胃经的病,究其原因多与大量的饮用冷饮有关,所以夏季表现得更加明显是大量的冷饮形成了胃寒所致。人体的恒温是体内运化的一个基础性的保证,所以,在出现胃寒的情况时,人体的自保功能就会发生作用,会从内部攻出热来逼走胃寒。如果此时对身体的判断失误,在体内攻热的时候,以为身体还很"干渴"的话,则会造成总有寒结在胃里,使胃火加剧不断往上攻。直到攻到脸上时,人就会出现痤疮。之所以将此称为"壮疙瘩",是说身体还有一定的"本钱",能够在误入歧途的时候,还能持续地有胃火攻出来。

第三节 "丑未"相投,亥时交和育新生

丑时和未时在一天来看,刚好相差十二个小时,是一个时辰的对称点。将二者放到一起,主要还因为二者在养生上的共谋,要吸纳精华,滋养生命所需的气血。亥时则是一个阴阳交合的时辰,此时对于生命的缔造和两性情感的宣发是一个难得的契机。

◆丑时——肝经当令

丑时是指凌晨1~3点,这个时候是肝经当令,主管全身气血的循行。肝经是十二经脉之一。它的循行路线是:在体内,属肝、络胆,并与生殖器、胃、横膈膜、咽喉、眼球相连。在体表,由足大趾经下肢内侧(由前部转向中部)、外阴部、腹部,止于侧胸部。肝经出现问题的时候,多会出现呕逆、腰痛、下痢、遗尿、小便不通、月经不调、子宫出血、口咽干燥、面色晦暗等症状和病症。

从十二生肖来看,丑对应的是牛,耕田犁地的为什么是牛,而不是更有力量的大象和老虎等呢?可见,不仅是因为牛的力量,还有牛的温顺和任劳任怨的品性。这里,将丑时与牛对应就是因为此时阳气虽然已经生发,但升中有降,还要有所收敛。很多人很纳闷,自己拉稀的时候,拉的都是清水,为什么就是这些看上去什么都没拉出来的清水让自己渐渐枯瘦,渐渐变得跟一摊烂泥一样整天没有精神。这里,一个主要的原因就是肾精闭藏不足。肝是贮藏血液的脏器,对周身血液的分布能起调节的作用。肝性如木,而水生木,所以冬天没有贮藏的东西,木就生不起来,生发出了问题,人想的就是睡觉,整天睡不着还整天的离不开床,人的精神自然就不会好。此外,往往还会有整天什么东西都没吃,但就是肚子胀的感觉。其实,这

是因为肝木会克脾土，所以，气憋在膻中穴，所以人们若非赌气，否则一般生气的时候就吃不下饭。

为什么握力好的人大多长寿？

这实际上是我们前面提到的肝主筋的原因，皮肤有弹性也主要是肝所主的缘故。而握力好主要是筋的弹性好，这就像我们平常用东西系住一个东西一样，用棉线和富有弹性的胶皮带就很不一样。往往棉线缠的东西在运输的过程中随着震动就会越来越松，而胶皮带则会在这个过程中随震动而牢牢"抓"住物体。而筋的弹性又主要决定于其肝气是否充盈，所以说，长寿老人握力好，反映的是他们肝气足。这一点从很多小孩子出生时候手是紧紧攥着拳头来的也可以看出来，所以，并非是很多人所说的孩子一出生就知道世间"三分天注定，七分靠打拼"的道理，这是一种成人附加后的臆想。如何来练习这种握力呢？方法很多，但大可不必动用那些现代化的专业运动器械，否则太累了。这里建议你像很多老人那样，选两个核桃放在两手，没事就顺时针反时针地转就好了。如果这还嫌带着是个麻烦的话，则可以选择和自己较劲，怎么较劲呢？用双手相握，掌心相向，持续使劲，多坚持几次就会渐渐地增加握力，从而使肝气生发之力得以能量十足。

◆未时——小肠经当令

未时是指下午13～15点，这个时候是小肠经当令。此经为十二经脉之一，它的循行路线是：在体内，属小肠，络心，并与胃、眼和内耳相连；在体表，由小指端，经过上肢伸侧后面，肩胛部、侧颈部、颜面、眼部，止于耳部。本经有病时，主要有耳聋、目黄、颊肿、下额部肿胀而使颈部不能回旋、咽喉病等症状。小肠为六腑之一，《黄帝内经》认为小肠经是"受盛之官，化物出焉"。意思就是说小肠经主吸收的，如果小肠经不通，在人体上就会反映出一些有意思的现象，比如不是大款就是伙夫的脸大脖子粗就属于这样的情况。此外，小肠还有分别清浊的功能。具体说来，就是先将经胃初步消化的饮食做进一步消化，然后把食物中的精华予以吸收，通过脾的运化滋养全身，其中的水液则通过其他脏腑的作用而渗入膀胱，将消化后的垃圾传送到大肠。可见，食物的精华和糟粕，主要通过小肠的消化作用来加以分别。

另外，小肠经和心经相表里，其中脏属里为阴；腑属外为阳。心经有热可以移到小肠，出现小便短赤等症候。所以，这些看似是消化的问题，结果治疗的时候往往还需要同时在"心"上下功夫就是这个原因。可见，有时可以通过这种脏和腑互为表里的关系来进行健康的捍卫，比如心移热于小肠，小便尿血，处方中多会加用清心火的药物。

从养生的角度来看，药补不如食补，而午餐是小肠当令的前奏，因此，建议午餐要尽可能安排在1点前吃完，以有利于营养吸收。不仅如此，午餐在一日三餐中承上启下，所以，午餐最好要营养丰富一些。上班族大多是家庭的顶梁柱，他们的工作一般很忙，家里人往往会在下班后为其准备丰盛的晚餐，将晚餐无意中变成了正餐，这是不符合养生的。午餐与其说要吃好，不如说要吃得精一些。尤其要强调的是盒饭不能天天吃，因为盒饭不仅营养不均衡，而且大多能吃到你倒胃口。建议与其花钱买快餐不如自己带饭,尽可能带上些水果、酸奶,作为午饭后的补充。当然,要防止冬天过凉、夏天过热引起食物变质。

◆亥时——三焦经当令

亥时,指晚上21~23点,在亥时气血流注于三焦经。三焦经属十二经脉之一。它的循行路线是:在体内,属三焦,络心包络,并与耳、眼相连。在体表,起于无名指端,沿上肢伸侧正中线,经过肩部、侧颈部、侧头部、耳部,止于眼部。此经有病时,会有耳病、咽喉病、眼痛、出汗等病症。

说到"亥"字,可是一个不一般的字,为什么这么说呢?《说文解字》将其放在了最后一个位置,最后一个不是不重要吗? 不! 最后一个字带有总结的意思,这跟现实生活中一样,你看那些做总结性发言的往往是单位的负责人,或者是在场的最高的领导。那么,一个亥字在此时有什么意义?《说文解字》的第一个字"一"代表一种混沌初开,而亥字则是回到混沌状态,预示了生命的轮回,平常说"九九归一"其实说的也就是这个意思。所以,亥字是最后一个也可以是第一个,因为第一个"一"是在最后一个中孕育而生的,事实上,亥字从写法上看,是一个人抱着一个人睡觉,而且怀孕了,也带有孕育的意思。有了孕育,说明什么问题? 试想,没有交合哪里来的孕育,也就说明此时是男女交合的最佳时机。

总体来看,时辰养生只是针对人在日常生活中的一些基本的生理和精神活动进行一种"定位"性的安排,提出的是一种原则。所以,有些是日常性的,具有持久性可以尽可能去坚持做,而另一些则需要参考其他养生的一些节律来进行。比如,上面提到的亥时适合阴阳交合,这并非是在主张这是每天要做的事情,而是一种生理活动在安排上提供的时辰的选择而已。从上面这些关系养生更为紧密的时辰与对应的当令来看,又可以化繁为简,大体将一天中的养生方略简单概括为三个字:练、休、松。具体说来,就是早间养生重在"练",午间养生重在"休",晚间养生重在"松",尽管如此,将一天用时辰来加以划分,也绝非要整齐划一。养生要因时而异,在落实到某个具体的时辰的时候,还要因人而异。

第七章 《黄帝内经》之养颜护肤、护发

颜面保健,又称美容保健,古人谓之"驻颜"。面容美是指面色红润、洁白、细腻,无明显皱纹、雀斑、皮肤病等。中国传统美容保健有广义和狭义之分,广义者,是指养护颜面、须发、五官、皮肤、机体等,提高其生理功能;狭义者,是专指用传统方法护养容颜。本节所谈内容仅指狭义范围。颜面保健实质上能够抗衰老、永葆"青春容颜",使人洋溢健美的活力。

第一节 颜面保健方法

一、科学洗面

面部是五脏精气外荣之处,经常洗面能疏通气血,也有促进五脏精气外荣的作用,但洗面用水的水质、水温、次数都应符合人体生理特点。洗面宜用软水,软水含矿物质较少,对皮肤有软化作用。对于水温,可根据需要而定,若习惯于冷水洗面,可结合冷水浸面,则可保持颜面青春;或用冷温水交替洗面,能加强皮肤血液循环,使皮肤细腻净嫩。洗面次数,一般应早、午、晚各一次,这样既可发挥乳化膜生理作用,又可及时去除陈旧的皮脂等污垢物,保持颜面润泽与光洁。因工作环境需要,宜适时增加次数。洗面所用面皂,要根据不同气候和各人不同的年龄、职业、皮肤特点等,有针对性地选择。

二、按摩针灸

1.**按摩美容** 美容按摩可分两类,一类是直接在面部进行的,即直接按摩美容法;另一类是通过按摩远离面部的经络而达美容效果的,即间接按摩美容。按摩方法很多,现仅举两种传统按摩保健美容法。

彭祖浴面法(《千金翼方》):清晨起床用左右手摩擦耳朵,然后轻轻牵拉耳朵,再用手指摩擦头皮,梳理头发;最后把双手摩热,以热手擦面,从上向下 14 次。此法可使颜面气血流通,面有光泽,头发不白,且可预防头病。

搓涂美颜法(《颐身集》):每日晨起静坐,闭目排除杂念,以两手相互搓热,擦面 7 次。后鼓腮如漱水状漱几十次,至津液多时,取之涂面,用手再搓数次,至面部发热。当今摩面后,常搽一些美容粉、美容膏等保健性美容品,以更好地保健皮肤。此按摩法以凝神静坐而养神气,搓面以光润皮肤,悦泽容颜。

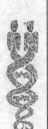

2 针灸美容　通过针灸刺激穴位而调整各脏腑组织功能,促进气血运行,抵御外邪入侵而延缓皮肤衰老。一般认为,对美容有良效的经络有七条:足太阳膀胱经、足少阴肾经、足厥阴肝经、足阳明胃经、手少阳三焦经、手太阳小肠经、手阳明大肠经。可根据具体情况,辨证取穴组方进行调整。例如,除皱防皱保健,可取丝竹空、攒竹、太阳、迎春、颊车、翳风等,配中脘、合谷、曲池、足三里、胃腧、关元、漏谷等,其功用可益气和血,增加皮肤弹性,除皱防皱。灸法强身美容作用亦很显著,其主要机理是,温通经络、行气活血、防病保健。灸法美容的常用穴位主要有神阙、关元、气海、中脘、命门、大椎、身柱、膏肓、肾腧、脾腧、胃腧、足三里、三阴交、曲池和下廉等。灸法美容简单易行,便于掌握使用。

三、饮食美容

为了预防颜面皮肤早衰,应注意饮食营养平衡,适当增加对皮肤有益的保健食品。从中医角度讲,要进行饮食美容,须遵循饮食勿偏、饮食勿过多、饮食有宜忌等有关饮食保健的原则。中医古籍中记载有很多"驻颜""耐老""返老"等食品。加芝麻、蜂蜜、香菇、人乳、牛乳、羊乳、海参、南瓜子、莲藕、冬瓜、樱桃、小麦等,现代科学研究证实,这些食品营养极为丰富,含有多种维生素、酶、矿物质、氨基酸等,不仅可使面色嫩白、红润光泽,而且还能延年益寿。此外,还可进行食疗药膳美容保健。例如胡桃粥:胡桃、粳米适量煮熟成粥,早晚空腹食用,润肤益颜。红枣粥:红枣、大米适量,可健脾补血,悦泽容颜。燕窝粥:黏米,燕窝(干品)适量,有润肺补脾,益颜美容之效。薏苡仁百合粥:薏苡仁、百合适量煮粥,可清热润燥,治疗面部扁平疣、雀斑等。

四、药物美容

药物保健多是运用美容方药使皮肤细嫩洁白,滋养肌肤,去皱防皱,并祛除面部的皮肤疾患。具有美容作用的方药是很多的,根据使用方法可分为内服美容方药和外用美容品两类:

1.内服美容方药　本方法又可分为两类。一类是通过内服中药,起到调整脏腑、气血、经络的功能,达到润肤、增白、除皱减皱、驻颜美容的目的;另一类是通过活血、祛风散寒、清热解毒、消肿散结等法,治疗各种影响颜面美容的疾病。例如隋炀帝后宫面白散(《医心方》):橘皮30克、冬瓜仁50克、桃花40克,捣细为末即可,有燥湿化痰、活血益颜的功效。珍珠散(《回春健康秘诀》):天然珍珠粉2克,研成极细粉末,干燥后用。每次用0.5克,每日3次,有清热痰、润面容、治疗面部黑斑的作用。还可适当饮用药酒,例如,枸杞子酒(《延年方》),可补益肝胃,驻颜美容;桃花美容酒(《图经本草》),可润泽颜面,使人面如桃花。根据历代研究和实践,认为下述药物有润泽皮肤,增加皮肤弹性的作用,如白芷、白附子、威蕤、枸杞子、杏仁、桃仁、黑芝麻、防风、猪胰、桃花、辛夷等。

2.外用美容品　外用美容品包括美容粉、美容液、美容软膏、美容糊剂、美容面膜等,常用于扑、涂敷于面部或洗面,通过皮肤局部吸收,达到疏通经络、滋润皮肤、除去污秽、增白除皱、防御外邪侵袭的目的。从现代研究角度分析，大多数美容中草药都含有生物碱、氨基酸、维生素、植物激素等，有滋养皮肤的作用，能增强皮肤的免疫力，保护表皮细胞和皮肤的弹性。例如玉容西施散(《东医宝鉴》)：绿豆粉60克，白芷、白僵蚕、白附子、天花粉各30克，甘松、三奈、茅香各15克，零陵香、防风各6克，肥皂荚50克。诸药研为细末，每次洗面用之，其作用是，祛风润肤，通络香肌，令面色如玉。三花除皱液(《秘本丹方大全》)：桃花、荷花、芙蓉花各取适量，冬以雪水煎汤频洗面部，可活血散淤，润肤除皱。

五、气功美容

气功锻炼调整身体内部功能，增强体质，从而达到防病强身、驻颜长寿的目的。尤其是通过调意，松静自然，排除杂念，心静气和，避免情绪波动过极的不利影响。因此，气功美容是一种自我控制、自我身心锻炼的驻颜长寿方法。佛家童功功(《达摩秘功》)和还童颜功(《道家秘传长寿功》)，都对美化面容有突出功效。现仅举佛家面功具体功法如下：

自然盘坐，思想集中，排除杂念，双手掌放在两膝盖上。上体端正，双目微闭，舌抵上腭，意守丹田，呼吸要细匀深长。然后用意念将气血引导到丹田处，丹田处有四个部位：两眉之间谓之上丹田，心窝处谓之中丹田，脐下小腹谓之下丹田，命门谓之后丹田。以意领气，口中默念"上丹田，中丹田，下丹田，后丹田"，使气血随着意念沿任督二脉循行到四个丹田部位，循环一圈为一次，如此反复18次。此气功使气血旺盛，精神振奋，久之可达面如童颜的功能。

另外，要做好预防保健工作，防止"六淫"之邪侵犯颜面而致病，特别注意避免阳光暴晒。在日常生活中要保持乐观的情绪，豁达的胸怀，避免情志过极；还要保持良好的习惯，戒烟少酒，纠正面部不良动作等，所有这些都是预防面部早衰的重要因素。

第二节　梳理、按摩

头发保健，又称头发健美或美发。中国人美发的标准是发黑而有光泽，发粗而密集，发长而秀美，故未老发早灰白、发枯焦稀疏、脱发等均属病态。头发除了是健康的标志外，它本身还有保护头部和大脑的作用，同时健康秀丽的头发又有特殊的美容作用，使人显得精神饱满，容光焕发。

头发与五脏的关系十分密切，头发的荣枯能直接反映出五脏气血的盛衰。五脏的生理病理变化直接影响头发的变化，而头发的变化又能反映出人的情志、生理和病理变化。人的七情过极，亦可引起头发的变化，例如，忧愁思虑过度常引起早白、脱发。一般而言，头发由黑变灰、变白的过程，即是机体精气由盛转衰的过程。因此历代养生家都很重视美发保健，把头发的保养方法看作是健康长寿的重要措施之一。头发的保健方法主要有如下几个方面：

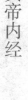

古代养生家主张"发宜多梳",《诸病源候论》说:"千过梳头,头不白。"《圣济总录·神仙导引》说:"梳欲得多,多则去风,多过一千,少不下数百。"《清异录》言:"服饵导引之余,有二事乃养生大要,梳头、洗脚是也。"梳头能疏通气血,散风明目,荣发固发,促进睡眠,对养生保健有重要意义。梳头的正确做法应是:由前向后,再由后向前;由左向右,再由右向左。如此循环往复,梳头数十次或数百次,最后把头发整理,把头发梳到平整光滑为止。梳发时间,一般可在清晨、午休、晚睡前,或其他空余时间。梳头时还可结合

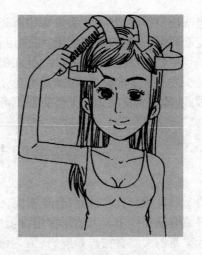

手指按摩,即双手十指自然分开,用指腹或指端从额前发际向后发际,做环状揉动,然后再由两侧向头顶揉动按摩,用力均匀一致,如此反复做 36 次,至头皮微热为度。梳理和按摩两项,可以分开做,亦可合在一起做。

勤梳理,常按摩,有五大好处:第一,能疏通血脉,改善头部的血液循环;第二,能使头发得到滋养,头发光润而发根牢固,防止脱发和早生白发;第三,能明目缓解头痛,预防感冒;第四,有助于降低血压,预防脑血管病发生;第五,能振奋阳气,健脑提神,解除疲劳。

第三节　洗、烫宜忌

发宜清洁,不宜多洗。《老老恒言·盥洗》说:"养生家言发宜多栉,不宜多洗。当风而沐,恐患头风。"指出了不宜多洗,更不可当风而洗,否则,则可患病。现代研究认为,经常洗发可保持头部清洁,清除头皮表面代谢产物、细菌和微生物的繁殖,有利于保持头发的明亮光泽,但洗发不宜过勤,洗发过勤对于保养头发反而不利,因为皮脂每天顺着头发分泌大量脂酸,除有润发作用外,还有抑菌作用,洗头过勤会把对头发有保护作用的皮脂洗去,缩短头发的正常寿命,严重的还可招致毛发癣菌感染。年老体虚者,沐发次数可适当减少。洗发水温不宜太凉或太热,37℃~38℃为佳。水温太低,去污效果差;水温过高,损伤头发,使其变得松脆易断。对于洗发剂的选择,干性和中性头发用偏于中性的香

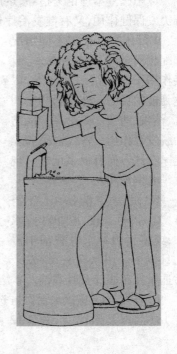

皂或洗发护发精,油性头发可用普通肥皂、硫黄皂,或偏于碱性的洗发剂。婴幼儿皮肤娇嫩,老年人皮肤干燥,可多用脂性香性香皂洗发。

烫发能保持美观的发型,故在成年妇女中颇为流行,但烫发所用的化学药剂,对头发有一定的损伤,再加上电热处理,头发易变黄、变脆、易断,失去光泽和弹性。因此,烫发不宜过勤。干性头发不可勤烫。孕妇、产妇、小孩皆不宜烫发。

第四节　饮食健发

日常饮食宜多样化,合理搭配,保持体内酸碱平衡,对于健发、美发、防止头发早衰有重要作用。可适量食用含蛋白质、碘、钙、维生素 B、维生素 A、维生素 E 等较丰富的天然食物。如鲜奶、鱼、蛋类、豆类、绿色蔬菜、瓜果、粗粮等。同时,可根据情况适当选用健发营养食品。例如,仙人粥(《遵生八笺》):取何首乌、白米适量,用砂锅煮粥,常服。有补肝肾、益气血、乌发驻颜之效。芝麻核桃糖蘸(《药膳食谱集锦》):赤砂糖 500 克,黑芝麻、核桃仁各 250 克,加工制作成糖蘸。日服数小块,可健脑补肾,乌须黑发。经常服用,又可防治神经衰弱、健忘、头发早白、脱发等症。

第五节　药物美发

以中医基本理论为指导,运用中药进行美发保健,叫药物美发法。药物美发既有美发保健作用,又有健发治疗作用。美发药品又可分为外用和内服两类。

1.外用类　根据不同情况选配相应的中药洗浴头发,直接作用于皮肤组织和头发,以达到健发目的。外用药物有润发、洁发、香发、茂发、乌发、防治脱发等作用。古代医家和养生家在这方面有很多记载。现仅举几例说明。

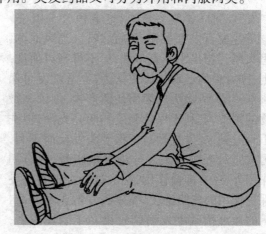

①猪胆汁洗法(《普济方》)。猪胆一枚,取胆汁倾水中,或将猪胆置于乳香油中浸七日以上。用水洗头,待发干后适量抹猪胆汁及乳香油。本法有清热祛风、润发生辉之效。

②香发散(《慈禧太后医方选评》)。零陵香 30 克,辛夷 15 克,玫瑰花 15 克,檀香 18 克,川大黄 12 克,甘草 12 克,丹皮 12 克,山柰 9 克,丁香 9 克,细辛 9 克,苏合

香油 9 克,白芷 9 克。研药为细末,用苏合香油搅匀,晾干。药面糁发上,篦去。本散有洁发香发作用,久用发落重生,至老不白。

③令发不落方(《慈禧光绪医方选议》)。榧子 3 个,胡桃 2 个,侧柏叶 30 克,共捣烂,浸泡雪水内。用浸液洗发。本方有止发落、令发黑润之效,尤其对血热发落有良效。

2.内服类 根据辨证施治的原则,配制成不同剂型,经口服而达到美发的目的。它主要通过调整整体机能,促进气血运行,而起到健发作用。具有健发作用的中药很多,例如胡麻、油菜籽、榴花、核桃、椰子浆、猕猴桃、槐实、桑葚、黑大豆等。内服药也有很多剂型,如汤剂、膏剂、酒剂、丹剂、丸剂等,可以选择使用。瓜子散(《千金翼方》):瓜子、白芷、当归、川芎、炙甘草各 60 克,前药为散,饭后服 1 克左右,每日三次,酒浆汤饮,经常服用有活血补血、养发荣肤作用,可防衰抗老,预防头发早白。地黄酒、黄精酒、枸杞酒等,皆有补虚通血脉,使白发变黑之效;七宝美髯丹、首乌延寿丹等,有壮筋骨、固精气、乌须发之功,亦可选择使用。

第六节　气功美发

气功美发,主要是通过锻炼精、气、神,调整身体内部功能,同时,通过直接调整任督二脉的功能,润泽发根,使头发茂盛秀美。现举两功法如下:

1.导引生发功 此法取自《诸病源候论》,具体功法:坐地,后取两种姿势,一是并伸两脚,用两手按在小腿上,腰前俯,头着地;二是舒伸两脚,相距一尺,用两手握小腿,以头顶着地。两种动作各做 12 遍。

本法主要是导引督脉,因坐地练功,直接刺激督脉起点长强穴,使精气从下而上,直达头顶百会穴。常练此功,利于发根营养,使发常美。

2 升冠鬓不斑法 此法取自《遵生八笺》,具体功法:子午时握固端坐,凝神绝念,两眼令光上视泥丸,存想,追摄二气,自尾闾间,上升下降,返还气海,每行 9 遍。

本功法使阳升阴降,任督流通,形成一个小周天,可有效地改善脑供血,排除忧愁焦虑,有养血、宁心、黑发之功。尤其适用于因用脑过度,耗气伤神,精血暗耗而致的发鬓斑白。

除此而外,健发还要保持精神愉快,避免七情过度刺激。积极参加运动锻炼,防治全身性疾病,戒除吸烟、酗酒、暴食暴饮等不良习惯。合理使用大脑,劳逸结合,养成良好的生活习惯。

参考书目

[1]大卫·格里芬编《后现代科学》，马季方译，中央编译出版社，1995，139页
[2]深圳大学国学研究所编《中国文化与中国哲学》三联书店，1988年，564页
[3]刘忠厚等《骨质疏松研究与防治》，化学工业出版社，1994年，1~10页
[4]王洪图等著《黄帝医术临症切要》
[5]武长春《中医杂志》1988年第2期
[6]张志聪《黄帝内经灵枢经集注》
[7]叶天士《临症指南医案》
[8]广东中医学院《中医内科·水肿》
[9]何时希《历代无名医家验案·外科》
[10]宋骆龙吉《增补内经拾遗方论》
[11]林佩琴《类症治裁》
[12]张璐《张氏医通》
[13]王肯堂《症治准绳·杂病》
[14]路志正《痹病论治学》
[15]郭教礼《类经评注·疾病类·痿病》

特别提示：

　　本书在编写过程中，参阅和使用了一些报刊、著述和图片。由于联系上的困难，和部分作品的作者（或译者）未能取得联系，对此谨致深深的歉意。敬请原作者（或译者）见到本书后，及时与本书编者联系，以便我们按照国家有关规定支付稿酬并赠送样书。

　　联系电话：010-80776121　联系人：马老师